孙桂芝
虫类药疗癌医案集要

主　审　孙桂芝

主　编　顾恪波　何立丽　吴　洁

副主编　张丽娜　王　逊　赵　杰

编　委　（按姓氏笔画排序）
　　　　于　彬　孙岸弢　张　晨
　　　　张明辉　陈建华

人民卫生出版社

图书在版编目（CIP）数据

孙桂芝虫类药疗癌医案集要/顾恪波，何立丽，吴洁主编. —北京：人民卫生出版社，2017

ISBN 978-7-117-24376-6

Ⅰ.①孙…　Ⅱ.①顾…②何…③吴…　Ⅲ.①癌-动物药-中药疗法　Ⅳ.①R730.52②R282.74

中国版本图书馆 CIP 数据核字（2017）第 071479 号

人卫智网	www. ipmph. com	医学教育、学术、考试、健康，购书智慧智能综合服务平台
人卫官网	www. pmph. com	人卫官方资讯发布平台

孙桂芝虫类药疗癌医案集要

主　　编：顾恪波　何立丽　吴　洁

出版发行：人民卫生出版社（中继线 010-59780011）

地　　址：北京市朝阳区潘家园南里 19 号

邮　　编：100021

E - mail：pmph @ pmph. com

购书热线：010-59787592　010-59787584　010-65264830

印　　刷：三河市博文印刷有限公司

经　　销：新华书店

开　　本：710×1000　1/16　印张：26

字　　数：480 千字

版　　次：2017 年 5 月第 1 版　2023 年 11 月第 1 版第 3 次印刷

标准书号：ISBN 978-7-117-24376-6/R · 24377

定　　价：55.00 元

打击盗版举报电话：010-59787491　E-mail：WQ @ pmph. com

（凡属印装质量问题请与本社市场营销中心联系退换）

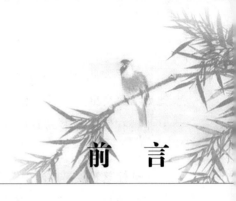

前　言

　　虫类药物,或称虫药,广义上讲应包括所有动物药(比如古人对老虎亦称之为"大虫"),其使用历史悠久,自《黄帝内经》始,经过历代医家的补充完善,至今已较为成熟。

　　《黄帝内经》中最早记载的:"五谷为养,五果为助,五畜为益……气味合而服之,以补精益气",这段文字实际上应为"同气相求""血肉有情"理论的发端;其中《素问·腹中论》还首先记载了使用"鸡屎醴"治疗鼓胀类病症的经验。

　　而后,被后世尊为医圣的东汉名医张仲景在《伤寒杂病论》中运用"当归生姜羊肉汤""黄连阿胶鸡子黄汤""抵当丸""大黄䗪虫丸""鳖甲煎丸"等治疗临床病症,进一步验证了动物类药在温养扶形、攻逐散结等方面确具疗效。

　　随之,历代医家对动物药的运用进行理论和实践上的再补充。至金元时期,甚至以"攻邪"为主要特色的医家张从正亦十分重视运用虫类药物的厚味以填补下元,他认为:"药之气味厚者,直趋于下而气力不衰也。"

　　到了明清时期,虫类药的使用到了一个相对巅峰的时期,众多著名医家如叶天士、吴鞠通等,对虫类药都十分推崇,使用颇频,尤以叶氏注重"血肉有情"之说,并明确提出"血肉有情,栽培身内精血"的观点,认为虫类药等血肉有情之品对于精血的栽培有其独特疗效,但需缓缓培之,不可操之过急,"多用自有益"。

　　当代著名医家朱良春对虫类药物的使用亦颇有特色,是国内较早系统研究虫类药的佼佼者,他对于虫类药的药性、功用、毒性的掌握及药物攻补调配的运用均达到了纯熟的境地,是当代医家应用虫类药的榜样。

尽管如此,在恶性肿瘤的虫类药使用上,当代经验并不多,也颇有争议。比如活血类虫类药多具攻逐、破血特性,肿瘤本身又有一定的出血倾向,加之其是否有促进肿瘤转移的作用,也时遭诟议。故而此类药物的应用当十分谨慎。

孙桂芝教授是中国中医科学院广安门医院著名中医及中西医结合肿瘤学家,先后曾承担国家"六五""七五""八五"中医肿瘤攻关课题,以及多项国家自然科学基金、中医药管理局科研基金、中央保健局保健基金等研究课题,通过大量科学研究与临床实践,逐步形成了独具特色的中医、中西医结合肿瘤诊疗思路及虫类药物应用特色,临床应用 50 年,救治各种癌症患者约 70 余万人次,取得了显著的临床疗效,产生了巨大的社会经济效益,获得患者的认可及中、西医界同仁的共同尊重与推崇。孙桂芝教授在临床使用虫类药过程中的特色与经验,值得青年医生尤其是肿瘤科同仁学习、研究与推广运用。

因此,我们将近 3 年来孙桂芝教授临床较为经典的医案收录于此,对其应用虫类药的经验简要加以阐述,供大家参考、研究。基于水平所限,错漏之处在所难免,祈望读者及方家不吝指正。

顾恪波　2015 年 6 月
于北京广安门医院

目 录

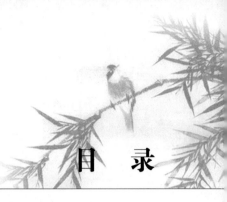

第一章 孙桂芝运用虫类药抗肿瘤的理论基础

第二章 孙桂芝对虫类药的具体运用

第三章　孙桂芝运用虫类药的常见配伍

第四章　案例选析

第一章 孙桂芝运用虫类药抗肿瘤的理论基础

一、治疗肿瘤当"以人为本",而"以(补)形为先"

通俗地讲,就是要认知到肿瘤是一种"消耗性"疾病,要延长患者寿命,首先就要让患者能"耗得起"才行。

从西医学角度来分析,肿瘤导致患者死亡,往往因为肿瘤或其转移灶引起严重并发症,诱使相关重要脏器的功能衰竭所致。故保护好这些脏器的残余代偿功能,对延长患者寿命起到关键性作用。例如肝硬化(或慢性阻塞性肺疾病)患者,其残余肝(或肺)组织的代偿功能始终能保持正常,就使得患者无需为肝(肺)功能失代偿而疲于住院治疗,甚至最终因重要脏器功能衰竭而危及生命。

中医认为,重要脏器(如五脏,即心、肝、脾、肺、肾)的功能要维系正常,最基本一条就是人的"气血充盛"。"气血为人身之本",气血生化之源在中焦脾胃,气血化生之精微存储于肾脏,故维系脾、肾两脏功能正常对于人体气血的生成或养成过程至为重要。

基于此种考虑,孙桂芝教授指出,治疗恶性肿瘤的关键在于"以人为本,以脾肾为根,标本兼顾,寒热并用,攻补兼施",在选方用药时要重视各类药物的合理应用及配伍,以使寒热、攻补等各类功效不同之剂尽量得到合理运用,各司其职,从而发挥整体最佳效用。其中最为重要,且至为根本者,则为"以人为本"这四个字。

"以人为本"就是要以人的生命为本,以维系人的脏器功能正常为根本。这样,即使"带着瘤子"也能正常生活,瘤子再大也不影响主要脏器的代偿功能。正如明·张介宾在《景岳全书》中所指出的:"凡欲治病者,必以形体为主;欲治形者,必以精血为先。"也就是说,在治疗恶性肿瘤的过程中,始终当以维护人的精血、保持重要脏器基本功能为主,那就必须重视养"形",而以补养"精血"为先。

从根本上讲,这是因为恶性肿瘤为极度消耗之恶性疾病,病情日重则"精气神"日夺,以致人体日渐消瘦而形神两失。如不以养"形"为侧重、以补养

"精血"为先导,则人体各脏器将得不到先、后天精血之充养而致功能迅速衰减,甚至衰竭,根本无力抵抗恶性肿瘤之侵袭与转移。反过来讲,即使有部分人已经到了肿瘤晚期,但精神不衰、体力不倒、心态乐观,这样就还有和肿瘤"拼一拼"的资本。好比兵家十分重视"兵马未动,粮草先行",其道理是一致的,即:要使人体正气能被充分调动去抗击肿瘤,则必须后勤保障充分,即精气、精血源源不断地补充于各个重要脏器,否则,"病进人衰,势不久矣"。

临床验证,凡经中药调理,肠胃功能较好、营养状况较佳、主要脏器代偿功能较强、性格比较开朗的患者,往往比较"经得起折腾",即使病灶暂时清除不干净、反复发作或转移,亦可以配合完成治疗,如放疗、化疗、介入等,则最终存活时间久、病情相对较稳定、生活质量较高;而肠胃功能差、营养状况不良、主要脏器代偿功能不良、心情抑郁或恐惧的患者,则往往"经不起折腾",其预后相对也会较差。

二、治形固本,求之于"补脾益肾"

孙桂芝教授指出,治疗恶性肿瘤须"以脾肾为根",乃是因为脾为"后天之本""气血生化之源",五脏六腑皆得其充养,脾胃功能得到恢复,水谷精微四布,气血化源充沛,肾精得以滋养,真阴真阳归于肾,则身体各脏腑得以濡润滋养和温煦生化。因此,补脾是调气养血、益肾固精,"治形固本"的重要源泉。正如古人所云:"有胃气则生,无胃气则死。"

另一方面,"命门为元气之根,水火之宅,五脏之阴气非此不能滋,五脏之阳气非此不能发……岂非命门之阳气,正为脾胃之母乎?"(《景岳全书》),故肾(命门)强亦能助脾。同时,肾又主"封藏",五脏六腑之精气尽皆归于肾而藏之,故"补脾"所得之精华亦能尽归诸于肾脏而蛰藏之,勿使泄露,反过来有利于脾之健旺。

因此,始终"以脾肾为根",则精血可以相互扶持,生化不绝,"人本"(气血)就可得到保全,以致"瘤虽不止,而生命尚存焉"。

三、带瘤生存,须"攻补兼施"

当然,仅仅是以"补脾益肾"之法应对,对于恶性肿瘤也是很难实现"带瘤生存"的。这是因为恶性肿瘤的生长是倍增性和高消耗性的,其生物学行为特点是高侵袭性和转移性,其获得营养的方式远较人体正常组织器官强势,因此必须适度运用"消伐"的方法,方能抑制其生长、浸润和转移。反过来说,只有抑制肿瘤的生物活性,为维护气血、脾肾功能提供更多更好的保障,人才能活得更为长久。

这也就是说,在"补脾益肾"的基础上恰当运用"抗癌解毒"法,就会为"巩固脾肾,维护精血"提供相对有利的外部条件。这也体现了用药过程中必须要予以"攻补兼施"的重要性。

四、虫类药物"血肉有情",故"声气相应"

基于"养血填精,脾肾为根"的现实,以及考虑到"攻补兼施"的重要性,孙桂芝教授十分重视虫类药的应用,也十分善于使用各种虫类药。

孙桂芝教授不仅非常赞同清代名医叶天士所指出的"血肉有情,栽培身内精血"的观点,同时还认为虫类药由于"血肉有情""声气相应",于攻伐之时亦往往能取捷效,是以"攻补兼施"之时常为首选。

第二章　孙桂芝对虫类药的具体运用

一、以补益作用为主的虫类药

孙桂芝教授指出,补益类动物药的使用具有悠久的历史,并经历代医家补充完善,已较为成熟。如《黄帝内经》中最早记载:"五谷为养,五果为助,五畜为益……气味合而服之,以补精益气",是运用动物类药物("五畜")补益人体精气理论之发端。

而后,被后世尊为医圣的东汉名医张仲景在《伤寒杂病论》中运用当归生姜羊肉汤、黄连阿胶鸡子黄汤等治疗疾病,进一步证实了动物类药在温养扶形、滋肾填精等方面具有确切疗效。

隋唐名医孙思邈在其著作《千金翼方》中首倡"有情、无情"之观点,认为猪、牛、羊、狗等血肉有情之品的补益作用较无情之品相对突出,并提出"以脏养脏"之法——食动物肝以治"夜盲"之症。

及至金元时期,以"攻邪"为主要特色的医家张从正亦非常重视厚味填补下元,认为:"药之气味厚者,直趋于下而气力不衰也",首倡天真丸以"补虚损",即用胎衣之类血肉有情之品填补真阴。而补土派医家李东垣也根据自身临床实践,提出"以形补形"之说,以有形之羊肉来补人之肌肉,认为:"羊肉有形之物,能补有形肌肉之气,故曰补可去弱"。元代著名滋阴派医家朱丹溪更创制"大补阴丸",以猪脊髓、龟板等滋阴补髓,而以羊肉、龟板、虎胫骨等制成的"虎潜丸"在治疗精血不足之"脚痿"证方面疗效显著。

到了明代,著名医药学家、博物学家李时珍在《本草纲目》中收录了众多动物类药,其所用疗法、剂型甚多,而阐述亦颇深刻,如收录了《韩氏医通》中的"异类有情丸",以鹿角霜、龟板、虎胫骨、猪脊髓等制作成丸以滋阴补阳;又收录了以紫河车为主的"河车大造丸",滋阴清热、补肺益肾,治疗虚劳咳嗽、骨蒸潮热等证。

至清代,众多著名医家如叶天士、吴鞠通等对动物类补益药亦十分推崇,使用颇频,尤以叶氏注重"血肉有情"之说,并明确提出"血肉有情,栽培身内精血"的观点,认为"夫精血皆有形,以草木无情之物为补益,声气必不相应……血肉有情,栽培身内之精血。但王道无近功,多用自有益",指出血肉有情之品对于精血的栽培有其独特之疗效,但需缓缓培之,不可操之过急,"多用自有益"。至于吴鞠通,其在治疗温病后期伤阴动风时所创制的"三甲复脉汤"也非常实用,屡起沉疴,是运用动物甲类药的典范。

孙桂芝教授在总结前人经验基础上,结合自身临床实践,认为具有补益作用的"血肉有情之品"多归肝、肾二经,主要用于滋阴潜阳、益肾填精等。其中味咸、性温者,功效侧重壮阳助火,并可起到扶脾暖胃之功效;而味甘、性寒者,则侧重滋阴补液、调和肝肾、生精养血。

由于肿瘤乃是"久虚成积,久积成劳"之病,虚损至极,状似"虚劳",肝肾阴亏而精血内夺,同时又有邪毒内盛,"邪气盛则实,精气夺则虚",邪气大实而精气大损,故属"大虚大实"之证,补之不当,反可致身体不能承受。古人云:"五脏之伤,穷必及肾",故选用具有益肾填精、补髓养血、温阳益气等作用的血肉有情之品以补益肾元、精血之亏损,此即《黄帝内经》所言:"形不足者,温之以气;精不足者,补之以味"是也。相较于"无情"之草木,血肉有情之品与人体有形之精血有"声气相应"之优点,补泻随应,而药性不似草木之品峻烈。明代医家戴思恭曾言:"(虚劳之病)不当用峻烈之剂,惟当温养滋补,以久取效,天雄附子之类投之太多,适足以发其虚阳,缘内无精血,不足当此猛剂",是以运用血肉有情、厚味深沉之物,直入肝肾二经,滋阴潜阳、填精生髓,温精化气、益气还神,久而久之,于患者有"形神兼补"之功效,其作用往往是草木类药物所不能及的。

孙桂芝教授常用的补益肝肾之品有龟板、鳖甲、桑螵蛸、雄蚕蛾、鹿角霜等。

其中,龟板味咸而甘,性寒,归肝、肾、心经,其功用为滋阴潜阳,益肾健骨,养血补心。现代有研究认为,与其"滋阴"功效相关的药效主要在于调节能量代谢、增强免疫力、补血、抗衰老等,而与"补肾"功效相关的药效主要表现在健骨、促进发育、保护神经系统等。实验研究表明,龟板具有抗突变活性,其有效成分 S8 具有较好的抗紫外线损伤所致的胎鼠表皮干细胞凋亡作用,此外,龟板醇提物对大鼠骨髓间充质干细胞(MSC)氧化损伤具有明显修复作用,因此龟板可有效对抗肿瘤致病因素,预防肿瘤发生及进展。孙桂芝教授临床常用剂量为 10 ~ 15 克。

鳖甲味甘而咸,性寒,归肝肾经,功效为滋阴潜阳,软坚散结,退热除蒸。最早在《神农本草经》中即有其主治"心腹癥瘕坚积,去痞息肉"的记载。而在《金匮要略》中也有以鳖甲为君药的"鳖甲煎丸"以治疗癥瘕、疟母。现代研究则表明鳖甲煎丸对原发性肝癌确有一定疗效,实验研究也表明鳖甲煎丸能明显抑制肝癌 H22 荷瘤小鼠肿瘤的生长,其作用机制可能是通过增强荷瘤小鼠的体液免疫功能和细胞免疫功能,以及抑制肿瘤组织的血管生成而实现的。至于鳖甲单药,也有研究表明其具有抗突变活性,其提取物鳖甲多糖则被证实能明显抑制 S180 荷瘤小鼠肿瘤的生长,其机制可能是通过增强荷瘤小鼠的特异性免疫功能和非特异性免疫功能而实现的。孙桂芝教授每用鳖甲以滋养肝肾、平肝亢阳,认为其不仅具有良好的滋补之性,对肿瘤亦有较好的抑制作用,临床常用剂量为 10～15 克。

事实上,孙桂芝教授常将龟板与鳖甲相须为用,用于食管癌、胃癌、肝癌、胰腺癌、肺癌、乳腺癌等肿瘤的治疗,多年临床实践证明,其填精生髓、养血和营、调补肝肾、滋阴潜阳的作用十分突出,为其他植物类药所不可替代。

又如桑螵蛸,为螳螂的干燥卵鞘,以产于桑树枝上者为佳而得名。深秋及翌春均可采收,蒸 30～40 分钟以杀死虫卵,晒干或烤干后入药。其性平,味咸、甘,入肝、肾二经,是补肾助阳、固精止遗、缩尿止带的常用药。《本经》中谓其主治:"伤中,疝瘕,阴痿,益精生子,女子血闭腰痛";《别录》中指出其:"疗男子虚损,五脏气微,梦寐失精,遗溺"。可见其适用于肾阳不足而致之遗尿、溲频、虚性带下及遗精、早泄、阳痿等症。所以李时珍说:"桑螵蛸,肝、肾、命门药也,古人盛用之"。《本经》又说桑螵蛸还可:"通五淋,利小便水道",说明可用之于肾气不充而致小便不利者,使得肾阳得振、气化蒸腾,则小便能出矣。因此,桑螵蛸实际上既能缩尿,又能通淋利水。孙桂芝教授常以之与桑椹、枸杞子、女贞子等一并配伍使用,则具有益肾温阳、阳中求阴、补髓生血的作用,一般剂量为 10 克,入煎剂。

再如鹿角霜,为鹿科动物梅花鹿或马鹿的角熬制鹿角胶后剩余的骨渣。味咸,性温,归肝、肾经。具有补肾助阳、收敛止血的功效。主治肾阳不足,腰膝冷痛,阳痿遗精,尿频遗尿,脾胃虚寒,食少便溏,崩漏带下,创伤出血,疮疡久不愈合。孙桂芝教授应用鹿角霜主要在于温肾涩尿,对老年肾气不固、夜尿频多患者常配伍白果、萆薢、莲须等同用,常用剂量为 30 克。

此外,孙桂芝教授常用的温补类动物药中,也不乏"补中寓攻"者,如雄蚕蛾味咸,性温,有小毒,归肝、肾经,《本草纲目》中明确记载其"益精气,强阴益精",现代研究则表明,其独特的活性成分可以提高机体免疫力,具有抗肿瘤和抗衰老作用,在肿瘤预防和辅助治疗中可起重要作用。

二、以攻伐为主的虫类药

攻伐类动物药,如炮山甲、露蜂房、土鳖虫、九香虫、蝼蛄、僵蚕、地龙、鼠妇等,世人皆以之为攻伐之重剂,有些甚至有毒,故临床时多不敢轻用。

孙桂芝教授早年对此类药物也曾有所顾忌,但随着临床实践经验的增加,且经过长期临床体验,证实这些攻伐类动物药确有其独特疗效,临床只需注意认证准确、辨证使用、合理配伍、剂量适当,则不仅没有明显的副作用,反而疗效十分突出,概由于动物类攻伐药亦属"血肉有情"之品,与人体气血相应,故而能发挥其独特效用。

如蜂房,又名露蜂房、蜂肠、野蜂房、马蜂窝、纸蜂房、百穿等,为膜翅目胡蜂科昆虫黄星长脚黄蜂或多种近缘昆虫的巢。本品体轻、质韧,略有弹性,味甘、性平,有毒,入肝、肾、胃经。该药始载于《神农本草经》,随后历代本草皆有详载,药用历史悠久,临床应用广泛,并且毒副反应甚微,具有攻毒疗疮、消肿散结、祛风通络、清热解毒、止血镇痛、温阳益肾之功效。现代研究发现,露蜂房具有促进肺腺癌细胞株 SPC-A-1 晚期凋亡的作用,其蛋白成分则有明显抑制白血病 HL-60 细胞的作用,其作用机制可能是通过调节凋亡相关信号传导因子 NF-κB p65、β-catenin 及 iNOS 的表达,从而诱导白血病细胞凋亡。光镜下中药露蜂房蛋白(NVP)处理组急性髓细胞白血病(AML)患者骨髓单个核细胞(BMMNC)数量明显减少,胞质内颗粒增多,并有较多的细胞碎片;透射电镜下则发现 NVP 处理组 AML 患者 BMMNC 细胞核染色质浓缩、碎裂,靠核膜边集呈块状,并形成凋亡小体;线粒体基质深染,呈现空泡样变及髓样变,说明 NVP 对 AML 患者 BMMNC 作用的机制在于诱导其发生凋亡。总之,蜂房不仅具有清热解毒、软坚散结、益肾温阳、固摄下元等传统功效,且具有明确的抗癌作用。

通过孙桂芝教授长期临床应用,证实露蜂房清热解毒、抗癌散结之功效确实比较好,且有助阳解毒、通络散结之功效,也切合"癌毒属热,易于腐血败肉而溃烂、出血、流水"的病机,故常用之于食管癌、胃癌、大肠癌、乳腺癌、肺癌、卵巢癌等肿瘤的治疗。《滇南本草》指出露蜂房可"治一切虚证,阳痿无子,采服之",说明其不仅具有攻伐作用,尚可补益肾气之虚损,故属"攻补兼施"之佳品。孙桂芝教授通过多年临床实践,体会到带子蜂房疗效更佳。常用量为5克,入煎剂。

再如血余炭,首载于《神农本草经》,是人发煅烧之后的炭化物。本品味苦,性平,无毒,入肝、胃经。有止血消瘀、生肌长肉、利尿之功效。可用于多种出血证,如咯血、呕血、衄血、便血、血淋、崩漏等,能止血兼能消瘀;熬膏更可止血生肌,治创伤出血或溃疡不敛。现代药理分析表明,血余炭的主要成分是一种优质蛋白,灰分中含钙、钾、锌等,有机质中主要含胱氨酸,其药理作用在于能明显缩短出、凝血时间及血浆复钙时间。此外,血余炭煎剂对金黄色葡萄球菌、伤寒杆菌、甲型副伤寒杆菌及福氏痢疾杆菌有较强的抑制作用;血余炭粉剂 CCP 还能栓塞末梢小动脉,附着于血管壁,诱发血栓形成,维持时间可达8周左右,属中期栓塞剂,能满足肿瘤血管的介入栓塞。

在对全国中、晚期胃癌的大体分型分析研究中发现,浸润溃疡型所占的比率较高,达到41.6%,由于胃壁的黏膜下层具有丰富的血供,随着病情的发展,上消化道出血的发生率可达到30%,多数为小量出血,7%～9%的患者可发生大出血。故对胃癌患者加强止血、促进黏膜下微小血管愈合应贯穿治疗疾病的始终。孙桂芝教授临床上取血余炭"生肌长肉"之功效用以治疗胃癌。孙桂芝教授认为,仅靠机体自身的修复能力来长肉收口较为缓慢,因此,根据中医学"通利血脉""养阴生肌"的理论,生肌收口也是处理溃疡的一种基本方法。在临床应用中,取血余炭可促进血管新生,改善创面微循环,消除炎症水肿,加速创面坏死组织脱落,促进肉芽组织生长,加速病损组织修复。

另外,中医认为虫类药物还具有"通络拔毒"之功效。中医有"久病入络"之说,恶性肿瘤盘踞于组织、器官,闭阻经络,使得经络不通,气血津液无法正常敷布、疏散,旋即凝结成瘀血、痰浊,与肿块朋比为患。故须以虫类药走窜搜剔,以达疏通经络、松动癌根、拔毒抗癌之功效,此时再配合以解毒抗癌之品,则效果会更佳。

孙桂芝教授指出,虫类多属穴居之物,善于走窜、钻研,可以松动坚固的土层甚至岩层,故取象比类而言,虫类药具有走窜松动之作用。且虫类药以咸、辛味居多,性温或平,多有小毒,辛味"能散,能行",加之性温,多能通,消除壅滞,咸以入血、软坚散结,故《素问·宣明五气》中说:"咸走血",清代吴鞠通指出:"以食血之虫,飞者走络中气分,走者走络中血分,可谓无微不入,无坚不破",其效力较植物药物为强。

孙桂芝教授常用的走窜、松动类虫类药包括穿山甲、壁虎、僵蚕、鼠妇、九香虫、全蝎、蜈蚣、地龙、土鳖虫、小白花蛇、蝼蛄、蟾蜍(皮)等,以下分别加以简单介绍。

1. 穿山甲

穿山甲,是鲮鲤科动物穿山甲的鳞甲,主产于桂、粤、云、贵等地。味咸,性微寒,归肝、胃经。其性走窜,善下行,活血通络之功较强,略有腥味,为中医外科常用药,用其消肿溃脓,如《药性论》中指出:"治山瘴疾……痔瘘恶疮疥癣";《医学衷中参西录》中指出:"其走窜之性无微不至,故能宣通脏腑、贯彻经络、透达关窍,凡血凝血聚为病皆能开之"。在经典外科方剂中,如透脓散、仙方活命饮等都用穿山甲与皂刺为伍,取其"透邪外出"的作用。

本品功用:

(1)通经下乳:《本草纲目》中说:"穿山甲,古方鲜用,近世风疟、疮科、通经下乳,用为要药。盖此物穴山而居,寓水而食,出阴入阳,能窜经络,达于病所故也。""谚曰:穿山甲、王不留,妇人食了乳长流,亦言其迅速也。"

(2)消肿排脓:《药性论》中说:"恶疮,烧敷之";《普济方》中说:"治痈疽,托毒排脓,五毒附骨在脏腑里,托出毒气,止痛内消","治痢,里急后重"。

(3)搜风通络:《本草再新》中说:"搜风去湿,解热败毒";《三因方》中说:"治中风,手足偏废不举"。

现代研究:

水煎液能明显延长小鼠和大鼠凝血时间,降低血液黏稠度;水提醇沉剂有直接扩张血管、降低外周阻力,显著增加股动脉血流量的作用;水提液和醇提液有抗炎作用;水提液尚有抗心肌缺氧、升高白细胞的作用。

用法用量:

穿山甲除穿透散结作用外,尚有一定的补虚作用,含有多种氨基酸,适合多种肿瘤患者。孙桂芝教授常用量为 6～10 克,入煎剂,宜久煎。

2. 壁虎

壁虎,属壁虎科蹼趾壁虎或同属他种壁虎的干燥体,亦名天龙、守宫,江、浙、皖等省均有产。味咸,性寒,有小毒,入心、肝二经。

本品功用:

(1)祛风定惊:可用于治疗历节风痛,中风瘫痪,风痉惊痛。

(2)解毒消坚:因其善于攻散气血之凝结,能治瘰疬结核,小儿疳痢,也常用于治疗恶疽、肿瘤。

(3)通络起痿:因其具有排脓生肌、促进组织生长之功效,故对疮疡久不收口而形成瘘管者,用之多获良效。

现代研究:

对神经衰弱、消化不良、神经性头痛、视神经萎缩等有一定的疗效。

用法用量:

孙桂芝教授认为壁虎善理气血,常用于治疗各种鳞癌,如肺鳞癌、食管鳞癌、宫颈癌等。常用量为 6 克,入煎剂。

3. 僵蚕

僵蚕,为蚕蛾科昆虫家蚕蛾的幼虫,因感染白僵菌而致死的干燥全虫,又名"天虫"。多产于江、浙、川等地。蚕排之粪便,中医称"蚕沙";已出过幼蚕的种子壳纸,中医称为"蚕退纸";幼虫在变成蛹之前吐丝做成之壳,称"蚕茧";茧中之蛹,称"蚕蛹",均可入药。僵蚕味咸、辛,性平,入肝、心、脾、肺经。

本品功用:

(1)疏风散热:本品具有表散之功,对于风热郁遏而痘疹不能透达者,最能表而发之,故对外感温邪最为适用。清代医家杨栗山《寒温条辨》中首推本品为时行温病之要药,并据之以创制名方"升降散"。

(2)化痰软坚:常与贝母、元参等同用,对喉风、痄腮、瘰疬等有效;配白及可用于治某些空洞型肺结核,亦有一定疗效。因其功能散风降火、化痰软坚,故风热痰火之喉痹咽肿、风疹瘙痒、结核瘰疬等均可用之。

（3）解毒镇痉：对哮喘而病情较轻者有一定的缓解作用,盖取其解痉定喘、化痰止咳、散风泄热之功。

（4）活络通经：李时珍在《本草纲目》中提到它能治"癥块",说明本品有软坚消癥之功,并附有僵蚕、白马溺为丸之单方,谓善治"痞块心痛",因此可用于硬结痞块的治疗。

现代研究：

本品主要含脂肪及蛋白质,白僵菌还含有可用于合成类皮质激素的成分,但其是否能增强机体防御功能和调节功能,达到愈病的目的,尚有待进一步研究。其醇及水浸出液对小鼠和兔有催眠作用,煎剂有对抗小鼠惊厥的作用。

用法用量：

《本草述钩元》中指出其"味辛微咸,气微温。气味俱薄,轻浮而升,阳中阳也。入足厥阴、手太阴少阳经"。《景岳全书》中指出其"能散风痰,去头风,消结核瘰疬,辟痰疟,破癥坚,消散风热,喉痹危证"。孙桂芝教授认为僵蚕气味轻浮,善走人体上部,用治头面及颈部肿瘤,如脑瘤、鼻咽癌、喉癌等较为适合,也常用于肺癌、食管癌等的治疗。治疗颈部淋巴结转移多与龙骨、牡蛎、浙贝母、夏枯草等为伍;治食管癌时与天龙、威灵仙、石见穿等为伍;治肺癌常与鼠妇、九香虫等配伍;治疗脑瘤常与全蝎、蜈蚣、地龙、小白花蛇、山慈菇等配伍;治淋巴瘤酌与龙骨、牡蛎、浙贝母、夏枯草、山慈菇等为伍。因僵蚕无毒,常用量为10克,可较长期服用。入煎剂。

4. 鼠妇

鼠妇,为节肢动物门甲壳纲鼠妇科鼠妇的干燥全体。体形小,扁长椭圆形,长约10mm,表面灰色,有光泽,爬行,受触碰而卷曲时呈球形,喜生活于阴湿处。别名鼠负、湿生虫、地虱、西瓜虫、暗板虫等。各地均有产,以江、浙为多。在性味方面,《本经》记载该药性温,而《别录》谓其性微寒,两者迥然不同,但从其功效来看,似以"微寒"为是,味酸,无毒,入肝经。

本品功用：

功擅破瘀血、消癥瘕、通经利尿、解热止痛、截疟定惊。凡瘀血、癥瘕、口疮、咽肿、经闭、癃闭、疼痛之属于热证、实证者,均可选用。《本经》除明确记载本品有"主气癃不得小便,妇人月闭血癥,痫痓,寒热,利水道"之功效外,还指出它有镇痉、清热的作用,施治于癫痫、痉痛、寒热、疟疾等,均有显著疗效。后世应用于久咳喘嗽、术后疼痛,可能亦为镇痉作用的引申。医圣张仲景用于治疗疟母、癥瘕之"鳖甲煎丸",即含本品。

用法用量：

孙桂芝教授主要用之治疗肺癌或肺转移瘤,配伍僵蚕、九香虫等使用。常用剂量为10克,入煎剂。

5. 九香虫

九香虫,为半翅目蝽科昆虫九香虫的干燥全体。产于江、皖、浙、两湖、两广、贵、川等地。味咸,性温,无毒,入肝、脾、肾三经。

本品功用:

(1)补脾肾,壮元阳:本品有扶助脾肾阳气的作用,对于肾气亏损、腰膝酸痛,可用九香虫配合益肾之品,如熟地、杜仲、牛膝、桑寄生等。

(2)疏肝郁,解气滞,定胀痛:九香虫擅治因气滞引起的疼痛。肝胃气滞之胃痛可配之以疏肝理气、和胃止痛之品;胁痛宜可伍以元胡、香附之类;至于背部着痛,可加葛根、羌活、防风之类。对术后肠粘连而腹部撑胀不适、肠鸣腹痛、便后得解的疼痛,于常规用药中加入本品,收效亦佳。

现代研究:

本品含脂肪、蛋白质及甲壳质,其脂肪中含硬脂酸、棕榈酸、油酸。经抑菌试验,认为该药对金黄色葡萄球菌、伤寒杆菌、甲型副伤寒杆菌及福氏痢疾杆菌均具有较强的抗菌作用。

用法用量:

《本草纲目》记载九香虫可:"主治膈脘滞气,脾肾亏损",孙桂芝教授常用于治疗胃癌及其他肿瘤伴有胃胀、胃脘疼痛者。该药也可与鼠妇、僵蚕配伍治疗肺癌或肺转移瘤。对腹腔手术后的肠粘连疼痛,也可配伍桃仁、地龙等松解粘连、止痛。常用量为6克,入煎剂。

6. 全蝎

全蝎,为钳蝎科间荆蝎的虫体,又称"全虫",其尾称"蝎尾"。产于鲁、冀、豫等地。味辛,性平,有小毒,入肝经。

本品功用:

(1)祛风定痉:善治诸风掉眩及惊痫搐搦,可用于小儿高热抽搐,中风后口眼歪斜、半身不遂,内风萌动而血压偏高、肢体震颤,以及癫痫、破伤风等症。

(2)祛风除湿:善于走窜,除风逐湿,蠲痹通络,用于治疗风湿痹痛亦多奏效。

(3)开瘀解毒:具有散开气血凝滞的作用,近人用于治疗癌肿、结核、血栓闭塞性脉管炎等,均据此引申而出。

现代研究:

本品所含的蝎毒,为一种含碳、氢、氧、氮、硫等元素的毒性蛋白。其化学性质和药理作用与蛇毒成分中的神经毒性相类似,对呼吸中枢有麻痹作用。但由于蛋白质变性的特点,有报道认为蝎毒加热至100℃经30分钟即可被破坏。

药理研究显示,该药和蜈蚣均能镇静,对于马钱子碱、烟碱、戊四氮所引起的惊厥,有不同程度的对抗作用;且该药能抑制血管运动中枢,扩张血管,直接抑制心脏,对抗肾上腺素的升压作用,因而能降低血压。此外,还有一定的镇痛作用。

用法用量:

"巅高之上,唯风可到",故全蝎可入颅脑以息风解痉。据此,孙桂芝教授多用该药治疗脑瘤,可与蜈蚣、僵蚕、地龙、小白花蛇、山慈菇等配伍;也可用于缓解癌性疼痛,与蜈蚣、土鳖虫、九香虫等配伍。常用量为 5～6 克,入煎剂。

7. 蜈蚣

蜈蚣,为蜈蚣科少棘巨蜈蚣的干燥全虫,俗称"百脚"。多产于苏、浙、川、鄂等地。味辛,性微温,有小毒,入肝经。

本品功用:

(1)息风定痉:凡风动抽掣或口眼歪斜,手足麻木,诸药无效者,增用本品,多奏殊功。

(2)开瘀解毒:对于肿瘤及疮疡痈毒,皆有软坚散结、解毒开瘀之功效。对于性质坚韧、难以攻逐的癌肿,如肝癌、胆管癌、胰腺癌或黏液腺癌、印戒细胞癌等,配合炮山甲、全蝎、地龙、土鳖虫等,有搜剔走窜、拔毒散结的作用。

(3)疏利关节:对类风湿关节炎等疾病引起的关节变形,拘挛不利者,甚有助益。

现代研究:

本品含有类似蜂毒的有毒成分,即组织胺样物质及溶血性蛋白质等,对皮肤真菌及结核杆菌有抑制作用;可祛除组织死肉,促进新生肉芽增生;并能促进人体新陈代谢,有助于增长体力和改善精神状态。

用法用量:

孙桂芝教授用其通络解毒、散结止痛,常与全蝎配伍使用。全蝎与蜈蚣虽同为祛风定痉、解毒消痈之品,但其作用不尽相同。全蝎以定惊、缓解抽搐见长,而蜈蚣则以开瘀解毒之功为著。故风动痉厥主要用全蝎,而外科解毒消痈,则蜈蚣独擅其长,尤善于解蛇毒。凡惊厥而见双目斜视、上视、昏厥不醒者,以全蝎为妥;见躁狂烦乱,则蜈蚣之效见胜。恽铁樵曾指出蜈蚣与全蝎之异同:"此数种虫药之中,亦有等级,蜈蚣最猛,全蝎最平。有用全蝎、蝎尾不能制止之风,用蜈蚣则无有不制止者;然亦有宜、有不宜。惊风以撮口为最酷烈,非蜈蚣不能取效;寻常抽搐,则全蝎足以济事,不宜蜈蚣也。"常用量为 2～3 条,入煎剂。

8. 地龙

地龙的种类繁多,分布广泛,据目前所知,全世界约有 2500 多种,我国也有 250 多种,现在入药的主要是环节动物巨蚓科参环毛蚓(广地龙)或镐蚯蚓

（土地龙）的全体,亦名"蚯蚓",俗称"曲蟮"。广地龙效力较强,主产于粤、豫、其他各地所产,称为"土地龙"。味微咸,性寒,无毒,入肺、脾、肝诸经。

本品功用:

(1)泄热定惊:本品具有泄热解毒作用,凡斑疹为火邪所遏,内陷而色紫黑者,均可用之。对出血性斑疹且呈血热征象者,亦可选用。对热性病引起的高热、妄躁,甚则搐搦痉厥等,亦多可奏效,鲜品尤宜之。本品还可促进溃疡愈合,慢性溃疡用之亦多获效。

(2)行水解毒:本品可利水通淋,可能有扩张尿路平滑肌的作用,对泌尿系统结石引起的血尿有止血之功,且可促进排石。

(3)平喘通络:如姜春华教授用广地龙15克,海螵蛸、天竺黄各9克,研末吞服,每服1.5克,一日3次,配合益气培本、润肺化痰之汤剂,对哮喘收效较好。

(4)息风降压:临床实践证明,地龙对中风偏瘫,确有一定疗效,如能振颓起痿、善治半身不遂的"补阳还五汤"中,就用了地龙。临床上凡遇肝阳上亢、脉弦劲有力而血压升高持久不降,或已服诸药而效不显者,于平肝潜阳剂中加广地龙、牛膝,每可使血压下降,且能减轻头胀痛、烦躁不眠等症。常用于治中风、癫痫、温病高热、黄疸、喉痹、哮喘、风湿痹痛等症。

现代研究:

(1)退热:日本报道蚯蚓中所含蚯蚓解热碱有退热作用。

(2)降压:研究认为,除所含次黄嘌呤外,还有其他七种成分可以起到降压作用,其中以地龙B1较为明显。

(3)止喘:有研究报道,蚯蚓的有效成分具有舒张支气管的作用。从广地龙中分离的止喘有效成分之一琥珀酸,经临床证明有宽胸、化痰、平喘的作用。

(4)镇静:地龙热浸液及醇提溶液具有明显的镇静、抗惊厥作用。

(5)增强子宫紧张度、兴奋肠管:从广地龙中提出的一种有效成分,对子宫能增强紧张度,引起痉挛性收缩,对肠管也有强烈兴奋作用。

用法用量:

孙桂芝教授认为,地龙能脱敏、解痉平喘,具有一定的抗过敏、镇静、解热作用,还含有蚓激酶,有助于疏通血管、防治血栓。常用于肺癌、肝癌及肠粘连等的治疗,常用量为10克,入煎剂,可较长期应用。

9. 土鳖虫

土鳖虫,又名地鳖虫、土元,古称"䗪虫",属昆虫类鳖蠊科地鳖亚科。习惯以雌虫入药,但雄虫亦可入药。各地均有产。味咸,性寒,入肝经。

功能活血化瘀,破而不峻,并有一定镇痛作用,用于肿瘤瘀证明显者,体虚之人可在扶正基础上配伍使用。

孙桂芝教授主要用之于盆腔、妇科肿瘤等,治疗卵巢癌、宫颈癌、子宫内膜癌等,可与莪术、苦参、天花粉等配伍,常用量为 6 克,入煎剂。

10. 小白花蛇

小白花蛇,又名金钱白花蛇、花蛇、小花蛇、百节蛇、银环蛇、金钱蛇、金钱蕲蛇,为眼镜蛇科银环蛇(银报应、寸白蛇、白菊花、断肌甲、多条金甲带、百节蛇、白节蛇、手巾蛇)的幼蛇,除去内脏,盘成圆形如钱大。主产于两广等地。味甘、咸,性温,有毒,归肝、脾经。

白花蛇性善走窜,有解毒、息风定痉之功。《本草纲目》记载:"能透骨搜风,截惊定搐,为风痹、惊搐、癫癣、恶疮要药,取其内走脏腑,外彻皮肤,无处不到也。"白花蛇也有抗癌、止痛之功。

孙桂芝教授主要用之于脑瘤治疗,常用量为小白花蛇 1~2 条,入煎剂。

11. 蝼蛄

蝼蛄,俗名"土狗",属直翅目、蟋蟀总科的蝼蛄科昆虫,是一种农业害虫,处处有之。味咸,性寒,无毒,入胃、膀胱经。

本品功用:

(1)利水通便:陶弘景曾谓其:"自腰以前甚涩,能止大小便;自腰以后甚利,能下大小便。"

(2)还有消痈解毒、下胞衣、出肉中刺等功效。

现代研究:

蝼蛄含有硫胺素和碱性胺盐,故有利尿消肿之功效。其机制是由于碱性胺盐经吸收之后,在体内分解,游离出氨基,再经肝脏的作用变成尿素,由肾脏排出时在肾小管内行成渗透性利尿作用。

用法用量:

蝼蛄是一味利水通便的佳药,配合蟋蟀并用,则其效更彰。但对虚弱患者用量宜小,或伍以补益之品始妥,诚如朱丹溪所云:"蝼蛄治水甚效,但其性急,虚人戒之。"孙桂芝教授常用之利水、通利二便、防治印戒细胞癌和黏液癌导致的肠粘连等,煎剂中用 6 克。

12. 蟾蜍

蟾蜍,为蟾蜍科中华大蟾蜍或黑眶蟾蜍等的全体,俗名"癞虾膜";其耳后腺与皮肤腺分泌的白色浆液,经收集加工而制成"蟾酥";其皮名"干蟾皮",均可入药用。各地均有,以江苏、山东、河北等地为多。性凉,味辛、甘,有毒,入胃经。

本品功用:

(1)解毒消痈:对阴疽恶疮、疔疮搭背、咽喉肿烂、痔疾牙痛、痧疫昏厥等症,均有著效。驰名中外的"六神丸",消疮拔毒的"蟾酥丸",活血消肿、解毒泻火的"梅花点舌丹"等,均是以蟾酥为主而制成的常用成药。陈实功在《外科正宗》中以蟾酥为主药创订的"蟾酥丸",是治疗疗疮发背、乳痈及其他一切恶疮的著名方剂,解毒止痛、化腐消肿之功甚佳,外科多用之,所以陈实功说它对于"一切恶症歹疮……真有回生之功"。

（2）辟恶通窍:可用于治疗喉蛾、喉痈、白喉等,以解毒通窍;也常用于痈疽、疗疮等的治疗。如"六神丸"功能清热解毒,消肿止痛,强心回苏,镇痉安神,除用于喉蛾、喉痈、白喉、痈疽、疗疮等喉科、外科急症外,还可用治下列各症:①热病见心衰或呼吸衰竭者,有显效;②哮喘发作时,有缓解之功;③用于恶性肿瘤,有止痛缓急作用。日本研究"六神丸"组成生药对血压的复合影响,观察到六神丸的升压作用来自于蟾酥,其机制是对迷走神经的刺激、对心脏的直接作用以及对神经节刺激的结果,并认为中国制六神丸能解毒、镇痛和消炎,而日本主要利用其强心作用。实验研究表明,六神丸对冠状动脉血流量、冠状血管平滑肌、心收缩功能及乳头肌的作用以蟾蜍为主,而其他药物如牛黄、麝香、朱砂仅表现为协同作用。

（3）疗痔止痛:近年来发现,蟾酥对体外培养的癌细胞、动物肿瘤模型均有一定的抑制作用,临床应用也有不同程度的抗癌作用。《本草纲目》说它能治"一切恶肿",可能即指此而言。另外,蟾酥的表面局部麻醉作用是很强的,清《医宗金鉴·外科心法》中即有"外敷麻药"的应用,主要包括蟾蜍、川乌、草乌、胡椒、薄荷脑等药。

现代研究:

蟾酥浆液的成分很复杂,其中主要含有蟾酥二烯醇化合物,包括蟾毒配质及蟾蜍毒素。此外,还含有儿茶酚胺类化合物（包括肾上腺素、去甲肾上腺素）以及胆固醇等。

药理研究表明:①蟾毒配质和蟾蜍毒素有强心作用,能加强心脏收缩力,减慢心率,特别是蟾毒配质的强心作用较强,其作用效价与洋地黄毒苷相近;蟾毒配质还有麻醉的作用。②蟾蜍毒素能兴奋呼吸、升高血压。其中兴奋呼吸是中枢性的;而升高血压的原理则比较复杂,可因蟾蜍毒的不同成分而异,主要是末梢性的,也有中枢性的。③具有局部麻醉和镇痛作用,能平喘、抗炎、抗肿瘤、抗放射作用。

用法用量:

孙桂芝教授主要将干蟾皮用于治疗泌尿系统肿瘤,如肾盂肾癌、输尿管癌、膀胱癌等。常用量为6克,入煎剂。

三、使用虫类药需注意的几个问题

虫类药应用过程中也有几个问题需注意:①虫类药多含异体蛋白,可引起

16

过敏反应,对过敏体质者用之要谨慎,一旦有过敏倾向应立即停药;②虫类药多属"小毒",用之不可过量,时间不宜过长,必要时可交替使用,如全蝎含类似蛇毒神经毒样物质,蜈蚣含类似蜂毒的组织胺样物质和溶血蛋白,过量可引起中毒,甚至出现溶血、贫血、肝肾功能损害等,所以对有出血倾向、有肝肾功能损害的患者,虫类药要慎用;③肿瘤晚期体质较弱者,用之更宜谨慎,斟酌用量,并需与其他扶正益气、养血滋阴类药配伍使用,减少可能出现副作用的机会;④处方时常可2~3味配伍,但最多不要超过5味(脑瘤属于例外,可以稍多用一些,但也应考虑安全性,剂量及配伍要适宜),以保证安全性;⑤具有破血作用的虫类药尽量避免使用,因为肿瘤患者一则气血亏虚、摄血力弱,二则肿瘤往往有出血倾向,三则血流速度过快,将有助于肿瘤细胞脱落入血,有促进转移的风险。

孙桂芝教授考虑到肿瘤患者病情往往比较复杂,临床需要解决的问题较多,有时又难以短期内得到很好的控制和改善,因此临床用药选方考虑比较周全、照顾面多,以方便患者较长期使用。方中药味相对较多,一般在24~28味,因此在煎服法上讲究2天服一剂,这样实际上把上述虫类药的每日剂量又进行了压缩,只有上述剂量的1/2,这样保证了虫类药使用的安全性,同时又不影响其实际疗效,这是我们年轻学者需要注意学习的。

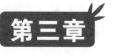

第三章 孙桂芝运用虫类药的常见配伍

一、小胃方（蜂房、白芷、蒲黄、血余炭）

孙桂芝教授治疗胃癌常用"小胃方"，是指由露蜂房、白芷、生蒲黄、血余炭四药组成的小方，本意在于修复胃黏膜，对胃黏膜炎症、糜烂、溃疡等具有祛瘀生新、解毒收口的作用。由于胃恶性肿瘤属"恶肉"，溃疡、糜烂后属"恶疮"，因此上述配伍可起到"祛腐解毒、祛瘀生新"的效果，现代药理学研究也证实了这一点。

1. 蜂房

如前所述，本品具有攻毒疗疮、消肿散结、祛风通络、清热解毒、温阳益肾之功效。如《本草便读》中说："露蜂房入阳明而质毒，疗疮瘰疬宜求……附骨痈癫，制方可采"，《证类本草》中称其能"主诸恶疽、附骨痈根在脏腑，历节肿出，疗肿，恶脉诸毒皆瘥"，《日华子本草》又言其能"治乳痈、恶疮"。因此蜂房作为疡科要药，临床应用极其广泛。《本草纲目》虫部第三十九卷："露蜂房，阳明药也。外科、齿科及他病用之者，亦皆取其以毒攻毒，兼杀虫之功耳"，《本草求真》亦说："蜂房味苦咸辛，气平有毒，为清热软坚散结要药"，可见其主要擅长清热解毒、软坚散结。除此之外，蜂房还有益肾温阳、固摄下元之功，历代医家常用其治疗阳痿、遗尿、带下清稀，效果显著。已有研究证实，露蜂房有促进肺腺癌细胞株 SPC-A-1 凋亡，以及阻断小鼠前胃癌及癌前病变的作用。故孙桂芝教授亦常用之于抗肺癌、胃癌、乳腺癌等。

2. 白芷

始载于东汉《神农本草经》，列为中品。其性温，味辛，归胃、肺、大肠经，主要功效《日华子本草》中说："破宿血，补新血……排脓……止痛生肌"，《药性论》中记载其可"除风邪……能蚀脓"，《中国药典》中记载："散风除湿，通窍止痛，消肿排脓"，属内、外科常用药物，尤其对于疮疡肿痛，初起能消散，溃后能排脓。现代研究表明，白芷的主要成分欧前胡素对人膀胱癌细胞系 E-J 细胞株增殖、人肝癌细胞株 BEL-7402 细胞增殖、胃癌细胞株 BGC 增殖均具有抑制作用，且呈浓度－效应关系；欧前胡素对人乳腺癌细胞系 BCAP 细胞株增殖也具有抑制作用。胃癌组织代谢旺盛、生长迅速、容易坏死脱落,形成"溃疡"型病灶,实属热毒内蕴、腐血坏肉所致,故在临床中选取白芷之拔毒抗癌、消肿散结、祛腐生肌、止痛缓急诸功效,以使癌毒透发外解、溃疡收敛,促进胃黏膜组织局部破损修复。

3. **血余炭** 首载于《神农本草经》,味苦,性平,无毒,入肝、胃经,有止血消瘀,生肌长肉,利尿之功效。《五十二病方》中有"止血出者,燔(烧)发安其(创伤)"的记载,《名医别录》云:"止血,鼻衄烧之吹内立已",《医学衷中参西录》中说:"其性能化瘀血、生新血有似三七,故善治吐血……使血管流通最有斯效",《日华子本草》亦云:"煎膏长肉,消瘀血也"。可见其具有活血止血、祛瘀生新之作用。

4. **生蒲黄**

别名蒲棒花粉、蒲黄草、蒲厘花粉,为香蒲科植物水烛香蒲、东方蒲或同属植物的花粉。入药历史悠久,始载于《神农本草经》,被列为上品,为临床常用中药,具有活血化瘀、止血镇痛、通淋的功效。在应用时,主要有生蒲黄和炮制品两种。宋《证类本草》首先提出:"破血、消肿,即生使;补血、止血即炒用";明《本草纲目》中说:"蒲黄,手足厥阴血分药也,故能治血治痛,生则能行,熟则能止";《景岳全书》记载:"凡预利者宜生用,欲固者宜炒熟用"。早在1865年Trousseau教授首先报道了静脉血栓栓塞和恶性肿瘤之间存在着必然的联系,此后多年的研究证实肿瘤旁血栓可出现在静脉、动脉或动静脉中,由于疾病及治疗导致的高凝状态是肿瘤患者出现静脉血栓栓塞的主要原因,故通过使用活血化瘀药物改善高凝状态可以防止血栓形成。现代研究表明,活血化瘀药物通过修复胃血管内皮细胞损伤,抑制其增殖,可有效改善组织缺血缺氧的"血瘀"状态,而抑制肿瘤新生血管形成。蒲黄化学成分主要有异鼠李素、槲皮素、黄酮苷等,其水提物对Lewis肺癌小鼠移植瘤的生长有一定的抑制作用,且可促使肿瘤细胞凋亡及细胞周期阻滞,水提物中的不饱和脂肪酸对人胃癌细胞SNU16具有细胞毒作用。

因此,上述四药配伍治疗胃癌不仅符合中医理法方药,且有现代药理学基础,配伍组方具有科学性,临床疗效切实可靠。除此之外,小胃方还可对肺癌、乳腺癌等有明确的肿瘤抑制作用。当患者有咯血或黑便等出血倾向时,则可将生蒲黄改为蒲黄炭,并增加三七、仙鹤草等药物,可以增强止血、生血、生肌祛腐之作用。

二、天龙、僵蚕

天龙、僵蚕药对常为孙桂芝教授用于治疗胸膈以上部位的恶性肿瘤,尤其是头颈部鳞癌、食管鳞癌、肺鳞癌等的治疗。

1. **天龙** 又名"守宫",《本草纲目》中记载其味咸、性寒,有小毒,可治"血积成痞"等证;当代《四川中药志》中也记载壁虎可"驱风,破血积包块,治肿瘤"。现代研究表明,天龙具有较为广谱的抗肿瘤作用,对消化道肿瘤的作用相对明显,天龙核苷确有一定的体外抑制白血病细胞、肺腺癌细胞的作用。

2. **僵蚕** 味辛、咸,性平,归肝、肺、胃经,具有祛风解痉、化痰散结之功效,《本草纲目》中记载其可"散风痰结核、瘰疬……一切金疮,疗肿风痔"。研究表明,僵蚕醇提物对小鼠 ECA 实体瘤、小鼠 S180 均有抑制作用,体外可抑制人肝癌细胞的生长,亦可用于直肠腺癌的治疗。其中柞蚕抗菌肽具有较明显的破坏人宫颈癌 SiHa 细胞和鼻咽癌细胞株 CNE-2 细胞骨架的作用,能使其分布不均匀,形态不规则,散乱、卷缩,有潜力成为新一代抗炎抗肿瘤药物。

因此,孙桂芝教授在治疗鼻咽癌、肺癌、食管癌等疾病时常用天龙配以僵蚕,使其气轻清上浮,达于胸肺,具有一定疗效;同时,也常用于宫颈癌等其他鳞癌的治疗。

三、鼠妇、九香虫

鼠妇、九香虫是孙桂芝教授常用于抗肺癌或肺转移瘤的药对,可起到拔毒抗癌之作用。

1. **鼠妇** 又称"潮虫",属无脊椎动物,其味酸、性凉,功能清热解毒、活血破瘀,可用于治疗"气癃不得小便,妇人月闭血瘕"(《神农本草经》),曾有临床报道大剂量单味鼠妇可用于治疗肝癌性疼痛。

2. **九香虫** 是半翅目异翅亚目蝽科的瓜黑蝽,其味咸性温,归肝、脾、肾经,具有理气止痛、温中助阳之作用,现代研究表明,九香虫含药血清可诱导人结肠癌细胞 SW480 凋亡,并影响凋亡相关因子 p53、FADD 的表达,从而达到抗肿瘤作用。

因此,鼠妇、九香虫配伍具有较好的抗肿瘤作用。孙桂芝教授认为九香虫为飞虫,其性温而偏升散;鼠妇则为喜幽暗、潮湿环境的爬虫,性喜窜善钻,故二药配伍,可用于肺部肿瘤的治疗,起到软坚散结、松动癌根之作用。

四、鸡内金、生麦芽、代赭石

鸡内金、生麦芽、代赭石三药配伍,组成"金麦代赭汤",主要用于胃脘痞胀、食欲不振、纳少食积诸症。

1. **鸡内金** 味甘、性平,入脾、胃、膀胱经,具有健胃消食、涩精止遗、化积排石、固摄缩尿等作用。现代药理学研究认为,鸡内金主要含有胃激素、角蛋白、氨基酸等成分,有增加胃液分泌量,增强胃肠消化功能及加快胃排空等作用。其中:①消食化滞:本品为鸡胃之内膜,消食之力甚强,能健脾强胃,为健脾化食消滞之妙品,《滇南本草》中指出:"消食磨胃,治小儿乳食结滞,肚大筋青,痞积疳积。"故临证时该药用于治疗食积内停,消化不良诸症,皆有神效。②宽中健脾:本品味甘,性平,归脾、胃经,有健脾和胃之功,有助于中焦运化、调理升降气机,可治脾胃虚弱之泄泻、升降失常之反胃呕吐。③解毒消肿:本品味甘能缓急止痛,性微寒能清热,有解毒消肿之力,故《本草纲目》中说:"主喉闭,乳蛾,一切口疮,牙疳诸疮"。④固涩止遗:《本草备要》论本品"甘平,性涩",《本草经疏》中说:"其气通达大肠、膀胱二经。甘可补益升提,涩以收敛固涩,入大肠膀胱,能分清泌浊摄约膀胱,有固涩止遗之功",多用于治疗遗尿、遗精等症。⑤通淋利尿:《医学衷中参西录》中说:"鸡内金,鸡之脾胃也……中有瓷石、铜、铁皆能消化,其善化瘀积可知",故用本品通淋利尿、软坚化石,砂石去则水道通、尿液畅,其痛可止。《医林集要》中即以本品治小便淋沥、痛不可忍,其理可知。⑥敛疮生肌:本品局部外用可起化瘀生新、解毒泄火、消疮复痛之功。⑦散结消瘀:《医学衷中参西录》中说:"不但能消脾胃之积,无论脏腑何处有积,鸡内金皆能消之",故临床常用之治气血瘀滞、经脉不利、痰湿聚结之痞癖、癥瘕、闭经等证。

2. **生麦芽** 生麦芽性平、味甘,归脾、胃经,除可健胃消食、促进食物消化之外,还可以行气消胀,故对于胃脘饮食积滞、气机不畅有很好的调理作用。

3. **代赭石** 代赭石性平微寒,味甘苦,归肝、胃、心包经,除平肝潜阳、降逆止呕、凉血止血外,煅制后尚有一定的补血作用,故用于胃气上逆、气血不足之证,可有标本兼顾之功。如《长沙药解》中说:"驱浊下冲,降摄肺胃之逆气,除哕噫而泄郁烦,止反胃呕吐,疗惊悸哮喘"。

生麦芽与鸡内金皆可健胃消食,但生麦芽调理气机的作用更好,与代赭石配伍,一升一降,调理胃脘气机、消满除痞。因此,鸡内金、生麦芽、代赭石三药为伍,则健胃、消食、升降枢机、调理胃气,具有很好的助消化、促进胃肠蠕动和排空的作用。

五、地龙、桃仁、水红花子

地龙、桃仁、水红花子为活血通络、软坚散结、抗肝纤维化、松解肠粘连的重要组方。

1. **地龙** 为蚯蚓科动物参环毛蚓或缟蚯蚓的干燥虫体。其味咸,性寒,功能为清热、镇痉、止喘、利尿,主治高热狂躁、惊风抽搐、头痛目赤、喘息痰热、中风半身不遂等病证。现代研究表明,本品含蚯蚓解热碱、蚯蚓素、蚯蚓毒素、琥珀酸、花生烯酸、地龙 B1 及氨基酸、蚓激酶等;其中所含碱性氨基酸有组氨酸、精氨酸、赖氨酸等。有报道表明,地龙活性蛋白可使给药动物的肿瘤发生率低于对照组,存活率提高,生存期明显延长,生存动态曲线明显抬高,抑瘤率为

27.0% ~48.0%,并能提高巨噬细胞吞噬功能,促进淋巴细胞转化,增强 B 细胞反应,对骨髓造血祖细胞的功能也有明显促进;蚯蚓纤溶酶灌胃可明显抑制人胃癌 BGC823 和人乳腺癌 B37 裸鼠移植性肿瘤的生长;蚯蚓提取物Ⅱ主要通过促使细胞凋亡和使肿瘤细胞受阻于 G0 ~ G1 期,DNA 合成减少,对肿瘤细胞增殖有明显的抑制作用。

2. **桃仁** 为常用活血祛瘀药,近年研究表明,桃仁提取物可用于治疗肝脾肿大,有明显缩小肝脾的作用,对缩小脾脏尤为明显。

3. **水红花子** 具有活血消积、健脾利湿、清热解毒、明目等作用,常用于治疗胁腹癥积、水臌等症。

上述三药中,地龙长于通行经络,含有蚓激酶,可溶解胶原纤维;桃仁活血化瘀,可促进肝脾回缩;水红花子也具有一定活血化瘀、消癥去臌作用。因此三药配伍,可以起到软坚散结、松解肝纤维化的作用。孙桂芝教授常用之于肝癌伴有肝纤维化者,效果显著。唯须注意根据病情需要遴选止血药适当配伍,防止动血、伤血。

六、龙骨、牡蛎

生牡蛎用于"软坚散结"颇有历史,《伤寒论》中即在小柴胡汤证第 96 条下注明"胁下痞硬"者,加用生牡蛎;且龙骨、牡蛎均有平肝潜阳、镇惊息风之作用,两药主入肝经,两者相须为用,亦可并用于乳腺癌等,发挥其软坚散结之用。

1. **龙骨** 性平,味甘涩,入心、肝、肾、大肠经。主要用于治疗惊痫癫狂,怔忡健忘,失眠多梦,自汗盗汗,遗精淋浊,吐衄便血,崩漏带下,泻痢脱肛,溃疡久不收口等。其中:①平肝潜阳:生用治阴虚肝旺引起的烦躁、失眠、潮热、盗汗及头目眩晕等症,常与生牡蛎配伍;②镇惊安神:生用治惊悸、失眠、心神不宁、健忘等症;③固涩:煅用治遗精、崩漏、白带过多,配乌药、桑螵蛸治遗尿。

2. **牡蛎** 性凉,味咸,入肝、肾经。主要用于惊悸失眠,眩晕耳鸣,瘰疬痰核,癥瘕痞块,自汗盗汗,遗精崩带,胃痛泛酸。煅牡蛎收敛固涩,用于治疗自汗盗汗,遗精崩带,胃痛吞酸。其中:①益阴潜阳:生用治阴虚阳亢之潮热盗汗、头痛眩晕、烦躁失眠等症;②软坚散结:生用治瘰疬、肿块;③固涩:煅用治多汗、遗精、带下、崩漏、泄泻等,常与龙骨配伍;④也可用于胃酸过多,常配乌贼骨等。

七、桑螵蛸、桑椹

桑螵蛸、桑椹常配伍用于益肾生髓、促进养血。古人认为精、血同源,肾精和血液相互生成、相互滋养,相辅相成。因此对于放化疗过程中的骨髓功能受损,孙桂芝教授认为可通过益肾填精、生髓,可促进血液的生成和养护。

1. **桑螵蛸** 为螳螂科动物大刀螂、南方刀螂、广腹螳螂的卵鞘。性平,味甘、咸,无毒,入肝、肾经。具有益肾固精、缩尿止遗、补肾助阳之功效,主治遗精遗尿、阳痿早泄、尿频尿失禁、白浊带下。如《别录》中说:"疗男子虚损,五藏气微,梦寐失精,遗溺";《本经》中说:"主伤中,疝瘕,阴痿,益精生子,女子血闭腰痛,通五淋,利小便水道";《本草衍义》中说:"治小便白浊",并记载有桑螵蛸散:桑螵蛸、远志、菖蒲、龙骨、人参、茯神、当归、龟甲(醋炙)各一两为末,夜卧以人参汤调下二钱,主安神魂、定心志、治健忘、小便数、补心气。《外台》中以:桑螵蛸(炙)、白龙骨等分为细末,每服二钱,空心用盐汤送下,治遗精白浊、盗汗虚劳。《本草汇言》中以:桑螵蛸一两,小茴香一两二钱,共为末,每服二钱,花椒汤调服,治男妇疝瘕作痛。

2. **桑椹** 为桑树的成熟果实。性寒,味甘、酸,入肺、肝、肾、大肠经。具有滋补肝肾、养血生发、明目止渴之功效,主治阴血不足、头晕目眩、盗汗及津伤口渴、消渴、肠燥便秘等。

桑螵蛸配伍桑椹,可益肾气、滋肾精,气化而生血,故孙桂芝教授常用于治疗化疗后骨髓抑制、白细胞减少、贫血等。

八、鹿角霜、白果

鹿角霜、白果常配伍用于益肾温阳、固肾缩尿。尤其老年男性夜尿频多、尿急、尿失禁等,用之颇有效验。

1. **鹿角霜** 为鹿科动物梅花鹿或马鹿等的角熬制鹿角胶之后剩余的骨渣。性温,味咸、涩,入肝、肾经。具有补肾温阳、收敛止血的功效,主治肾阳不足、脾胃虚寒、食少便溏、阳痿遗精、尿频遗尿、带下崩漏、疮疡久不愈合等病症。如《本经逢原》中说:"治脾胃虚寒,食少便溏,胃反呕吐";《本草汇言》中说:"收涩止痢,去妇人白带";《医学入门》中说:"治五劳七伤羸瘦,补肾益气,固精壮阳,强骨髓,止梦遗"。关键在于它是熬制鹿角胶之后剩余的骨渣,其性偏温而不燥,补肾之力较为温和,对恶性肿瘤患者而言比较适宜。

2. **白果** 白果是银杏树的种仁。性温,味苦、涩,有小毒,入肺经。可以敛肺气、定痰喘、止带浊、止泄泻、解毒、缩小便,主治哮喘痰嗽、带下白浊、小便频数、遗尿等。

鹿角霜、白果二药相伍,具有益肾固涩的作用,对肾阳虚衰、夜尿频急的患者具有较好疗效。

九、瓦楞子、白及

瓦楞子、白及主要用于胃酸过多、胃酸反流引起的反酸、烧心等症状,可起到抑制胃酸、保护胃黏膜的作用。

1. **瓦楞子** 为蚶科动物魁蚶、泥蚶及毛蚶的贝壳。性平,味甘、咸,入肝、脾经。具有化痰软坚、散瘀消积的功效,主治痰积、胃痛、嘈杂、吐酸、癥瘕、瘰疬、牙疳等病症。如《山东中草药手册》中说:"制酸止痛,治溃疡病";《丹溪心法》中说:"能消血块,次消痰";《日用本草》中说:"消痰之功最大,凡痰隔病用之";《医林集要》中说:"去一切痰积、血积、气块,破癥瘕,攻瘰疬"。

2. **白及** 白及为兰科植物白及的根茎,性凉,味苦、甘,入肺经。主要可收敛止血、消肿生肌,如《本经》中说:"主痈肿恶疮败疽,伤阴死肌,胃中邪气……贼风痱缓不收"。

因此,瓦楞子、白及同用,不仅可以抑制胃酸、保护胃黏膜,且可有一定的消痰软坚、去死肉、生肌、收口作用。

十、珍珠母、灵磁石

珍珠母、灵磁石主要用于肝阳偏亢引起的夜间烦躁、失眠,可起重镇安神、促进睡眠的作用。

1. **珍珠母** 为蚌科动物三角帆蚌、褶纹冠蚌或珍珠贝科动物马氏珍珠贝的贝壳。性寒,味咸,入肝、心经。具有平肝潜阳、安神定惊的功效,主治头晕耳鸣、心悸失眠、癫狂惊痫、吐衄血崩等病症。如阴血不足、心神不宁,可配伍酸枣仁、柏子仁等;心火亢盛者,可配伍黄连、磁石、朱砂等;肝风内动之眩晕,可配伍钩藤、菊花、天麻、石决明等。

2. **灵磁石** 为氧化物类矿物尖晶石族磁铁矿,主含四氧化三铁,性寒,味咸,入肝、心、肾经。主要可镇惊安神、平肝潜阳、聪耳明目、纳气平喘。

因此,珍珠母、灵磁石同用,可镇静安神、促进睡眠,因两者均质重下沉,用量均为 30 克,宜久煎。

结语

综上所述,孙桂芝教授认为虫类药在恶性肿瘤的治疗中因其"血肉有情"之特性,无论攻补均可发挥较好的疗效,但其临床应用仍在进一步探索与完善中,其作用机制亦须通过进一步临床与实验研究加以深入验证,以便更好地指导临床工作。

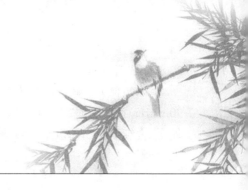

第四章 案例选析

病例 1 牙龈癌切除术后,粒子植入术后

张某某,女,17 岁。基本病情:牙龈癌切除术后,粒子植入术后。

2008 年 11 月 1 日初诊

(右下颌)牙龈癌切除术后,2007 年 5 月行粒子植入术。近期体检时有血压升高,但不甚高。症见:时有口干,病灶有炎性分泌物,易急躁,易感冒,大便调,眠欠佳,舌红,苔少,脉沉细。结合病史及症状体征,属肝郁脾虚、气阴两虚证,治当疏肝健脾、益气养阴,予丹栀逍遥散合生脉饮化裁,处方:

丹皮 10 克	栀子 10 克	柴胡 10 克	杭白芍 15 克
炒白术 15 克	茯苓 15 克	沙参 15 克	天麦冬各 12 克
五味子 10 克	三七 5 克	金银花 15 克	蒲公英 15 克
莪术 8 克	天龙 5 克	僵蚕 10 克	炒枣仁 30 克
合欢皮 30 克	鸡内金 15 克	穿山甲 6 克	醋鳖甲 10 克
蛇舌草 15 克	重楼 15 克	生甘草 10 克	

15 付,水煎服;每付药连续服用两日。煎服法:每剂药连煎 2 回,兑成 400ml 浓汁,分成 4 份,每日早、晚各服一次,每次 100ml。

中成药:小金丸 3 克 口服 2 次／日

按:患者性情急躁,血压偏高,属肝经火盛;易感冒,则属气血不足、抵抗力差,故选丹栀逍遥散化裁,既可清肝火,又可补气血。口干属阴液不足,故加生脉饮。牙龈癌属口腔疾病,粒子植入后持续发出放射线灼烤病灶,可起局部放疗的作用,但也容易因此损伤口腔黏膜及腺体,使得腺体分泌量减少,黏膜反复糜烂、溃疡,难以痊愈。中医多从"心火"论治口腔溃疡,唾液分泌减少则可从阴津角度来加以调补,选择生脉饮是从"心"论治的具体体现。方中穿山甲、鳖甲为通经活络、软坚散结之要药,可用于各种恶性肿瘤的治疗;天龙用于各种鳞癌的治疗,而僵蚕气清味薄,质地轻扬,可载药上行,用于治疗头颈部等位置靠上的肿瘤。

2009 年 3 月 6 日二诊

(右下颌)牙龈癌切除术后,粒子植入治疗 1 年零 10 个月;测血压 140/90mmHg。症见:时有口干,汗出多,胃脘怕凉,右胁下不适,纳不佳,眠一般,大便干,舌红,苔少,脉沉细。证属气阴两虚,伴中焦虚寒,予生脉饮合六味地黄丸、良附丸化裁,处方:

沙参 15 克	麦冬 10 克	五味子 5 克	生熟地^各 10 克
山茱萸 10 克	山药 20 克	浮小麦 30 克	高良姜 5 克
香附 10 克	凌霄花 15 克	八月札 10 克	莲子心 5 克
天花粉 10 克	生蒲黄 10 克	露蜂房 5 克	白芷 10 克
血余炭 10 克	穿山龙 5 克	天龙 5 克	代赭石 15 克
鸡内金 30 克	生麦芽 30 克	蛇舌草 30 克	生甘草 10 克

30 付,水煎服,煎服法同前。

中成药:小金丸 3 克 口服 2 次/日

按:口腔病变从"肾"施治,是从"心"论治的延伸,属"泻南补北"法的临床应用;同时,肾阴是五脏阴液之根本,故养心阴也可从滋肾阴着手。但患者胃脘怕凉,故予良附丸与"小胃方"(生蒲黄、露蜂房、白芷、血余炭)、金麦代赭汤(鸡内金、生麦芽、代赭石)等合用,体现了"护卫中焦,保护胃气"的思想。

2009 年 6 月 16 日三诊

(右下颌)牙龈癌切除术后,粒子植入治疗 2 年零 1 个月。症见:自汗,易感冒,下肢凉,纳可,眠欠佳,二便调,舌红,苔薄黄,脉沉细。仍属气阴两虚证,续予益气养阴,天王补心丹化裁,处方:

元参 5 克	沙参 15 克	太子参 15 克	天麦冬^各 10 克
生地黄 15 克	炒枣仁 30 克	柏子仁 30 克	桔梗 10 克
五味子 10 克	生蒲黄 10 克	露蜂房 5 克	天龙 5 克
桑寄生 15 克	牛膝 10 克	桂枝尖 6 克	穿山甲 6 克
醋鳖甲 10 克	浮小麦 30 克	代赭石 15 克	鸡内金 30 克
生麦芽 30 克	重楼 15 克	生甘草 10 克	

30 付,水煎服,煎服法同前。

中成药:芪珍胶囊 1.2 克(4 粒) 口服 3 次/日

按:从"心"论治,也可用天王补心丹化裁以养阴清热;浮小麦收敛止汗、预防感冒;下肢凉,加桑寄生、牛膝、桂枝尖温通经脉。

2009 年 10 月 25 日四诊

(右下颌)牙龈癌切除术后,粒子植入治疗 2 年零 5 个月。症见:晨起有黏痰,肝区不适,时有因进食而致胃脘疼痛,烧心,矢气,舌红,苔白,脉沉细。证属气阴两虚,伴见肝胃郁热,续予益气养阴法为主调治,生脉饮合四君子汤化裁,处方:

太子参15克	麦冬10克	五味子10克	炒白术15克
土茯苓15克	黄连10克	吴茱萸5克	香附10克
玄胡索10克	桑叶10克	枇杷叶15克	海浮石10克
旋覆花10克	代赭石15克	鸡内金30克	生麦芽30克
生地黄15克	天花粉10克	穿山甲6克	生龙牡^各15克
蛇舌草30克	重楼15克	生甘草10克	

30付,水煎服,煎服法同前。

中成药:消癌平片 1.6克(5粒) 口服 3次/日

按:晨起有黏痰与口腔粒子植入有关,在生脉饮益气养阴基础上加桑叶、枇杷叶、旋覆花、海浮石等清润化痰;加生龙骨、生牡蛎软坚散结;烧心、胃痛、肝区不适等,属肝胃不和、肝胃郁热证,予黄连、吴茱萸、香附、玄胡索等清肝和胃、理气止痛。需要注意的是,"养阴生津、解毒抗癌"法是粒子植入后减毒增效的一般处理办法,故须贯穿治疗始终;而健脾益气法,则是保护"胃气"的需要,须根据实际情况适时选用。

2010年2月1日五诊

(右下颌)牙龈癌切除术后,粒子植入治疗2年零9个月。近期未复查。症见:多汗,眠差,脚凉,纳可,二便调,舌淡红,苔薄黄,脉沉细。仍属气阴两虚证,续予益气养阴法,生脉饮合玉屏风散化裁,处方:

生黄芪30克	炒白术15克	防风10克	五味子9克
沙参15克	麦冬10克	浮小麦30克	麻黄根10克
鸡血藤30克	川芎10克	浙贝母10克	僵蚕9克
地龙6克	九香虫6克	珍珠母30克	生蒲黄10克
露蜂房5克	白芷10克	血余炭10克	蛇舌草30克
草河车15克	生甘草9克		

30付,水煎服,煎服法同前。

中成药:消癌平片 1.6克(5粒) 口服 3次/日

按:"汗为心之液",不可使"时时泄出而损伤真气",故以生脉饮合玉屏风散加浮小麦、麻黄根等固表止汗;脚凉予鸡血藤、川芎等活血通络;眠差,加珍珠母镇静安神;方中僵蚕、地龙、九香虫等虫类药均属清轻上浮之品,可用于通络散结、抗癌拔毒。

2010 年 10 月 19 日六诊

(右下颌)牙龈癌切除术后,粒子植入治疗 3 年零 5 个月。近期复查肿瘤标记物未见异常。症见:流涎多,胃寒,舌淡红,苔薄黄,脉沉细。仍属气阴两虚、中焦虚寒,兼见湿郁化热,予知柏地黄丸合良附丸化裁,处方:

知母 10 克	黄柏 10 克	山茱萸 10 克	生熟地各 12 克
山药 20 克	土茯苓 30 克	高良姜 5 克	香附 10 克
桂枝尖 5 克	生蒲黄 10 克	露蜂房 5 克	穿山龙 5 克
天龙 5 克	僵蚕 10 克	穿山甲 6 克	醋鳖甲 15 克
泽泻 15 克	川厚朴 10 克	牛膝 10 克	重楼 15 克
生甘草 10 克			

15 付,水煎服,煎服法同前。

中成药:消癌平片 1.6 克(5 粒) 口服 3 次/日

按:流涎多可能与粒子植入后涎腺受损有关;中医认为"涎"为脾所主,故脾胃虚寒也可能出现流涎多,予良附丸温胃调理。

2011 年 4 月 17 日七诊

(右下颌)牙龈癌切除术后,粒子植入治疗 3 年零 11 个月。近期复查肿瘤标记物未见异常。症见:流涎多,舌淡红,苔少,脉沉细。仍属气阴两虚证,予益气生津,沙参麦冬汤合四君子汤化裁,处方:

沙参 15 克	麦冬 12 克	石斛 10 克	天花粉 10 克
太子参 15 克	炒白术 15 克	土茯苓 30 克	五味子 5 克
卷柏 15 克	石上柏 10 克	生蒲黄 10 克	露蜂房 5 克
穿山甲 6 克	醋鳖甲 15 克	川厚朴 15 克	炒莱菔子 15 克
香附 10 克	僵蚕 10 克	天龙 5 克	鼠妇 10 克
重楼 15 克	生甘草 10 克		

30 付,水煎服,煎服法同前。

中成药:消癌平滴丸 3.5 克(10 粒) 口服 3 次/日

按:鼠妇俗名"潮虫",居湿地而不惧其湿,故可除秽浊、逐瘀血,宣窍止痛。《本草纲目》指出其可治"牙齿疼痛",说明其归经可用于治疗牙龈病痛,故在此配合天龙、僵蚕等用于治疗牙龈癌,具有通络止痛、拔毒抗癌之功效。

2011 年 11 月 13 日八诊

(右下颌)牙龈癌切除术后,粒子植入治疗 4 年 6 个月。近期复查肿瘤标记物未见异常。症见:流涎多,舌红,苔黄腻,脉沉细。证属湿浊中阻化热,予化湿健脾法,四君子汤化裁,处方:

藿香 10 克	佩兰 10 克	滑石 10 克	太子参 15 克
炒白术 15 克	茯苓 30 克	石上柏 10 克	鹅不食草 10 克
卷柏 10 克	天龙 5 克	生蒲黄 10 克	露蜂房 5 克
夏枯草 10 克	穿山甲 6 克	醋鳖甲 15 克	益智仁 10 克
生黄芪 30 克	防风 10 克	浙贝母 10 克	八月札 15 克
凌霄花 15 克	蛇舌草 30 克	半枝莲 30 克	生甘草 10 克

30 付,水煎服,煎服法同前。

中成药:消癌平滴丸 3.5 克(10 粒) 口服 3 次/日

按:鹅不食草、卷柏、石上柏是孙桂芝教授用于治疗头面部恶性肿瘤的常用药对,具有解毒抗癌之功效。

2012 年 4 月 14 日九诊

(右下颌)牙龈癌切除术后,粒子植入治疗近 5 年;近期复发,行手术切除。症见:口腔溃疡,纳可,大便偏干,舌暗红,苔薄黄,脉沉细。证属心火上炎,予导赤散化裁,处方:

生地黄 15 克	淡竹叶 10 克	通草 6 克	莲子心 3 克
蒲公英 15 克	金银花 20 克	天龙 5 克	僵蚕 10 克
九香虫 6 克	地龙 6 克	生蒲黄 10 克	露蜂房 5 克
穿山甲 6 克	醋鳖甲 15 克	三七 6 克	生黄芪 30 克
制首乌 15 克	生白术 30 克	升麻 3 克	陈皮 10 克
蛇舌草 30 克	半枝莲 15 克	生甘草 10 克	

10 付,水煎服,煎服法同前。

中成药:消癌平滴丸 3.5 克(10 粒) 口服 3 次/日

按:口腔溃疡属"心火",故用导赤散化裁;同时加用九香虫、地龙、三七等通络解毒,促进溃疡修复;便秘用生白术、升麻润肠通便。

2012 年 9 月 2 日十诊

(右下颌)牙龈癌切除术后,粒子植入治疗 5 年零 4 个月;复发后,再行手术切除。症见:近期感冒后咳嗽、痰黏,余一般情况可,舌暗红,苔腻,脉沉细。证属脾虚湿盛,仍用健脾化湿法,予三仁汤合四君子汤化裁,处方:

白豆蔻 10 克	杏仁 10 克	滑石 10 克	生薏苡仁 15 克
生白术 40 克	茯苓 15 克	太子参 15 克	浮萍 12 克
连翘 15 克	金银花 15 克	旋覆花 10 克	海浮石 10 克
蒲公英 15 克	石上柏 15 克	卷柏 15 克	鹅不食草 10 克
穿山甲 6 克	醋鳖甲 15 克	生蒲黄 10 克	露蜂房 5 克

| 淡竹叶10克 | 莲子心3克 | 重楼15克 | 生甘草10克 |

7付,水煎服,煎服法同前。

中成药:消癌平滴丸 3.5克(10粒) 口服 3次/日

按:感冒后咳嗽、痰黏,予浮萍、金银花、连翘、蒲公英等清热宣肺;旋覆花、海浮石化痰止咳。

2012年12月22日十一诊

(右下颌)牙龈癌切除术后,粒子植入治疗5年零7个月;复发并再次手术切除。症见:一般情况可,舌暗红,苔黄腻,脉沉细。湿浊未化,予三仁汤合麦味地黄丸化裁,处方:

杏仁10克	白豆蔻10克	滑石10克	生薏苡仁15克
清半夏10克	麦冬10克	五味子10克	生熟地各10克
山茱萸10克	山药30克	土茯苓30克	泽泻30克
丹皮10克	穿山甲6克	天龙5克	僵蚕10克
旋覆花10克	海浮石10克	石上柏10克	鹅不食草10克
蛇舌草30克	生甘草10克		

7付,水煎服,煎服法同前。

2013年3月29日十二诊

(右下颌)牙龈癌切除术后,粒子植入治疗近6年;2012年复发后,再次手术切除。复查肿瘤标记物未见异常。症见:口干口苦,耳鸣,脚心发热,乏力,痔疮疼痛,纳可,眠可,舌红,苔黄,脉沉细。证属气阴亏虚、肝胆火炎,予小柴胡汤合生脉饮化裁,处方:

沙参15克	麦冬12克	五味子5克	柴胡10克
黄芩10克	清半夏10克	太子参15克	炒白术15克
茯苓15克	生黄芪30克	制首乌15克	生蒲黄10克
露蜂房5克	穿山甲6克	醋鳖甲15克	卷柏15克
石上柏15克	地榆炭10克	炒槐花10克	玫瑰花10克
重楼15克	生甘草10克		

7付,水煎服,煎服法同前。

按:痔疮疼痛,予地榆炭、炒槐花清热解毒。

2014年4月11日十三诊

(右下颌)牙龈癌切除术后,粒子植入治疗近7年;2012年复发后,再次手术切除。近期复查未见异常。症见:易感冒,咳嗽,痰多,舌暗,苔黄腻,脉沉

细。证属湿热中阻、痰热蕴肺,予芳化醒脾、清肺化痰法调治,处方:

藿香 10 克	佩兰 10 克	滑石 10 克	沙参 15 克
麦冬 12 克	金银花 15 克	连翘 15 克	桑白皮 10 克
桔梗 10 克	款冬花 10 克	百合 30 克	浙贝母 10 克
生蒲黄 10 克	露蜂房 5 克	浮萍 12 克	穿山甲 6 克
醋鳖甲 15 克	僵蚕 10 克	地龙 10 克	三七 5 克
玫瑰花 10 克	重楼 15 克	生甘草 10 克	

7 付,水煎服,煎服法同前。

2014 年 9 月 27 日十四诊

(右下颌)牙龈癌切除术后,粒子植入治疗 7 年零 4 个月;2012 年复发后,再次手术切除。症见:咳嗽,痰多,色黄白,头痛,肩痛,脱发,舌红,苔薄白,脉沉细。证属脾肾不足、肺郁化热,予清肺化痰、健脾益肾法,千金苇茎汤合黄芪首乌汤化裁,处方:

芦根 30 克	冬瓜仁 15 克	蒲公英 15 克	生薏苡仁 15 克
鱼腥草 20 克	清半夏 10 克	浙贝母 15 克	桔梗 10 克
款冬花 10 克	浮萍 15 克	制首乌 15 克	生黄芪 30 克
羌活 10 克	防风 10 克	川芎 10 克	藁本 10 克
蔓荆子 15 克	穿山甲 6 克	醋鳖甲 15 克	卷柏 10 克
石上柏 10 克	天龙 5 克	重楼 15 克	生甘草 10 克

15 付,水煎服,煎服法同前。

按:患者现肺部感染症状明显,故改用千金苇茎汤加浮萍、蒲公英、鱼腥草等清肺解毒;清半夏、浙贝母、桔梗、款冬花等化痰止咳。头痛、肩痛,予羌活、防风、川芎、藁本、蔓荆子等舒筋活络、祛风止痛。牙龈癌属头面部恶性肿瘤,多为鳞癌,可手术及放疗治疗。本例患者为术后粒子植入,相当于局部小放疗,故毒副作用较为局限,多见口干口黏、口腔溃疡等,经中药调治,在可控范围内。虽曾复发,但再次手术切除后至今病情稳定,预后尚可。不过仍当注意定期复查,发现问题及时处理。

病例 2　鼻咽癌放化疗后,伴颅底骨质破坏

韩某某,男,43 岁。基本病情:鼻咽癌放化疗后,伴颅底骨质破坏。

2009 年 12 月 2 日初诊

发现鼻咽癌 7 个月,放化疗结束后。2009 年 11 月复查 MRI 提示:右侧鼻咽顶后壁软组织增厚;颅底骨质破坏较前减轻。复查肿瘤标记物正常。症见:

口干,头痛,喉痛,舌红,苔黄,脉沉细。热邪伤津,予以清热利咽、养阴生津之法调治,方用增液汤化裁,处方:

元参10克	天麦冬^各10克	地龙5克	天花粉10克
石斛15克	金银花6克	山豆根5克	木蝴蝶5克
菊花6克	锦灯笼5克	穿山龙5克	莲子心3克
僵蚕10克	九香虫5克	生蒲黄10克	露蜂房5克
姜黄6克	三七5克	葛根15克	羌活10克
桑椹30克	草河车15克	生甘草10克	

15付,水煎服;每付药连续服用两日。煎服法:每剂药连煎2回,兑成400ml浓汁,分成4份,每日早、晚各服一次,每次100ml。

中成药:加味西黄解毒胶囊 0.5克(2粒) 口服 3次/日

按:鼻咽癌所处的解剖位置决定了它可能直接蔓延向上,侵犯颅底、蝶鞍;向前,则可侵犯鼻腔、眼眶;向下,可侵犯口咽、腭扁桃体和舌根;向后,则可侵犯颈椎和脊髓。本例患者是蔓延向颅底,致颅底骨质破坏,病情最为凶险,好在放化疗后病情得到控制,颅底骨质已有一定程度修复。然而放疗后热毒内蕴,侵袭头面,"二阳相加",故见头痛、喉痛;热毒伤津,使得津液不能正常敷布于鼻咽、口腔、喉部,故可见口、鼻、咽腔干燥失濡。此时除了养阴生津之外,尚需清热解毒治疗,以消减放射线的伤害;西医方面,嘱患者每月静滴唑来磷酸或帕米磷酸二钠修复骨质。方中用僵蚕、地龙、九香虫等虫类药,是为疏通经络、拔毒抗癌;蒲黄、露蜂房则可促进鼻咽部黏膜修复。

2010年2月8日二诊

发现鼻咽癌9个月,放化疗后;每月行静滴唑来磷酸修复骨质治疗。症见:口干,咽干,流脓涕,反酸,烧心,舌红,苔黄,脉弦数。证属鼻咽癌放疗后热毒伤阴、腐肉为脓,续予增液汤化裁治疗,处方:

生地黄10克	元参20克	麦冬10克	天花粉10克
石斛15克	金银花15克	蒲公英15克	鱼腥草15克
生石膏30克	女贞子15克	浙贝母10克	鹅不食草10克
卷柏10克	玉竹15克	僵蚕10克	天龙5克
浮萍12克	醋龟甲10克	醋鳖甲10克	吴茱萸5克
黄连10克	蛇舌草30克	半枝莲30克	生甘草10克

14付,水煎服,煎服法同前。

中成药:加味西黄解毒胶囊 0.5克(2粒) 口服 3次/日

按:患者不仅口干、咽干,且流脓涕,即出现了放疗后最典型的证候——热毒伤津、腐肉成脓。故加金银花、蒲公英、鱼腥草、生石膏等清热解毒、除痈排脓;予天龙、僵蚕等,是利用其清轻上浮之力,以疏通经络、拔毒抗癌;反酸、烧心,属肝胃不和,加左金丸。

2010年4月26日三诊

发现鼻咽癌近1年,放化疗后;颅底残留骨质破坏,行唑来磷酸修复骨质治疗。症见:咽痛,口干减轻,纳可,舌淡红,苔薄黄,脉沉细。证仍属鼻咽癌放疗后热毒伤阴,予麦味地黄丸化裁,处方:

麦冬10克	五味子9克	生地黄10克	山萸肉12克
土茯苓30克	丹皮10克	石斛15克	天花粉10克
鹅不食草10克	卷柏10克	僵蚕10克	浙贝母10克
山慈菇9克	山豆根5克	地龙6克	木蝴蝶5克
锦灯笼5克	鹿含草10克	骨碎补10克	补骨脂10克
草河车15克	半枝莲30克	生甘草9克	

14付,水煎服,煎服法同前。

中成药:加味西黄解毒胶囊　0.5克(2粒)　口服　3次/日

按: 头面部恶性肿瘤,孙桂芝教授喜用卷柏、石上柏、鹅不食草抗癌解毒;修复骨质,则予鹿含草、骨碎补、补骨脂等益肾壮骨。从中医理论讲,阴阳之本皆根于肾,肾为"水火之脏,阴阳之根本",故热毒不重时往往以补肾养阴法,即"壮水之主,以制阳光"。

2010年9月14日四诊

发现鼻咽癌1年零4个月,放化疗后;颅底骨质破坏治疗中。症见:口干,少津,鼻腔黏液分泌多,痰中带少量血丝,食欲尚好,咬合费力,牙根不适,眠可,颈椎不适,阵发头晕,大便次数多,小便可,舌红,苔薄,脉沉细。为达到放疗减毒,仍予清热养阴;患者头晕,仿半夏天麻白术汤,处方:

葛根15克	天麻10克	清半夏9克	沙参15克
麦冬10克	淡竹叶10克	生石膏30克	菊花15克
金银花15克	木蝴蝶5克	卷柏10克	鹅不食草10克
僵蚕10克	天龙5克	九香虫6克	露蜂房5克
醋鳖甲10克	醋龟甲10克	蛇舌草30克	半枝莲30克
生甘草9克			

14付,水煎服,煎服法同前。

中成药:加味西黄解毒胶囊　0.5克(2粒)　口服　3次/日

按: 鼻咽部热毒证候较重时,转以清热解毒、润燥生津为主;予僵蚕、天龙、九香虫、露蜂房等拔毒抗癌。

2010 年 12 月 27 日五诊

发现鼻咽癌 1 年零 7 个月,放化疗后。复查 SCC 1.6ng/dl↑(参考值<1.5ng/dl)。既往有冠心病史。症见:胃纳可,夜间鼻塞,二便可,胸闷憋气,眠欠佳,舌红,苔少,脉弦细。患者有伤津一面,同时有冠心病史,故以天王补心丹合瓜蒌薤白半夏汤化裁,处方:

天麦冬各 10 克	炒枣仁 30 克	柏子仁 30 克	生地黄 12 克
茯苓 15 克	沙参 15 克	太子参 15 克	桔梗 9 克
五味子 6 克	制远志 10 克	三七 6 克	鹅不食草 10 克
僵蚕 10 克	瓜蒌皮 15 克	清半夏 9 克	薤白 10 克
金银花 15 克	菊花 15 克	穿山甲 6 克	牛蒡子 10 克
蛇舌草 30 克	生甘草 9 克		

14 付,水煎,煎服法同前。

中成药:加味西黄解毒胶囊 0.5 克(2 粒) 口服 3 次/日

按:天王补心丹有养阴润燥、宁心安神作用,故治疗阴虚失眠者常用。鼻咽癌放疗后亦阴津亏少,加之有睡眠欠佳的问题,故而选用天王补心丹。

2011 年 4 月 28 日六诊

鼻咽癌发现近 2 年,放化疗后。2011 年 4 月 27 日复查 MRI 提示:鼻咽癌放化疗后;鼻咽左后壁软组织增厚同前;颅底骨质破坏同前相仿;右侧上颌窦及双侧筛窦炎症同前。胃镜示:浅表胃炎。症见:流涕,时可经口腔咳出,胃反酸,时有空腹疼痛,纳可,眠可,二便可,舌红,苔少,脉弦数。属肺热伤津、肝胃郁热证,予兼顾养阴清热、益肾壮骨,同时予护胃抑酸治疗,处方:

麦冬 10 克	五味子 9 克	生熟地各 12 克	山萸肉 12 克
山药 20 克	桑螵蛸 10 克	女贞子 15 克	枸杞子 15 克
天花粉 10 克	僵蚕 10 克	卷柏 15 克	鹅不食草 10 克
鹿含草 12 克	生蒲黄 10 克	露蜂房 5 克	白芷 10 克
血余炭 10 克	煅瓦楞 15 克	穿山甲 6 克	蛇舌草 30 克
半枝莲 30 克	草河车 15 克	生甘草 10 克	

14 付,水煎,煎服法同前。

中成药:加味西黄解毒胶囊 0.5 克(2 粒) 口服 3 次/日

按:以麦味地黄丸为基本方益肾养阴,加桑螵蛸、鹿含草等助阳,以阳中求阴、助其气化;胃反酸、空疼,与胃酸过多有关,故以煅瓦楞抑制胃酸;以"小胃方"保护胃黏膜。

2011 年 6 月 27 日七诊

发现鼻咽癌 2 年余,放化疗后。近日复查血常规:白细胞 3.5×10^9/L。症见:鼻腔黏液,睡觉时鼻塞,乏力,饮食、睡眠及二便如常,舌红,少苔,脉细滑。证属气虚津亏,予益气养阴之法,生脉饮合杞菊地黄丸化裁,处方:

枸杞子 15 克	菊花 10 克	熟地黄 10 克	山药 20 克
山萸肉 10 克	茯苓 15 克	丹皮 10 克	泽泻 10 克
沙参 15 克	麦冬 10 克	五味子 10 克	生黄芪 30 克
苏木 6 克	醋鳖甲 10 克	醋龟甲 10 克	木蝴蝶 5 克
生地黄 10 克	石斛 10 克	僵蚕 10 克	鼠妇 10 克
九香虫 10 克	天花粉 10 克	蛇舌草 30 克	生甘草 10 克

14 付,水煎服,煎服法同前。

中成药:加味西黄解毒胶囊 0.5 克(2 粒) 口服 3 次/日

按: 鼠妇,《本草求原》指出其可"主寒热瘀积,湿痰,喉症",故用于咽喉诸病,与九香虫、僵蚕等配伍有通络止痛、拔毒抗癌之功效。

2011 年 11 月 3 日八诊

发现鼻咽癌 2 年半,放化疗后。2011 年 11 月 1 日复查肿瘤标记物正常。全身骨扫描:胸椎第 8 椎体局部骨盐代谢旺盛,性质待定。症见:口干,鼻腔异物感,睡觉时感憋气,晨起咳黄白痰,胃胀痛,反酸,时有烧心,纳眠可,二便调,舌红胖,苔少,脉弦细。证属肺郁化热,气津两伤,肝胃不和,予兼顾清热解毒、养阴生津,并调脾胃,以清燥救肺汤合香砂六君子汤化裁,续用益肾壮骨法,处方:

沙参 15 克	桑叶 10 克	枇杷叶 10 克	生石膏 30 克
麦冬 10 克	广木香 10 克	砂仁 6 克	炒白术 15 克
土茯苓 30 克	生蒲黄 10 克	露蜂房 5 克	天花粉 10 克
黄连 10 克	吴茱萸 5 克	玉竹 15 克	穿山甲 6 克
醋鳖甲 15 克	僵蚕 10 克	天龙 5 克	鹿含草 15 克
骨碎补 10 克	草河车 15 克	生甘草 10 克	

14 付,水煎服,煎服法同前。

中成药:加味西黄解毒胶囊 0.5 克(2 粒) 口服 3 次/日

按: 抑制胃酸仍用左金丸,保护胃黏膜用生蒲黄、露蜂房;天龙、僵蚕拔毒抗癌;鹿含草、骨碎补益肾壮骨。

2012 年 4 月 12 日九诊

发现鼻咽癌近 3 年,病理:低分化鳞癌;放化疗后。2012 年 4 月 11 日复查肿瘤标记物正常。生化:总胆固醇5.81mmol/L↑。超声:胆囊息肉,肝囊肿。症见:鼻中有黏涕,胃胀,反酸,烧心,纳眠可,二便调,舌红,苔少干,脉沉细。症状较前变化不大,但胃胀、反酸、烧心比较突出,故去香砂六君子,调整为左金丸合"小胃方"以先和胃气,主方仍用清燥救肺汤化裁,处方:

生石膏30克	桑叶10克	麦冬10克	枇杷叶10克
杏仁9克	天冬10克	沙参10克	石斛10克
玉竹10克	穿山甲6克	醋鳖甲10克	生蒲黄10克
露蜂房5克	吴茱萸5克	黄连10克	鹅不食草10克
卷柏10克	石上柏10克	蛇舌草30克	半枝莲15克
白芷10克	血余炭10克	生甘草10克	

14付,水煎服,煎服法同前。

中成药:加味西黄解毒胶囊 0.5克(2粒) 口服 3次/日

2012年9月27日十诊

发现鼻咽癌近3年零4个月,病理:低分化鳞癌;放化疗后。2012年9月15日复查肿瘤标记物正常。症见:鼻咽部有黏液,胃胀,嗳气,反酸,纳眠可,二便调,舌红,苔少干,脉沉细。证属肺郁化热、肝胃不和,予清热解毒,兼顾抑酸和胃,五味消毒饮化裁,处方:

金银花10克	连翘10克	蒲公英15克	地丁15克
天花粉10克	蒲黄炭10克	露蜂房5克	玉竹10克
石斛10克	瓜蒌皮15克	清半夏9克	吴茱萸5克
黄连10克	代赭石15克	生麦芽30克	炒莱菔子10克
鸡内金30克	卷柏10克	石上柏10克	鹅不食草10克
天龙5克	僵蚕10克	辛夷花10克	生甘草10克

14付,水煎服,煎服法同前。

中成药:加味西黄解毒胶囊 0.5克(2粒) 口服 3次/日

2013年1月23日十一诊

发现鼻咽癌3年零8个月,病理:低分化鳞癌;放化疗后。近期未复查。近期胃痛,行胃镜检查示:浅表性胃炎。2012年10月30日出现肝损伤,保肝治疗后康复。症见:流鼻涕,鼻腔分泌物黄黏稠,急躁,胸闷,气短,纳眠可,二便调,舌红,苔薄黄,脉沉细。证属肝胃不和、肺郁化热,予丹栀逍遥散合小柴胡汤化裁,处方:

丹皮10克	栀子10克	柴胡10克	杭白芍15克
当归10克	茯苓15克	炒白术15克	黄芩10克

清半夏9克	太子参15克	穿山甲6克	醋鳖甲15克
卷柏10克	茵陈蒿30克	五味子9克	鹅不食草15克
瓜蒌皮15克	薤白10克	麦冬10克	三七6克
地龙10克	重楼15克	蛇舌草30克	生甘草10克

14付,水煎服,煎服法同前。

中成药:加味西黄解毒胶囊　0.5克(2粒)　口服　3次/日

按:胸闷、气短,合用生脉饮和瓜蒌薤白半夏汤;加三七、地龙等活血通脉;茵陈蒿、五味子清肝护肝。

2013年6月20日十二诊

发现鼻咽癌4年余,病理:低分化鳞癌;放化疗后。2013年4月9日复查肿瘤标记物正常。复查MRI提示:鼻咽左后壁增厚同前;颅底骨质破坏范围大致相同;副鼻窦炎。查ECT:左前第1肋代谢旺盛。症见:分泌物较前减少,干燥感减轻,舌红,苔薄,脉沉细。证属肺热伤津,续予养阴润燥、清热解毒法调治,清燥救肺汤化裁,处方:

桑叶10克	枇杷叶10克	麦冬10克	沙参10克
生石膏30克	天花粉10克	卷柏10克	鹅不食草10克
天龙5克	僵蚕10克	穿山甲6克	醋鳖甲15克
生麦芽30克	鸡内金30克	辛夷花6克	炒莱菔子10克
连翘10克	地龙10克	补骨脂10克	骨碎补10克
半枝莲15克	重楼15克	生甘草10克	

14付,水煎服,煎服法同前。

中成药:加味西黄解毒胶囊　0.5克(2粒)　口服　3次/日

按:骨代谢增高,仍应防骨转移,续加补骨脂、骨碎补。

2013年12月2日十三诊

发现鼻咽癌4年半,病理:低分化鳞癌;放化疗后。2013年11月27日超声:脂肪肝,肝囊肿,胆囊息肉。ECG:多导联ST-T改变;左室高电压。胃镜:慢性非萎缩性胃炎。症见:鼻咽部堵胀感,进食后胃胀,纳可,眠可,二便可,舌淡红,苔薄白,脉沉细。患者转以胃脘部不适为主,证属脾虚气滞,故用香砂六君子汤化裁,处方:

广木香10克	砂仁6克	清半夏9克	陈皮10克
太子参15克	土茯苓30克	炒白术15克	旋覆花10克
代赭石15克	石菖蒲10克	卷柏10克	鹅不食草10克
生蒲黄10克	露蜂房5克	白芷10克	血余炭10克

白及 10 克	鸡内金 30 克	生麦芽 30 克	穿山甲 6 克
醋鳖甲 10 克	九香虫 6 克	重楼 15 克	生甘草 10 克

14 付,水煎服,煎服法同前。

中成药:加味西黄解毒胶囊 0.5 克(2 粒) 口服 3 次/日

按: 进食后胃胀,故用金麦代赭汤健胃消食、和降胃气,予"小胃方"和白及保护胃黏膜;九香虫拔毒抗癌,同时有助于理气消胀。

2014 年 3 月 12 日十四诊

发现鼻咽癌近 5 年,病理:低分化鳞癌;放化疗后。2013 年 12 月复查病情稳定。症见:胃胀,呃逆,偶有反流、烧心,鼻塞,鼻腔有黏稠分泌物,纳眠可,二便调,舌红,苔少,脉细滑。反酸、烧心为肝胃不和之征,故以小陷胸汤合左金丸调治;鼻腔黏稠分泌物仍属热毒伤阴所致,予解毒生津,处方:

瓜蒌皮 15 克	清半夏 9 克	黄连 10 克	吴茱萸 6 克
白及 15 克	麦冬 10 克	沙参 15 克	卷柏 10 克
穿山甲 6 克	醋鳖甲 10 克	辛夷花 6 克	鹅不食草 15 克
苍耳子 6 克	生蒲黄 10 克	露蜂房 5 克	白芷 10 克
血余炭 10 克	僵蚕 10 克	天龙 5 克	重楼 15 克
蛇舌草 30 克	生甘草 10 克		

14 付,水煎服,煎服法同前。

中成药:加味西黄解毒胶囊 0.5 克(2 粒) 口服 3 次/日

按: 鼻塞,为清窍失于开合之象,故加辛夷花、苍耳子宣窍开闭。

2014 年 7 月 16 日十五诊

发现鼻咽癌 5 年余,病理:低分化鳞癌;放化疗后。2014 年 7 月超声:肝囊肿;胆囊息肉。心电图:多导联 ST-T 改变。鼻咽镜:原发病灶较前缓解。症见:鼻塞,鼻腔黏稠分泌物,伴有结痂,纳眠可,二便调,舌红,苔少,脉沉细。调治有效,续以益气养阴、解毒排脓、调和脾胃等为治,处方:

辛夷花 10 克	连翘 15 克	金银花 15 克	桃仁 6 克
地龙 10 克	太子参 15 克	麦冬 15 克	五味子 5 克
佛手 15 克	绿萼梅 15 克	生黄芪 30 克	制首乌 15 克
穿山甲 6 克	醋鳖甲 10 克	石上柏 10 克	鹅不食草 10 克
卷柏 10 克	天龙 6 克	僵蚕 10 克	路路通 10 克
鹿含草 15 克	蛇舌草 30 克	重楼 15 克	生甘草 10 克

14 付,水煎服,煎服法同前。

中成药:加味西黄解毒胶囊 0.5 克(2 粒) 口服 3 次/日

按：患者虽有鼻咽癌向颅底浸润，但经中西医治疗病情稳定已5年余，殊为不易。即便如此，放疗后的"后遗症"仍未能完全恢复，鼻腔仍时有黏稠分泌物，须当继续调治，门诊定期随诊。

病例3 喉癌术后，放疗后

魏某某，男，50岁。基本病情：喉癌术后，放疗后。

2010年1月22日初诊

喉癌术后5个月余，病理：(声门型)鳞癌，$pT_3N_1M_0$；术后放疗30次。复查超声：左颈部淋巴结肿大；双颈部皮下水肿。症见：喉部痰多，色黄，质黏稠，舌红，苔白腻，脉沉细。肺郁化热成痈，当予清热生津、除痈排脓、化痰止咳等法，方用清燥救肺汤化裁，处方：

沙参15克	麦冬10克	枇杷叶15克	生石膏30克
杏仁10克	鱼腥草15克	旋覆花10克	海浮石10克
橘红10克	款冬花10克	山豆根5克	射干5克
川贝母10克	蒲黄炭10克	露蜂房5克	锦灯笼3克
代赭石15克	鸡内金30克	生麦芽30克	天龙10克
鼠妇10克	三七5克	重楼15克	生甘草10克

40付，水煎服；每付药连续服用两日。煎服法：每剂药连煎2回，兑成400ml浓汁，分成4份，每日早、晚各服一次，每次100ml。

中成药：消癌平片 1.92克(6片) 口服 3次/日

按：放射线治疗的常见毒副作用是灼伤黏膜腺体，致起润滑作用和"防护层"作用的分泌物减少而局部干燥；且黏膜抵抗力下降，黏膜下血管损坏、闭锁，组织修复能力下降，黏膜损伤或合并感染后组织不易修复而反复出现相关症状。本例患者即如此。从中医角度来看，是属喉癌放疗后热毒内蕴，灼伤津液，炼津为痰，故见喉部痰多，色黄而稠。治当予清润生津、除痈排脓等法，此亦为放疗中常用减毒方法。方中尚用旋覆花、海浮石配合橘红、川贝母等升降理气、化痰止咳；蒲黄、露蜂房修复黏膜；金麦代赭汤健胃消食；天龙、鼠妇拔毒抗癌。

2010年3月19日二诊

喉癌术后7个月，放疗后。复查：颈椎内高密度影；左颈部淋巴结肿大；肺炎。肿瘤标记物：CEA 7.67ng/ml↑(正常<3.4ng/ml)，CA199正常范围。症见：咳嗽，痰黏，纳可，眠可，大便干，数日一行，小便可，肩部发紧，影响活动，舌红，苔白少，脉沉细。仍属热毒伤津，予清热生津、解毒利咽等法治疗，处方：

生地黄 15 克	丹皮 10 克	天花粉 10 克	麦冬 12 克
桔梗 10 克	蒲公英 15 克	鱼腥草 20 克	射干 6 克
锦灯笼 5 克	生石膏 30 克	旋覆花 10 克	海浮石 10 克
僵蚕 10 克	鼠妇 10 克	九香虫 6 克	天龙 5 克
穿山甲 6 克	醋龟甲 10 克	生山楂 10 克	生白术 30 克
夏枯草 12 克	重楼 15 克	蛇舌草 30 克	生甘草 10 克

40 付,水煎服,煎服法同前。

中成药:消癌平片 1.92 克(6 片)   口服 3 次/日

按: 肿瘤标记物升高,颈部淋巴结增大,当防淋巴结转移,予鼠妇、僵蚕、九香虫、天龙等配合夏枯草、重楼、蛇舌草等通络解毒、软坚散结。

2010 年 5 月 18 日三诊

喉癌术后 9 个月,放疗后;左锁骨上淋巴结转移及软组织转移切除术后。症见:胸闷,肩背痛,咽不干,大便少,矢气多,舌红,苔白腻,脉沉细。为湿热内蕴之证,予三仁汤合瓜蒌薤白半夏汤、蠲痹汤化裁,处方:

白豆蔻 10 克	杏仁 10 克	淡竹叶 10 克	生薏苡仁 15 克
瓜蒌皮 15 克	薤白 10 克	清半夏 10 克	羌活 10 克
防风 10 克	丝瓜络 10 克	路路通 10 克	生黄芪 30 克
葛根 15 克	鸡血藤 15 克	生蒲黄 10 克	露蜂房 5 克
浙贝母 10 克	生龙牡^各 15 克	山慈菇 10 克	穿山甲 6 克
天龙 6 克	夏枯草 12 克	重楼 15 克	生甘草 10 克

30 付,水煎服,煎服法同前。

中成药:消癌平片 1.92 克(6 片)   口服 3 次/日

按: 湿属浊邪,易阻气机,胸阳不展,故胸闷;脉络受阻,则可见肩背痛;腑气不顺,则大便少而矢气多。故用三仁汤宣化湿热;瓜蒌薤白半夏汤宽胸通阳;同时予蠲痹汤祛湿通络;生龙牡配合浙贝母、山慈菇等化痰利水、软坚散结。但凡见"湿",同时须注意"脾虚生湿"的道理,而予选方时适当兼顾健运脾胃。

2010 年 7 月 17 日四诊

喉癌术后近 1 年,放疗后;左锁骨上淋巴结转移切除术后。症见:左肩疼,面颈部不适,咽干,大便 4 日一行,质干,舌淡红,苔白偏腻,脉沉细。证属湿浊未化,续予化湿解毒法,处方:

藿香 10 克	佩兰 10 克	金银花 15 克	菊花 15 克
苦地丁 10 克	蒲公英 10 克	淡竹叶 10 克	沙参 15 克

天麦冬^各10克	枇杷叶10克	生黄芪30克	制首乌15克
百合30克	鸡血藤30克	地龙6克	九香虫6克
生白术40克	升麻3克	穿山甲6克	醋鳖甲10克
生蒲黄10克	露蜂房5克	重楼15克	生甘草10克

30付,水煎服,煎服法同前。

中成药:芪珍胶囊 0.9克(3粒) 口服 3次/日

按:便干,孙桂芝教授常用"提壶开盖"法,以生白术、升麻配伍;左肩疼,予鸡血藤加地龙、九香虫等疏经通络、拔毒抗癌。

2010年9月14日五诊

喉癌术后1年余,放疗后;2010年5月左锁骨上淋巴结转移切除术后。症见:咽干,便秘,眠一般,纳可,舌淡,苔白,脉沉细。证属肺津亏虚,予养阴清热、润肠通便法,麦味地黄丸化裁,处方:

麦冬12克	五味子10克	生地黄30克	山茱萸10克
山药20克	土茯苓30克	石斛10克	制首乌15克
生黄芪30克	生白术40克	肉苁蓉30克	莪术10克
山慈菇10克	浙贝母10克	生蒲黄10克	露蜂房5克
天龙5克	地龙10克	三七5克	九香虫6克
穿山甲6克	醋鳖甲15克	重楼15克	生甘草10克

30付,水煎服,煎服法同前。

中成药:芪珍胶囊 0.9克(3粒) 口服 3次/日

按:"喉"为"肺"之所主,一般"养阴生津"法当从"肺"予以施治;但人身之阴液,又皆归"肾"之所主,故"益肺养阴生津"法如果要讲求到"治病求本"的话,本源还是责之于"肾"的。故从"肺肾同治"的角度可选麦味地黄丸化裁;便秘用生白术、肉苁蓉润肠通便;天龙、地龙、三七、九香虫等拔毒抗癌。

2010年11月20日六诊

喉癌术后1年零3个月,放疗后;左锁骨上淋巴结转移切除术后。症见:咽干,大便少,舌淡红,苔黄腻,脉沉细小弦。责之湿热伤阴,三仁汤合六味地黄丸化裁,处方:

杏仁10克	白豆蔻10克	生薏苡仁15克	姜厚朴10克
滑石15克	淡竹叶10克	生地黄10克	山茱萸12克
山药20克	山豆根10克	僵蚕10克	浮萍12克
蜈蚣2条	急性子5克	生黄芪30克	紫草10克
鼠妇10克	醋鳖甲10克	穿山甲6克	陈皮10克

| 佛手 15 克 | 蒲公英 15 克 | 重楼 15 克 | 生甘草 10 克 |

30 付,水煎服,煎服法同前。

中成药:芪珍胶囊 0.9 克(3 粒) 口服 3 次/日

按:始终扣住"咽干"予以养阴,同时予鼠妇、僵蚕、蜈蚣等通络拔毒。

2011 年 2 月 19 日七诊

喉癌术后 1 年半,放疗后;左锁骨上淋巴结转移术后。近期复查未见异常。症见:咽干,右胁肋部不适,大便 3 日一行,纳可,舌红有裂纹,苔薄黄而干,脉弦细。仍属肺热伤津,兼有肝气不疏,予养阴清热法,生脉饮合五味消毒饮化裁,处方:

沙参 15 克	天麦冬各 10 克	五味子 10 克	石斛 15 克
生地黄 20 克	金银花 20 克	蒲公英 15 克	苦地丁 15 克
山茱萸 12 克	山豆根 5 克	僵蚕 10 克	香附 12 克
生白术 30 克	土茯苓 30 克	生黄芪 30 克	苏木 5 克
穿山甲 6 克	醋鳖甲 15 克	生蒲黄 10 克	露蜂房 5 克
天花粉 10 克	元参 15 克	重楼 15 克	生甘草 10 克

30 付,水煎服,煎服法同前。

中成药:芪珍胶囊 0.9 克(3 粒) 口服 3 次/日

2011 年 4 月 17 日八诊

喉癌术后 1 年零 8 个月,放疗后;左锁骨上淋巴结转移术后。2011 年 2 月复查未见异常。症见:口干,口苦,胃脘痞满不适,便干,2 日一行,舌淡,苔黄,脉沉细。属小柴胡汤证,予小柴胡汤化裁,处方:

柴胡 10 克	黄芩 10 克	清半夏 10 克	太子参 15 克
枳壳 10 克	杭白芍 15 克	生白术 40 克	土茯苓 30 克
生地黄 30 克	石斛 10 克	天花粉 10 克	蒲公英 15 克
穿山甲 6 克	醋鳖甲 15 克	地龙 10 克	三七 5 克
九香虫 5 克	代赭石 15 克	生麦芽 30 克	佛手 10 克
天龙 5 克	僵蚕 10 克	重楼 15 克	生甘草 10 克

30 付,水煎服,煎服法同前。

中成药:消癌平滴丸 3.5 克(10 粒) 口服 3 次/日

按:少阳郁热、胃气不和,当先调胃气;余解毒生津、通络拔毒法不变。

2011 年 6 月 25 日九诊

喉癌术后 1 年零 10 个月,放疗后;左锁骨上淋巴结转移术后。症见:

口干,舌红,苔薄黄,脉沉细小滑。证属肺热伤津,仍予养阴清热法调治,处方:

生地黄30克	山茱萸12克	山药20克	土茯苓30克
玉竹15克	石斛15克	天花粉10克	木蝴蝶6克
金银花20克	生蒲黄10克	露蜂房5克	沙参15克
生黄芪30克	制首乌15克	九香虫6克	地龙10克
三七6克	穿山甲6克	醋鳖甲15克	女贞子15克
生白术30克	仙鹤草20克	重楼15克	生甘草10克

30付,水煎服,煎服法同前。

中成药:消癌平滴丸 3.5克(10粒) 口服 3次/日

2011年9月6日十诊

喉癌术后2年余,放疗后;左锁骨上淋巴结转移术后。症见:口干,舌暗,苔腻,脉细滑。证属脾虚湿阻,故治以化湿醒脾法,处方:

藿香10克	佩兰10克	滑石10克	太子参15克
炒白术15克	土茯苓30克	麦冬12克	石斛10克
天花粉10克	生蒲黄10克	露蜂房5克	天龙5克
僵蚕10克	鼠妇10克	穿山甲6克	醋鳖甲15克
九香虫6克	代赭石15克	鸡内金30克	生麦芽30克
炒莱菔子10克	重楼15克	焦楂榔^各10克	生甘草10克

30付,水煎服,煎服法同前。

中成药:芪珍胶囊 0.9克(3粒) 口服 3次/日

2011年12月2日十一诊

喉癌术后2年零4个月,放疗后;左锁骨上淋巴结转移术后。症见:口干,舌红,苔白,脉细数。仍属肺热伤津,继续养阴生津、兼顾健脾,处方:

沙参15克	麦冬12克	桑叶10克	菊花10克
石斛10克	天花粉10克	木蝴蝶8克	太子参15克
生白术30克	土茯苓30克	生蒲黄10克	露蜂房5克
卷柏15克	石上柏15克	鹅不食草10克	醋鳖甲15克
穿山甲6克	炒杜仲10克	牛膝10克	鸡血藤30克
肉苁蓉30克	升麻3克	重楼15克	生甘草10克

30付,水煎服,煎服法同前。

中成药:芪珍胶囊 0.9克(3粒) 口服 3次/日

2012 年 2 月 12 日十二诊

喉癌术后 2 年半,放疗后;左锁骨上淋巴结转移术后。症见:口干,大便乏力,舌暗,苔腻,脉沉细。仍属气阴两伤,予益气养阴法调治,处方:

太子参 15 克	生白术 40 克	茯苓 15 克	生地黄 30 克
沙参 15 克	麦冬 12 克	石斛 10 克	天花粉 10 克
木蝴蝶 8 克	锦灯笼 5 克	绿萼梅 10 克	代代花 10 克
生蒲黄 10 克	露蜂房 5 克	石上柏 15 克	卷柏 15 克
升麻 3 克	穿山甲 6 克	醋鳖甲 15 克	鹅不食草 10 克
天龙 5 克	滑石 15 克	重楼 15 克	生甘草 10 克

30 付,水煎服,煎服法同前。

中成药:小金片 1.08 克(3 粒) 口服 2 次/日

2012 年 4 月 29 日十三诊

喉癌术后 2 年零 8 个月,放疗后;左锁骨上淋巴结转移术后。症见:口干,舌红,苔白,脉弦滑。辨证同前,续予益气养阴法调治,清燥救肺汤合四君子汤化裁,处方:

沙参 15 克	麦冬 12 克	桑叶 10 克	菊花 10 克
生石膏 30 克	天花粉 10 克	太子参 15 克	炒白术 15 克
土茯苓 30 克	石上柏 15 克	卷柏 15 克	鹅不食草 10 克
天龙 5 克	僵蚕 10 克	鼠妇 10 克	九香虫 6 克
穿山甲 6 克	醋鳖甲 15 克	代代花 10 克	升麻 5 克
生白术 30 克	夏枯草 10 克	重楼 15 克	生甘草 10 克

30 付,水煎服,煎服法同前。

中成药:小金片 1.08 克(3 粒) 口服 2 次/日

2012 年 7 月 7 日十四诊

喉癌术后近 3 年,放疗后;左锁骨上淋巴结转移术后。复查超声:脂肪肝。症见:胃胀,大便干,舌红,苔黄腻,部分发黑,脉沉细。属胃气失于和降之证,在益气养阴基础上调理胃气,促其和降,处方:

沙参 15 克	麦冬 15 克	生石膏 30 克	桑叶 10 克
枇杷叶 10 克	生黄芪 30 克	制首乌 15 克	炒莱菔子 10 克
太子参 15 克	生白术 50 克	升麻 5 克	陈皮 10 克
焦楂榔^各 10 克	生麦芽 30 克	全蝎 5 克	蜈蚣 2 条
鸡内金 30 克	生蒲黄 10 克	露蜂房 5 克	穿山甲 6 克
醋鳖甲 15 克	蛇舌草 30 克	重楼 15 克	生甘草 10 克

30付,水煎服,煎服法同前。

中成药:芪珍胶囊 0.9克(3粒) 口服 3次/日

2012年9月23日十五诊

喉癌术后3年余,放疗后;左锁骨上淋巴结转移术后。症见:一般情况可,便干,舌暗,苔白,脉沉细。证属津伤肠燥,继续益气养阴,兼顾通便,处方:

沙参15克	麦冬12克	生地黄30克	升麻3克
太子参15克	生白术40克	茯苓15克	射干6克
石斛10克	天花粉10克	天龙5克	三七5克
九香虫5克	生黄芪30克	制首乌15克	桑螵蛸10克
生蒲黄10克	露蜂房5克	穿山甲6克	醋鳖甲15克
佛手10克	急性子5克	重楼15克	生甘草10克

30付,水煎服,煎服法同前。

中成药:小金片 1.08克(3粒) 口服 2次/日

按:孙桂芝教授认为急性子具有开通作用,在白术、升麻效果欠佳时,配以急性子通腑排便。

2012年11月3日十六诊

喉癌术后3年零3个月,术后放疗30次;左颈部淋巴结转移术后2年半。症见:大便乏力,不爽快,双腿乏力,舌干红皱缩,脉沉细。热燥伤阴,急宜养阴生津,予清燥救肺汤合六味地黄丸化裁,处方:

桑叶10克	枇杷叶10克	麦冬10克	沙参10克
生石膏30克	山茱萸10克	山药30克	生熟地^各10克
生白术30克	升麻3克	肉苁蓉30克	急性子5克
全蝎5克	蜈蚣2条	僵蚕10克	穿山甲6克
醋鳖甲15克	炒杜仲10克	卷柏10克	鹅不食草10克
蛇舌草30克	重楼15克	生甘草10克	

30付,水煎服,煎服法同前。

中成药:芪珍胶囊 0.9克(3粒) 口服 3次/日

按:喉为人体重要发声部位,在中医隶属于肺,肺失清肃,热毒聚积于喉部,日积月久,乃生癌肿。一般常规行手术治疗和放疗。放疗常见毒副作用为热毒内蕴、灼伤津液,故对喉癌放疗后的治疗,往往以清热解毒、养阴润喉为主要方法,贯穿治疗全程;合并肺、脾、肾气亏虚者,则须适当气阴兼顾。

病例 4 喉癌术后,放疗后

王某,男,56 岁。基本病情:喉癌术后,放疗后。

2003 年 8 月 6 日初诊

喉(声门上部)鳞状细胞癌手术后 4 个月,淋巴结 2/14;放疗后。症见:下颌部肿胀,气短,乏力,口干,干咳,四肢肌肉疼痛,阴天关节僵痛,纳可,舌红,苔少,脉沉细。证属气阴两虚,治宜益气养阴、清热解毒,处方:

沙参 15 克	麦冬 12 克	天花粉 12 克	山豆根 5 克
菊花 15 克	卷柏 10 克	锦灯笼 5 克	鹅不食草 15 克
射干 10 克	石斛 15 克	土茯苓 15 克	炒白术 15 克
天龙 6 克	僵蚕 10 克	丝瓜络 10 克	路路通 10 克
穿山甲 6 克	金荞麦 30 克	生麦芽 30 克	生甘草 10 克

14 付,水煎服;每付药连续服用两日。煎服法:每剂药连煎 2 回,兑成 400ml 浓汁,分成 4 份,每日早、晚各服一次,每次 100ml。

中成药:梅花点舌丹 0.25 克(2 粒) 口服 3 次/日

按:喉癌放疗后热毒内蕴,故下颌部泛肿;热毒灼伤津液,故见口干,干咳;同时伴见气短、乏力,故属气阴两虚之证。四肢肌肉疼痛、关节阴天僵痛,属气阴不足、脉络失养所致,予丝瓜络、路路通等疏经通络;天龙、僵蚕清轻上浮,以疏通头面部经络、拔毒抗癌。

2003 年 10 月 20 日二诊

喉癌术后半年,放疗后,目前病情稳定。症见:易感冒,咳痰带血丝,气短,头晕,下肢酸,舌红,苔黄腻,脉沉细。证属痰热内蕴、灼伤血络,予清热化痰、凉血止血,处方:

沙参 15 克	桑叶 10 克	金银花 15 克	百合 15 克
天花粉 10 克	杏仁 10 克	山慈菇 10 克	山豆根 5 克
僵蚕 10 克	麦冬 12 克	杭白芍 30 克	木瓜 10 克
女贞子 15 克	天龙 5 克	仙鹤草 15 克	川贝母 10 克
金荞麦 30 克	桑寄生 15 克	牛膝 10 克	生麦芽 30 克
半枝莲 30 克	蛇舌草 30 克	生甘草 10 克	

14 付,水煎服,煎服法同前。

中成药:梅花点舌丹 0.25 克(2 粒) 口服 3 次/日

2004 年 5 月 11 日 三诊

喉癌术后 1 年余,放疗后;胸部 CT:支气管旁淋巴结可见。症见:口不甚干,舌红胖,苔少,脉沉细。证属气阴两虚,仍予益气养阴、清热解毒等法调治,处方:

沙参 15 克	生地黄 15 克	山茱萸 12 克	女贞子 15 克
浙贝母 10 克	山豆根 5 克	射干 5 克	穿山甲 6 克
连翘 15 克	苦地丁 15 克	生蒲黄 10 克	蒲公英 10 克
天龙 5 克	石上柏 15 克	炒白术 15 克	茯苓 15 克
桑螵蛸 10 克	生黄芪 30 克	鸡内金 30 克	生麦芽 30 克
蛇舌草 15 克	草河车 15 克	生甘草 10 克	

14 付,水煎服,煎服法同前。

中成药:梅花点舌丹 0.25 克(2 粒) 口服 3 次/日

按:支气管旁可见淋巴结,当防淋巴结转移,故予浙贝母、山豆根、射干等解毒抗癌。

2004 年 9 月 3 日四诊

喉癌术后近 1 年半,超声:右侧锁骨上淋巴结 0.6cm×0.4cm。症见:咽部干疼,痰多,纳可,肩部时有不适,发紧,胃不适,舌红,苔少,脉沉细。证属热邪伤阴,予清燥救肺汤化裁,兼顾胃气,处方:

沙参 15 克	桑叶 10 克	枇杷叶 15 克	川贝母 10 克
炒白术 15 克	土茯苓 15 克	山豆根 5 克	僵蚕 10 克
元参 15 克	石斛 15 克	穿山甲 6 克	醋龟甲 15 克
石上柏 30 克	百合 30 克	醋鳖甲 15 克	连翘 15 克
射干 5 克	生麦芽 30 克	天花粉 10 克	蒲公英 10 克
蛇舌草 30 克	炙甘草 10 克		

14 付,水煎服,煎服法同前。

中成药:梅花点舌丹 0.25 克(2 粒) 口服 3 次/日

2005 年 3 月 29 日五诊

喉癌术后近 2 年,超声:甲状腺左叶囊性结节,良性;双侧下颌下淋巴结,良性。症见:口不干,不咳嗽,饮水多,大便干,舌红胖,苔少黄,脉沉细。证属气阴两虚,续予益气养阴、解毒抗癌,处方:

生黄芪 30 克	炒白术 15 克	茯苓 15 克	菊花 15 克
锦灯笼 5 克	射干 5 克	山豆根 5 克	天麦冬各 15 克
沙参 15 克	山药 20 克	枸杞子 15 克	蒲公英 10 克

天龙 5 克	僵蚕 10 克	穿山甲 6 克	醋鳖甲 15 克
石上柏 30 克	鼠妇 10 克	生麦芽 30 克	鸡内金 30 克
蛇舌草 30 克	半枝莲 15 克	炙甘草 10 克	

14 付,水煎服,煎服法同前。

中成药:梅花点舌丹 0.25 克(2 粒) 口服 3 次/日

2007 年 4 月 13 日六诊

喉癌术后 4 年,2006 年肺转移手术 + 化疗 6 周期,复查肿瘤标记物正常。超声:脂肪肝。症见:胸背不适,与天气变化有关,头昏,气喘,晚间明显,气短,舌红,苔少,脉沉细。证属气阴两虚、胸阳不展,予宽胸通阳、养心安神治疗,处方:

瓜蒌皮 15 克	薤白 10 克	清半夏 10 克	沙参 15 克
麦冬 10 克	五味子 10 克	山豆根 5 克	锦灯笼 30 克
石菖蒲 10 克	金荞麦 15 克	僵蚕 10 克	天龙 5 克
三七 5 克	川贝母 10 克	地龙 10 克	生黄芪 30 克
鼠妇 6 克	女贞子 10 克	代赭石 15 克	鸡内金 30 克
生麦芽 30 克	石上柏 15 克	重楼 15 克	生甘草 10 克

14 付,水煎服,煎服法同前。

中成药:梅花点舌丹 0.25 克(2 粒) 口服 3 次/日

按:肺转移手术及化疗后,胸背不适、头昏、气喘,考虑为气阴不足、胸阳不振,予宽胸通阳、益气养阴法调治,加天龙、僵蚕、地龙、鼠妇等抗癌拔毒。

2008 年 4 月 22 日七诊

喉癌术后 5 年,2006 年肺转移手术 + 化疗 6 周期。复查肿瘤标记物:CEA 8.2ng/ml↑(正常 <5.0ng/ml),余正常。症见:咽干,舌红,苔少,脉沉细。证属气阴两虚、津液不足,续予益气养阴、清热解毒治疗,处方:

金银花 10 克	菊花 10 克	生地黄 15 克	麦冬 10 克
五味子 5 克	生黄芪 30 克	玉竹 15 克	枸杞子 10 克
沙参 15 克	白芷 10 克	露蜂房 4 克	鼠妇 10 克
穿山甲 6 克	卷柏 15 克	石上柏 15 克	代赭石 15 克
鸡内金 30 克	生麦芽 30 克	元参 3 克	锦灯笼 5 克
莲子心 3 克	重楼 15 克	生甘草 10 克	

14 付,水煎服,煎服法同前。

按:喉癌肺转移术后、化疗后,肿瘤标志物异常,故在益气养阴、清热解毒法基础上,加露蜂房、鼠妇等抗癌拔毒;并适当兼顾固护胃气。

2008 年 10 月 17 日八诊

喉癌术后近 5 年半,2006 年肺转移手术 + 化疗 6 周期。复查肿瘤标记物：CEA 8.0ng/ml↑(正常 < 5.0ng/ml),余正常。症见：咽干,舌红,苔少,脉沉细。辨证同前,续予清热养阴,处方：

金银花 10 克	菊花 10 克	生地黄 15 克	麦冬 10 克
沙参 15 克	生黄芪 30 克	玉竹 15 克	枸杞子 10 克
五味子 5 克	白芷 10 克	露蜂房 5 克	鼠妇 10 克
穿山甲 6 克	卷柏 15 克	锦灯笼 5 克	代赭石 15 克
鸡内金 30 克	生麦芽 30 克	元参 10 克	莲子心 3 克
重楼 15 克	生甘草 10 克		

14 付,水煎服,煎服法同前。

2009 年 4 月 17 日九诊

喉癌术后近 6 年,病理：鳞状细胞癌,淋巴结 2/14,放疗后;2006 年肺转移手术切除。复查胸部 CT：左肺下叶炎症;右肺小结节;肝囊肿。肿瘤标记物：CEA、SCC、CA153 均正常。症见：下午 5 ~ 7 时腰痛发作,脚麻,下肢抽搐,曾一过性失控跌伤,眼空感,时有肩痛,舌红,苔少,脉沉细。腰痛属肾,予肺肾同治,麦味地黄丸化裁,处方：

麦冬 10 克	五味子 10 克	桑寄生 15 克	牛膝 10 克
生地黄 12 克	山茱萸 12 克	茯苓 15 克	山药 20 克
桑螵蛸 10 克	鸡血藤 30 克	羌独活各 10 克	石斛 15 克
杭白芍 15 克	生龙牡各 15 克	代赭石 15 克	鸡内金 30 克
三七 5 克	炒杜仲 15 克	桑椹 15 克	蛇舌草 30 克
生甘草 10 克			

14 付,水煎服,煎服法同前。

按：CT 示右肺小结节,故予麦味地黄丸为主方,加桑椹、桑螵蛸、杜仲等以助气化,生龙牡化痰软坚散结。

2009 年 10 月 16 日十诊

喉癌术后 6 年半,放疗后;2006 年肺转移术后。复查胸部 CT：右肺小结节;肝囊肿。症见：乏力,内热,舌红,苔少,脉沉细。证属气阴两虚,续予麦味地黄丸化裁,处方：

麦冬 10 克	五味子 10 克	桑寄生 15 克	牛膝 10 克
生地黄 12 克	山茱萸 12 克	茯苓 15 克	山药 20 克
桑螵蛸 10 克	鸡血藤 30 克	羌独活各 10 克	石斛 15 克
杭白芍 15 克	生龙牡各 15 克	代赭石 15 克	鸡内金 30 克

| 三七 5 克 | 炒杜仲 15 克 | 桑寄生 15 克 | 桑椹 15 克 |
| 木瓜 30 克 | 续断 15 克 | 重楼 15 克 | 生甘草 10 克 |

14 付,水煎服,煎服法同前。

2011 年 6 月 18 日十一诊

喉癌术后 8 年余,放疗后;2006 年曾行肺转移灶切除术。症见:乏力,气短,舌暗红,苔薄白,脉沉细。证属气阴两虚,予肺肾同治,兼以健脾益气,百合固金汤合二黄鸡枸汤化裁,处方:

生熟地^各 10 克	百合 30 克	元参 15 克	桔梗 10 克
浙贝母 10 克	川贝母 10 克	生黄芪 30 克	黄精 15 克
鸡血藤 30 克	枸杞子 15 克	穿山甲 6 克	醋鳖甲 15 克
僵蚕 10 克	鼠妇 10 克	九香虫 6 克	天龙 6 克
羌独活^各 10 克	姜黄 6 克	防风 10 克	炒杜仲 10 克
鸡内金 30 克	生麦芽 30 克	重楼 15 克	生甘草 10 克

14 付,水煎服,煎服法同前。

2012 年 12 月 15 日十二诊

喉癌术后 9 年半,放疗后,2006 年肺转移术后。症见:动则气短,舌淡胖,苔薄白,脉沉细。证属气阴两虚,予肺肾同治,同时健脾益气,处方:

桑叶 10 克	枇杷叶 10 克	麦冬 10 克	沙参 10 克
百合 30 克	生熟地^各 10 克	生黄芪 30 克	炒白术 15 克
穿山甲 6 克	醋鳖甲 10 克	鼠妇 10 克	僵蚕 10 克
九香虫 6 克	天龙 6 克	浙贝母 10 克	石斛 15 克
续断 15 克	炒杜仲 15 克	生麦芽 30 克	焦楂榔^各 10 克
重楼 15 克	生甘草 10 克		

14 付,水煎服,煎服法同前。

按:喉癌放疗后多属热毒伤阴、伤津,故清热生津法常常贯穿治疗始终;但有气虚兼证,以气阴两亏并见者,调治时往往需兼顾补益肺脾之法,养阴则可肺肾同调。

病例5 右肺癌术后、化疗后,肾功能不全

王某某,男,65 岁。基本病情:右肺癌术后、化疗后,肾功能不全。

2010 年 5 月 15 日初诊

右肺上叶癌术后 1 年,病理:中-低分化腺癌,淋巴结 2/16;化疗 4 周期后。

既往有胃切除史、心肌梗死病史、高血压病史,服药后血压可控制在正常范围。生化提示:尿酸高,血脂高,尿素氮、肌酐均高。腹部超声:肾囊肿。症见:腰酸腿痛,纳差,恶心,舌淡胖,苔薄黄,脉沉细。病本在肺,但化疗毒副作用仍在,故于益肺解毒之外,需兼顾健胃消食、益肾强腰等法,予百合固金汤化裁,处方:

百合 30 克	生熟地^各10 克	元参 15 克	麦冬 10 克
当归 10 克	浙贝母 10 克	桔梗 10 克	僵蚕 10 克
桑螵蛸 10 克	晚蚕沙 30 克	穿山甲 6 克	醋鳖甲 15 克
益母草 10 克	生黄芪 30 克	杭白芍 15 克	代赭石 15 克
鸡内金 30 克	生麦芽 30 克	炒杜仲 10 克	续断 15 克
牛膝 10 克	桑叶 10 克	生山楂 10 克	炙甘草 10 克

30 付,水煎服;每付药连续服用两日。煎服法:每剂药连煎 2 回,兑成 400ml 浓汁,分成 4 份,每日早、晚各服一次,每次 100ml。

中成药:芪珍胶囊 0.9 克(3 粒) 口服 3 次/日

按:肾功能不全,予晚蚕沙、益母草升清降浊;腰腿痛,加杜仲、续断、牛膝、桑螵蛸等益肾、强腰壮骨;纳差、恶心予金麦代赭汤消食和胃;血脂高予桑叶、生山楂降脂;肺积予僵蚕通络拔毒。

2010 年 7 月 17 日二诊

右肺中-低分化腺癌术后 1 年余,化疗 4 周期后。复查生化:血脂高,尿素氮 10.2mmol/L,肌酐 162μmol/L。症见:胸闷气短,胃胀满,大便不成形,舌胖大,苔薄白,脉沉细。证属肺脾气虚、胸阳不振,予黄芪建中汤合瓜蒌薤白半夏汤化裁,处方:

生黄芪 30 克	杭白芍 15 克	瓜蒌皮 15 克	薤白 10 克
清半夏 10 克	生蒲黄 10 克	露蜂房 5 克	陈皮 10 克
佛手 10 克	制首乌 15 克	桑叶 10 克	草决明 10 克
肉桂 5 克	炒白术 15 克	晚蚕沙 30 克	醋鳖甲 15 克
穿山甲 6 克	砂仁 6 克	灵芝 15 克	生熟地^各10 克
百合 30 克	桃仁 5 克	重楼 15 克	生甘草 10 克

30 付,水煎服,煎服法同前。

中成药:芪珍胶囊 0.9 克(3 粒) 口服 3 次/日

按:肺腺癌,予蒲黄、露蜂房拔毒抗癌,同时对胃脘不适、胀满,配合陈皮、佛手、砂仁等理气和胃,保护胃黏膜;桑叶、草决明等降脂。

2010 年 10 月 23 日三诊

右肺中-低分化腺癌术后 1 年半,化疗 4 周期后。复查生化:尿素氮

7.9mmol/L,肌酐121.5μmol/L,血脂高。症见:阴囊潮湿,多汗,胸部感发热,喜凉食,舌淡胖,苔黄腻,脉沉细。证属肝经湿热,以龙胆泻肝汤合三仁汤化裁,处方:

龙胆草10克	醋柴胡10克	车前子15克	通草6克
栀子15克	当归10克	泽泻30克	猪苓30克
白豆蔻10克	清半夏10克	滑石10克	生薏苡仁30克
姜厚朴10克	太子参15克	生黄芪30克	生蒲黄10克
露蜂房5克	晚蚕沙30克	醋鳖甲15克	九香虫6克
桃仁6克	地龙10克	重楼15克	生甘草10克

60付,水煎服,煎服法同前。

中成药:芪珍胶囊　0.9克(3粒)　口服　3次/日

按:仍予蒲黄、露蜂房、九香虫、桃仁、地龙等拔毒抗癌;晚蚕沙祛湿浊溺毒、保护肾功能。

2011年5月14日四诊

右肺中-低分化腺癌术后2年,化疗4周期后。复查生化:尿素氮7.8mmol/L,肌酐124.9μmol/L,胆固醇7.4mmol/L,甘油三酯7.14mmol/L。肿瘤标记物正常。症见:一般情况可,舌淡胖,苔黄腻,脉沉细。湿浊未化,继用上方化裁,处方:

杏仁10克	白豆蔻10克	清半夏10克	生薏苡仁30克
滑石15克	姜厚朴10克	通草6克	醋柴胡10克
栀子10克	车前子20克	生地黄15克	泽泻30克
龙胆草6克	当归15克	晚蚕沙30克	灵芝15克
穿山甲6克	醋鳖甲10克	生黄芪30克	炒杜仲10克
桃仁6克	草决明20克	荷叶15克	生甘草10克

60付,水煎服,煎服法同前。

中成药:芪珍胶囊　0.9克(3粒)　口服　3次/日

2012年3月24日五诊

右肺中-低分化腺癌术后近3年,化疗4周期后。复查生化:尿素氮9.2mmol/L,血脂高。腹部超声示:双肾囊肿。症见:胸闷、反酸、乏力、难以平卧,舌淡胖,苔白腻,脉弦。证属肝胃郁热、胸阳不振,予瓜蒌薤白半夏汤合左金丸化裁,处方:

瓜蒌皮15克	薤白10克	清半夏10克	黄连10克
吴茱萸5克	太子参15克	天麦冬^各10克	五味子10克

穿山甲 6 克	醋鳖甲 15 克	晚蚕沙 30 克	泽兰 15 克
生蒲黄 10 克	露蜂房 5 克	生黄芪 30 克	灵芝 15 克
僵蚕 10 克	鼠妇 10 克	龙胆草 6 克	栀子 15 克
黄芩 10 克	重楼 15 克	生甘草 10 克	

30 付,水煎服,煎服法同前。

中成药:芪珍胶囊 0.9 克(3 粒) 口服 3 次/日

按:胸闷,予瓜蒌薤白半夏汤宽胸通阳;反酸,予左金丸清肝和胃;乏力,用生脉饮、生黄芪、灵芝等健脾益肾、益气养阴;晚蚕沙、泽兰祛湿降浊、除溺毒,保护肾功能;蒲黄、露蜂房、鼠妇、僵蚕等拔毒抗癌。

2013 年 6 月 11 日六诊

右肺中-低分化腺癌术后 4 年,化疗 4 周期后。复查生化:尿素氮 9.5mmol/L,肌酐 177.53μmol/L,尿酸 456.8μmol/L,血脂高。症见:乏力,咳嗽,痰黏,便溏,腹泻,舌淡胖,苔薄黄,脉沉细。证属气津两虚,予益气生津、化痰止泻,处方:

桑叶 10 克	枇杷叶 10 克	沙参 15 克	麦冬 15 克
生石膏 30 克	百合 30 克	生黄芪 30 克	太子参 15 克
炒白术 15 克	土茯苓 30 克	旋覆花 10 克	海浮石 10 克
肉桂 5 克	防风 10 克	生蒲黄 10 克	露蜂房 5 克
鼠妇 10 克	九香虫 6 克	晚蚕沙 30 克	地龙 10 克
半枝莲 15 克	重楼 15 克	生甘草 10 克	

30 付,水煎服,煎服法同前。

中成药:芪珍胶囊 0.9 克(3 粒) 口服 3 次/日

按:咳嗽痰黏加旋覆花、海浮石;腹泻加肉桂、防风;晚蚕沙、地龙等可祛湿浊、除溺毒,保护肾功能;蒲黄、露蜂房、鼠妇、九香虫等拔毒抗癌。该患者不仅为肺癌术后,且有肾功能不全、高尿酸血症、高脂血症等,故病情较为复杂,调理肺病的同时,需注意保护肾功能,结合降脂等法。

病例6 右肺癌伴肺内转移,化疗中

郝某某,男,73 岁。基本病情:右肺癌伴肺内转移,未手术,化疗中。

2006 年 4 月 3 日初诊

发现右肺占位并肺内转移 6 个月,未手术,化疗中。症见:咳嗽不重,时有恶心,纳眠尚可,大便调,舌红,苔少,脉沉细。证属气阴两虚,阴虚为主。但同时还在化疗中,故配合予化疗减毒增效法,橘皮竹茹汤合百合固金汤化裁,处方:

橘皮 10 克	竹茹 10 克	清半夏 10 克	枇杷叶 10 克
百合 30 克	沙参 15 克	生熟地各 10 克	浙贝母 10 克
僵蚕 10 克	鼠妇 10 克	九香虫 10 克	金荞麦 30 克
制首乌 15 克	生麦芽 30 克	焦三仙各 15 克	草河车 15 克
蛇舌草 30 克	炙甘草 10 克		

14 付,水煎服;每付药连续服用两日。煎服法:每剂药连煎 2 回,兑成 400ml 浓汁,分成 4 份,每日早、晚各服一次,每次 100ml。

按:化疗药物主要损伤脾肾,其中脾胃受损、失于运化、受纳失司,则恶心、呕吐、腹泻、纳差;肾精亏虚,骨髓失养,则骨髓功能受到抑制而不能化生血液。

孙桂芝教授处理化疗毒副反应之恶心呕吐,通常选用橘皮竹茹汤;纳差,则用金麦代赭汤或焦三仙等;通降胃气,可选用佛手、绿萼梅、炒莱菔子、香橼等;腹泻,可选用莲子肉、芡实、诃子肉、炒扁豆等;骨髓失养,可选用黄精、鸡血藤、枸杞子、女贞子、何首乌、阿胶等。

由于个体差异和化疗方案不尽相同,有些患者化疗期间恶心、呕吐较重,西医使用中枢镇吐药(如昂丹司琼、格拉司琼等)后,出现胃肠蠕动减慢,发生胃肠胀气、便秘不爽等,此时可用生白术、升麻配伍炒莱菔子、焦槟榔等促进胃肠动力、健胃消食;化疗后脱发常用生黄芪配伍何首乌,以健脾益肾、补气养血、促进生发;化疗后神经损伤,出现手足麻木,甚至脱屑、蜕皮,可用鸡血藤、牛膝、全蝎、蜈蚣等养血息风、舒经活络,并可用含有此类药物的药渣煎水后泡洗,往往具有较好疗效。

由此可见,对于西药化疗,配合适当中药有针对性地治疗后,均可起到减毒、增效的作用,关键在于医家要对化疗的毒副作用有充分的理解和认识,方能随证取效;同时,对化疗毒副作用进行有效处理,有助于减轻患者化疗痛苦,可以增强患者配合度,有利于化疗顺利完成,并取得最佳疗效。这些处理方法,往往西医同行,甚至非肿瘤科中医师也并不了解,只认为中药在化疗期间起不了太大作用,甚至有可能增加患者肠胃负担,所以往往不建议甚至限制患者使用中药,该做法实际上降低了化疗可能发挥的最佳疗效,因为可能有一部分患者经过中药调理,完全是有可能顺利完成 4~6 个化疗周期的,而不会因为毒副作用太大不得不放弃后面的化疗。

另外,有些家属或患者认为,肿瘤会争夺患者的营养,化疗期间不能吃得太好,甚至忌口非常严,实行"坚壁清野"政策。实际上无论如何"忌口",肿瘤也还是会从人身上获得营养,"忌口"反会使患者营养不够,尤其是必需氨基酸、维生素这类必须从食物中获得的营养成分摄入不足,影响机体组织和功能的正常修复与恢复,因此,"坚壁清野"的结果不是肿瘤被饿死,而是患者自身的功能被遏制,产生不了抵抗力,甚至基本的生理功能都得不到保障。故孙桂芝教授认为,除了必要的忌口之外,如烟、酒、带鱼、山羊肉这四样之外,其他食物只要患者吃了没有不适,都可根据自身喜好正常进食,加上中药的调理,健脾益肾、健胃消食,尽量保证患者食欲正常,胃肠功能正常得以消化吸收,不一定用什么珍贵的、稀有的"补品",就能维持基本生理功能。

本患者使用鼠妇、僵蚕、九香虫,为孙桂芝教授治疗肺积时拔毒抗癌的常用药对,多年临床使用,证实对肺癌或转移瘤均有一定抑制作用。

2006 年 7 月 5 日二诊

右肺占位 9 个月,肺内转移,化疗 5 周期后不能耐受,停化疗。复查胸部CT 示病情稳定,较前好转。症见:咳嗽少痰,纳可,胸闷憋气,大便不干,舌红,苔少,脉沉细。因病灶未手术切除,故以千金苇茎汤化裁以解毒抗癌,气阴两伤加四君子汤和生脉饮,处方:

芦根 30 克	桃仁 10 克	生薏苡仁 30 克	冬瓜仁 15 克
沙参 15 克	炒白术 15 克	土茯苓 30 克	桔梗 10 克
僵蚕 10 克	鼠妇 10 克	桑椹 30 克	穿山甲 6 克
浙贝母 10 克	金荞麦 30 克	菖蒲 10 克	川芎 10 克
麦冬 10 克	五味子 10 克	鸡内金 30 克	生麦芽 30 克
蛇舌草 30 克	草河车 15 克	炙甘草 10 克	

14 付,水煎服,煎服法同前。

按:使用益肺养阴等法时,须适时注意固护胃气,予金麦代赭汤。

2006 年 10 月 30 日三诊

发现右肺占位,肺内转移 1 年,化疗 5 周期,停化疗,中药治疗。复查胸部CT:右肺占位 1.1cm×1.3cm,较前缩小;右肺上叶 1.8cm×2.2cm。生化:总胆红素 21.7μmol/L,间接胆红素 18.2μmol/L,总胆固醇 7.09mmol/L,甘油三酯2.27mmol/L。症见:咳嗽不重,舌红,苔少,脉沉细。据舌脉症,辨证同前,续予千金苇茎汤合百合固金汤化裁,处方:

芦根 30 克	冬瓜仁 15 克	桃仁 8 克	生薏苡仁 30 克
百合 30 克	浙贝母 10 克	桔梗 10 克	生熟地^各 10 克
沙参 15 克	金银花 15 克	鼠妇 10 克	僵蚕 10 克
九香虫 5 克	生麦芽 30 克	鸡内金 30 克	川芎 10 克
穿山甲 6 克	苍术 10 克	菖蒲 10 克	蛇舌草 30 克
草河车 15 克	炙甘草 10 克		

14 付,水煎服,煎服法同前。

中成药:消癌平片 1.28 克(4 片) 口服 3 次/日

2007 年 2 月 7 日四诊

发现右肺占位,肺内转移 1 年零 4 个月,未手术,化疗 5 周期后。复查胸部 CT 稳定。超声:肝肾囊肿;脂肪肝。生化示:总胆红素 23.3μmol/L,间接胆红素 20.7μmol/L,总胆固醇 7.52mmol/L,甘油三酯 2.12mmol/L。症见:胸闷,眠差,咳嗽不重,舌红,苔少,脉沉细。证属气阴两虚、胸阳不展,予宽胸通阳、益气养阴、抗癌解毒,瓜蒌薤白半夏汤合生脉饮化裁,处方:

瓜蒌皮 15 克	清半夏 10 克	薤白 10 克	太子参 15 克
麦冬 10 克	五味子 10 克	百合 30 克	沙参 15 克
枇杷叶 15 克	浙贝母 10 克	芦根 30 克	生薏苡仁 30 克
金荞麦 15 克	桔梗 10 克	桃仁 10 克	莪术 10 克
鼠妇 10 克	九香虫 5 克	菖蒲 10 克	川芎 10 克
蛇舌草 30 克	草河车 15 克	炙甘草 10 克	

14 付,水煎服,煎服法同前。

中成药:消癌平片 1.28 克(4 片) 口服 3 次/日

2007 年 7 月 2 日五诊

右肺占位 1 年零 9 个月,未手术,化疗 5 周期后。痰中找到腺癌细胞。复查胸部 CT:右肺背段结节 2.4cm×2.3cm。生化示:血糖 8.22mmol/L,总胆固醇 7.38mmol/L,甘油三酯 2.06mmol/L。肿瘤标记物正常。血常规正常。症见:咳嗽好转,胸闷,纳可,大便调,舌红,苔少,脉沉细。辨证同前,仍予益气养阴、解毒抗癌,千金苇茎汤合百合固金汤化裁,处方:

生黄芪 30 克	紫草 10 克	沙参 15 克	生地黄 10 克
百合 30 克	浙贝母 10 克	川贝母 10 克	菖蒲 10 克
穿山甲 6 克	莪术 6 克	枇杷叶 15 克	鼠妇 10 克
百部 15 克	金荞麦 15 克	九香虫 5 克	生薏苡仁 30 克
芦根 30 克	桃仁 10 克	凌霄花 15 克	生麦芽 30 克
草河车 15 克	蛇舌草 30 克	生甘草 10 克	

14 付,水煎服,煎服法同前。

中成药:消癌平片 1.28 克(4 片) 口服 3 次/日

2008 年 1 月 23 日六诊

发现右肺占位 2 年零 3 个月,腺癌,未手术,化疗 5 周期后。1 月 10 月复查胸部 CT:右肺下叶背段结节,同前相仿,大小约 2.4cm×2.3cm,呈分叶状,有毛刺,与胸膜粘连。腹部超声:脂肪肝,肝囊肿,左肾囊肿。肿瘤标记物正常。症见:纳可,无咳嗽,胸闷,眠可,大便调,舌红,苔少,脉沉细。辨证同前,

仍予益气养阴、解毒抗癌,千金苇茎汤合百合固金汤化裁,处方:

芦根 30 克	桃仁 10 克	杏仁 10 克	生薏苡仁 30 克
冬瓜仁 10 克	百合 30 克	沙参 15 克	生熟地各 10 克
浙贝母 10 克	川芎 10 克	菖蒲 10 克	生黄芪 30 克
桔梗 10 克	鼠妇 10 克	九香虫 5 克	僵蚕 10 克
穿山甲 6 克	代赭石 15 克	鸡内金 30 克	生麦芽 30 克
草河车 15 克	蛇舌草 30 克	生甘草 10 克	

14 付,水煎服,煎服法同前。

中成药:消癌平片 1.28 克(4 片) 口服 3 次/日

2008 年 7 月 7 日七诊

发现右肺腺癌 2 年零 9 个月,肺内转移,化疗后。2008 年 6 月复查胸部 CT:右肺下叶结节,较前略有缩小;肝多发囊肿。超声:左中上颈小淋巴结未见明显血流信号。肿瘤标记物:CEA 5.12ng/ml↑(正常<5.0ng/ml)。症见:胸闷,舌红,苔少,脉沉细。辨证同前,予宽胸通阳、益气养阴、解毒抗癌,瓜蒌薤白半夏汤合生脉饮、千金苇茎汤化裁,处方:

瓜蒌皮 15 克	清半夏 10 克	薤白 10 克	沙参 15 克
麦冬 10 克	五味子 10 克	芦根 30 克	生薏苡仁 30 克
桃仁 10 克	冬瓜仁 10 克	僵蚕 10 克	九香虫 5 克
穿山甲 6 克	生蒲黄 10 克	露蜂房 5 克	鼠妇 10 克
百合 30 克	浙贝母 10 克	生麦芽 30 克	代赭石 15 克
鸡内金 30 克	草河车 15 克	生甘草 10 克	

14 付,水煎服,煎服法同前。

中成药:消癌平片 1.28 克(4 片) 口服 3 次/日

按:肺腺癌常用蒲黄、露蜂房配伍,同时予鼠妇、僵蚕、九香虫等拔毒抗癌。

2009 年 1 月 19 日八诊

发现右肺腺癌 3 年零 3 个月,肺内转移,化疗后。2008 年 12 月复查胸部 CT:肺癌病灶同前大致相仿;右肺门、纵隔多发淋巴结,同前相仿;肝脏多发小囊肿;左肾上极囊肿。肿瘤标记物:NSE 18.27ng/ml↑(正常<16.2ng/ml),余项未见异常。生化示:血糖 8.09mmol/L,总胆固醇 7.41mmol/L,甘油三酯 2.03mmol/L。症见:胸闷,偶有胸痛,咳嗽,白黏痰,量少,活动后憋气,纳可,眠不实,二便尚可,舌淡红,苔薄黄,脉弦细。证属气阴两虚、肺燥津亏,予千金苇茎汤合清燥救肺汤化裁,处方:

沙参 15 克	桑叶 10 克	枇杷叶 15 克	生石膏 30 克
麦冬 10 克	五味子 10 克	芦根 30 克	桃仁 8 克
杏仁 10 克	生薏苡仁 15 克	鼠妇 10 克	僵蚕 10 克
菖蒲 10 克	生黄芪 30 克	地龙 10 克	川芎 10 克
生蒲黄 10 克	露蜂房 5 克	百合 30 克	百部 10 克
穿山甲 6 克	草河车 15 克	蛇舌草 30 克	生甘草 10 克

14 付,水煎服,煎服法同前。

中成药:消癌平片　1.28 克(4 片)　口服　3 次/日

按: 胸闷胸痛,当虑胸阳不振、心脉不通,予菖蒲、川芎、地龙等有助于活血化痰、通络止痛。

2009 年 11 月 30 日九诊

发现右肺腺癌 4 年余,肺内转移,化疗后。2009 年 11 月复查胸部 CT:肺癌病灶同前大致相仿;肝脏多发囊肿。血清肿瘤标记物未见异常。生化示:甘油三酯 2.06mmol/L。症见:胸闷,气短,咳嗽,白痰,大便偏干,纳眠可,脉弦细。证属气阴两虚,以千金苇茎汤合百合固金汤化裁,处方:

百合 30 克	生地黄 10 克	沙参 15 克	川贝母 10 克
桔梗 10 克	枇杷叶 10 克	麦冬 10 克	生薏苡仁 15 克
芦根 30 克	杏仁 10 克	鼠妇 10 克	生黄芪 30 克
苏木 6 克	僵蚕 10 克	天花粉 10 克	厚朴 10 克
生白术 30 克	茯苓 15 克	醋鳖甲 10 克	制首乌 15 克
续断 15 克	草河车 15 克	蛇舌草 30 克	生甘草 10 克

14 付,水煎服,煎服法同前。

中成药:消癌平片　1.28 克(4 片)　口服　3 次/日

2010 年 4 月 12 日十诊

发现右肺腺癌 4 年半,肺内转移,化疗后。2010 年 3 月复查胸部 CT:右肺癌病灶较前增大,最大 2.5cm×2.8cm。肿瘤标记物正常。生化示:总胆固醇 5.96mmol/L,甘油三酯 1.74mmol/L。尿常规:细菌↑。症见:一般情况可,舌淡红,苔薄黄,脉沉细。辨证同前,续以千金苇茎汤合清燥救肺汤化裁,处方:

沙参 15 克	麦冬 10 克	枇杷叶 10 克	生石膏 30 克
杏仁 10 克	芦根 30 克	生薏苡仁 15 克	冬瓜仁 10 克
僵蚕 10 克	鼠妇 10 克	九香虫 6 克	穿山甲 6 克
醋鳖甲 15 克	川贝母 10 克	浙贝母 10 克	百合 30 克

生蒲黄 10 克	露蜂房 5 克	生黄芪 30 克	苏木 6 克
夏枯草 15 克	蛇舌草 30 克	半枝莲 30 克	生甘草 10 克

14 付,水煎服,煎服法同前。

中成药:消癌平片　1.28 克(4 片)　口服　3 次/日

2010 年 11 月 24 日十一诊

发现右肺腺癌 5 年余,肺内转移,化疗后。2010 年 11 月 5 日复查 CEA 5.63ng/ml↑(正常 <5.0ng/ml)。胸部 CT:右肺上叶后段病灶较前增大,3.4cm×3.1cm;下叶结节,较前增大,2.5cm×1.8cm;双肺散在大小不一结节灶,双肺门周围著,较前略增多、增大,考虑转移;双肺门纵隔多发淋巴结,现大者短径约 1.3cm。症见:一般情况可,舌淡红,苔薄黄,脉沉细。辨证同前,续以千金苇茎汤合清燥救肺汤化裁,处方:

沙参 15 克	桑叶 10 克	麦冬 10 克	枇杷叶 10 克
生石膏 30 克	杏仁 10 克	芦根 30 克	生薏苡仁 15 克
冬瓜仁 10 克	僵蚕 10 克	鼠妇 10 克	九香虫 6 克
穿山甲 6 克	醋鳖甲 10 克	醋龟甲 10 克	川贝母 10 克
浙贝母 10 克	桔梗 10 克	百合 30 克	蛇舌草 30 克
半枝莲 30 克	生甘草 10 克		

14 付,水煎服,煎服法同前。

中成药:消癌平片　1.28 克(4 片)　口服　3 次/日

2011 年 6 月 1 日十二诊

发现右肺腺癌 5 年零 8 个月,肺内转移,化疗后。复查胸部 CT:右肺上叶后段病灶较前增大,3.6cm×3.3cm;下叶结节,较前增大;双肺多发转移,部分较前增大;双肺门、纵隔多发淋巴结;肝脏及左肾多发囊肿。CEA 5.17ng/ml↑(正常 <5.0ng/ml)。症见:一般情况可,舌淡胖,苔薄白,脉弦细。辨证同前,以千金苇茎汤合百合固金汤化裁,处方:

百合 30 克	生熟地^各 15 克	玄参 10 克	浙贝母 15 克
川贝母 10 克	桔梗 10 克	麦冬 10 克	杭白芍 15 克
杏仁 10 克	芦根 30 克	生薏苡仁 15 克	冬瓜仁 30 克
生黄芪 30 克	紫草 10 克	僵蚕 10 克	九香虫 6 克
穿山甲 6 克	醋鳖甲 10 克	生蒲黄 10 克	露蜂房 5 克
蛇舌草 30 克	草河车 10 克	生甘草 10 克	

14 付,水煎服,煎服法同前。

中成药:消癌平片　1.28 克(4 片)　口服　3 次/日

2011年12月7日十三诊

发现右肺腺癌6年余,肺内转移,化疗后。2011年11月29日复查胸部CT:双肺多发转移瘤,较前增多、增大,大者约2.0cm×1.7cm;双肺门、纵隔多发淋巴结。查CEA 6.45ng/ml↑(正常<5.0ng/ml),余正常。症见:干咳无痰,胸闷憋气,右上腹痛,全身瘙痒,乏力气短,纳少,眠可,舌淡胖,苔薄白,脉弦细。辨证同前,以千金苇茎汤合清燥救肺汤化裁,处方:

生石膏30克	桑叶10克	麦冬10克	沙参10克
浙贝母10克	川贝母10克	芦根30克	生薏苡仁15克
冬瓜仁15克	生蒲黄10克	露蜂房5克	僵蚕10克
鼠妇10克	穿山甲6克	醋鳖甲10克	八月札10克
百合30克	生地黄10克	代赭石15克	鸡内金30克
生麦芽30克	蛇舌草30克	半枝莲15克	生甘草10克

14付,水煎服,煎服法同前。

中成药:消癌平片 1.28克(4片) 口服 3次/日

2012年5月14日十四诊

发现右肺腺癌6年半余,肺内转移,未手术,化疗后。复查胸部CT:双肺多发转移瘤,较前增多、增大;双肺门、纵隔多发淋巴结;肝肾多发囊肿。查CEA 6.77ng/ml↑(正常<5.0ng/ml),余正常。生化示:血糖8.02mmol/L,总胆固醇6.21mmol/L。症见:咳嗽,胸闷,气短,无痰,舌淡胖,苔薄白,脉弦细。证属气阴两虚、胸阳不展,以瓜蒌薤白半夏汤、千金苇茎汤合清燥救肺汤化裁,处方:

瓜蒌皮15克	薤白10克	清半夏9克	生石膏30克
桑叶10克	枇杷叶10克	麦冬10克	沙参10克
芦根30克	冬瓜仁15克	百合30克	生薏苡仁15克
生黄芪30克	制首乌15克	生蒲黄10克	露蜂房5克
鼠妇10克	九香虫6克	款冬花10克	桔梗10克
穿山甲6克	蛇舌草30克	半枝莲15克	生甘草10克

14付,水煎服,煎服法同前。

中成药:康力欣胶囊 1.5克(3粒) 口服 3次/日

按:患者肺腺癌双肺多发转移,经中西医结合调治6年余,病情仍未完全稳定,双肺多发转移瘤见增大、增多。但通过这6年的治疗,也说明中医的"带瘤生存"理念是有其合理性、符合临床实际的。尽管病情未完全控制,但患者生存期延长、生活质量维持尚可,说明目前的诊疗模式是可行的、有效的;而且我们也相信,随着医药科技的日新月异,患者在带瘤生存过程中可能有机会尝试一些更新的诊疗技术带来的益处,使患者能更有效地维持生活质量、延长生存期,获得更好的治疗效果。

病例7 右肺癌术后,多发颅内转移,行γ刀+化疗后,复发后行放疗治疗,口服靶向药中

苏某,男,64岁。基本病情:右肺癌术后,多发颅内转移,行γ刀+化疗后,口服靶向药中。

2010年1月20日初诊

右肺中分化腺癌术后1年半(2008年7月手术),术后多发颅内转移,在北京某医院行γ刀治疗2次,化疗6周期,序贯口服卡莫斯汀6周期,2009年4月化疗结束。2009年12月之前复查一直稳定,2009年12月5日复查头颅MRI:左侧顶叶病灶有所进展,有新发病灶;但患者无明显相关症状。胸部CT示:右肺炎性假瘤形成? 未见新发病灶。2009年12月15日—2010年1月12日间全脑行放疗20次。现开始口服厄洛替尼已8天。症见:乏力,汗出,腹胀,纳差,咳嗽,有痰,易咳出,二便调,舌淡红,苔薄黄,脉细数。颅内病灶放疗后,往往脑水肿而颅内压升高,证属痰蒙清窍,故用百合固金汤合半夏天麻白术汤化裁,处方:

清半夏9克	炒白术15克	天麻10克	百合30克
元参10克	山茱萸12克	桑椹30克	生熟地各10克
僵蚕9克	全蝎5克	蜈蚣2条	地龙6克
猪苓30克	芦根30克	杏仁9克	生薏苡仁30克
生蒲黄10克	露蜂房5克	穿山甲6克	防风10克
泽泻30克	半边莲30克	生甘草10克	

14付,水煎服;每付药连续服用两日。煎服法:每剂药连煎2回,兑成400ml浓汁,分成4份,每日早、晚各服一次,每次100ml。

按:颅内转移灶经放疗后容易发生脑水肿,引起颅内压升高,进而出现头晕、头胀,甚至癫痫抽搐。此种情况,孙桂芝教授常用半夏天麻白术汤息风化痰治疗,配合猪苓、泽泻等脱水降压;同时擅用全蝎、蜈蚣、地龙、僵蚕等虫类药物息风解痉、通络拔毒;肺腺癌同时用蒲黄、露蜂房抗癌解毒。

2010年4月26日二诊

右肺中分化腺癌术后1年零9个月,多发颅内转移,γ刀+化疗治疗后,复发后行放疗治疗,口服靶向药中。复查胸腹及头颅CT示:右肺局部团片状高密度影缩小;纵隔多发淋巴结同前相仿;左侧顶叶转移,周围水肿范围增大。

拟 5 月开始再化疗。症见:舌淡红,苔薄白,脉沉细。准备配合化疗,予减毒增效法调治,处方:

橘皮 10 克	竹茹 10 克	清半夏 9 克	枇杷叶 15 克
太子参 15 克	炒白术 15 克	茯苓 15 克	天麻 10 克
地龙 6 克	僵蚕 10 克	全蝎 5 克	蜈蚣 2 条
鼠妇 10 克	猪苓 30 克	泽泻 30 克	山慈菇 9 克
生黄芪 30 克	苏木 6 克	桑椹 30 克	补骨脂 9 克
牛膝 9 克	半边莲 30 克	生甘草 10 克	

14 付,水煎服,煎服法同前。

中成药:参莲胶囊 1.5 克(3 粒) 口服 3 次/日

按:凡当化疗之际,当需降逆止呕、消食化积、健脾益气、益肾生髓等治疗,以减轻化疗的毒副反应及骨髓抑制;结合患者有颅内转移,加用地龙、僵蚕、全蝎、蜈蚣息风通络,予山慈菇软坚散结;并予鼠妇拔毒抗癌。

2010 年 6 月 21 日三诊

右肺中分化腺癌术后近 2 年,多发颅内转移,γ 刀 + 化疗治疗后,复发后行放疗治疗,口服厄洛替尼中。症见:眠差,易醒,舌淡红,苔薄黄,脉弦细。放化疗后当需固本益肺,百合固金汤化裁,处方:

百合 30 克	元参 10 克	杭白芍 15 克	生熟地^各 10 克
浙贝母 10 克	桔梗 10 克	炒枣仁 30 克	柏子仁 30 克
僵蚕 10 克	鼠妇 10 克	芦根 30 克	生薏苡仁 15 克
合欢皮 30 克	全蝎 5 克	地龙 10 克	九香虫 5 克
穿山甲 6 克	醋鳖甲 10 克	山慈菇 10 克	泽泻 30 克
猪苓 30 克	蛇舌草 30 克	生甘草 10 克	

14 付,水煎服,煎服法同前。

中成药:参莲胶囊 1.5 克(3 粒) 口服 3 次/日

2010 年 7 月 21 日四诊

右肺中分化腺癌术后 2 年余,多发颅内转移,复发后行放疗治疗,口服厄洛替尼中。症见:皮疹,眠差,易醒,舌红,苔黄,脉沉细。予益肺解毒法调治,百合固金汤化裁,处方:

百合 30 克	生地黄 10 克	元参 10 克	浙贝母 10 克
天冬 10 克	麦冬 10 克	桔梗 10 克	茯苓 15 克
僵蚕 10 克	鼠妇 10 克	穿山甲 5 克	醋鳖甲 10 克
九香虫 6 克	地龙 10 克	炒枣仁 30 克	柏子仁 30 克

| 天麻 10 克 | 钩藤 10 克 | 生蒲黄 10 克 | 露蜂房 5 克 |
| 三七 5 克 | 蛇舌草 30 克 | 生甘草 10 克 | |

14 付,水煎服,煎服法同前。

中成药:参莲胶囊 1.5 克(3 粒) 口服 3 次/日

2011 年 6 月 1 日五诊

右肺中分化腺癌术后近 3 年,多发颅内转移,复发后行放疗治疗,口服厄洛替尼 1 年半。症见:双下肢抽搐,眠不佳,皮疹瘙痒,大便排便无力,便不干,舌红,苔少,脉沉细小弦。证属肺肾不足、邪毒内蕴,予益肺解毒,百合固金汤化裁,处方:

百合 30 克	元参 10 克	浙贝母 10 克	生熟地各 10 克
杭白芍 15 克	桔梗 10 克	僵蚕 10 克	鼠妇 10 克
全蝎 5 克	蜈蚣 2 条	海浮石 10 克	旋覆花 10 克
桑螵蛸 10 克	猪苓 30 克	三七 5 克	地龙 10 克
浮萍 10 克	防风 10 克	穿山甲 6 克	醋鳖甲 10 克
蛇舌草 30 克	草河车 15 克	炙甘草 10 克	

14 付,水煎服,2 天服 1 剂。一付药煎汁 400～500ml,每次服用 100～125 毫升,每日早晚各服用 1 次。

中成药:参莲胶囊 1.5 克(3 粒) 口服 3 次/日

按:肺积拔毒抗癌,用鼠妇、僵蚕;息风解痉用全蝎、蜈蚣、地龙;脱水降压,用猪苓;益肾补脑,用桑螵蛸;稀释痰液,祛痰止咳,用旋覆花、海浮石;皮肤瘙痒,加浮萍、防风祛风止痒。

2011 年 12 月 7 日六诊

右肺中分化腺癌术后 3 年余,多发颅内转移,复发后行放疗治疗,口服厄洛替尼中。症见:双下肢发软,右侧尤其明显,双下肢水肿,记忆力下降,咳嗽,咳灰痰,纳可,眠差,眠浅,夜尿频,大便排不尽感,1 日一次,时有下肢抽搐,舌淡胖,苔薄白,脉沉细。证属气阴两虚,予黄芪建中汤合六味地黄丸化裁,处方:

生黄芪 30 克	杭白芍 15 克	熟地 10 克	山茱萸 10 克
山药 30 克	泽泻 10 克	丹皮 10 克	生蒲黄 10 克
露蜂房 5 克	穿山甲 6 克	鼠妇 10 克	僵蚕 10 克
桑椹 10 克	桑螵蛸 10 克	白果 6 克	草薢 10 克
鹿角霜 30 克	蜈蚣 2 条	全蝎 5 克	猪苓 30 克
蛇舌草 30 克	半边莲 15 克	生甘草 10 克	

14 付,水煎服,煎服法同前。

中成药:参莲胶囊 1.5 克(3 粒) 口服 3 次/日

按:颅内转移灶治疗后记忆力下降,予益肾健脑,加桑椹、桑螵蛸;抗肺积,用鼠妇、僵蚕及生蒲黄配露蜂房;息风通络用全蝎、蜈蚣;脱水护脑,用猪苓;小便失禁,用鹿角霜、白果、草薢益肾摄尿。

2012 年 5 月 14 日七诊

右肺中分化腺癌术后近 4 年,多发颅内转移,复发后行放疗治疗,复查无明显异常。症见:双下肢肿胀,行动不利,记忆力减退,夜间小便频,精神、纳眠可,大便可,舌红,苔薄白,脉沉细。仍属气阴两虚、脾肾不足,百合固金汤辅以健脾益肾法,处方:

百合 30 克	麦冬 10 克	沙参 10 克	生熟地^各10 克
生黄芪 30 克	制首乌 15 克	浮萍 6 克	金荞麦 15 克
生蒲黄 10 克	露蜂房 5 克	穿山甲 6 克	醋鳖甲 15 克
鼠妇 10 克	僵蚕 10 克	全蝎 5 克	蜈蚣 2 条
白果 6 克	草薢 10 克	莲须 10 克	桑螵蛸 10 克
桑椹 10 克	蛇舌草 30 克	半枝莲 15 克	生甘草 10 克

14 付,水煎服,煎服法同前。

中成药:康力欣 1.5 克(3 粒) 口服 3 次/日

按:肺癌脑转移是临床较为常见的一种情况,脑转移病灶往往行放疗,而放疗后脑组织损伤、质子泵功能受损,往往导致脑细胞缺氧、水肿,从而引起癫痫、抽搐,故需脱水护脑,西医往往用甘露醇,中医则视为风痰上扰、蒙蔽清窍,故往往以半夏天麻白术汤为主化裁,随证加减。而肺癌固本之法,孙桂芝教授常选用百合固金汤为基本方,随证调治。本患者调理 4 年,病情控制较好,是此类患者中西医结合治疗的一个典型范例。

病例8 左肺癌术后,"放化同步"治疗中

戚某某,男,64 岁。基本病情:左肺癌术后,"放化同步"治疗中。

2004 年 11 月 22 日初诊

2004 年 10 月发现左肺占位,经痰检找到鳞癌细胞,术后淋巴结 4/25;化疗中(药物不详)。胸部 CT:左胸膜下结节;右侧锁骨上淋巴结肿大;纵隔淋巴结转移。症见:头痛不适,夜间明显,自汗,乏力,纳食一般,咳嗽,痰黏,舌红,苔少,脉沉细。化疗中,证属气阴两亏,但处方不可仅限于益气养阴,还需对化疗毒副作用进行预先处理,"上工治未病",当予"未病先

防",以期减毒增效,处方:

橘皮 10 克	竹茹 10 克	清半夏 10 克	枇杷叶 15 克
太子参 15 克	炒白术 15 克	茯苓 15 克	生黄芪 30 克
枸杞子 15 克	山茱萸 15 克	百合 15 克	川贝母 10 克
藁本 10 克	蔓荆子 10 克	川芎 10 克	全蝎 5 克
僵蚕 10 克	九香虫 10 克	鼠妇 10 克	鸡内金 30 克
生麦芽 30 克	浮小麦 30 克	蛇舌草 30 克	炙甘草 10 克

14 付,水煎服;每付药连续服用两日。煎服法:每剂药连煎 2 回,兑成 400ml 浓汁,分成 4 份,每日早、晚各服一次,每次 100ml。

中成药:参莲胶囊 1.5 克(3 粒) 口服 3 次/日

按:化疗后自汗、乏力、纳食一般,属脾虚,故予降逆止呕、健脾益气、健胃消食、益气固表等法治疗;益肺固本,则予百合固金汤意;头痛加川芎、藁本、蔓荆子、全蝎祛风止痛;肺积则用鼠妇、僵蚕、九香虫拔毒抗癌。

2004 年 12 月 16 日二诊

左肺癌术后 2 个月,病理:鳞癌,淋巴结 4/25;化疗中。症见:恶心,纳差,头晕,汗出多,白细胞下降,舌红,苔少,脉沉细。化疗中,仍予减毒增效,处方:

橘皮 10 克	竹茹 10 克	清半夏 10 克	枳壳 10 克
太子参 15 克	炒白术 15 克	茯苓 15 克	生黄芪 30 克
当归 6 克	枸杞子 15 克	鸡血藤 15 克	浮小麦 18 克
生麦芽 30 克	神曲 15 克	蛇舌草 30 克	炙甘草 10 克

14 付,水煎服,煎服法同前。

中成药:参莲胶囊 1.5 克(3 粒) 口服 3 次/日

健脾益肾冲剂 10 克(1 包) 口服 2 次/日

按:化疗中,仍予降逆止呕、健脾益肾、补气养血、健胃消食、固表止汗等法治疗。

2005 年 2 月 2 日三诊

左肺鳞癌术后 4 个月,化疗 4 周期(长春瑞滨 + 卡铂)。复查血常规:白细胞 3.16×10^9/L;血红蛋白 57g/L。症见:乏力,疲劳,咳嗽不重,失眠,贫血,纳可,大便可,舌红,苔少,脉沉细。证属气血不足,八珍汤化裁,处方:

生黄芪 15 克	杭白芍 15 克	鸡血藤 30 克	生熟地^各 10 克
沙参 15 克	炒白术 15 克	茯苓 15 克	制首乌 15 克
百合 15 克	川贝母 10 克	金荞麦 15 克	桑椹 30 克
桔梗 10 克	枇杷叶 15 克	山茱萸 12 克	醋龟甲 15 克

合欢皮 15 克　　夜交藤 30 克　　鸡内金 30 克　　川芎 10 克

蛇舌草 30 克　　草河车 15 克　　炙甘草 10 克

14 付,水煎服,煎服法同前。

中成药:参莲胶囊　1.5 克(3 粒)　口服　3 次/日

　　　　健脾益肾冲剂　10 克(1 包)　口服　2 次/日

2005 年 4 月 4 日四诊

左肺鳞癌术后半年,化疗后,放疗中。症见:咽干,咽痛,背痛,无恶心,大便干,眠可,气短,舌红,苔少,脉沉细。证属放疗后伤阴,予清燥救肺汤合百合固金汤化裁,处方:

沙参 15 克　　　麦冬 10 克　　　桑叶 15 克　　　生石膏 30 克

枇杷叶 15 克　　菊花 15 克　　　石斛 15 克　　　百合 15 克

生地黄 30 克　　女贞子 15 克　　川贝母 10 克　　生黄芪 30 克

紫草根 10 克　　金荞麦 30 克　　九香虫 10 克　　焦三仙ᵃ 15 克

僵蚕 10 克　　　地龙 10 克　　　醋龟甲 15 克　　蛇舌草 30 克

草河车 15 克　　炙甘草 10 克

14 付,水煎服,煎服法同前。

中成药:参莲胶囊　1.5 克(3 粒)　口服　3 次/日

　　　　健脾益肾冲剂　10 克(1 包)　口服　2 次/日

2005 年 7 月 27 日五诊

左肺鳞癌术后 9 个月,放化同步,现再次化疗中。复查血常规示:白细胞和血小板降低;超声:脂肪肝。症见:失眠,不易入睡,头痛,头晕,纳差,恶心,家属咨询取药。放化疗同步,现化疗中,仍以降逆止呕、养血生血等法治疗,处方:

橘皮 10 克　　　竹茹 10 克　　　清半夏 10 克　　枇杷叶 15 克

天麻 10 克　　　炒白术 15 克　　全蝎 5 克　　　川芎 10 克

生熟地ᵃ 15 克　鸡血藤 30 克　　杭白芍 15 克　　阿胶珠 10 克

醋鳖甲 15 克　　合欢皮 15 克　　炒枣仁 30 克　　夜交藤 30 克

鸡内金 30 克　　生麦芽 30 克　　猪苓 30 克　　　蛇舌草 30 克

炙甘草 10 克

14 付,水煎服,煎服法同前。

中成药:参莲胶囊　1.5 克(3 粒)　口服　3 次/日

　　　　健脾益肾冲剂　10 克(1 包)　口服　2 次/日

按:头晕头痛,予半夏天麻白术汤,加川芎、全蝎息风通络止痛,猪苓脱水降颅内压;化验尚提示白细胞和血小板降低,故予阿胶、生熟地、鸡血藤、杭白芍等配合补血;止呕用橘皮竹茹汤;纳差用金麦代赭汤;失眠予合欢皮、炒枣仁、夜交藤等。

2005 年 9 月 5 日六诊

左肺鳞癌术后 11 个月,放化疗后。复查血常规示:白细胞和血小板降低。头颅 CT:未见异常。症见:时有眩晕,失眠,汗出多,舌红,苔少,脉沉细。放化疗后,患者往往气阴两虚,放射性肺炎反复发作,故宜益气养阴、清热化痰、息风止眩为法,处方:

菊花 15 克	枸杞子 15 克	天麻 10 克	清半夏 10 克
炒白术 15 克	生黄芪 15 克	山茱萸 15 克	生石膏 30 克
川芎 10 克	浙贝母 10 克	枇杷叶 15 克	僵蚕 10 克
地龙 10 克	浮小麦 30 克	麻黄根 8 克	鼠妇 10 克
炒杜仲 10 克	蛇舌草 30 克	草河车 15 克	炙甘草 10 克

14 付,水煎服,煎服法同前。

中成药:参莲胶囊 1.5 克(3 粒) 口服 3 次/日

按:头晕头痛,仍予半夏天麻白术汤,加枸杞、菊花、川芎;鼠妇、僵蚕、地龙拔毒抗癌、息风解痉;自汗,加浮小麦、麻黄根。

2005 年 11 月 7 日七诊

左肺鳞癌术后 1 年余,放化疗后。复查示脂肪肝、高血脂。症见:痰黏量多,恶心,眠不实,咳嗽不重,舌红,苔少,脉沉细。证属气阴两伤,夹有肺热,予益气养阴、清热化痰,四君子汤合百合固金汤化裁,处方:

沙参 15 克	炒白术 15 克	茯苓 15 克	百合 30 克
川贝母 10 克	枇杷叶 15 克	款冬花 10 克	旋覆花 10 克
海浮石 10 克	桑螵蛸 10 克	鹿角霜 20 克	生石膏 30 克
鼠妇 10 克	焦山楂 10 克	草决明 10 克	炒杜仲 10 克
鸡内金 30 克	生麦芽 30 克	蛇舌草 30 克	草河车 15 克
炙甘草 10 克			

14 付,水煎服,煎服法同前。

中成药:参莲胶囊 1.5 克(3 粒) 口服 3 次/日

按:痰黏量多,故予枇杷叶、款冬花、旋覆花、海浮石祛痰止咳;时时注意护胃,予健胃消食法,用金麦代赭汤;降脂用焦山楂、草决明;夜尿多予杜仲、鹿角霜、桑螵蛸。

2006 年 2 月 8 日八诊

左肺鳞癌术后 1 年零 4 个月,放化疗后。心电图示:心肌供血不足。症见:眠差,头晕,自汗,咳嗽,痰黏,大便尚可,食欲欠佳,舌红,苔少,脉沉细。证属气血不足、肺燥津亏,予归脾汤合百合固金汤化裁,处方:

百合 30 克	生地黄 15 克	沙参 15 克	川贝母 10 克
桔梗 10 克	炒枣仁 30 克	柏子仁 30 克	当归 10 克
太子参 15 克	制远志 10 克	茯苓 30 克	生黄芪 30 克
旋覆花 10 克	海浮石 10 克	醋鳖甲 15 克	鼠妇 10 克
山茱萸 15 克	浮小麦 30 克	鸡内金 30 克	地龙 10 克
蛇舌草 30 克	草河车 15 克	生甘草 10 克	

14 付,水煎服,煎服法同前。

中成药:参莲胶囊 1.5 克(3 粒) 口服 3 次/日

2006 年 4 月 5 日九诊

左肺鳞癌术后 1 年半,放化疗后。症见:头晕,心悸,眠不实,自汗,痰多质黏色白,不易咳出,纳一般,体重有所增加,舌红,苔少,脉沉细。证属气阴两虚,仍予益气养阴法,配合清肺化痰,处方:

沙参 15 克	麦冬 10 克	五味子 10 克	川芎 10 克
生黄芪 30 克	山茱萸 15 克	浮小麦 30 克	枸杞子 15 克
炒枣仁 30 克	灵磁石 30 克	川贝母 10 克	大枣 5 枚
生石膏 30 克	杏仁 10 克	九香虫 6 克	鼠妇 10 克
枇杷叶 15 克	款冬花 10 克	橘红 10 克	草河车 15 克
蛇舌草 15 克	炙甘草 10 克		

14 付,水煎服,煎服法同前。

中成药:参莲胶囊 1.5 克(3 粒) 口服 3 次/日

2006 年 8 月 7 日十诊

左肺鳞癌术后 1 年零 10 个月,放化疗后。复查胸部 CT:右肺尖钙化灶;左侧胸膜增厚;肝膈面部位可见小低回声影。超声:肝脏脂肪变。血常规正常。症见:胸闷,眠不实,汗多,痰多色白,纳可,有时欠佳,大便黏,舌红,苔少,脉沉细。证属气阴两虚,予宽胸化痰、益肺养阴,瓜蒌薤白半夏汤合百合固金汤化裁,处方:

瓜蒌皮 15 克	薤白 8 克	清半夏 10 克	百合 30 克
生熟地^各 10 克	川贝母 10 克	桔梗 10 克	沙参 15 克
杭白芍 15 克	鼠妇 10 克	僵蚕 10 克	穿山甲 6 克

炒枣仁 30 克	五味子 10 克	山茱萸 15 克	麻黄根 8 克
浮小麦 30 克	焦山楂 10 克	鸡内金 30 克	生麦芽 30 克
荷叶 8 克	蛇舌草 30 克	草河车 15 克	炙甘草 10 克

14 付,水煎服,煎服法同前。

中成药:参莲胶囊 1.5 克(3 粒) 口服 3 次/日

2006 年 11 月 8 日十一诊

左肺鳞癌术后 2 年余,放化疗后。复查:NSE 33.74ng/ml↑(正常 < 16.2ng/ml)。生化示:血脂高。症见:咳嗽,白痰,质黏而不易咳出,舌红,苔少,脉沉细。证属气阴两虚、痰热蕴肺,予加强清肺化痰,千金苇茎汤合清燥救肺汤化裁,处方:

沙参 15 克	桑叶 10 克	枇杷叶 15 克	麦冬 10 克
生石膏 30 克	百部 15 克	前胡 10 克	金荞麦 15 克
芦根 30 克	杏仁 10 克	冬瓜仁 10 克	生薏苡仁 15 克
旋覆花 10 克	海浮石 10 克	鸡内金 30 克	生麦芽 15 克
蛇舌草 15 克	草河车 15 克	炙甘草 10 克	

14 付,水煎服,煎服法同前。

中成药:参莲胶囊 1.5 克(3 粒) 口服 3 次/日

2007 年 3 月 7 日十二诊

左肺鳞癌术后 2 年半,放化疗后。症见:口干,纳可,咳嗽,痰黏,量多,不易咳出,舌红,苔少,脉沉细。证属肺燥津亏,予增液汤合百合固金汤化裁,处方:

沙参 15 克	元参 10 克	麦冬 10 克	桑白皮 10 克
旋覆花 10 克	海浮石 10 克	百合 30 克	川贝母 10 克
枇杷叶 15 克	桔梗 10 克	款冬花 10 克	杏仁 10 克
金荞麦 15 克	石斛 15 克	鸡内金 30 克	生麦芽 30 克
生黄芪 15 克	浮小麦 30 克	麻黄根 8 克	百部 15 克
蛇舌草 30 克	草河车 15 克	生甘草 10 克	

14 付,水煎服,煎服法同前。

中成药:参莲胶囊 1.5 克(3 粒) 口服 3 次/日

2007 年 7 月 15 日十三诊

左肺鳞癌术后 2 年零 9 个月,放化疗后。近期血压高,最高 160/90mmHg。症见:头晕,失眠,自汗,左侧卧疼痛,纳一般,大便尚可,痰多色白,舌红,苔少,

脉沉细。证属肝阳化风,予平肝息风法,天麻钩藤汤化裁,处方:

天麻10克	钩藤15克	草决明10克	黄芩10克
栀子10克	炒白术15克	葛根15克	清半夏10克
炒枣仁30克	柏子仁30克	夜交藤30克	金荞麦15克
猪苓30克	川贝母10克	绿萼梅10克	地龙6克
补骨脂10克	旋覆花10克	海浮石10克	生麦芽30克
浮小麦30克	大枣5枚	蛇舌草30克	生甘草10克

14付,水煎服,煎服法同前。

中成药:参莲胶囊 1.5克(3粒) 口服 3次/日

2007年12月5日十四诊

左肺鳞癌术后3年零2个月,放化疗后。查血压160/80mmHg。症见:头晕,眠不实,时有下颌发紧,咳嗽,黏痰,舌红,苔少,脉沉细。证属肺肾亏虚、肝风内动,予清肝滋肾、益肺解毒法,杞菊地黄丸合千金苇茎汤化裁,处方:

菊花15克	枸杞子10克	生地黄15克	山茱萸15克
葛根15克	天麻10克	钩藤15克	黄芩10克
芦根30克	杏仁10克	桃仁10克	冬瓜仁10克
海浮石10克	旋覆花10克	鼠妇10克	九香虫5克
合欢皮30克	夜交藤30克	鹿角霜30克	穿山甲6克
蛇舌草30克	生甘草10克		

14付,水煎服,煎服法同前。

中成药:参莲胶囊 1.5克(3粒) 口服 3次/日

2008年4月23日十五诊

左肺鳞癌术后3年半,放化疗后。近期血脂、血糖、血压高,胸部CT复查正常。症见:自汗,动则更甚,颈部肌肉抽搐,咳嗽不重,痰不易咳出,失眠,夜间胃胀,眼肿,舌红,苔少,脉沉细。证属肺燥津亏,予千金苇茎汤合百合固金汤化裁,处方:

百合30克	生地黄15克	川贝母10克	桔梗10克
旋覆花10克	海浮石15克	芦根30克	生薏苡仁30克
杏仁10克	枇杷叶15克	桑螵蛸10克	桑寄生15克
牛膝10克	鼠妇10克	露蜂房5克	焦山楂15克
草决明10克	莲须15克	鹿角霜30克	半边莲30克
草河车15克	生甘草10克		

14付,水煎服,煎服法同前。

中成药:参莲胶囊　1.5克(3粒)　口服　3次/日

按:痰黏不易咳,予旋覆花、海浮石;拔毒抗癌予鼠妇、露蜂房;夜尿多,加鹿角霜、莲须、桑螵蛸。

2008年8月27日十六诊

左肺鳞癌术后3年零10个月,放化疗后。近期未复查。症见:头晕,痰多,黏稠不易咳出,多汗,视物模糊,眠差,夜尿多,7~8次/晚,舌红,苔少,脉沉细。证属气血两亏、肝风内动,予益气养血、平肝息风法,半夏天麻白术汤合归脾汤化裁,处方:

天麻10克	清半夏10克	炒白术15克	葛根15克
太子参15克	沙参15克	麦冬10克	炒枣仁30克
柏子仁30克	当归10克	龙眼肉10克	生黄芪30克
炒杜仲10克	莲须15克	鹿角霜30克	珍珠母30克
桔梗10克	款冬花10克	三七5克	浮小麦30克
大枣5枚	猪苓30克	半边莲15克	炙甘草10克

14付,水煎服,煎服法同前。

中成药:参莲胶囊　1.5克(3粒)　口服　3次/日

按:头晕痰多,责之痰眩,用猪苓可以撤饮自尿而出;桔梗、款冬花宣肺止咳;多汗予甘麦大枣汤;夜尿多,仍加鹿角霜、莲须、杜仲固肾摄尿;眠差加珍珠母重镇安神。

2008年12月24日十七诊

左肺鳞癌术后4年零2个月,放化疗后。症见:痰多,黏稠不易咳出,双目肿胀,头痛,纳可,眠差,多梦,夜尿频,7~8次/晚,舌红,苔少,脉沉细。仍属气阴两虚、肺燥津亏之证,以生脉饮合清燥救肺汤化裁,处方:

太子参15克	麦冬10克	五味子10克	沙参15克
桑叶10克	枇杷叶15克	旋覆花10克	海浮石10克
百合30克	川贝母10克	鼠妇10克	女贞子15克
生地黄10克	莲须15克	鹿角霜30克	白果6克
生黄芪30克	川芎10克	醋鳖甲15克	僵蚕10克
葛根15克	生山楂10克	草河车15克	生甘草10克

14付,水煎服,煎服法同前。

中成药:参莲胶囊　1.5克(3粒)　口服　3次/日

按:夜尿多仍责之肾虚,予鹿角霜、白果、莲须等固肾缩尿。

2009 年 4 月 22 日十八诊

左肺鳞癌术后 4 年半,放化疗后。症见:痰多,质黏稠不易咳出,头晕,头痛,腹胀,双下肢浮肿,双目肿胀,眠差,多梦,夜尿频,8～9 次/晚,指尖麻木,舌红,苔黄腻,脉沉细。证属湿浊兼夹痰热,予以三仁汤合瓜蒌薤白半夏汤化裁,处方:

白豆蔻 10 克	杏仁 10 克	姜厚朴 10 克	生薏苡仁 15 克
瓜蒌皮 15 克	薤白 10 克	清半夏 10 克	桔梗 10 克
百合 30 克	川贝母 10 克	猪苓 30 克	汉防己 10 克
生黄芪 30 克	鹿角霜 30 克	莲须 15 克	泽泻 30 克
枇杷叶 15 克	灵磁石 30 克	炒枣仁 30 克	三七 5 克
半边莲 30 克	生甘草 10 克		

14 付,水煎服,煎服法同前。

中成药:参莲胶囊 1.5 克(3 粒) 口服 3 次/日

2009 年 10 月 14 日十九诊

左肺鳞癌术后 5 年,放化疗后。9 月复查胸部 CT 未见复发征象。超声:脂肪肝;左肾囊肿。症见:咳嗽痰多,色白,不易咳出,眠差,入睡难,夜尿频,舌红,苔少,脉沉细。证属肺燥津亏、气血不足,予清燥救肺汤化裁,处方:

桑叶 9 克	枇杷叶 15 克	麦冬 10 克	生石膏 30 克
旋覆花 10 克	海浮石 10 克	太子参 15 克	生黄芪 30 克
制首乌 15 克	地龙 6 克	僵蚕 9 克	鼠妇 10 克
灵芝 15 克	莲须 15 克	芦根 30 克	杏仁 9 克
百合 30 克	炒枣仁 30 克	柏子仁 30 克	灵磁石 30 克
半边莲 30 克	生甘草 9 克		

14 付,水煎服,煎服法同前。

中成药:参莲胶囊 1.5 克(3 粒) 口服 3 次/日

2010 年 4 月 26 日二十诊

左肺鳞癌术后 5 年半,放化疗后。超声:脂肪肝。症见:咳嗽白痰,不易咳出,易感冒,盗汗,舌红,苔少,脉沉细。证属肺肾亏虚,予益肺补肾,百合固金汤化裁,处方:

百合 30 克	元参 10 克	川贝母 9 克	生熟地^各 10 克
桔梗 9 克	麦冬 10 克	杭白芍 15 克	炒枣仁 30 克
鼠妇 10 克	僵蚕 9 克	穿山甲 6 克	醋鳖甲 10 克
九香虫 6 克	露蜂房 5 克	旋覆花 10 克	海浮石 10 克

桑叶 10 克　　　生山楂 10 克　　　草决明 10 克　　　蛇舌草 30 克
生甘草 10 克

14 付,水煎服,煎服法同前。

中成药:参莲胶囊　1.5 克(3 粒)　口服　3 次/日

2010 年 12 月 23 日二十一诊

左肺鳞癌术后 6 年零 2 个月,放化疗后。症见:左侧胸部疼痛,胸闷,少咳,多痰,眠差,夜尿多,大便可,手脚麻,舌胖,苔薄少,脉沉细。证属痰浊内蕴、气阴两虚,以"脾为生痰之源,肺为贮痰之器",用千金苇茎汤合香砂六君子汤化裁,处方:

芦根 30 克　　　冬瓜仁 15 克　　　杏仁 9 克　　　生薏苡仁 15 克
太子参 15 克　　炒白术 15 克　　　茯苓 15 克　　　清半夏 9 克
陈皮 9 克　　　　广木香 9 克　　　砂仁 10 克　　　僵蚕 9 克
鼠妇 10 克　　　九香虫 6 克　　　穿山甲 6 克　　　醋鳖甲 10 克
瓜蒌皮 15 克　　薤白 10 克　　　百合 30 克　　　莲须 15 克
鹿角霜 30 克　　半枝莲 30 克　　　生甘草 10 克

14 付,水煎服,煎服法同前。

中成药:参莲胶囊　1.5 克(3 粒)　口服　3 次/日

2011 年 4 月 14 日二十二诊

左肺鳞癌术后 6 年半,放化疗后。2011 年 3 月 30 日超声:右下颈部小淋巴结 0.5 cm×0.3 cm。症见:痰多,色白质黏,汗多,右后侧头痛,失眠,眼肿,双膝关节下水肿,腹胀,夜尿频,7~8 次/晚,舌红,苔少,脉沉细。证属肺燥化热、肺肾两虚,予清肺化痰、益肺解毒,清燥救肺汤合百合固金汤化裁,处方:

百合 30 克　　　元参 15 克　　　麦冬 10 克　　　生熟地各 10 克
桔梗 10 克　　　浙贝母 10 克　　　杭白芍 15 克　　沙参 15 克
桑叶 10 克　　　枇杷叶 15 克　　　生石膏 30 克　　穿山甲 6 克
醋鳖甲 10 克　　生蒲黄 10 克　　　露蜂房 5 克　　鼠妇 10 克
僵蚕 10 克　　　九香虫 6 克　　　桑螵蛸 10 克　　鹿角霜 30 克
灵芝 15 克　　　蛇舌草 30 克　　　生甘草 10 克

14 付,水煎服,煎服法同前。

中成药:参莲胶囊　1.5 克(3 粒)　口服　3 次/日

2011 年 10 月 13 日二十三诊

左肺鳞癌术后 7 年,放化疗后。2011 年 9 月 2 日胸部 CT:纵隔多发小淋巴结,左前纵隔片影。症见:痰多,难咳出,脸肿,双下肢水肿,胃胀,眠差,入睡难,头晕,纳可,夜尿频,大便可,胸闷憋气,双眼视物模糊,舌红,苔少,脉沉细。证属肺肝肾同病,以滋肝益肾补肺、平肝息风化痰,处方:

菊花15克	枸杞子15克	天麻10克	钩藤15克
清半夏9克	百合30克	元参15克	浙贝母15克
沙参15克	桑叶10克	枇杷叶10克	麦冬10克
穿山甲6克	旋覆花10克	海浮石15克	猪苓30克
生蒲黄10克	露蜂房5克	牛膝20克	炒莱菔子15克
灵磁石30克	鹿角霜30克	龙葵30克	生甘草10克

14付,水煎服,煎服法同前。

中成药:参莲胶囊 1.5克(3粒) 口服 3次/日

2012年2月23日二十四诊

左肺癌术后7年零4个月,病理:鳞癌,淋巴结4/25;放化疗后。2011年12月超声:颈动脉内膜增厚伴斑块形成,右侧锁骨下动脉斑块形成。症见:咳嗽,咳白痰,乏力,气短,胸闷,憋气,手术切口处疼痛,头晕,两侧头痛,纳可,眠差,入睡难,大便可,夜尿频,眼胀,视物模糊,舌红,苔薄黄,脉沉细。证属气阴两虚、痰浊内蕴,瓜蒌薤白半夏汤合清燥救肺汤化裁,处方:

瓜蒌皮15克	薤白10克	清半夏9克	沙参15克
桑叶10克	枇杷叶15克	生石膏30克	杏仁9克
淡竹叶10克	穿山甲6克	醋鳖甲15克	生蒲黄10克
露蜂房5克	僵蚕10克	地龙6克	三七6克
白薇15克	柏子仁30克	草薢15克	白果6克
牛膝20克	草河车15克	生甘草9克	

14付,水煎服,煎服法同前。

中成药:参莲胶囊 1.5克(3粒) 口服 3次/日

2012年8月8日二十五诊

左肺鳞癌术后7年零10个月,放化疗后。2012年4月8日查肿瘤标记物正常。超声:脂肪肝,双锁骨上小淋巴结。胸部CT:纵隔多发小淋巴结。症见:咳嗽痰多,色白质黏,难咳出,气促,血压不稳定,头晕,头部昏沉,视物模糊,眼睑肿,夜尿频,每晚7~8次,腰痛,多汗,双下肢水肿,纳可,大便调,胃胀,胃痛,时恶心,无反酸烧心,舌红,苔薄白,脉沉细。仍属气阴两虚之证,主要表现为肺燥津亏、肝胃不和、肾气亏虚、肝风内旋,故须肺胃肝肾同调,清燥救肺汤为主化裁,处方:

太子参 15 克	枇杷叶 15 克	桑叶 10 克	生石膏 30 克
海浮石 10 克	旋覆花 10 克	天麻 10 克	炒白术 15 克
清半夏 10 克	炒杜仲 10 克	枳壳 10 克	炒莱菔子 10 克
牛膝 10 克	代赭石 15 克	川芎 10 克	鹿含草 10 克
白果 6 克	鹿角霜 30 克	九香虫 6 克	灵磁石 30 克
丝瓜络 15 克	半边莲 30 克	半枝莲 15 克	生甘草 10 克

14 付,水煎服,煎服法同前。

中成药:参莲胶囊 1.5 克(3 粒) 口服 3 次/日

按:肺鳞癌放化疗后往往气阴两伤,放疗为热毒,持续蓄积于肺,则灼伤津液,炼津为痰,故痰稠不易咳出,是放射性肺炎的典型特点,这种肺炎孙桂芝教授往往按"肺热伤津"法论治,以千金苇茎汤或清燥救肺汤随证化裁,扶正则以百合固金汤为宜;化疗后伤及脾胃正气,则体虚乏力、纳差腹胀、不耐劳累、消化不良等,故须在前述清热养阴、润肺化痰为主轴疗法之外,兼顾脾胃正气的恢复。本例患者尚有肝肾亏虚、肾气不固、肝风内动诸证,故适当兼顾补益肝肾、平肝息风。

病例9 右肺混合癌,"放化同步"治疗中

韦某某,男,69 岁。基本病情:右肺混合癌,"放化同步"治疗中。

2011 年 9 月 18 日初诊

发现右肺占位半个月,病理:腺鳞癌;拟"放化同步"治疗。症见:咳嗽,痰中带血,纳可,眠可,二便调。拟化疗,减毒增效为原则,处方:

橘皮 10 克	竹茹 10 克	清半夏 10 克	补骨脂 10 克
芦根 30 克	杏仁 10 克	百合 30 克	生熟地各 12 克
元参 10 克	浙贝母 10 克	桔梗 10 克	生蒲黄 10 克
露蜂房 5 克	穿山甲 6 克	醋鳖甲 15 克	僵蚕 10 克
鼠妇 10 克	代赭石 15 克	鸡内金 30 克	生麦芽 30 克
仙鹤草 10 克	三七 5 克	重楼 15 克	生甘草 10 克

45 付,水煎服;每付药连续服用两日。煎服法:每剂药连煎 2 回,兑成400ml 浓汁,分成 4 份,每日早、晚各服一次,每次 100ml。

中成药:清肺散结丸 3 克 口服 2 次/日

按:腺鳞癌是具有腺癌和鳞癌两种分化特点的肿瘤,可行放化疗治疗,其中对放疗敏感者主要是鳞癌分化特点的细胞,腺癌分化特点的细胞则不敏感,须行化疗治疗,通常做法是放化疗同步:先进行 3~4 个周期化疗,然后放疗 30次,最后再补 2~3 个周期化疗。这是因为放疗为肿块局部的照射治疗,如果

不把肿块周围潜在的小病灶清扫一下就放疗,肿块周围可能散存的肿瘤细胞受到放疗的"热刺激",就可能顺着血流跑到别的地方去;如果先化疗,把周围散在的肿瘤细胞"清扫"一下,再对孤立无援的肿块病灶进行放疗,并以几个周期的化疗善后,那么可能逃走的细胞就处理得比较干净利索了。如果先行放疗,一则周围的肿瘤细胞可能"逃掉",另外由于放疗后局部血液循环变差,化疗药物在局部不容易达到有效浓度,药效有可能打折扣。这种"三明治"样的治疗方案,美国称之为"三明治"疗法。本患者是行化疗前准备,故主要针对化疗毒副作用如恶心呕吐、纳差、骨髓抑制等行相关处理,加之患者有咳血,故须清热解毒、凉血止血;其中取象比类用蒲黄、露蜂房;抗肺积、拔毒,用鼠妇、僵蚕。后续开始放疗,则可根据患者热毒伤阴的程度,适当调整药物用药的方向。

2011 年 12 月 30 日二诊

发现右肺占位近 4 个月,病理:腺鳞癌;已化疗 4 周期,方案为 TP。症见:一般情况可,咨询取药。化疗 4 周后,拟放疗,仍予益肺养阴、减毒增效治疗,处方:

橘皮 10 克	竹茹 10 克	清半夏 10 克	补骨脂 10 克
芦根 30 克	杏仁 10 克	百合 30 克	生熟地^各 12 克
元参 10 克	川贝母 10 克	桔梗 10 克	生蒲黄 10 克
露蜂房 5 克	穿山甲 6 克	醋鳖甲 15 克	生麦芽 30 克
代赭石 15 克	鸡内金 30 克	僵蚕 10 克	鼠妇 10 克
重楼 15 克	生甘草 10 克		

45 付,水煎服,煎服法同前。

中成药:清肺散结丸　3 克　口服　2 次/日

按:化疗已 4 周期,将进一步准备放疗,而患者一般情况尚可,无特殊不适,故仍以千金苇茎汤合百合固金汤为主方化裁,可以对放疗起到清热解毒、养阴润肺、减毒增效的作用。

2012 年 6 月 2 日三诊

发现右肺腺鳞癌 9 个月,放化疗后。复查生化:白蛋白 33g/L。症见:咳嗽,痰黄量少,不易咳出,舌红,苔少,脉沉细。当虑放射性肺炎可能,予清肺化痰,处方:

芦根 30 克	冬瓜仁 15 克	杏仁 10 克	生薏苡仁 15 克
桑叶 10 克	枇杷叶 15 克	麦冬 10 克	沙参 10 克
生石膏 30 克	鱼腥草 20 克	蒲公英 10 克	浙贝母 10 克

百合 30 克	生黄芪 30 克	制首乌 15 克	金荞麦 15 克
穿山甲 6 克	醋鳖甲 15 克	天龙 5 克	僵蚕 10 克
半枝莲 15 克	蛇舌草 30 克	生甘草 10 克	

45 付,水煎服,煎服法同前。

中成药:芪珍胶囊 0.9 克(3 粒) 口服 3 次/日

按:患者目前为放化疗后,化疗主要会损伤脾肾,引起消化道不良反应和骨髓抑制;而放疗则容易引起放射性肺炎,放射性肺炎属于无菌性炎症,是由于放射线粒子刺激呼吸道黏膜所致,常为受凉感冒所诱发,通常抗生素治疗无效,化热化燥较快,中医辨证属于热毒内蕴、热灼津伤证,故常用清燥救肺汤、千金苇茎汤或百合固金汤化裁救治,往往有效。

2012 年 10 月 12 日四诊

发现右肺腺鳞癌 1 年余,放化疗后。症见:咳嗽黄痰,大便次数略多,舌暗,苔少,脉沉细。大法不变,处方:

芦根 30 克	杏仁 10 克	鱼腥草 30 克	桑白皮 10 克
桑叶 10 克	菊花 10 克	木蝴蝶 8 克	生熟地^各 12 克
百合 30 克	元参 10 克	浙贝母 10 克	桔梗 10 克
生黄芪 30 克	制首乌 15 克	莲子肉 10 克	芡实 10 克
生蒲黄 10 克	露蜂房 5 克	穿山甲 6 克	醋鳖甲 15 克
僵蚕 10 克	天龙 6 克	重楼 15 克	生甘草 10 克

45 付,水煎服,煎服法同前。

中成药:康力欣胶囊 1.5 克(3 粒) 口服 3 次/日

按:咳嗽黄痰,仍属痰热内蕴、肺燥津亏,故予千金苇茎汤合百合固金汤化裁处置;加鱼腥草、桑白皮、桑叶、菊花等加强清热化痰功效;同时,鳞癌用天龙、僵蚕拔毒抗癌,腺癌则用蒲黄、露蜂房。

2013 年 3 月 15 日五诊

发现右肺腺鳞癌 1 年余,放化疗后。家属咨询取药。症见:胸闷、痰黄。证属痰浊内蕴,予宽胸通阳、清肺化痰法,瓜蒌薤白半夏汤合百合固金汤化裁,处方:

瓜蒌皮 15 克	薤白 10 克	清半夏 10 克	鱼腥草 30 克
天竺黄 8 克	芦根 30 克	杏仁 10 克	百合 30 克
浙贝母 10 克	桔梗 10 克	蒲公英 15 克	生蒲黄 10 克
露蜂房 5 克	穿山甲 6 克	醋鳖甲 15 克	川厚朴 10 克
天龙 5 克	重楼 15 克	生甘草 10 克	

45 付,水煎服,煎服法同前。

中成药:康力欣胶囊 1.5 克(3 粒) 口服 3 次/日

按:胸闷、痰黄,仍属放射性肺炎所致,续予清肺化痰、益肺养阴治疗。

2013 年 7 月 26 日六诊

发现右肺腺鳞癌近 2 年,放化疗后。家属咨询取药。症见:一般情况可。大法同前,处方:

金银花 15 克	连翘 15 克	浮萍 10 克	蝉蜕 5 克
瓜蒌皮 15 克	薤白 10 克	清半夏 10 克	鱼腥草 30 克
芦根 30 克	杏仁 10 克	百合 30 克	生熟地各 12 克
元参 12 克	浙贝母 10 克	蒲公英 15 克	焦楂榔各 10 克
生蒲黄 10 克	露蜂房 5 克	地龙 10 克	穿山甲 6 克
醋鳖甲 15 克	重楼 15 克	生甘草 10 克	

45 付,水煎服,煎服法同前。

中成药:康力欣胶囊 1.5 克(3 粒) 口服 3 次/日

按:放射性肺炎有所平复,故效不更方,击鼓更进,以图巩固。

2013 年 11 月 24 日七诊

发现右肺腺鳞癌 2 年零 3 个月,放化疗后。病情稳定,家属咨询取药。大法同前,处方:

瓜蒌皮 15 克	薤白 10 克	清半夏 10 克	菖蒲 10 克
金银花 15 克	连翘 15 克	芦根 30 克	生薏苡仁 15 克
杏仁 10 克	鱼腥草 30 克	桑白皮 10 克	生熟地各 12 克
百合 30 克	元参 10 克	浙贝母 10 克	桔梗 10 克
生蒲黄 10 克	露蜂房 5 克	穿山甲 6 克	醋鳖甲 15 克
天龙 5 克	地龙 10 克	重楼 15 克	生甘草 10 克

45 付,水煎服,煎服法同前。

中成药:康力欣胶囊 1.5 克(3 粒) 口服 3 次/日

2014 年 4 月 13 日八诊

发现右肺腺鳞癌 2 年半余,放化疗后。家属咨询取药。症见:一般情况可。治法同前,处方:

芦根 30 克	杏仁 10 克	鱼腥草 30 克	浮萍 10 克
金银花 15 克	连翘 15 克	丝瓜络 10 克	瓜蒌皮 15 克
清半夏 10 克	薤白 10 克	百合 30 克	生熟地各 12 克

浙贝母10克	桔梗10克	露蜂房5克	穿山甲6克
醋龟甲15克	地龙10克	三七5克	天龙5克
重楼15克	生甘草10克		

30付,水煎服,煎服法同前。

中成药:康力欣胶囊 1.5克(3粒) 口服 3次/日

按:始终紧扣放射性肺炎的治疗大法,随证做适当调整。

2014年9月6日九诊

发现右肺腺鳞癌3年,放化疗后。7月2日胸部CT:右上肺结节,较2013年7月8日片无明显变化;两肺放射性炎症伴支气管扩张。8月1日复查CEA 9.41ng/ml↑(正常<5.0ng/ml);8月29日复查CEA 11.43ng/ml↑(正常<5.0ng/ml)。家属咨询取药。症见:咳嗽,痰少,不易咳出,舌红,苔少,脉沉细。证属肺热津亏,予加强清肺化痰,千金苇茎汤合清燥救肺汤化裁,处方:

芦根30克	冬瓜仁15克	桃仁6克	地龙10克
桑叶10克	枇杷叶10克	麦冬15克	沙参15克
生石膏30克	旋覆花10克	海浮石10克	金荞麦30克
生黄芪30克	制首乌15克	鼠妇10克	僵蚕10克
灵磁石30克	天龙6克	露蜂房5克	蜈蚣2条
蛇舌草30克	重楼15克	生甘草10克	

30付,水煎服,煎服法同前。

中成药:康力欣胶囊 1.5克(3粒) 口服 3次/日

按:该患者腺鳞癌无法手术切除,只能行放化疗,故病灶不易清除干净,但历经中医药调治3年,病情尚较稳定,肿瘤标记物稍有波动应密切观察。放射性肺炎不同于一般细菌性肺炎,往往病程日久、反复发作,其本质为热燥伤阴,故咳嗽痰黏,加旋覆花、海浮石以祛痰止咳;肺积拔毒用鼠妇、僵蚕、蜈蚣;鳞癌加天龙,腺癌加露蜂房。

病例10 左肺小细胞癌术后,化疗后

赵某某,女,50岁。基本病情:左肺小细胞癌术后,化疗后。

2004年12月29日初诊

左肺癌切除术后3个月,病理:小细胞肺癌;术前化疗3周,术后化疗2周期,化疗方案:依托泊苷+顺铂。胸部CT:胸腔积液。症见:手术切口疼痛,气短,自汗,咳嗽不重,舌红,苔少,脉沉细。证属气阴两虚、悬饮内停,予以益气养阴、泻肺利水法调治,处方:

沙参 15 克	炒白术 15 克	茯苓 15 克	百合 30 克
麦冬 10 克	五味子 10 克	芦根 30 克	浙贝母 10 克
桃仁 10 克	僵蚕 10 克	九香虫 10 克	枸杞子 15 克
桔梗 10 克	枇杷叶 15 克	鸡血藤 15 克	佛手 10 克
大枣 5 枚	葶苈子 15 克	浮小麦 30 克	蛇舌草 15 克
半枝莲 15 克	炙甘草 10 克		

14 付,水煎服;每付药连续服用两日。煎服法:每剂药连煎 2 回,兑成 400ml 浓汁,分成 4 份,每日早、晚各服一次,每次 100ml。

中成药:参莲胶囊 1.5 克(3 粒) 口服 3 次/日

按:小细胞肺癌是唯一不需要手术治疗,通过放化疗就可能取得较好疗效的肺恶性肿瘤,因此在临床上常常将之单独划归为一类;而其他如腺癌、鳞癌、大细胞肺癌等则无此种疗效,故划归"非小细胞肺癌"。因此,有人戏说,得了小细胞肺癌是"不幸中的万幸"。

但是要注意,小细胞肺癌生物学特性极其恶劣,如在发现的 2~4 个月中不积极采取有效治疗措施,50% 以上患者会失去生命。而且其转移速度是各种肺恶性肿瘤中最快的。因此,尽管得了小细胞肺癌是"不幸中的万幸",但如不积极治疗,反而预后很差。

本例患者化疗后脾肾受损、气阴两虚,则气短、自汗;气血生化不足,手术切口生长不好,故而时有疼痛。治疗上当予健脾益肾、益气养阴,则气血生化有源,促进手术切口生长;同时,气血推动得力,则津液敷布正常,水饮自化。方中沙参、炒白术、茯苓、百合、麦冬、五味子、枸杞子、鸡血藤等健脾益肾补肺、益气养阴生血;胸腔积液予葶苈大枣泻肺汤泻肺利水;自汗加甘麦大枣汤敛汗;手术切口疼痛予桃仁、九香虫活血止痛、促进生肌长肉;肺积予僵蚕配合九香虫拔毒抗癌。

2005 年 3 月 16 日二诊

左肺小细胞肺癌,术前化疗 3 周期,肿瘤缩小 30%(2004 年 7 月—9 月);9 月 13 日在通州某医院手术切除;术后 CE 方案化疗 2 周期,2004 年 10 月 9 日出院;化疗后查头颅 CT 和胸部 CT 示:左残肺软组织低密度影较前缩小;左锁骨上淋巴结 1.0cm×0.7cm;颅内未见异常。现复查血常规:白细胞 $3.6×10^9$/L。症见:胸闷,气短,咳嗽不明显,纳可,眠安,二便调,舌淡红,苔薄白,脉沉细小滑。证属气阴两虚,仍予益气养阴法调治,百合固金汤合黄芪建中汤化裁,处方:

百合 30 克	浙贝母 10 克	川贝母 10 克	生熟地^各 10 克
元参 10 克	桔梗 10 克	杭白芍 15 克	生黄芪 30 克

苏木5克	穿山甲6克	醋鳖甲10克	浮萍10克
金荞麦15克	鼠妇10克	鸡内金30克	蛇舌草30克
草河车15克	生甘草10克		

14付,水煎服,煎服法同前。

中成药:参莲胶囊　1.5克(3粒)　口服　3次/日

2005年6月13日三诊

左肺小细胞癌术后9个月,化疗后。复查NSE、CEA正常。症见:左肩膀时有疼痛,咳嗽不重,咽部不利,纳可,眠可,舌红,苔少,脉沉细。证属气阴两虚,予益肺养阴、解毒抗癌,千金苇茎汤合百合固金汤化裁,处方:

百合30克	浙贝母10克	沙参15克	生熟地各10克
桔梗10克	芦根30克	桃仁10克	生薏苡仁15克
杭白芍15克	川芎10克	苏木5克	僵蚕10克
九香虫6克	鼠妇10克	生麦芽30克	鸡内金30克
葛根15克	穿山甲6克	蛇舌草30克	草河车15克
炙甘草10克			

14付,水煎服,煎服法同前。

中成药:参莲胶囊　1.5克(3粒)　口服　3次/日

按:左肩疼痛考虑与颈椎病有关,故加葛根、川芎、苏木等舒筋活络。

2005年11月7日四诊

左肺小细胞癌1年余,化疗3周期后病灶缩小、手术切除,术后再化疗2周期,并头部预防性放疗10次。现病情稳定,复查肿瘤标记物正常,骨扫描未见异常。症见:腹股沟及肩背部疼痛,咳嗽不重,咽部有痰,心前区不适,心悸,大便调,舌红胖,苔少,脉沉细。证属气阴两虚,续予益气养阴,四君子汤合百合固金汤化裁,处方:

太子参15克	炒白术15克	茯苓15克	百合30克
浙贝母10克	杭白芍15克	桔梗10克	白果6克
金荞麦30克	僵蚕10克	鸡血藤30克	威灵仙15克
炒杜仲10克	透骨草10克	枇杷叶15克	焦三仙各15克
蛇舌草30克	草河车15克	炙甘草10克	

14付,水煎服,煎服法同前。

中成药:参莲胶囊　1.5克(3粒)　口服　3次/日

按:仍肩背部疼痛,予鸡血藤、威灵仙、炒杜仲、透骨草等益肾壮骨、通络止痛。

2006 年 4 月 12 日五诊

左肺小细胞癌术后 1 年半。症见:乏力,易疲劳,气短,左上腹痛,大便不干,舌红,苔少,脉沉细。证属气阴两虚,续予益气养阴、解毒抗癌,千金苇茎汤合百合固金汤化裁,处方:

百合 30 克	杭白芍 15 克	川贝母 10 克	生熟地各 10 克
桔梗 10 克	太子参 15 克	柴胡 10 克	栀子 10 克
佛手 10 克	绿萼梅 10 克	香橼 15 克	焦三仙各 15 克
芦根 30 克	桃仁 10 克	金荞麦 30 克	生薏苡仁 30 克
蛇舌草 30 克	草河车 15 克	炙甘草 10 克	

14 付,水煎服,煎服法同前。

中成药:参莲胶囊　1.5 克(3 粒)　口服　3 次/日

按:左上腹痛,予疏肝理气止痛,加柴胡、绿萼梅、佛手、香橼等。

2006 年 6 月 19 日六诊

左肺小细胞癌术后 1 年零 9 个月;复查头颅 CT:右脑转移,现已放疗 10 次,继续放疗中。复查肿瘤标记物正常。症见:头晕,胸闷,乏力,咳嗽少,纳食不香,舌红,苔黄,脉沉细。证属肝阳化风,予清肝息风法调治,天麻钩藤汤化裁,处方:

天麻 10 克	钩藤 15 克	夜交藤 15 克	炒杜仲 10 克
桑寄生 15 克	栀子 10 克	土茯苓 30 克	黄芩 10 克
全蝎 5 克	蜈蚣 2 条	地龙 10 克	牛膝 10 克
浙贝母 10 克	猪苓 30 克	桑椹 30 克	补骨脂 10 克
葛根 15 克	代赭石 15 克	鸡内金 30 克	蛇舌草 30 克
草河车 15 克	炙甘草 10 克		

14 付,水煎服,煎服法同前。

中成药:参莲胶囊　1.5 克(3 粒)　口服　3 次/日、

按:肺小细胞癌右脑转移,行放疗中,脑细胞损伤、水肿,颅内压升高后可出现头晕胀痛,甚则抽搐,故予全蝎、蜈蚣、地龙等配合天麻钩藤汤清肝息风、通络止痛;猪苓、牛膝引导水饮下行,脱水护脑;金麦代赭汤健胃消食。

2006 年 11 月 20 日七诊

左肺下叶小细胞癌 2 年余,化疗后;脑转移,放疗后。现发现左锁骨上淋巴结转移。症见:头痛,胸痛,舌红,苔黄腻,脉沉细。仍属肝阳化风,予半夏天麻白术汤化裁,处方:

清半夏 10 克	天麻 10 克	炒白术 15 克	浙贝母 10 克
藁本 10 克	川芎 10 克	防风 10 克	葛根 15 克

白芷 10 克	全蝎 5 克	僵蚕 10 克	沙参 15 克
金荞麦 30 克	鼠妇 10 克	瓜蒌皮 15 克	生薏苡仁 15 克
薤白 10 克	香橼 15 克	蛇舌草 30 克	半枝莲 15 克
炙甘草 10 克			

14 付,水煎服,煎服法同前。

中成药:参莲胶囊 1.5 克(3 粒) 口服 3 次/日

按:肝阳化风后挟痰上扰清窍,故予半夏天麻白术汤平肝息风、化痰开窍;加藁本、川芎、防风、葛根、白芷、全蝎、僵蚕等息风通络止痛;鼠妇抗癌拔毒;胸痛予瓜蒌薤白半夏汤宽胸通阳。

2007 年 4 月 2 日八诊

左肺下叶小细胞肺癌 2 年半余,化疗后;脑转移,放疗后。复查生化正常;肿瘤标记物正常;胸腹部 CT:右肺上叶慢性炎症;余未见异常。症见:一般情况可,舌红,苔少黄,脉弦。证属气阴两虚,续予益气养阴、解毒抗癌,百合固金汤合黄芪建中汤化裁,处方:

百合 30 克	沙参 15 克	川贝母 10 克	生熟地各 10 克
桔梗 10 克	杭白芍 15 克	生黄芪 30 克	地龙 6 克
全蝎 5 克	僵蚕 10 克	猪苓 30 克	鱼腥草 15 克
川芎 10 克	葛根 15 克	防风 10 克	鼠妇 10 克
蛇舌草 30 克	草河车 15 克	炙甘草 10 克	

14 付,水煎服,煎服法同前。

中成药:参莲胶囊 1.5 克(3 粒) 口服 3 次/日

2007 年 8 月 20 日九诊

左肺下叶小细胞肺癌术后近 3 年,化疗后;脑转移,放疗后。症见:颈项不适,咳嗽,胸痛及背,口干口苦,纳可,大便调,舌红,苔少,脉沉细。属肺热合并少阳证,予小柴胡汤合千金苇茎汤化裁,处方:

沙参 15 克	黄芩 10 克	清半夏 10 克	芦根 30 克
桃仁 6 克	杏仁 10 克	百合 30 克	浙贝母 10 克
穿山甲 6 克	葛根 15 克	木瓜 15 克	防风 10 克
猪苓 30 克	泽泻 15 克	藁本 10 克	川芎 10 克
鼠妇 10 克	全蝎 5 克	蜈蚣 2 条	草河车 15 克
半边莲 15 克	生甘草 10 克		

14 付,水煎服,煎服法同前。

中成药:参莲胶囊 1.5 克(3 粒) 口服 3 次/日

2008 年 7 月 2 日十诊

左肺下叶小细胞肺癌术后近 4 年,化疗后;脑转移,放疗后。症见:头晕,咳嗽,痰不易咳出,纳可,眠可,大便干,舌红,苔少,脉沉细。证属脾肾不足、气阴两虚、肝风内动,予健脾益肾、息风止眩,黄芪建中汤合杞菊地黄丸、百合固金汤化裁,处方:

菊花 15 克	枸杞子 15 克	山茱萸 10 克	生熟地各 10 克
生黄芪 30 克	杭白芍 15 克	百合 30 克	浙贝母 10 克
锦灯笼 3 克	射干 10 克	穿山龙 5 克	枇杷叶 10 克
全蝎 5 克	蜈蚣 2 条	代赭石 15 克	鸡内金 30 克
生麦芽 30 克	草河车 15 克	蛇舌草 30 克	生甘草 10 克

14 付,水煎服,煎服法同前。

中成药:参莲胶囊 1.5 克(3 粒) 口服 3 次/日

2008 年 11 月 26 日十一诊

左肺下叶小细胞肺癌术后 4 年余,化疗后;脑转移,放疗后。近期未复查。症见:一般情况可,眠稍差,纳可,二便调,舌红,苔薄黄,脉沉细。证属气阴两虚、痰热蕴肺,仍予益气养阴、解毒抗癌,生脉饮合百合固金汤化裁,处方:

百合 30 克	元参 10 克	杭白芍 15 克	生熟地各 10 克
太子参 15 克	麦冬 10 克	生黄芪 30 克	紫草 10 克
桑寄生 15 克	牛膝 10 克	川芎 10 克	防风 10 克
合欢皮 30 克	夜交藤 30 克	鼠妇 10 克	全蝎 5 克
穿山甲 6 克	蛇舌草 30 克	生甘草 10 克	

14 付,水煎服,煎服法同前。

中成药:参莲胶囊 1.5 克(3 粒) 口服 3 次/日

2009 年 8 月 17 日十二诊

左肺下叶小细胞肺癌术后近 5 年,化疗后;脑转移,放疗后。4 月复查各项指标均稳定。症见:头晕,乏力,眠差,口苦,舌红,苔薄黄,脉沉细。证属气阴两虚、肝阳化风,天麻钩藤汤合四君子汤化裁,处方:

天麻 10 克	钩藤 10 克	黄芩 10 克	栀子 10 克
炒杜仲 10 克	清半夏 10 克	太子参 15 克	炒白术 15 克
茯苓 15 克	全蝎 5 克	蜈蚣 2 条	葛根 15 克
鼠妇 10 克	僵蚕 10 克	浙贝母 10 克	龙眼肉 10 克
生黄芪 30 克	紫草 10 克	牛膝 10 克	石斛 15 克
桔梗 10 克	蛇舌草 30 克	草河车 15 克	生甘草 10 克

14 付,水煎服,煎服法同前。

中成药:参莲胶囊　1.5 克(3 粒)　口服　3 次/日

2009 年 11 月 4 日十三诊

左肺下叶小细胞癌术后 5 年余,化疗后;脑转移,放疗后。近期未复查。症见:感冒后咳嗽,偶有头痛,纳眠可,大便偏干,口干,舌红,苔薄黄,脉沉细。证属气阴两虚,仍予益肺养阴、解毒抗癌治疗,百合固金汤化裁,处方:

百合 30 克	元参 10 克	沙参 15 克	生熟地^各 10 克
当归 10 克	麦冬 10 克	桔梗 10 克	浙贝母 10 克
地龙 6 克	猪苓 30 克	全蝎 5 克	蜈蚣 2 条
生白术 30 克	郁李仁 15 克	川芎 10 克	防风 10 克
藁本 10 克	金荞麦 15 克	鼠妇 10 克	生薏苡仁 15 克
草河车 15 克	半边莲 30 克	生甘草 10 克	

14 付,水煎服,煎服法同前。

中成药:参莲胶囊　1.5 克(3 粒)　口服　3 次/日

按:川芎、防风、藁本祛风通络止痛;全蝎、蜈蚣、地龙、猪苓等息风通络、脱水护脑;鼠妇拔毒抗癌;生白术、郁李仁润肠通便。

2010 年 3 月 15 日十四诊

左肺下叶小细胞肺癌术后 5 年半,化疗后;脑转移,放疗后。近期未复查。症见:时有头痛,纳眠可,大便调,口干,舌红,苔薄黄,脉沉细。证属气阴两虚、肝阳化风,清燥救肺汤合百合固金汤化裁,处方:

桑叶 10 克	枇杷叶 15 克	麦冬 10 克	沙参 15 克
生石膏 30 克	生地黄 10 克	百合 30 克	石斛 15 克
川贝母 10 克	鼠妇 10 克	僵蚕 10 克	九香虫 6 克
醋鳖甲 10 克	醋龟甲 10 克	姜黄 5 克	葛根 15 克
川芎 10 克	防风 10 克	全蝎 5 克	蜈蚣 2 条
夜交藤 30 克	炒枣仁 30 克	蛇舌草 30 克	生甘草 10 克

14 付,水煎服,煎服法同前。

中成药:参莲胶囊　1.5 克(3 粒)　口服　3 次/日

2010 年 10 月 13 日十五诊

左肺下叶小细胞肺癌术后 6 年余,化疗后;脑转移,放疗后。9 月 MRI:右侧枕叶异常信号,考虑转移瘤放疗后改变;脑白质脱髓鞘改变;额部蛛网膜囊肿。胸部 CT 示:左下肺术后,放化疗后改变;右肺慢性炎症。症见:头痛、头

晕,胸闷胸痛,饮食及二便、睡眠可,舌红,苔薄黄,脉沉细。仍属气阴两虚、肝阳化风,半夏天麻白术汤合百合固金汤化裁,处方:

天麻 10 克	清半夏 10 克	炒白术 15 克	葛根 15 克
地龙 10 克	三七 5 克	九香虫 5 克	生熟地^各 10 克
百合 30 克	元参 10 克	浙贝母 10 克	桔梗 10 克
川芎 10 克	全蝎 5 克	生蒲黄 10 克	露蜂房 5 克
穿山甲 6 克	醋鳖甲 10 克	猪苓 30 克	泽泻 30 克
半边莲 30 克	生甘草 10 克		

14 付,水煎服,煎服法同前。

中成药:参莲胶囊　1.5 克(3 粒)　口服　3 次/日

按:猪苓、泽泻利水,引导水饮下行,有助于减轻脑水肿;全蝎、地龙、三七息风通络,有助于防治动风抽搐;肺积抗癌拔毒,用蒲黄、露蜂房、九香虫。

2011 年 3 月 21 日十六诊

左肺下叶小细胞肺癌术后 6 年半,化疗后;脑转移,放疗后。症见:咽干,偶有干咳,时有头晕头痛,纳可,眠可,二便调,舌红,苔薄白,脉沉细。仍属气阴两虚、肝风上扰,予天麻钩藤汤合杞菊地黄丸化裁,处方:

枸杞子 10 克	菊花 10 克	生地黄 15 克	山茱萸 10 克
天麻 10 克	钩藤 10 克	清半夏 10 克	葛根 15 克
百合 30 克	僵蚕 10 克	九香虫 6 克	浙贝母 10 克
三七 5 克	全蝎 5 克	蜈蚣 2 条	木蝴蝶 6 克
生黄芪 30 克	紫草 10 克	川芎 10 克	防风 10 克
牛膝 10 克	蛇舌草 30 克	草河车 15 克	生甘草 10 克

14 付,水煎服,煎服法同前。

中成药:参莲胶囊　1.5 克(3 粒)　口服　3 次/日

2011 年 8 月 31 日十七诊

左肺下叶小细胞肺癌术后近 7 年,化疗后;脑转移,放疗后。近期未复查。症见:喉中哮鸣声,阵发头痛,纳眠可,大便偏干,2 日一行,舌红,苔薄白,脉沉细。证属肺热痰鸣、风火扰窍,予清肺化痰、祛风止痛,清燥救肺汤合百合固金汤化裁,处方:

沙参 15 克	桑叶 10 克	麦冬 15 克	生石膏 30 克
橘红 10 克	瓜蒌皮 15 克	薤白 10 克	清半夏 10 克
百合 30 克	生地黄 15 克	桔梗 10 克	浙贝母 10 克
穿山甲 6 克	醋鳖甲 10 克	僵蚕 10 克	猪苓 30 克

九香虫 6 克	全蝎 5 克	蜈蚣 2 条	蛇舌草 30 克
草河车 15 克	生甘草 10 克		

14 付,水煎服,煎服法同前。

中成药:参莲胶囊 1.5 克(3 粒) 口服 3 次/日

2012 年 4 月 23 日十八诊

左肺下叶小细胞肺癌术后 7 年半,化疗后,脑转移放疗后。近期未复查。症见:视物模糊,吞咽有噎塞感,乏力,眠差梦多,纳可,大便干,小便调,舌红,苔薄少,脉沉细。证属气阴两虚,予杞菊地黄丸合百合固金汤化裁,处方:

枸杞子 10 克	菊花 10 克	石斛 10 克	生熟地^各10 克
百合 30 克	麦冬 10 克	沙参 10 克	生黄芪 30 克
制首乌 15 克	生蒲黄 10 克	露蜂房 5 克	穿山甲 6 克
醋鳖甲 10 克	鼠妇 10 克	僵蚕 10 克	九香虫 6 克
玉竹 15 克	灵磁石 30 克	蛇舌草 30 克	半枝莲 15 克
生甘草 10 克			

14 付,水煎服,煎服法同前。

中成药:康力欣 1.5 克(3 粒) 口服 3 次/日

按:方中仍用蒲黄、露蜂房、鼠妇、僵蚕、九香虫抗癌拔毒。

2012 年 10 月 17 日十九诊

左肺下叶小细胞肺癌术后 8 年,化疗后;脑转移,放疗后。症见:头晕昏蒙,,手术切口处疼痛,手指关节疼,不咳嗽,舌红,苔薄少,脉沉细。仍属气阴两虚、肝风上扰,半夏天麻白术汤合百合固金汤化裁,处方:

天麻 10 克	清半夏 10 克	炒白术 15 克	猪苓 30 克
泽泻 30 克	僵蚕 10 克	全蝎 5 克	蜈蚣 2 条
百合 30 克	麦冬 10 克	沙参 10 克	生熟地^各10 克
羌活 10 克	防风 10 克	生蒲黄 10 克	露蜂房 5 克
金荞麦 15 克	穿山甲 6 克	醋鳖甲 10 克	蛇舌草 30 克
半枝莲 15 克	生甘草 10 克		

14 付,水煎服,煎服法同前。

中成药:康力欣 1.5 克(3 粒) 口服 3 次/日

按:患者为小细胞肺癌颅内转移后行放疗治疗,现放射线损伤脑细胞造成脑水肿,故时而头晕、犯困,中医证属肝风内旋、痰蒙清窍,故用息风化痰、清窍醒神法。续用蒲黄、露蜂房抗癌拔毒;全蝎、蜈蚣、僵蚕息风通络;猪苓、泽泻脱水护脑。

病例11 食管鳞癌术后、化疗后,左锁骨上淋巴结转移放化疗后

孙某某,女,43岁。基本病情:食管中分化鳞癌术后、化疗后,左锁骨上淋巴结转移放化疗后。

2010年11月21日初诊

2009年10月12日在北京某医院行食管癌手术切除,病理为:中分化鳞癌,淋巴结1/21;术后化疗(多西他赛+顺铂)4周期。2010年9月发现左侧锁骨上淋巴结转移,追加化疗2周期,放疗25次。症见:晨起恶心,纳差,眠不安,白细胞降低,舌暗,苔薄黄,脉沉细。食管癌放疗后损伤津液,化疗后损伤脾胃,故益气生津法调治,处方:

橘皮10克	竹茹10克	清半夏10克	太子参15克
炒白术15克	土茯苓30克	莪术10克	威灵仙15克
沙参15克	麦冬12克	石斛10克	天花粉10克
制首乌15克	穿山甲6克	九香虫5克	天龙5克
姜厚朴15克	郁金10克	合欢皮30克	代赭石15克
鸡内金30克	生麦芽30克	重楼15克	生甘草10克

30付,水煎服;每付药连续服用两日。煎服法:每剂药连煎2回,兑成400ml浓汁,分成4份,每日早、晚各服一次,每次100ml。

中成药:消癌平滴丸 3.5克(10粒) 口服 3次/日

按:患者放化疗后,脾肾受损、气血不足,则白细胞降低;心神失养则眠差;胃气失和,则纳差、恶心;放疗后热毒未尽,津液受损。故总体以健脾益肾、补气养血为主,兼顾清热生津、解毒抗癌。和胃用橘皮竹茹汤;健脾益肾,用四君子加首乌健脾益肾、补气养血;沙参、麦冬、石斛、天花粉等养阴生津;九香虫、天龙活血通络、拔毒抗癌;金麦代赭汤(鸡内金、生麦芽、代赭石)健脾消食;厚朴、郁金、莪术、威灵仙理气活血、开膈除噎;合欢皮安神促眠;重楼解毒抗癌。

2011年1月10日二诊

食管癌术后1年余,病理为:缩窄性中分化鳞癌,淋巴结1/21;放化疗后。2011年1月5日胸部CT:胸椎第8椎水平胸主动脉旁淋巴结转移。症见:晨起恶心,纳差,白细胞降低,舌暗红,苔黄,脉沉细。辨证同前,予健脾益肾、补气养血为大法,归脾汤合二黄鸡枸汤化裁,处方:

生黄芪30克	鸡血藤30克	阿胶10克	生白术30克

陈皮 10 克	龙眼肉 10 克	制远志 10 克	山药 20 克
黄精 15 克	枸杞子 10 克	大枣 5 枚	当归 10 克
党参 15 克	鸡内金 15 克	石斛 10 克	代赭石 15 克
蛇舌草 30 克	生甘草 10 克		

14 付,水煎服,煎服法同前。

中成药:消癌平滴丸 3.5 克(10 粒) 口服 3 次/日

按:患者恶心呕吐比较重时,以小方缓图疗效,用药宜少而精;方中用阿胶配合其他补气养血药以加强养血、升白细胞。

2011 年 3 月 22 日三诊

食管癌术后 1 年零 5 个月,放化疗后。2010 年 9 月左锁骨上淋巴结转移;2011 年 1 月 5 日发现纵隔淋巴结转移,放疗 25 次。症见:纳差,眠不安,白细胞降低,舌红,苔腻,脉沉细。证属脾虚湿阻,予健脾化湿法,处方:

藿香 10 克	佩兰 10 克	生黄芪 30 克	杭白芍 15 克
太子参 15 克	炒白术 15 克	土茯苓 30 克	珍珠母 30 克
莪术 10 克	威灵仙 15 克	石见穿 10 克	穿山甲 6 克
醋鳖甲 10 克	代赭石 15 克	鸡内金 30 克	生麦芽 30 克
三七 5 克	九香虫 5 克	鸡血藤 30 克	重楼 15 克
生甘草 10 克			

30 付,水煎服,煎服法同前。

中成药:芪珍胶囊 0.9 克(3 粒) 口服 3 次/日

按:方中用三七、九香虫拔毒抗癌;生麦芽、鸡内金健胃消食;珍珠母重镇安神、促进睡眠。

2011 年 8 月 7 日四诊

食管癌术后 1 年零 10 个月,放化疗后;左锁骨上淋巴结及纵隔淋巴结转移,放疗后。现复查发现肺转移,拟 γ 刀治疗。症见:纳差,眠不安,舌淡,苔白,脉沉细。证属脾气亏虚、脾胃不和,予香砂六君子汤化裁,处方:

广木香 10 克	砂仁 6 克	陈皮 10 克	清半夏 10 克
太子参 15 克	炒白术 15 克	土茯苓 30 克	九香虫 6 克
生蒲黄 10 克	露蜂房 5 克	穿山甲 6 克	醋鳖甲 15 克
僵蚕 10 克	鼠妇 10 克	地龙 10 克	三七 5 克
鸡内金 30 克	生麦芽 30 克	代赭石 15 克	珍珠母 30 克
炒枣仁 30 克	重楼 15 克	生甘草 10 克	

27 付,水煎服,煎服法同前。

中成药:消癌平滴丸　3.5克(10粒)　口服　3次/日

按:肺转移,用蒲黄、露蜂房,以及鼠妇、僵蚕、九香虫、地龙等解毒抗癌。

2011年10月29日五诊

　　食管癌术后2年,放化疗后;左锁骨上淋巴结、纵隔淋巴结及肺转移,经放疗+γ刀治疗,上述三处病灶消失,但于右肺下叶新见一个0.3cm模糊小结节。复查CA724 15.87U/ml↑(正常<6.7U/ml)。症见:恶心,进食噎嗝,白细胞降低,舌红,苔少,脉沉细。证属肝胃不和,予和胃降逆、健脾益肾,橘皮竹茹汤合二术郁灵丹化裁,处方:

陈皮10克	竹茹10克	清半夏10克	太子参15克
炒白术15克	土茯苓30克	莪术10克	郁金15克
石见穿15克	威灵仙15克	僵蚕10克	天龙6克
鼠妇10克	穿山甲6克	三七6克	制首乌15克
生黄芪30克	鸡血藤30克	代赭石15克	鸡内金30克
生麦芽30克	重楼15克	生甘草10克	

20付,水煎服,煎服法同前。

中成药:消癌平滴丸　3.5克(10粒)　口服　3次/日

按:据证予橘皮竹茹汤和胃降逆;四君子汤健脾益气;二术郁灵丹启膈通脐;天龙、僵蚕抗鳞癌;鼠妇抗肺转移;鸡血藤、三七养血;金麦代赭汤健胃消食。

2012年5月17日六诊

　　食管癌术后2年零7个月,放化疗后;左锁上、纵隔淋巴结及肺转移,经放疗+γ刀治疗病灶消失。症见:反酸、烧心,舌暗红,苔少,脉沉细。证属肝胃不和,以小陷胸汤合左金丸化裁,处方:

瓜蒌皮15克	清半夏10克	黄连10克	吴茱萸6克
太子参15了	炒白术15克	土茯苓30克	穿山甲6克
生蒲黄10克	露蜂房5克	绿萼梅10克	代代花15克
藤梨根15克	虎杖12克	三七5克	九香虫6克
僵蚕10克	鼠妇10克	石见穿10克	天龙5克
重楼15克	生甘草10克		

20付,水煎服,煎服法同前。

中成药:消癌平滴丸　3.5克(10粒)　口服　3次/日

2013年4月11日七诊

　　食管癌鳞术后3年半,放化疗后;肺转移,治疗后病灶消失。2013年4月

复查未见异常。症见:咳嗽,憋气,口干,舌暗红,苔腻,脉沉细。证属放疗后热毒伤阴,予清肺化痰、益气解毒为法,处方:

沙参15克	麦冬12克	桑叶10克	菊花12克
浮萍10克	蝉蜕6克	天竺黄10克	太子参15克
炒白术15克	茯苓15克	生蒲黄10克	露蜂房5克
天龙6克	穿山甲6克	醋鳖甲15克	焦楂榔^各10克
莪术10克	威灵仙15克	僵蚕10克	鼠妇10克
重楼15克	生甘草10克		

14付,水煎服,煎服法同前。

中成药:消癌平滴丸 3.5克(10粒) 口服 3次/日

2013年11月30日八诊

食管癌术后4年余,放化疗后;肺转移γ刀治疗后痊愈。症见:咳嗽,痰少,不易咳出,乏力,舌红胖,苔黄腻,脉沉细。证属痰热内蕴、湿热中阻,三仁汤合清燥救肺汤化裁,处方:

杏仁10克	白豆蔻10克	滑石10克	生薏苡仁15克
清半夏10克	桑叶10克	枇杷叶15克	沙参15克
生石膏30克	麦冬15克	生黄芪30克	制首乌15克
浙贝母10克	夏枯草15克	生麦芽30克	鸡内金30克
天龙5克	僵蚕10克	穿山甲6克	灵磁石30克
山慈菇10克	五味子5克	重楼15克	生甘草10克

14付,水煎服,煎服法同前。

中成药:消癌平滴丸 3.5克(10粒) 口服 3次/日

按:食管癌肺转移后行γ刀治疗,易引起放射性肺炎,表现为痰黏而不易咳出,属非细菌性炎症,抗生素治疗无效,故用清燥救肺法,注意定期复查、随诊。

病例12 胃低分化腺癌(部分为印戒细胞癌)术后

秦某某,男,59岁。基本病情:胃低分化腺癌(部分为印戒细胞癌)术后。

2004年4月12日初诊

胃窦癌术后20天,病理:低分化腺癌,部分印戒细胞癌,侵犯浆膜外,淋巴结3/42;拟行化疗。症见:气短,少食多餐,大便调,舌红,苔薄白,脉沉细。临床所见,证属气阴两虚;但据病情,患者有诸多高危因素,西医必将续以化疗以图巩固疗效,则中药处方中还须根据胃癌有关常规化疗方案,考虑患者化疗中及化疗后可能出现的毒副反应,预先予以防治,以期"未病先防",而不要等待

"亡羊补牢",这是中西医结合专科医生必须要考虑周全的处置方式,也是一种基本功。故本次处置中,健胃消食、和胃止呕、养血生髓等法在所必用,综合而言,当予健脾和胃、益气养阴、益肾生髓、解毒抗癌之法,黄芪建中汤合四君子汤化裁,处方:

生黄芪 15 克	杭白芍 15 克	炒白术 15 克	太子参 15 克
茯苓 15 克	制首乌 15 克	枸杞子 15 克	菟丝子 10 克
生蒲黄 10 克	露蜂房 4 克	白芷 10 克	血余炭 10 克
砂仁 10 克	桑螵蛸 10 克	醋鳖甲 10 克	醋龟甲 15 克
橘皮 10 克	竹茹 10 克	代赭石 15 克	鸡内金 30 克
生麦芽 30 克	蛇舌草 30 克	生甘草 10 克	

14 付,水煎服;每付药连续服用两日。煎服法:每剂药连煎 2 回,兑成 400ml 浓汁,分成 4 份,每日早、晚各服一次,每次 100ml。

中成药:参芪片 0.75 克(3 粒) 口服 3 次/日

按: 胃窦癌术后将行化疗,故先予健脾和胃、益气养血等法调理,方中同时予以橘皮竹茹等降逆和胃,以备化疗中仍可使用。方中蒲黄、露蜂房、白芷、血余炭四药是"小胃方",以活血生肌、促进胃黏膜修复;桑螵蛸是为配合其他药物健脾益肾、养血生髓;金麦代赭汤健胃消食。

2004 年 5 月 26 日二诊

胃窦癌术后 2 月;化疗 2 周期,方案为:奥沙利铂 + 5-氟尿嘧啶 + 四氢叶酸。复查血常规正常。症见:恶心,纳差,厌油腻,大便有时不规律,舌红,苔薄白,脉沉细。正在化疗中,予和胃降逆、减毒增效法,处方:

橘皮 10 克	竹茹 10 克	清半夏 10 克	枇杷叶 15 克
太子参 15 克	炒白术 15 克	茯苓 15 克	制首乌 15 克
桑螵蛸 10 克	鸡血藤 30 克	莲子肉 12 克	醋鳖甲 12 克
生蒲黄 10 克	露蜂房 4 克	白芷 10 克	血余炭 10 克
鸡内金 30 克	生麦芽 30 克	蛇舌草 30 克	半枝莲 15 克
生甘草 10 克			

14 付,水煎服,煎服法同前。

中成药:参芪片 0.75 克(3 粒) 口服 3 次/日

按: 化疗减毒增效,当以和胃止呕、健脾益肾、补气养血、健胃消食等法调理,"减毒"则化疗可正常进行,自然是"增效"了。

2004 年 7 月 19 日三诊

胃窦癌术后 4 个月,淋巴结3/42;化疗 4 周期后。复查 CEA 5.08ng/ml ↑

（正常<5.0ng/ml）。拟再行化疗2周期，症见：一般情况尚可，舌红，苔薄白，脉沉细。续予扶正抗癌法，香砂六君子汤化裁，处方：

太子参15克	炒白术15克	茯苓15克	广木香10克
橘皮10克	清半夏10克	砂仁10克	制首乌15克
生蒲黄10克	白芷10克	露蜂房4克	血余炭10克
凌霄花15克	虎杖12克	藤梨根15克	生薏苡仁15克
鸡内金30克	生麦芽30克	九香虫5克	水红花子10克
蛇舌草30克	草河车15克	炙甘草10克	

14付，水煎服，煎服法同前。

中成药：参莲胶囊 1.5克（3粒） 口服 3次/日

按：仍以健脾益肾、补气养血、健胃消食等为主要方法，扶正抗癌。方中用九香虫、水红花子等是因为印戒细胞癌容易发生肠粘连，故予活血通络以防治之。

2004年9月29日四诊

胃窦癌术后6个月，病理：低分化腺癌，部分印戒细胞癌，侵犯浆膜外，淋巴结3/42；化疗结束。复查肿瘤标记物正常。症见：化疗后仍感恶心，纳食不香，舌红，苔薄白，脉沉细。证属脾胃亏虚、胃气失和，予健脾和胃、益肾养血、扶正抗癌，橘皮竹茹汤合四君子汤、二黄鸡枸汤化裁，处方：

橘皮10克	竹茹10克	清半夏10克	枇杷叶15克
生黄芪30克	黄精15克	太子参15克	炒白术15克
女贞子15克	枸杞子15克	山药20克	生蒲黄10克
露蜂房4克	白芷10克	血余炭10克	醋龟甲15克
代赭石15克	鸡内金30克	虎杖12克	藤梨根15克
九香虫5克	蛇舌草30克	半枝莲15克	炙甘草10克

14付，水煎服，煎服法同前。

中成药：参莲胶囊 1.5克（3粒） 口服 3次/日

按：化疗后仍有消化道不适，续以和胃止呕、健脾益肾、补气养血、健胃消食等为法。其中"二黄鸡枸汤"主药为：生黄芪、黄精、鸡血藤、枸杞子、菟丝子，鉴于其主要目的在于益肾填精以生血，故孙桂芝教授常将菟丝子改为女贞子，以增强其益肾填精、滋养精血的作用。

2004年12月8日五诊

胃窦癌术后9个月，病理：低分化腺癌＋部分印戒细胞癌；化疗后。复查生化：血脂高，谷草转氨酶65U/L，谷丙转氨酶52U/L。血常规：白细胞

3.85×10^9/L。症见:化疗后腰酸,舌红,苔薄白,脉沉细。化疗后,脾肾胃亏虚、气血不足,仍以健脾和胃、益肾养血为主,兼顾解毒抗癌,香砂六君子汤化裁,处方:

太子参15克	炒白术15克	茯苓15克	陈皮10克
砂仁10克	枸杞子15克	生黄芪15克	炒杜仲10克
败酱草10克	五味子10克	凌霄花15克	虎杖15克
藤梨根15克	枳壳10克	生蒲黄10克	白芷10克
露蜂房4克	血余炭10克	生麦芽30克	鸡内金30克
姜黄5克	蛇舌草30克	生甘草10克	

14付,水煎服,煎服法同前。

中成药:参莲胶囊 1.5克(3粒) 口服 3次/日

按:肝功能异常,予败酱草、五味子清肝降酶。

2005年4月4日六诊

胃窦癌术后1年余,病理:低分化腺癌+部分印戒细胞癌;化疗后。复查CEA 5.02ng/ml↑(正常<5.0ng/ml)。生化:血糖7.6mmol/L,胆红素稍高。胃镜:残胃炎,充血水肿。症见:纳一般,大便尚可,腹不胀,无呃逆,小便调,舌红,苔薄白,脉沉细。证属脾虚气滞,仍予健脾理气法,黄芪建中汤合香砂六君子汤化裁,处方:

生黄芪30克	杭白芍15克	太子参15克	炒白术15克
茯苓15克	砂仁10克	陈皮10克	广木香10克
生蒲黄10克	露蜂房4克	白芷10克	血余炭10克
凌霄花15克	虎杖15克	藤梨根15克	鸡内金30克
生麦芽30克	地龙6克	五味子5克	生薏苡仁15克
蛇舌草30克	半枝莲15克	炙甘草10克	

14付,水煎服,煎服法同前。

中成药:参莲胶囊 1.5克(3粒) 口服 3次/日

按:方中仍用"小胃方"生肌长肉、促进胃黏膜修复;同时予地龙活血通络,防治肠粘连。

2005年6月13日七诊

胃窦癌术后1年零3个月,病理:低分化腺癌+部分印戒细胞癌;化疗后。症见:皮肤瘙痒,未见皮疹,体重未增加,纳可,量不多,大便调,纳后嗳气,发堵,舌红,苔薄白,脉沉细。证属脾肾不足、气血两亏,仍予健脾益肾法,二黄鸡枸汤合四君子汤化裁,处方:

生黄芪 15 克	枸杞子 15 克	金樱子 10 克	太子参 15 克
炒白术 15 克	茯苓 15 克	生蒲黄 10 克	露蜂房 4 克
白芷 10 克	生地黄 12 克	川芎 10 克	赤芍 10 克
防风 10 克	浮萍 10 克	藤梨根 15 克	虎杖 10 克
穿山甲 6 克	凌霄花 15 克	代赭石 15 克	鸡内金 30 克
生麦芽 30 克	蛇舌草 30 克	半枝莲 15 克	生甘草 10 克

14 付,水煎服,煎服法同前。

中成药:参莲胶囊 1.5 克(3 粒) 口服 3 次/日

按:皮肤瘙痒多从血热生风论治,用生地黄、川芎、赤芍、防风、浮萍等凉血祛风;余仍以健脾益肾、补气养血为大法。

2005 年 8 月 10 日八诊

胃窦癌术后近 1 年半,病理:低分化腺癌 + 部分印戒细胞癌;化疗后。症见:皮肤瘙痒好转,嗳气减轻,纳可,大便调,舌红,苔薄白,脉沉细。证属脾虚气滞,续用健脾理气法,黄芪建中汤合香砂六君子汤化裁,处方:

生黄芪 15 克	杭白芍 15 克	太子参 15 克	炒白术 15 克
茯苓 15 克	广木香 10 克	生蒲黄 10 克	白芷 10 克
露蜂房 4 克	血余炭 10 克	凌霄花 15 克	虎杖 10 克
藤梨根 15 克	地龙 10 克	代赭石 15 克	鸡内金 30 克
生麦芽 30 克	蛇舌草 30 克	炙甘草 10 克	

14 付,水煎服,煎服法同前。

中成药:参莲胶囊 1.5 克(3 粒) 口服 3 次/日

2005 年 10 月 12 日九诊

胃窦癌术后 1 年零 7 个月,病理:低分化腺癌 + 部分印戒细胞癌;化疗后。复查 CEA 5.22ng/ml↑(正常 <5.0ng/ml)。症见:手术切口不适,背部怕凉,腰疼,咳嗽无痰,二便正常,舌红,苔薄白,脉沉细。证属脾肾两虚,续予健脾益肾法调治,黄芪首乌汤化裁,处方:

生黄芪 15 克	制首乌 15 克	续断 15 克	菟丝子 10 克
沙参 15 克	炒白术 15 克	茯苓 15 克	杭白芍 15 克
桑叶 10 克	枇杷叶 10 克	锦灯笼 5 克	生蒲黄 10 克
露蜂房 4 克	白芷 10 克	血余炭 10 克	代赭石 15 克
凌霄花 15 克	虎杖 10 克	藤梨根 15 克	蛇舌草 30 克
半枝莲 15 克	炙甘草 10 克		

14 付,水煎服,煎服法同前。

中成药:参莲胶囊　1.5克(3粒)　口服　3次/日

　　　　健脾益肾冲剂　10克(2包)　口服　2次/日

按:仍用健脾益肾、补气养血法为主;咳嗽无痰则予清燥救肺法;腰痛加杜仲。

2005年12月19日十诊

胃窦癌术后1年零9个月,病理:低分化腺癌+部分印戒细胞癌;化疗后。症见:怕凉,背部尤甚,纳可,眠可,大便调,舌红,苔白腻,脉沉细。证属脾虚湿阻,予健脾祛湿法,黄芪建中汤合四君子汤、三仁汤化裁,处方:

太子参15克	炒白术15克	土茯苓15克	白豆蔻10克
杏仁10克	生黄芪15克	杭白芍15克	生蒲黄10克
露蜂房4克	白芷10克	血余炭10克	砂仁10克
枸杞子15克	鸡血藤15克	葛根15克	虎杖10克
藤梨根15克	代赭石15克	鸡内金30克	生麦芽30克
蛇舌草30克	草河车15克	炙甘草10克	

14付,水煎服,煎服法同前。

中成药:参莲胶囊　1.5克(3粒)　口服　3次/日

　　　　健脾益肾冲剂　10克(2包)　口服　2次/日

2006年4月7日十一诊

胃窦癌术后2年余,病理:低分化腺癌+部分印戒细胞癌;化疗后。复查CEA 6.63ng/ml↑(正常<5.0ng/ml),CA199正常。生化及影像检查未见异常。症见:纳可,眠可,大便调,舌红,苔薄白,脉沉细。一般情况可,续用健脾和胃法,黄芪建中汤合四君子汤化裁,处方:

太子参15克	炒白术15克	土茯苓15克	生黄芪15克
杭白芍15克	生蒲黄10克	露蜂房4克	白芷10克
血余炭10克	虎杖10克	藤梨根15克	焦楂榔各10克
鸡内金30克	生麦芽30克	姜厚朴10克	莲子肉10克
蛇舌草30克	草河车15克	炙甘草10克	

14付,水煎服,煎服法同前。

中成药:参莲胶囊　1.5克(3粒)　口服　3次/日

2006年6月14日十二诊

胃窦癌术后2年零3个月,病理:低分化腺癌+部分印戒细胞癌;化疗后。复查CEA 5.77ng/ml↑(正常<5.0ng/ml),CA199正常。症见:背困,纳可,大便

调,舌红,苔薄白,脉沉细。大法同前,黄芪建中汤合香砂六君子汤化裁,处方:

生黄芪30克	杭白芍15克	太子参15克	炒白术15克
茯苓15克	莲子肉10克	砂仁10克	广木香10克
生蒲黄10克	露蜂房4克	白芷10克	血余炭10克
代赭石15克	凌霄花15克	虎杖10克	生薏苡仁15克
藤梨根15克	鸡内金30克	生麦芽30克	蛇舌草30克
炙甘草10克			

14付,水煎服,煎服法同前。

中成药:参莲胶囊 1.5克(3粒) 口服 3次/日

2006年8月16日十三诊

胃窦癌术后近2年半,病理:低分化腺癌+部分印戒细胞癌;化疗后。症见:腰酸困,纳可,眠可,大便干,舌红,苔薄白,脉沉细。予健脾益肾法调治,四君子汤合二黄鸡枸汤化裁,处方:

太子参15克	炒白术15克	茯苓15克	补骨脂10克
女贞子10克	枸杞子10克	生黄芪30克	金樱子10克
生蒲黄10克	白芷10克	露蜂房4克	血余炭10克
凌霄花15克	虎杖10克	葛根15克	姜黄5克
藤梨根15克	代赭石15克	鸡内金30克	生麦芽30克
蛇舌草30克	生甘草10克		

14付,水煎服,煎服法同前。

中成药:参莲胶囊 1.5克(3粒) 口服 3次/日

2006年10月23日十四诊

胃窦癌术后2年半余,病理:低分化腺癌+部分印戒细胞癌;化疗后。复查 CEA、CA199、CA724均未见异常。症见:背部发凉,手术切口痒,纳一般,大便不干,舌红,苔薄白,脉沉细。续予健脾养血,黄芪建中汤化裁,处方:

生黄芪30克	桂枝5克	杭白芍30克	葛根15克
炒白术15克	茯苓15克	砂仁10克	生薏苡仁30克
生蒲黄10克	白芷10克	露蜂房4克	血余炭10克
凌霄花15克	虎杖10克	藤梨根15克	补骨脂10克
代赭石15克	鸡内金30克	生麦芽30克	蛇舌草30克
炙甘草10克			

14付,水煎服,煎服法同前。

中成药:参莲胶囊 1.5克(3粒) 口服 3次/日

2006 年 12 月 13 日十五诊

胃窦癌术后 2 年零 9 个月,病理:低分化腺癌 + 部分印戒细胞癌;化疗后。病情稳定。症见:背冷,晚间明显,舌红,苔薄白,脉沉细。予宽胸通阳、祛风散寒法,瓜蒌薤白半夏汤合蠲痹汤化裁,处方:

瓜蒌皮 15 克	薤白 10 克	清半夏 10 克	桂枝尖 5 克
生黄芪 30 克	当归 8 克	杭白芍 15 克	羌活 10 克
生蒲黄 10 克	白芷 10 克	露蜂房 4 克	血余炭 10 克
凌霄花 15 克	虎杖 12 克	藤梨根 15 克	菟丝子 10 克
代赭石 15 克	鸡内金 30 克	生麦芽 30 克	蛇舌草 30 克
草河车 15 克	炙甘草 10 克		

14 付,水煎服,煎服法同前。

中成药:参莲胶囊 1.5 克(3 粒) 口服 3 次/日

2007 年 4 月 2 日十六诊

胃窦癌术后 3 年余,病理:低分化腺癌 + 部分印戒细胞癌;化疗后。复查 CEA、CA199、CA724 未见异常。症见:纳可,大便可,眠可,舌红,苔薄白,脉沉细。续予健脾益肾法,黄芪建中汤合四君子汤化裁,处方:

生黄芪 30 克	杭白芍 15 克	太子参 15 克	炒白术 15 克
茯苓 15 克	女贞子 15 克	菟丝子 15 克	生蒲黄 10 克
白芷 10 克	露蜂房 4 克	血余炭 10 克	凌霄花 15 克
炒杜仲 10 克	续断 15 克	鸡内金 30 克	生麦芽 30 克
代赭石 15 克	草河车 15 克	蛇舌草 30 克	炙甘草 10 克

14 付,水煎服,煎服法同前。

中成药:消癌平片 1.28 克(4 片) 口服 3 次/日

2007 年 6 月 6 日十七诊

胃窦癌术后 3 年余,病理:低分化腺癌 + 部分印戒细胞癌;化疗后。症见:腰部酸痛,怕凉,纳可,大便不溏,背脊怕凉,自汗,舌红,苔薄白,脉沉细。证属脾肾不足,予自拟寄生肾气丸合当归补血汤化裁,处方:

桑寄生 15 克	牛膝 10 克	生熟地各 10 克	山茱萸 15 克
茯苓 15 克	补骨脂 10 克	炒杜仲 10 克	生黄芪 30 克
当归 10 克	生蒲黄 10 克	白芷 19 克	露蜂房 4 克
血余炭 10 克	砂仁 10 克	桂枝 5 克	葛根 15 克
穿山甲 6 克	生麦芽 30 克	草河车 15 克	炙甘草 10 克

14 付,水煎服,煎服法同前。

中成药:消癌平片　1.28克(4片)　口服　3次/日

按:桂枝、葛根入膀胱经,走腰背部,故可祛风通阳、散寒止痛。

2007年9月5日十八诊

胃窦癌术后3年半,病理:低分化腺癌+部分印戒细胞癌;化疗后。病情稳定。症见:腰痛怕凉,腰不胀,纳可,大便调,眠可,舌红,苔薄白,脉沉细。证属脾肾不足,仍予健脾益肾法,香砂六君子汤合黄芪建中汤化裁,处方:

太子参15克	炒白术15克	茯苓15克	砂仁8克
广木香10克	生黄芪30克	杭白芍15克	女贞子15克
炒杜仲10克	续断10克	生蒲黄10克	白芷10克
露蜂房4克	代赭石15克	鸡内金30克	生麦芽30克
枸杞子15克	凌霄花15克	藤梨根15克	草河车15克
生甘草10克			

14付,水煎服,煎服法同前。

中成药:消癌平片　1.28克(4片)　口服　3次/日

2007年11月21日十九诊

胃窦癌术后3年半余,病理:低分化腺癌+部分印戒细胞癌;化疗后。复查腹部CT示病情稳定;血常规:白细胞$6.2×10^9$/L;肿瘤标记物正常。症见:背疼,纳可,大便不干,舌红,苔薄白,脉沉细。证属脾肾不足,大法同前,黄芪建中汤合四君子汤化裁,处方:

生黄芪30克	杭白芍15克	太子参15克	炒白术15克
茯苓15克	生蒲黄10克	白芷10克	露蜂房4克
血余炭10克	凌霄花15克	桑寄生15克	鸡血藤30克
代赭石15克	鸡内金30克	生麦芽30克	桂枝5克
虎杖10克	藤梨根15克	香橼15克	蛇舌草30克
草河车15克	炙甘草10克		

14付,水煎服,煎服法同前。

中成药:消癌平片　1.28克(4片)　口服　3次/日

2008年3月17日二十诊

胃窦癌术后4年,病理:低分化腺癌+部分印戒细胞癌;化疗后。症见:腰背部酸痛,怕凉,大便调,纳可,眠可,舌红,苔薄白,脉沉细。证属脾肾不足、气血两虚,予益气养血、祛风散寒法,蠲痹汤化裁,处方:

生黄芪30克	赤芍10克	杭白芍15克	羌活10克

姜黄5克	防风10克	太子参15克	葛根15克
炒白术15克	茯苓15克	川芎10克	九香虫5克
生蒲黄10克	白芷10克	露蜂房4克	血余炭10克
藤梨根15克	虎杖10克	鸡内金30克	生麦芽30克
草河车15克	香橼15克	蛇舌草30克	生甘草10克

14付,水煎服,煎服法同前。

中成药:消癌平片 1.28克(4片) 口服 3次/日

2008年7月16日二十一诊

胃窦癌术后4年零4个月,病理:低分化腺癌+部分印戒细胞癌;化疗后。复查 CEA、CA199、CA724 正常。症见:纳可,眠可,舌红,苔薄白,脉沉细。证属脾肾不足、气血两虚,大法同前,四君子汤合蠲痹汤化裁,处方:

川芎10克	当归10克	桑寄生10克	羌独活^各10克
葛根15克	生黄芪30克	穿山龙6克	细辛3克
太子参15克	炒白术10克	茯苓15克	生蒲黄10克
露蜂房4克	血余炭10克	白芷10克	桑螵蛸10克
代赭石15克	鸡内金30克	生麦芽30克	香橼15克
虎杖12克	藤梨根15克	炙甘草10克	

14付,水煎服,煎服法同前。

中成药:消癌平片 1.28克(4片) 口服 3次/日

2008年11月19日二十二诊

胃窦癌术后4年零8个月,病理:低分化腺癌+部分印戒细胞癌;化疗后。病情稳定,近期未复查。症见:仍有腰背部酸痛,纳可,眠可,大便调,舌红,苔薄白,脉沉细。证属脾肾不足、气血两虚,续用健脾益肾、祛风散寒法,香砂六君子汤合良附丸化裁,处方:

太子参15克	炒白术15克	土茯苓30克	杭白芍15克
砂仁6克	桑寄生15克	桑螵蛸10克	高良姜5克
香附10克	羌活10克	川芎10克	防风10克
穿山龙5克	生蒲黄10克	白芷10克	露蜂房5克
代赭石15克	鸡内金30克	生麦芽30克	藤梨根15克
虎杖12克	蛇舌草30克	半枝莲30克	生甘草10克

14付,水煎服,煎服法同前。

中成药:消癌平片 1.28克(4片) 口服 3次/日

2009 年 4 月 8 日二十三诊

胃窦癌术后 5 年余,病理:低分化腺癌 + 部分印戒细胞癌;化疗后。2009 年 3 月复查超声、生化、肿瘤标记物均未见异常。胃镜:胃窦癌术后。胸片提示:左肺下野类结节,请追查。症见:一般情况可,口干口苦,余无不适,舌红,苔薄白,脉沉细。证属脾肾不足、气血两虚、少阳郁热,小柴胡汤合黄芪首乌汤化裁,处方:

太子参 15 克	黄芩 10 克	清半夏 10 克	醋柴胡 10 克
赤白芍^各 10 克	凌霄花 15 克	八月札 15 克	生蒲黄 10 克
白芷 10 克	露蜂房 5 克	血余炭 10 克	焦楂榔^各 10 克
藤梨根 15 克	金荞麦 15 克	生黄芪 30 克	制首乌 15 克
代赭石 15 克	鸡内金 30 克	生麦芽 30 克	草河车 15 克
蛇舌草 30 克	生甘草 10 克		

15 付,水煎服,煎服法同前。

中成药:消癌平片　1.28 克(4 片)　口服　3 次/日

2009 年 9 月 2 日二十四诊

胃窦癌术后 5 年半,近期未复查。症见:背冷,大便正常,纳可,舌红,苔薄白,脉沉细。证属脾肾不足、气血两虚,续以益气养血、祛风散寒法,香砂六君子汤合蠲痹汤化裁,处方:

太子参 15 克	炒白术 15 克	茯苓 15 克	砂仁 10 克
姜黄 6 克	羌活 10 克	防风 10 克	葛根 15 克
生黄芪 30 克	五味子 5 克	地龙 10 克	苏木 5 克
生蒲黄 10 克	露蜂房 5 克	血余炭 10 克	白芷 10 克
藤梨根 15 克	虎杖 12 克	代赭石 15 克	鸡内金 30 克
生麦芽 30 克	半边莲 30 克	生甘草 10 克	

15 付,水煎服,煎服法同前。

中成药:消癌平片　1.28 克(4 片)　口服　3 次/日

2010 年 4 月 12 日二十五诊

胃窦癌术后 6 年余,近期复查指标均未见异常。症见:血压高,头晕,纳眠可,二便调,舌红,苔薄黄,脉沉细。证属肝风内动,予天麻钩藤汤化裁,处方:

天麻 10 克	钩藤 10 克	石决明 10 克	黄芩 10 克
栀子 10 克	炒杜仲 10 克	益母草 15 克	桑寄生 15 克
夜交藤 30 克	牛膝 9 克	三七 5 克	生蒲黄 10 克

白芷 10 克	露蜂房 5 克	血余炭 10 克	穿山甲 6 克
代赭石 15 克	鸡内金 30 克	生麦芽 30 克	生黄芪 30 克
苏木 6 克	蛇舌草 30 克	生甘草 9 克	

15 付,水煎服,煎服法同前。

中成药:消癌平片　1.28 克(4 片)　口服　3 次/日

2010 年 10 月 11 日二十六诊

胃窦癌术后 6 年半余,近期复查均未见异常。症见:记忆力减退,仍腰背怕冷,一般情况可,舌红,苔薄白,脉沉细。证属脾肾不足、气血两虚,仍用益气养血、祛风散寒法,蠲痹汤合四君子汤化裁,处方:

生黄芪 30 克	羌活 10 克	姜黄 6 克	防风 10 克
葛根 15 克	太子参 15 克	炒白术 15 克	土茯苓 30 克
生蒲黄 10 克	露蜂房 5 克	白芷 10 克	血余炭 10 克
藤梨根 15 克	虎杖 12 克	代赭石 15 克	鸡内金 30 克
生麦芽 30 克	姜厚朴 9 克	穿山甲 6 克	醋鳖甲 10 克
蛇舌草 30 克	半枝莲 30 克	生甘草 10 克	

15 付,水煎服,煎服法同前。

中成药:消癌平片　1.28 克(4 片)　口服　3 次/日

2011 年 3 月 31 日二十七诊

胃窦癌术后 7 年,2011 年 3 月复查 CEA 5.55ng/ml↑(正常 <5.0ng/ml)。超声:右肾囊肿。症见:无明显不适,纳可,眠可,二便调,舌红,苔薄白,脉沉细。证属脾肾不足、气血两虚,仍以健脾益肾、解毒抗癌法调治,黄芪建中汤合香砂六君子汤化裁,处方:

生黄芪 30 克	杭白芍 15 克	砂仁 6 克	太子参 15 克
炒白术 15 克	土茯苓 30 克	桑螵蛸 10 克	女贞子 15 克
穿山甲 6 克	醋鳖甲 10 克	九香虫 6 克	地龙 10 克
生蒲黄 10 克	白芷 10 克	露蜂房 5 克	血余炭 10 克
藤梨根 15 克	虎杖 15 克	鸡内金 30 克	生麦芽 30 克
草河车 15 克	蛇舌草 30 克	生甘草 10 克	

15 付,水煎服,煎服法同前。

中成药:消癌平片　1.28 克(4 片)　口服　3 次/日

按:方中桑螵蛸配合女贞子等益肾养血;予九香虫、地龙等为防治肠粘连;予"小胃方"为生肌长肉、保护胃黏膜。

2011 年 9 月 24 日二十八诊

胃窦癌术后 7 年半,近期无复查。症见:记忆力下降,急躁易怒,头晕,纳可,眠可,二便调,舌红,苔薄白,脉沉细。证属肝阳化风,予天麻钩藤汤化裁,处方:

天麻 10 克	钩藤 15 克	清半夏 9 克	葛根 15 克
生黄芪 30 克	当归 10 克	桑椹 30 克	桑螵蛸 10 克
生蒲黄 10 克	露蜂房 5 克	白芷 10 克	九香虫 6 克
三七 6 克	石菖蒲 10 克	制首乌 15 克	醋柴胡 10 克
郁金 10 克	杭白芍 15 克	绿萼梅 10 克	全蝎 5 克
蜈蚣 2 条	川芎 10 克	蛇舌草 30 克	炙甘草 10 克

15 付,水煎服,煎服法同前。

中成药:消癌平片 1.28 克(4 片) 口服 3 次/日

按:方中桑螵蛸配合桑椹等益肾养血;全蝎、蜈蚣、九香虫等为防治肠粘连;"小胃方"仍为保护胃黏膜。

2012 年 3 月 28 日二十九诊

胃窦癌术后 8 年余,3 月 20 日复查 CA199 495.4U/ml↑(正常 <37.0U/ml);胸部 CT 提示:右肺中斑片影,考虑炎症。症见:纳少,舌淡胖,苔白,脉沉细。证属脾肾不足、气血两虚,予健脾理气、健胃消食,黄芪建中汤合香砂六君子汤化裁,处方:

生黄芪 30 克	杭白芍 15 克	太子参 15 克	炒白术 15 克
土茯苓 30 克	广木香 10 克	生蒲黄 10 克	露蜂房 5 克
白芷 10 克	血余炭 10 克	穿山甲 6 克	醋鳖甲 15 克
藤梨根 15 克	虎杖 15 克	九香虫 5 克	地龙 10 克
代赭石 15 克	鸡内金 30 克	生麦芽 30 克	三七 6 克
蛇舌草 30 克	半枝莲 30 克	草河车 15 克	生甘草 10 克

15 付,水煎服,煎服法同前。

中成药:消癌平片 1.28 克(4 片) 口服 3 次/日

按:CA199 急剧升高,当防病情变化,须注意复查,必要时中西医结合治疗。

2012 年 9 月 13 日三十诊

胃窦癌术后 8 年半,5 月 21 日复查肿瘤标记物:CA199 49.81U/ml↑(正常 <37.0U/ml),CEA 5.52ng/ml↑(正常 <5.0ng/ml)。症见:记忆力下降,认知力下降,表达能力下降,舌红,苔薄黄,脉沉细。证属脾肾不足、气血两虚,予

强化益肾健脑,参芪地黄丸化裁,处方:

生黄芪30克	制首乌15克	太子参15克	炒白术15克
土茯苓30克	桑寄生10克	牛膝10克	生熟地各10克
山茱萸10克	山药30克	桑椹30克	桑螵蛸10克
地龙10克	三七6克	桃仁6克	蜈蚣2条
全蝎5克	藤梨根15克	虎杖10克	穿山甲6克
醋鳖甲15克	露蜂房5克	蛇舌草30克	生甘草10克

14付,水煎服,煎服法同前。

中成药:消癌平片　1.28克(4片)　口服　3次/日

按:胃窦癌术后、化疗后8年半,肿瘤标记物仍在波动中,故须注意定期复查,必要时中西医结合处理。目前来看,CA199已较之前有明显下降,可续服中药观察,如仍在降低中,则中药调理即可;如指标继续波动升高,应注意中西医结合处置,不可轻忽。

病例13　胃黏液腺癌(部分为印戒细胞癌)术后,化疗后

李某某,男,66岁。基本病情:胃黏液腺癌(部分为印戒细胞癌)术后,化疗后。

2006年3月29日初诊

胃癌术后5个月,病理:黏液腺癌+部分印戒细胞癌,淋巴结9/X;化疗方案:多西他赛+5-氟尿嘧啶。生化示:血糖偏高。症见:化疗时便溏,口腔溃疡,手足麻木,腹胀不明显,纳可,眠可,舌红,苔少,脉沉细。化疗中,予减毒增效法(理由同前,不再赘述),处方:

橘皮10克	竹茹10克	清半夏10克	生黄芪15克
杭白芍15克	太子参15克	炒白术15克	茯苓15克
生蒲黄10克	露蜂房5克	白芷10克	血余炭10克
凌霄花15克	藤梨根15克	虎杖12克	代赭石15克
鸡内金30克	生麦芽30克	厚朴10克	水红花子10克
穿山甲6克	莲子心3克	蛇舌草30克	生甘草10克

14付,水煎服;每付药连续服用两日。煎服法:每剂药连煎2回,兑成400ml浓汁,分成4份,每日早、晚各服一次,每次100ml。

中成药:健脾益肾冲剂　20克(2袋)　口服　2次/日
　　　　加味西黄解毒胶囊　0.5克(2粒)　口服　3次/日

按:化疗时消化道反应提示脾胃受损:胃失和降则恶心、呕吐,脾失升清则腹胀、腹泻;心火上炎则口舌生疮;气血亏虚、脉络不仁则手足麻木。综上,故

予减毒增效法,橘皮竹茹汤和胃止呕;黄芪建中汤合四君子汤健脾养胃、和中升清、生化气血;"小胃方"(生蒲黄、露蜂房、白芷、血余炭)保护胃黏膜;"金麦代赭汤"(鸡内金、生麦芽、代赭石)健胃消食、调畅气机;防治肠道粘连用厚朴、水红花子行气活血。

2006 年 8 月 2 日二诊

胃癌术后 10 个月,病理:黏液腺癌 + 部分印戒细胞癌,淋巴结 9/X;化疗 8 周,复查肿瘤标记物正常。胃镜:贲门炎,余正常。症见:大便不成形,纳可,眠可,舌红,苔少,脉沉细小弦。化疗完成后,以调理脾胃气血为主,黄芪建中汤合香砂六君子汤化裁,处方:

生黄芪 30 克	杭白芍 15 克	太子参 15 克	炒白术 15 克
莲子肉 10 克	茯苓 15 克	砂仁 10 克	广木香 10 克
姜厚朴 10 克	凌霄花 15 克	枸杞子 15 克	水红花子 10 克
玉竹 15 克	虎杖 10 克	藤梨根 15 克	代赭石 15 克
鸡内金 30 克	生麦芽 30 克	桃仁 10 克	蛇舌草 15 克
草河车 15 克	炙甘草 10 克		

14 付,水煎服,煎服法同前。

中成药:健脾益肾冲剂 20 克(2 袋) 口服 2 次/日

加味西黄解毒胶囊 0.5 克(2 粒) 口服 3 次/日

按:胃癌术后、化疗后,气血受损、脾肾亏虚,故以健脾益肾、补气养血为大法,在此基础上适当解毒抗癌。

2006 年 11 月 29 日三诊

胃癌术后 1 年零 1 个月,病理:黏液腺癌 + 部分印戒细胞癌,淋巴结 9/X;化疗 8 周,复查肿瘤标记物正常。生化、肝功能正常,超声未见异常。症见:肠鸣,便软,纳可,舌红,苔少,脉沉细。证属脾肾不足、气血两虚,续予健脾益肾法调理,处方:

生熟地各 10 克	山萸肉 10 克	黄精 15 克	葛根 15 克
太子参 15 克	炒白术 15 克	茯苓 15 克	女贞子 15 克
生蒲黄 10 克	露蜂房 5 克	白芷 10 克	血余炭 10 克
莪术 10 克	桃仁 6 克	地龙 6 克	水红花子 10 克
代赭石 15 克	鸡内金 30 克	生麦芽 30 克	焦楂榔各 10 克
虎杖 10 克	藤梨根 15 克	炙甘草 10 克	

14 付,水煎服,煎服法同前。

中成药:健脾益肾冲剂 20 克(2 袋) 口服 2 次/日

加味西黄解毒胶囊　0.5克(2粒)　口服　3次/日

按:孙桂芝教授多年临床经验认为,黏液腺癌和印戒细胞癌均属容易发生肠粘连的病理类型。肠粘连发生后主要表现为便前腹痛、肠鸣,甚至腹中拱起包块、疼痛,便后可自行缓解,严重时则可发生肠梗阻。这是因为肠壁与腹壁粘连后,肠蠕动不能正常向前延伸,推动大便向前运动,故而在粘连部位痉挛、拱起包块。中医辨证属于气滞血瘀证,临床治疗可予桃仁、地龙、水红花子、莪术等,以活血理气、化瘀散结,松解粘连。

2007年4月18日四诊

胃癌术后1年半,病理:黏液腺癌+部分印戒细胞癌,淋巴结9/X;化疗8周。症见:反酸,嗳气,咽部有痰,大便不成形,进食后肠鸣,脚麻,舌红,苔少,脉沉细。证属肝胃郁热、胃失和降,予旋覆代赭汤合左金丸化裁,处方:

旋覆花10克	代赭石15克	太子参15克	炒白术15克
茯苓15克	黄连8克	吴茱萸5克	生麦芽30克
生蒲黄10克	露蜂房5克	白芷10克	血余炭10克
桃仁5克	地龙6克	厚朴10克	水红花子10克
凌霄花15克	虎杖10克	藤梨根15克	枇杷叶15克
穿山甲6克	醋鳖甲15克	蛇舌草30克	生甘草10克

14付,水煎服,煎服法同前。

中成药:健脾益肾冲剂　20克(2袋)　口服　2次/日

加味西黄解毒胶囊　0.5克(2粒)　口服　3次/日

2007年9月12日五诊

胃癌术后1年零11个月,病理:黏液腺癌+部分印戒细胞癌,淋巴结9/X;化疗8周。复查胃镜:黏膜慢性炎,幽门螺杆菌(-)。超声:胆囊息肉。腹部CT未见异常。肿瘤标记物正常。症见:消化差,矢气多,肠鸣,纳可,眠可,舌红,苔薄白,脉沉细。证属脾虚胃弱、气滞血瘀,予健脾益气、健胃消食、理气活血,黄芪建中汤合四君子汤化裁,处方:

生黄芪30克	杭白芍15克	太子参15克	炒白术15克
茯苓15克	桃仁5克	地龙6克	水红花子10克
生蒲黄10克	露蜂房5克	白芷10克	莲子肉10克
代赭石15克	鸡内金30克	生麦芽30克	焦楂榔各10克
厚朴10克	虎杖10克	藤梨根15克	金樱子10克
穿山甲6克	草河车15克	生甘草10克	

14付,水煎服,煎服法同前。

中成药:健脾益肾冲剂 20克(2袋) 口服 2次/日
　　　加味西黄解毒胶囊 0.5克(2粒) 口服 3次/日

2008年1月28日六诊

胃癌术后2年零3个月,病理:黏液腺癌+部分印戒细胞癌,淋巴结9/X;化疗8周。复查胸片示:肺纹理重;肿瘤标记物正常。症见:反酸,烧心,肠鸣,大便软,舌红,苔少,脉沉细小弦。证属气阴两虚、肝胃郁热,予益气养阴、清肝和胃,玉女煎合四君子汤、左金丸化裁,处方:

玉竹15克	女贞子15克	知母10克	牛膝10克
生地黄12克	麦冬10克	太子参15克	炒白术15克
茯苓15克	莲子肉10克	生蒲黄10克	露蜂房5克
黄连10克	吴茱萸5克	代赭石15克	生麦芽30克
鸡内金30克	凌霄花15克	虎杖12克	藤梨根15克
肉桂5克	九香虫5克	半边莲30克	炙甘草10克

14付,水煎服,煎服法同前。

中成药:健脾益肾冲剂 20克(2袋) 口服 2次/日
　　　消癌平片 1.6克(5片) 口服 3次/日

2008年6月4日七诊

胃癌术后2年零8个月,病理:黏液腺癌+部分印戒细胞癌,化疗后。2008年6月复查胃镜示:贲门炎;吻合口炎;残胃炎。B超:胆囊息肉。肿瘤标志物正常。症见:烧心,反酸,肠鸣,纳可,大便日行2次,不成形,眠可,舌红胖,苔少,脉沉细。仍属气阴两虚、肝胃郁热证,予健脾疏肝法,处方:

生黄芪30克	杭白芍15克	太子参15克	炒白术15克
茯苓15克	莲子肉12克	砂仁6克	生蒲黄[包]10克
露蜂房5克	白芷10克	血余炭10克	水红花子10克
地龙6克	莪术10克	炮山甲10克	凌霄花15克
虎杖10克	藤梨根15克	代赭石15克	鸡内金30克
生麦芽30克	香橼15克	草河车15克	炙甘草10克

14付,水煎服,煎服法同前。

中成药:消癌平片 0.96克(3片) 口服 3次/日

按: 患者反酸、烧心,提示胃酸反流,结合胃镜所示贲门炎、吻合口炎、残胃炎,可予相互印证。舌红胖而苔少,示气阴不足,故以黄芪健中汤加四君子益气养血;莲子肉、砂仁健脾祛湿以燥便;"小胃方"保护胃黏膜;地龙、水红花子、莪术等活血行气、防治粘连;炮山甲软坚散结;藤虎汤、草河车解毒抗癌;凌霄花、香橼、代赭石、鸡内金、生麦芽等疏肝和胃。

2008 年 10 月 27 日八诊

胃癌术后 3 年,病理:黏液腺癌 + 部分印戒细胞癌。症见:烧心,纳可,大便不成形,日行 1 次,舌淡红,苔少,脉弦细。仍属肝胃郁热、脾胃虚弱证,小陷胸汤合左金丸化裁,处方:

瓜蒌皮 15 克	姜半夏 10 克	黄连 10 克	吴茱萸 5 克
太子参 15 克	炒白术 15 克	莲子肉 12 克	生蒲黄[包] 10 克
露蜂房 5 克	白芷 10 克	血余炭 10 克	煅瓦楞 15 克
佛手 15 克	香附 10 克	凌霄花 15 克	穿山龙 6 克
炮山甲 8 克	鳖甲 15 克	代赭石 15 克	鸡内金 30 克
生麦芽 30 克	虎杖 12 克	藤梨根 15 克	炙甘草 10 克

14 付,水煎服,煎服法同前。

中成药:消癌平片　0.96 克(3 片)　口服　3 次/日

按:烧心、反酸主要属肝胃不和之证,轻者疏肝和胃即可,重者则须清肝和胃,是以用小陷胸汤合左金丸清肝和胃。

2009 年 3 月 25 日九诊

胃癌术后 3 年零 5 个月,病理:黏液腺癌 + 部分印戒细胞癌。腹部 CT:胃癌术后改变;未见明确复发及腹膜后转移征象。B 超:胆囊息肉。胃镜:反流性食管炎;残胃胃炎。肿瘤标志物正常。症见:打嗝,反酸,腿酸痛,舌淡红,苔薄白,脉弦细。证属胃失和降、脾胃亏虚,予旋覆代赭汤合黄芪健中汤、四君子汤化裁,处方:

旋覆花[包] 10 克	代赭石 15 克	太子参 15 克	炒白术 15 克
茯苓 15 克	莲子肉 12 克	生黄芪 30 克	杭白芍 15 克
黄连 10 克	吴茱萸 5 克	生蒲黄[包] 10 克	露蜂房 5 克
白芷 10 克	血余炭 10 克	白及 15 克	藤梨根 15 克
虎杖 12 克	炮山甲 8 克	鳖甲 15 克	桃仁 6 克
桑寄生 15 克	牛膝 10 克	蛇舌草 30 克	生甘草 10 克

14 付,水煎服,煎服法同前。

中成药:消癌平片　0.96 克(3 片)　口服　3 次/日

按:《伤寒论》中治疗"噫气不除"者,用旋覆代赭汤,故以旋覆花、代赭石降逆和胃;黄芪健中汤加四君子健脾养血;左金丸清肝和胃;藤虎汤解毒抗癌。

2009 年 6 月 10 日十诊

胃癌术后 3 年零 8 个月,病理:黏液腺癌 + 部分印戒细胞癌。近期未复查。症见:大便稀,不成形,纳可,眠可,小便调,舌淡红,苔薄白,脉弦细。补脾不应,当虑肾虚,予小陷胸汤合左金丸、四神丸化裁,处方:

瓜蒌皮 15 克	黄连 10 克	吴茱萸 5 克	清半夏 10 克
生黄芪 30 克	杭白芍 15 克	太子参 15 克	炒白术 15 克
补骨脂 10 克	肉豆蔻 10 克	五味子 10 克	莲子肉 10 克
生蒲黄(包) 10 克	露蜂房 5 克	白芷 10 克	血余炭 10 克
地龙 6 克	炮山甲 8 克	藤梨根 15 克	虎杖 12 克
桑螵蛸 10 克	牛膝 10 克	蛇舌草 30 克	生甘草 10 克

14 付,水煎服,煎服法同前。

中成药:消癌平片 0.96 克(3 片) 口服 3 次/日

按:大便仍稀,健脾不应,则当温肾;故在前法基础上加四神丸温肾暖脾。

2009 年 10 月 7 日十一诊

胃癌术后 4 年,病理:黏液腺癌 + 部分印戒细胞癌。近期未复查。症见:烧心,反酸,纳可,大便日行 2 次,不成形,舌淡红,苔薄白,脉沉细。证属脾气亏虚、肝胃不和,继续予健脾疏肝法,香砂六君子汤合左金丸化裁,处方:

太子参 15 克	炒白术 15 克	茯苓 15 克	砂仁 10 克
广木香 10 克	黄连 10 克	吴茱萸 5 克	煅瓦楞 10 克
生黄芪 30 克	女贞子 15 克	菟丝子 10 克	生蒲黄(包) 10 克
露蜂房 5 克	白芷 10 克	血余炭 10 克	桃仁 6 克
地龙 6 克	九香虫 5 克	代赭石 15 克	鸡内金 30 克
生麦芽 30 克	炮山甲 6 克	蛇舌草 30 克	生甘草 10 克

14 付,水煎服,煎服法同前。

中成药:消癌平片 0.96 克(3 片) 口服 3 次/日

按:换用香砂六君加左金丸、煅瓦楞健脾和胃、清肝抑酸;生黄芪、女贞子、菟丝子健脾益肾;其他药物用法大致同前。

2010 年 3 月 24 日十二诊

胃癌术后 4 年半,病理:黏液腺癌 + 部分印戒细胞癌。2009 年 12 月复查肿瘤标志物未见异常。症见:反酸,烧心,口苦,纳可,眠差易醒,大便日行 2 次,前干后稀,舌红,苔少,脉弦细。证属脾虚肝郁、肝胃不和,予健脾疏肝、和胃降逆法,归脾汤合左金丸化裁,处方:

生黄芪 30 克	远志 10 克	太子参 15 克	煅瓦楞 10 克
炒白术 15 克	茯苓 15 克	莲子肉 10 克	晚蚕沙^(包) 30 克
皂刺 6 克	黄连 10 克	吴茱萸 5 克	猪苓 30 克
生蒲黄^(包) 10 克	露蜂房 5 克	白芷 10 克	血余炭 10 克
藤梨根 15 克	虎杖 12 克	九香虫 6 克	地龙 6 克
炮山甲 6 克	蛇舌草 30 克	半枝莲 30 克	生甘草 10 克

14 付,水煎服,煎服法同前。

中成药:消癌平片 0.96 克(3 片) 口服 3 次/日

按:气血不足、眠差易醒,予归脾汤化裁;加猪苓健脾祛湿、"利小便以实大便";方中地龙、九香虫等仍是为防治肠粘连。

2010 年 11 月 1 日十三诊

胃癌术后 5 年,病理:黏液腺癌 + 部分印戒细胞癌。复查胸片:右肺小结节影,考虑陈旧性病变;血常规、生化、肿瘤标志物未见异常。胃镜:贲门炎;残胃炎;吻合口炎。症见:反酸,烧心,腹胀肠鸣,呃逆,纳可,眠可,舌红,苔少,脉弦细。仍属肝胃郁热、气血亏虚证,小陷胸汤加左金丸化裁,处方:

瓜蒌皮 15 克	黄连 10 克	吴茱萸 5 克	清半夏 10 克
煅瓦楞 15 克	生蒲黄^(包) 10 克	露蜂房 5 克	白芷 10 克
血余炭 10 克	太子参 15 克	炒白术 15 克	茯苓 15 克
炒杜仲 10 克	葛根 15 克	炮山甲 6 克	水红花子 10 克
地龙 6 克	桃仁 5 克	三七 6 克	蛇舌草 30 克
半枝莲 30 克	生甘草 10 克		

14 付,水煎服,煎服法同前。

中成药:消癌平片 0.96 克(3 片) 口服 3 次/日

按:患者反酸、烧心,反复调治缓解不明显,考虑与术后贲门部关闭不全有关;仍予小陷胸汤加左金丸清肝和胃;再以瓦楞子抑制胃酸,"小胃方"修复胃黏膜。

2011 年 2 月 17 日十四诊

胃癌术后 5 年余,病理:黏液腺癌 + 部分印戒细胞癌。近期未复查。症见:前干后稀,2 次/日,小便正常,仍反酸,烧心,偶有打嗝,晨起明显,偶有肠鸣,舌红,苔黄,脉沉细。证属肝胃郁热、气阴两虚,玉女煎合左金丸化裁,处方:

女贞子 15 克	玉竹 15 克	知母 10 克	生石膏 30 克
牛膝 10 克	生蒲黄^(包) 10 克	露蜂房 5 克	白芷 10 克

血余炭 10 克	炮山甲 6 克	鳖甲 15 克	代赭石 15 克
生麦芽 30 克	鸡内金 30 克	藤梨根 15 克	虎杖 15 克
地龙 6 克	九香虫 6 克	黄连 10 克	吴茱萸 5 克
煅瓦楞 15 克	厚朴 10 克	蛇舌草 30 克	生甘草 10 克

14 付,水煎服,煎服法同前。

中成药:消癌平片　0.96 克(3 片)　口服　3 次/日

2011 年 4 月 27 日十五诊

胃癌术后 5 年半,病理:黏液腺癌 + 部分印戒细胞癌。近期未复查。症见:烧心,便稀,2 次/日,舌暗红,苔薄白,脉弦细。证属肝胃郁热、气阴两虚,予小陷胸汤合左金丸、四君子汤化裁,处方:

瓜蒌皮 15 克	黄连 10 克	吴茱萸 5 克	清半夏 10 克
生蒲黄[包] 10 克	露蜂房 5 克	白芷 10 克	血余炭 10 克
太子参 15 克	炒白术 15 克	茯苓 15 克	地龙 10 克
桃仁 6 克	九香虫 6 克	炮山甲 6 克	鳖甲 10 克
藤梨根 10 克	虎杖 10 克	川厚朴 15 克	肉桂 5 克
防风 10 克	蛇舌草 30 克	草河车 15 克	生甘草 10 克

14 付,水煎服,煎服法同前。

中成药:消癌平片　0.96 克(3 片)　口服　3 次/日

按:续以小陷胸汤加左金丸清肝和胃;"小胃方"拔毒抗癌、去瘀生新;四君子健脾益气;肉桂、防风温肾暖脾、祛风胜湿以止泻。

2011 年 10 月 31 日十六诊

胃癌术后 6 年,病理:黏液腺癌 + 部分印戒细胞癌。症见:反酸,烧心,脐周不适,精神、饮食、睡眠可,二便调,舌红,苔剥,脉沉细缓。证属气阴两虚、肝胃郁热,予玉女煎合小陷胸汤、左金丸化裁,处方:

女贞子 10 克	玉竹 10 克	知母 10 克	生石膏 30 克
牛膝 10 克	生地黄 12 克	麦冬 10 克	瓜蒌皮 15 克
清半夏 10 克	黄连 10 克	吴茱萸 5 克	莲子肉 10 克
生蒲黄[包] 10 克	露蜂房 5 克	白芷 10 克	炮山甲 6 克
鳖甲 15 克	藤梨根 15 克	虎杖 15 克	代赭石 15 克
鸡内金 30 克	生麦芽 30 克	蛇舌草 30 克	生甘草 10 克

14 付,水煎服,煎服法同前。

中成药:消癌平片　0.96 克(3 片)　口服　3 次/日

按:舌红、苔剥,再以玉女煎化裁;小陷胸汤加左金丸清肝和胃。

2012 年 3 月 14 日十七诊

胃癌术后 6 年半,病理:黏液腺癌 + 部分印戒细胞癌;近期未复查。症见:反酸,烧心,早餐后肠鸣亢进,纳可,眠可,夜间口干,大便溏,2 次/日,小便调,晨起咯白痰,舌红,苔薄白,脉弦滑。证属气阴两虚、肝胃郁热,予玉女煎合黄芪建中汤、小陷胸汤、左金丸综合调治,处方:

瓜蒌皮 15 克	薤白 10 克	黄连 10 克	清半夏 9 克
吴茱萸 5 克	太子参 15 克	炒白术 15 克	土茯苓 30 克
生黄芪 30 克	杭白芍 15 克	生蒲黄 10 克	露蜂房 5 克
血余炭 10 克	九香虫 6 克	土鳖虫 6 克	桃仁 6 克
藤梨根 15 克	虎杖 15 克	代赭石 15 克	鸡内金 30 克
生麦芽 30 克	诃子肉 10 克	草河车 15 克	生甘草 10 克

14 付,水煎服,煎服法同前。

中成药:消癌平片 0.96 克(3 片) 口服 3 次/日

2012 年 8 月 29 日十八诊

胃癌术后近 7 年,病理:黏液腺癌 + 部分印戒细胞癌;近期复查肿瘤标记物及其他无异常。症见:反酸,烧心,偶有胃内容物反流,咽痒,偶咳嗽,咳白痰,舌红,苔薄白,脉沉细。证属肝胃郁热、气阴两虚,予香砂六君子汤合左金丸,处方:

广木香 10 克	砂仁 6 克	清半夏 10 克	陈皮 10 克
太子参 15 克	茯苓 10 克	炒白术 15 克	黄连 10 克
吴茱萸 5 克	煅瓦楞 10 克	生蒲黄 10 克	露蜂房 5 克
枇杷叶 15 克	蜈蚣 2 条	全蝎 5 克	穿山甲 6 克
藤梨根 15 克	虎杖 10 克	代赭石 15 克	鸡内金 30 克
生麦芽 30 克	莲子肉 10 克	蛇舌草 30 克	生甘草 10 克

14 付,水煎服,煎服法同前。

中成药:消癌平片 0.96 克(3 片) 口服 3 次/日

按:反酸患者容易出现咽痒、咳嗽,是因为反流液可在咽喉部呛入气管,引起气道刺激性呛咳,严重者甚至可以引起哮喘。故用左金丸、煅瓦楞清肝和胃、抑制胃酸;予枇杷叶既可化痰、又可降逆和胃。“小胃方”保护胃黏膜、促进生肌长肉;全蝎、蜈蚣防治肠粘连;金麦代赭汤健胃消食,同时又有升降调理气机的作用。

2012 年 12 月 2 日十九诊

胃癌术后 7 年余,病理:黏液腺癌 + 部分印戒细胞癌;近期复查未见异常。症见:反酸,烧心,纳可,眠可,二便可,咽干口干,舌红,苔薄白,脉沉细。证属

肝胃郁热、气阴两虚,予香砂六君子汤合小柴胡汤化裁,处方:

广木香 10 克	砂仁 6 克	太子参 15 克	土茯苓 30 克
炒白术 15 克	柴胡 10 克	黄芩 10 克	清半夏 9 克
生蒲黄 10 克	露蜂房 5 克	白芷 10 克	血余炭 10 克
代赭石 15 克	鸡内金 30 克	生麦芽 30 克	煅瓦楞 15 克
黄连 10 克	吴茱萸 5 克	藤梨根 15 克	虎杖 10 克
九香虫 6 克	重楼 10 克	蛇舌草 30 克	生甘草 10 克

14 付,水煎服,煎服法同前。

中成药:消癌平片 0.96 克(3 片) 口服 3 次/日

2014 年 6 月 30 日二十诊

胃癌术后 8 年零 8 个月,病理:黏液腺癌 + 部分印戒细胞癌;近期复查肿瘤标记物未见异常。症见:反酸,烧心,晨 4:00 时为重,大便时不成形,纳可,眠可,小便可,舌红胖,苔黄腻,脉沉细。证属肝胃郁热、气阴两虚,续予黄芪建中汤合小陷胸汤、左金丸综合调治,处方:

瓜蒌皮 15 克	清半夏 9 克	黄连 10 克	吴茱萸 6 克
生黄芪 30 克	杭白芍 15 克	白及 10 克	煅瓦楞 15 克
佛手 15 克	绿萼梅 15 克	藤梨根 15 克	虎杖 10 克
旋覆花 10 克	代赭石 15 克	穿山甲 6 克	地龙 10 克
生蒲黄 10 克	露蜂房 5 克	鸡内金 30 克	生麦芽 30 克
莲子肉 10 克	芡实 10 克	草河车 15 克	生甘草 10 克

14 付,水煎服,煎服法同前。

中成药:消癌平片 0.96 克(3 片) 口服 3 次/日

按:本患者胃癌病理性质为黏液腺癌、部分为印戒细胞癌,放化疗均较难取效,故属难控制的疾病,所幸术后 8 年余坚持服用汤药而病情无反复,嘱患者仍须坚持服药、定期复查,目前仍续服汤药、随访中。这里需要指出的是,由于手术原因,导致患者贲门口相对松弛,关闭不严,因此出现难以克服的反酸、烧心症状,只能通过药物尽量缓解,且时时注意保护胃-食管黏膜,防止酸反流腐蚀胃-食管黏膜而发生溃疡、穿孔等并发症。

病例 14 肝门胆管中分化腺癌,行胆肠吻合术后

李某某,男,31 岁。基本病情:肝门胆管中分化腺癌,行胆肠吻合术后。

2005 年 2 月 22 日初诊

肝门胆管癌,行胆肠吻合术后,淋巴结 0/1,两断端见癌浸润,病理为:中分

化腺癌。家属咨询取药,诉其术后黄疸减退,但尚未退尽,纳可,大便尚可。证属肝胆湿热,先予疏肝利胆、化湿和胃,处方:

茵陈蒿 15 克	金钱草 15 克	炒柴胡 10 克	杭白芍 15 克
凌霄花 15 克	藤梨根 15 克	炮山甲 10 克	鳖甲 10 克
橘皮 10 克	竹茹 10 克	清半夏 10 克	制首乌 15 克
鸡内金 30 克	生麦芽 30 克	佛手 10 克	蛇舌草 30 克
半枝莲 15 克	炙甘草 10 克		

14 付,水煎服;每付药连续服用两日。煎服法:每剂药连煎 2 回,兑成 400ml 浓汁,分成 4 份,每日早、晚各服一次,每次 100ml。

中成药:加味西黄解毒胶囊 0.5 克(2 粒) 口服 3 次/日

按:患者肝门胆管癌姑息术后,两残端见癌浸润,预后不佳,术前有黄疸,术后黄疸减退,但尚未退尽,故先予茵陈蒿、金钱草、凌霄花等疏肝利胆退黄;四逆散和炮山甲、鳖甲柔肝软坚;橘皮、竹茹、清半夏和胃止呕;蛇舌草、半枝莲、藤梨根解毒抗癌;佛手、鸡内金、生麦芽调和胃气;炙甘草调和诸药。加味西黄解毒胶囊亦有一定解毒退黄作用。

2005 年 3 月 17 日二诊

肝门胆管癌术后,病理:中分化腺癌;化疗 1 周期,方案:艾恒 + 卡培他滨。症见:大便不成形,每日 2 次,小便黄,巩膜轻度黄染,腹不胀,纳不香,舌红,苔黄,脉沉细。仍有黄疸,按湿热论治,三仁汤合四君子汤化裁,处方:

白蔻仁 10 克	杏仁 10 克	生苡仁 15 克	川朴 10 克
太子参 15 克	炒白术 15 克	土茯苓 30 克	茵陈蒿 15 克
凌霄花 15 克	藤梨根 15 克	金荞麦 30 克	莪术 10 克
山药 20 克	焦山楂 10 克	鸡内金 30 克	猪苓 15 克
炮山甲 10 克	橘皮 10 克	竹茹 10 克	炒莱菔子 15 克
天龙 6 克	蛇舌草 30 克	半边莲 15 克	生甘草 10 克

14 付,水煎服,煎服法同前。

中成药:加味西黄解毒胶囊 0.5 克(2 粒) 口服 3 次/日

2005 年 4 月 17 日三诊

复查胆红素较前下降,血常规:白细胞 10.0×10^9/L。症见:纳食较前好转,大便尚可,3 次/日左右,腹胀不适,舌红,苔少,脉沉细。证属肝郁脾虚,予疏肝健脾,逍遥散化裁,处方:

茵陈蒿 15 克	炒柴胡 10 克	杭白芍 15 克	炒白术 15 克
茯苓 15 克	莪术 10 克	三棱 6 克	僵蚕 10 克

炮山甲 10 克	天龙 6 克	桃仁 8 克	水红花子 10 克
川朴 10 克	凌霄花 15 克	鸡内金 30 克	炒莱菔子 15 克
金荞麦 30 克	蛇舌草 30 克	草河车 15 克	生甘草 10 克

14 付,水煎服,煎服法同前。

中成药:加味西黄解毒胶囊 0.5 克(2 粒) 口服 3 次/日

按:胆管癌对放化疗不敏感,故常需用虫类药松动癌根,本方中僵蚕、天龙配合桃仁、水红花子、莪术、三棱等活血通络、拔毒抗癌;鸡内金、川朴、莱菔子等理气消食、调和胃气。

2005 年 5 月 26 日四诊

复查总胆红素基本正常。开始全身化疗。症见:小便黄,纳差,腹胀痛,鼻出血,大便尚可,舌红,苔少,脉沉细数。化疗中,以减毒增效为原则,处方:

橘皮 10 克	竹茹 10 克	清半夏 10 克	枇杷叶 10 克
太子参 15 克	炒白术 15 克	土茯苓 30 克	凌霄花 15 克
藤梨根 15 克	生地黄 15 克	三七 5 克	白茅根 30 克
炒枳壳 10 克	元胡 10 克	徐长卿 12 克	蛇舌草 30 克
生甘草 10 克			

14 付,水煎服,煎服法同前。

中成药:加味西黄解毒胶囊 0.5 克(2 粒) 口服 3 次/日

按:化疗中,故以橘皮竹茹汤降逆和胃;四君子健脾益气;生地黄、三七、白茅根凉血止血、养血柔肝;藤梨根解毒抗癌;凌霄花、炒枳壳、元胡、徐长卿疏肝理气、通络止痛。

2005 年 6 月 30 日五诊

复查生化:谷丙转氨酶 57U/L,谷草转氨酶 70U/L,总胆红素 20.9μmol/L,直接胆红素 9.7μmol/L。症见:双目及皮肤无明显黄染,小便仍偏黄,舌红,苔黄腻,脉沉细。湿浊未净,续予化湿解毒,处方:

藿香 10 克	佩兰 10 克	白蔻仁 10 克	川朴 10 克
滑石 15 克	茵陈蒿 30 克	炒山栀 10 克	炒枳壳 10 克
炒白术 15 克	土茯苓 30 克	败酱草 12 克	地骨皮 10 克
五味子 10 克	三七 5 克	炮山甲 10 克	青蒿 30 克
龟板 15 克	凌霄花 15 克	地龙 10 克	代赭石 15 克
生麦芽 30 克	金荞麦 30 克	半边莲 30 克	生甘草 10 克

14 付,水煎服,煎服法同前。

中成药:加味西黄解毒胶囊 0.5 克(2 粒) 口服 3 次/日

按:身目已无黄染,但仍有小便黄,苔黄腻,故仍按"阳黄"辨治,以清热利湿退黄。

2005 年 7 月 26 日六诊

诉既往有丙型肝炎病史。复查生化:总胆红素 20.8μmol/L,余项正常。症见:鼻衄,大便调,舌红,苔少色黄,脉沉细。证属肝经有热,丹栀逍遥散化裁,处方:

丹皮 10 克	炒山栀 10 克	炒柴胡 10 克	莪术 10 克
杭白芍 15 克	炒白术 15 克	土茯苓 30 克	水红花子 10 克
桃仁 10 克	凌霄花 15 克	藤梨根 15 克	地龙 10 克
鳖甲 15 克	八月札 15 克	五味子 10 克	三七 5 克
生麦芽 30 克	蛇舌草 30 克	半枝莲 15 克	生甘草 10 克

14 付,水煎服,煎服法同前。

中成药:加味西黄解毒胶囊 0.5 克(2 粒) 口服 3 次/日

2005 年 8 月 26 日七诊

腹部超声:肝门及腹膜多个淋巴结肿大,大者约 1.5cm×1.0cm。肿瘤标志物正常。症见:纳可,眠可,腹不胀气,二便调,舌红,苔少,脉沉细。证属脾虚肝郁,予健脾清肝法,四君子汤化裁,处方:

炒白术 15 克	土茯苓 30 克	炒山栀 10 克	金荞麦 30 克
金钱草 15 克	炮山甲 10 克	生龙牡^各 15 克	莪术 10 克
山慈菇 10 克	生麦芽 30 克	代赭石 15 克	鸡内金 30 克
川楝子 10 克	佛手 10 克	僵蚕 10 克	蛇舌草 30 克
草河车 15 克	炙甘草 10 克		

14 付,水煎服,煎服法同前。

中成药:加味西黄解毒胶囊 0.5 克(2 粒) 口服 3 次/日

按:肝门及腹膜多个淋巴结肿大,故加生龙牡、山慈菇软坚散结;僵蚕通络拔毒;金麦代赭汤调和胃气、健胃消食。

2005 年 10 月 11 日八诊

肝门及腹膜有多个肿大淋巴结,行三维立体放射治疗后。复查生化:谷丙转氨酶 80U/L,谷草转氨酶 71U/L,总胆红素 37.5μmol/L。症见:乏力,小便黄,纳可,肝区胀,舌红,苔黄,脉沉细。仍属阳黄,丹栀逍遥散化裁,处方:

茵陈蒿 30 克	丹皮 10 克	炒山栀 10 克	炒柴胡 10 克
土茯苓 30 克	败酱草 12 克	姜黄 5 克	猪苓 30 克
五味子 10 克	八月札 15 克	凌霄花 15 克	代赭石 15 克
鸡内金 30 克	生麦芽 30 克	川朴 10 克	蛇舌草 30 克
炙甘草 10 克			

14 付,水煎服,煎服法同前。

中成药:加味西黄解毒胶囊 0.5 克(2 粒) 口服 3 次/日

按:淋巴结行放疗后,可能导致胆管细胞肿胀、胆管引流不畅而出现黄疸,故予清肝利胆退黄治疗,仍予金麦代赭汤健胃消食、调和胃气。

2005 年 11 月 21 日九诊

复查生化:谷丙转氨酶 84U/L,谷草转氨酶 74U/L,总胆红素 29.5μmol/L,直接胆红素 12.7μmol/L。症见:小便黄,纳可,进食后腹胀,舌红,苔少色黄,脉沉细。属肝热,续以丹栀逍遥散合小柴胡汤化裁,处方:

丹皮 10 克	炒山栀 10 克	黄芩 6 克	炒柴胡 10 克
杭白芍 15 克	炒白术 15 克	茯苓 15 克	凌霄花 15 克
败酱草 10 克	茵陈蒿 30 克	五味子 10 克	姜黄 5 克
桃仁 10 克	九香虫 10 克	三七 5 克	水红花子 10 克
龟板 15 克	鸡内金 30 克	生麦芽 30 克	生黄芪 30 克
当归 8 克	八月札 10 克	蛇舌草 30 克	炙甘草 10 克

14 付,水煎服,煎服法同前。

中成药:加味西黄解毒胶囊 0.5 克(2 粒) 口服 3 次/日

2006 年 3 月 20 日十诊

复查生化:谷丙转氨酶 49U/L,总胆红素 35.9μmol/L,直接胆红素 13.6μmol/L。腹部超声:脾厚 4.5cm。症见:小便黄,稍恶心,舌红,苔薄黄,脉沉细。仍属肝热,予丹栀逍遥散加四君子汤化裁,处方:

茵陈蒿 30 克	炒山栀 10 克	炒柴胡 10 克	败酱草 12 克
金钱草 15 克	太子参 15 克	炒白术 15 克	土茯苓 30 克
金荞麦 30 克	藤梨根 30 克	桃仁 8 克	水红花子 10 克
地龙 10 克	三棱 6 克	川朴 10 克	凌霄花 15 克
九香虫 10 克	炮山甲 10 克	生麦芽 30 克	代赭石 15 克
天花粉 6 克	蛇舌草 30 克	草河车 15 克	炙甘草 10 克

14 付,水煎服,煎服法同前。

中成药:加味西黄解毒胶囊 0.5 克(2 粒) 口服 3 次/日

2006 年 4 月 28 日十一诊

肝功能复查正常。腹部超声:脾大。症见:一般情况可,舌红,苔少,脉沉细。证属脾虚肝郁,予健脾疏肝法调治,处方:

太子参 15 克	炒白术 15 克	土茯苓 30 克	八月札 15 克
凌霄花 15 克	桃仁 10 克	地龙 10 克	水红花子 10 克
生黄芪 30 克	莪术 8 克	姜黄 5 克	败酱草 10 克
金荞麦 15 克	代赭石 15 克	鸡内金 30 克	生麦芽 30 克
五味子 10 克	炮山甲 10 克	蛇舌草 30 克	炙甘草 10 克

14 付,水煎服,煎服法同前。

中成药:加味西黄解毒胶囊 0.5 克(2 粒) 口服 3 次/日

按:肝功恢复正常,故按《伤寒论》所谓"见肝之病,知肝传脾,当先实脾",以四君子加黄芪健脾益气;八月札、凌霄花、桃仁、地龙、莪术、水红花子、姜黄等疏肝利胆、活血通络;代赭石、鸡内金、生麦芽调和胃气;五味子酸敛护肝;败酱草、金荞麦、蛇舌草解毒抗癌;炮山甲软坚散结;炙甘草调和诸药。

2006 年 6 月 19 日十二诊

复查生化:谷丙转氨酶 120U/L,谷草转氨酶 83U/L,总胆红素 26.0μmol/L,直接胆红素 8.9μmol/L。血象正常。症见:恶心,小便黄,纳可,舌红,苔黄,脉沉细。仍属肝热,再予丹栀逍遥散化裁,处方:

茵陈蒿 30 克	炒山栀 10 克	丹皮 10 克	炒柴胡 10 克
凌霄花 15 克	青蒿 15 克	赤芍 10 克	五味子 10 克
败酱草 12 克	金荞麦 15 克	姜黄 6 克	水红花子 10 克
桃仁 6 克	地龙 10 克	川朴 10 克	鳖甲 15 克
炮山甲 10 克	代赭石 15 克	鸡内金 30 克	生麦芽 30 克
苦参 12 克	蛇舌草 30 克	生甘草 10 克	

14 付,水煎服,煎服法同前。

中成药:加味西黄解毒胶囊 0.5 克(2 粒) 口服 3 次/日

2006 年 7 月 18 日十三诊

复查生化:谷丙转氨酶 53U/L,谷草转氨酶 51U/L,总胆红素 28.7μmol/L。症见:小便黄,纳可,大便调,舌红,苔黄腻,脉沉细。证属湿热黄疸,以三仁汤加四君子化裁,处方:

白蔻仁 10 克	杏仁 10 克	生苡仁 15 克	川朴 10 克
太子参 15 克	炒白术 15 克	土茯苓 30 克	凌霄花 15 克
八月札 15 克	炮山甲 10 克	鳖甲 10 克	茵陈蒿 30 克

金钱草 30 克	败酱草 12 克	桃仁 6 克	水红花子 10 克
焦楂榔^各 10 克	生麦芽 30 克	鸡内金 30 克	代赭石 15 克
蛇舌草 30 克	炙甘草 10 克		

14 付,水煎服,煎服法同前。

中成药:加味西黄解毒胶囊 0.5 克(2 粒) 口服 3 次/日

2006 年 8 月 25 日十四诊

复查生化:谷丙转氨酶 99U/L,谷草转氨酶 86U/L,总胆红素 24.9μmol/L。症见:近期患急性肠炎,治疗后大便好转,纳可,舌红,苔少,脉沉细。证属脾虚湿热,予健脾祛湿,香砂六君子汤化裁,处方:

太子参 15 克	炒白术 15 克	土茯苓 30 克	广木香 10 克
砂仁 10 克	炒枳壳 10 克	川朴 10 克	生蒲黄^包 10 克
凌霄花 15 克	八月札 15 克	青蒿 15 克	炮山甲 10 克
九香虫 5 克	姜黄 5 克	炒山栀 10 克	水红花子 10 克
生黄芪 30 克	杭白芍 15 克	金荞麦 30 克	炒扁豆 10 克
焦楂榔^各 10 克	蛇舌草 30 克	草河车 15 克	炙甘草 10 克

14 付,水煎服,煎服法同前。

中成药:加味西黄解毒胶囊 0.5 克(2 粒) 口服 3 次/日

2006 年 10 月 17 日十五诊

复查生化:谷丙转氨酶 52U/L,总胆红素 39.7μmol/L。症见:易疲乏,大便溏,舌红,苔少,脉沉细。证属脾虚肝郁,仍予疏肝健脾,丹栀逍遥散化裁,处方:

丹皮 10 克	炒山栀 10 克	炒柴胡 10 克	赤白芍^各 10 克
炒白术 15 克	茯苓 15 克	莲子肉 12 克	砂仁 10 克
凌霄花 15 克	八月札 15 克	茵陈蒿 15 克	金荞麦 15 克
生黄芪 30 克	炒枳壳 10 克	桂枝尖 5 克	水红花子 10 克
焦楂榔^各 10 克	代赭石 15 克	生麦芽 30 克	鸡内金 30 克
金钱草 15 克	芡实 10 克	半边莲 30 克	炙甘草 10 克

14 付,水煎服,煎服法同前。

中成药:加味西黄解毒胶囊 0.5 克(2 粒) 口服 3 次/日

2006 年 11 月 21 日十六诊

复查生化:谷丙转氨酶 97U/L,谷草转氨酶 81U/L。症见:嗳气,大便不畅,乏力,舌红,苔少,脉沉细。证属胃失和降,予和降胃气法,旋覆代赭汤化

裁,处方:

旋覆花^包10克	代赭石15克	太子参15克	炒白术15克
茯苓15克	生黄芪30克	杭白芍15克	五味子10克
败酱草10克	茵陈蒿15克	莪术10克	桃仁6克
地龙10克	鳖甲15克	炮山甲8克	绿萼梅10克
川朴15克	鸡内金30克	生麦芽30克	蛇舌草30克
草河车15克	炙甘草10克		

14付,水煎服,煎服法同前。

中成药:加味西黄解毒胶囊 0.5克(2粒) 口服 3次/日

按: 参考《伤寒论》,"噫气不除"者用旋覆代赭汤法化裁。

2007年1月9日十七诊

B超:肝未见异常;脾稍大。症见:小便黄,纳差,稍恶心,舌红,苔少,脉沉细。证属脾虚湿阻,予健脾除湿法,香砂六君子汤化裁,处方:

太子参15克	炒白术15克	土茯苓30克	砂仁10克
橘皮10克	生黄芪30克	杭白芍15克	败酱草10克
茵陈蒿15克	凌霄花15克	八月札15克	水红花子10克
桃仁6克	九香虫5克	莪术10克	五味子10克
鳖甲10克	金荞麦30克	代赭石15克	鸡内金30克
生麦芽30克	蛇舌草30克	炙甘草10克	

14付,水煎服,煎服法同前。

中成药:加味西黄解毒胶囊 0.5克(2粒) 口服 3次/日

2007年2月13日十八诊

复查生化:谷丙转氨酶58U/L,总胆红素24.5μmol/L。症见:近日胃脘不适,时有恶心,大便调,舌红,苔少,脉沉细。证属脾虚胃热,予健脾和胃法调治,处方:

橘皮10克	竹茹10克	清半夏10克	枇杷叶10克
太子参15克	炒白术15克	土茯苓30克	枸杞子15克
凌霄花15克	金荞麦15克	桃仁6克	地龙10克
莪术8克	八月札15克	鳖甲15克	炮山甲10克
炒杜仲10克	女贞子15克	绿萼梅10克	茵陈蒿15克
蛇舌草30克	草河车15克	炙甘草10克	

14付,水煎服,煎服法同前。

中成药:加味西黄解毒胶囊 0.5克(2粒) 口服 3次/日

2007年4月22日十九诊

复查生化:谷丙转氨酶91U/L,谷草转氨酶67U/L,总胆红素29.8μmol/L,直接胆红素10.3μmol/L。症见:近日腹胀,舌红,苔少,脉沉细。仍属肝郁化热,以茵陈蒿汤意化裁,处方:

茵陈蒿30克	炒山栀10克	凌霄花15克	八月札15克
土茯苓30克	五味子10克	桃仁5克	水红花子10克
鳖甲15克	炮山甲6克	川朴10克	金荞麦15克
姜黄5克	鸡内金30克	生麦芽30克	焦楂榔^各15克
败酱草15克	蛇舌草30克	炙甘草10克	

14付,水煎服,煎服法同前。

中成药:加味西黄解毒胶囊 0.5克(2粒) 口服 3次/日

2007年5月19日二十诊

复查生化:谷丙转氨酶99U/L,谷草转氨酶55U/L。症见:肝区胀痛,乏力,大便有时不成形,舌红,苔少,脉沉细。属脾虚湿浊不化,以四君子加当归补血汤化裁,处方:

太子参15克	炒白术15克	茯苓15克	生黄芪30克
当归10克	桃仁6克	地龙6克	水红花子10克
凌霄花15克	莪术8克	茵陈蒿30克	金荞麦15克
鳖甲15克	炮山甲10克	藤梨根15克	生麦芽30克
代赭石15克	鸡内金30克	草河车15克	炙甘草10克

14付,水煎服,煎服法同前。

中成药:加味西黄解毒胶囊 0.5克(2粒) 口服 3次/日

2007年7月9日二十一诊

B超检查未见异常。症见:纳可,眠可,大便可,腹胀减轻,舌红胖,苔薄黄,脉沉细小弦。证属脾虚肝郁,予小柴胡汤合四君子汤调理,处方:

沙参15克	黄芩10克	清半夏10克	炒柴胡10克
太子参15克	炒白术15克	土茯苓30克	凌霄花15克
八月札15克	生黄芪30克	杭白芍15克	桃仁6克
地龙6克	三棱6克	炮山甲10克	鳖甲15克
鸡内金30克	生麦芽30克	代赭石15克	藤梨根15克
草河车15克	炙甘草10克		

14付,水煎服,煎服法同前。

中成药:加味西黄解毒胶囊 0.5克(2粒) 口服 3次/日

2007 年 10 月 16 日二十二诊

B 超检查:脂肪肝。症见:纳可,腹不胀,眠可,大便可,舌红胖,苔薄黄,脉沉细小弦。证属脾虚肝郁,予丹栀逍遥散化裁,处方:

丹皮 10 克	炒山栀 10 克	炒柴胡 10 克	赤白芍^各 10 克
炒白术 15 克	茯苓 15 克	莪术 8 克	三棱 6 克
川朴 10 克	桃仁 8 克	地龙 6 克	凌霄花 15 克
八月札 15 克	鳖甲 15 克	炮山甲 10 克	焦楂榔^各 10 克
代赭石 15 克	鸡内金 30 克	生麦芽 30 克	草河车 15 克
炙甘草 10 克			

14 付,水煎服,煎服法同前。

中成药:加味西黄解毒胶囊 0.5 克(2 粒) 口服 3 次/日

2007 年 12 月 7 日二十三诊

复查生化:谷丙转氨酶 64U/L,总胆红素 21.3μmol/L,直接胆红素 8.5μmol/L。症见:近日感恶心,干呕,舌红胖,苔薄白,脉沉细。证属脾虚湿阻,予健脾除湿法调治,以黄芪健中汤合香砂六君子汤化裁,处方:

生黄芪 30 克	杭白芍 15 克	太子参 15 克	炒白术 15 克
茯苓 15 克	砂仁 6 克	广木香 10 克	橘皮 10 克
姜半夏 10 克	凌霄花 15 克	金荞麦 15 克	水红花子 10 克
桃仁 5 克	炮山甲 6 克	鳖甲 15 克	代赭石 15 克
鸡内金 30 克	生麦芽 30 克	八月札 15 克	焦楂榔^各 10 克
蛇舌草 30 克	炙甘草 10 克		

14 付,水煎服,煎服法同前。

中成药:加味西黄解毒胶囊 0.5 克(2 粒) 口服 3 次/日

2008 年 3 月 11 日二十四诊

复查生化:谷丙转氨酶 74U/L,谷丙转氨酶 48U/L。症见:纳可,大便可,眠可,舌红,苔薄黄,脉沉细。证属肝郁脾虚、湿浊未净,续予疏肝健脾、宣郁除湿法,茵陈蒿汤合丹栀逍遥散化裁,处方:

茵陈蒿 30 克	炒山栀 10 克	炒柴胡 10 克	杭白芍 15 克
赤芍 15 克	八月札 15 克	凌霄花 15 克	露蜂房 4 克
地龙 8 克	青蒿 15 克	鳖甲 15 克	败酱草 10 克
莲子肉 12 克	芡实 10 克	炒苡仁 15 克	代赭石 15 克
鸡内金 30 克	生麦芽 30 克	补骨脂 10 克	肉豆蔻 10 克
香橼 15 克	半枝莲 30 克	炙甘草 10 克	

14付,水煎服,煎服法同前。

中成药:加味西黄解毒胶囊 0.5克(2粒) 口服 3次/日

2008年7月21日二十五诊

复查肿瘤标志物正常。生化:谷丙转氨酶71U/L,谷丙转氨酶46U/L,总胆红素27.4μmol/L,直接胆红素18.6μmol/L。症见:自汗,夜间盗汗,纳可,眠可,大便可,舌红,苔黄,脉沉细。证属肝胃郁热,湿浊不化,予小柴胡汤合逍遥散化裁,处方:

沙参15克	黄芩10克	清半夏10克	炒柴胡10克
杭白芍15克	赤芍15克	炒白术15克	土茯苓30克
五味子10克	败酱草10克	生蒲黄[包]10克	露蜂房5克
炮山甲10克	龟板15克	茵陈蒿30克	藤梨根15克
凌霄花15克	浮小麦30克	蛇舌草30克	炙甘草10克

14付,水煎服,煎服法同前。

中成药:加味西黄解毒胶囊 0.5克(2粒) 口服 3次/日

2008年11月25日二十六诊

复查生化:谷丙转氨酶69U/L。症见:时有上腹部疼痛,进食后明显,大便时有不成形,纳可,眠可,舌红胖,苔薄白,脉细弦。证属脾虚生湿,故以黄芪健中汤合四君子汤化裁,处方:

生黄芪30克	杭白芍15克	太子参15克	炒白术15克
莲子肉10克	炒苡仁15克	芡实10克	生蒲黄[包]10克
白芷10克	露蜂房5克	地龙8克	桑螵蛸10克
炮山甲10克	龟板15克	三七5克	血余炭10克
九香虫5克	代赭石15克	旋覆花[包]10克	生山楂6克
鸡内金30克	半枝莲30克	生甘草10克	

14付,水煎服,煎服法同前。

中成药:加味西黄解毒胶囊 0.5克(2粒) 口服 3次/日

按:肝胆疾病往往容易累及胃气,引起胃脘不适,故常用"小胃方"保护胃黏膜,九香虫理气止痛;地龙、三七、九香虫等尚有助于抗癌拔毒,对肝纤维化也有软肝散结作用。

2009年3月20日二十七诊

复查生化:谷丙转氨酶138U/L,谷丙转氨酶78U/L,总胆红素26.3μmol/L。症见:肝区胀,胃脘不适,纳可,眠可,二便调,舌红胖,苔薄黄,脉沉细。证属肝

胃不和,以丹栀逍遥散化裁,处方:

丹皮 10 克	炒山栀 10 克	炒柴胡 10 克	炒白术 15 克
茯苓 15 克	绿萼梅 10 克	生蒲黄^包 10 克	白芷 10 克
露蜂房 6 克	金荞麦 15 克	地龙 10 克	水红花子 10 克
桃仁 6 克	凌霄花 15 克	藤梨根 15 克	五味子 10 克
茵陈蒿 30 克	醋鳖甲 15 克	炮山甲 10 克	代赭石 15 克
鸡内金 30 克	焦楂榔^各 10 克	蛇舌草 30 克	生甘草 10 克

14 付,水煎服,煎服法同前。

中成药:加味西黄解毒胶囊　0.5 克(2 粒)　口服　3 次/日

2010 年 1 月 24 日二十八诊

复查超声:肝内可见小结节。肿瘤标志物均正常。症见:肝区胀,胃脘不适,舌红,苔薄白,脉滑数。证属肝气犯胃,小柴胡汤化裁,处方:

炒柴胡 10 克	黄芩 10 克	清半夏 10 克	太子参 15 克
生蒲黄^包 10 克	白芷 10 克	露蜂房 5 克	藤梨根 15 克
八月札 15 克	金荞麦 15 克	炮山甲 6 克	地龙 10 克
桃仁 6 克	三七 5 克	凌霄花 15 克	水红花子 10 克
代赭石 15 克	鸡内金 30 克	生麦芽 30 克	佛手 10 克
草河车 15 克	半枝莲 30 克	生甘草 10 克	

14 付,水煎服,煎服法同前。

中成药:加味西黄解毒胶囊　0.5 克(2 粒)　口服　3 次/日

2010 年 11 月 28 日二十九诊

生化:谷丙转氨酶 74U/L,谷丙转氨酶 46U/L。症见:肝区稍胀,胃纳尚可,一般情况可,舌淡红,苔少,脉弦数。证属脾虚肝郁,疏肝健脾法调治,四逆散合四君子汤化裁,处方:

炒柴胡 10 克	炒枳壳 10 克	杭白芍 15 克	太子参 15 克
炒白术 15 克	土茯苓 30 克	生蒲黄^包 10 克	露蜂房 5 克
炮山甲 6 克	鳖甲 10 克	茵陈蒿 30 克	五味子 6 克
藤梨根 15 克	金荞麦 15 克	桑叶 10 克	制首乌 15 克
生山楂 10 克	荷叶 10 克	川朴 15 克	桃仁 6 克
佛手 15 克	蛇舌草 30 克	生甘草 10 克	

14 付,水煎服,煎服法同前。

中成药:加味西黄解毒胶囊　0.5 克(2 粒)　口服　3 次/日

2011 年 4 月 20 日三十诊

复查腹部超声:肝内实性结节;脾大;肝门低回声;肝右后叶异常信号。症见:乏力,睡眠不佳,余情况可,舌淡红,苔薄白,脉弦细。仍属肝郁脾虚证,予逍遥散化裁,处方:

炒柴胡 10 克	赤白芍各 10 克	土茯苓 30 克	炒白术 15 克
川朴 10 克	炒枳壳 10 克	女贞子 15 克	旱莲草 10 克
炮山甲 6 克	鳖甲 10 克	三七 5 克	九香虫 6 克
生蒲黄（包）10 克	浙贝母 10 克	桃仁 6 克	八月札 10 克
鸡血藤 10 克	金荞麦 15 克	代赭石 15 克	鸡内金 30 克
生麦芽 30 克	露蜂房 5 克	蛇舌草 30 克	生甘草 10 克

14 付,水煎服,煎服法同前。

中成药:加味西黄解毒胶囊 0.5 克(2 粒) 口服 3 次/日

2011 年 10 月 24 日三十一诊

生化:谷丙转氨酶 94U/L,谷草转氨酶 69U/L。腹部超声:肝内片状低回声,性质待定;肝转移 RI:肝血管瘤? 肾囊肿;脾大。症见:恶心,腹胀,纳差,眠欠佳,二便调,舌淡胖,苔白,脉沉细。证属脾虚气滞、胃失和降,予健脾和胃、宁心安神法,归脾汤化裁,处方:

生黄芪 30 克	太子参 15 克	炒白术 15 克	茯苓 15 克
广木香 6 克	远志 10 克	龙眼肉 10 克	炒枣仁 30 克
柏子仁 30 克	制首乌 15 克	凌霄花 15 克	八月札 10 克
金荞麦 15 克	炮山甲 6 克	鳖甲 10 克	龟板 10 克
九香虫 6 克	代赭石 15 克	鸡内金 30 克	生麦芽 30 克
蛇舌草 30 克	半边莲 15 克	生甘草 10 克	

14 付,水煎服,煎服法同前。

中成药:加味西黄解毒胶囊 0.5 克(2 粒) 口服 3 次/日

2012 年 3 月 7 日三十二诊

复查肿瘤标志物未见异常。腹部超声:肝内片状低回声,性质待定;脾大。生化:谷丙转氨酶 58U/L,谷草转氨酶 44U/L。症见:口臭,口苦,纳眠可,二便调。舌淡暗,苔薄白,脉细滑。证属肝郁化火,小柴胡汤化裁,处方:

炒柴胡 10 克	清半夏 9 克	黄芩 10 克	太子参 15 克
生黄芪 30 克	杭白芍 15 克	炒白术 15 克	土茯苓 30 克
广木香 6 克	九香虫 6 克	生蒲黄（包）10 克	露蜂房 5 克
凌霄花 15 克	八月札 10 克	炮山甲 6 克	鳖甲 10 克

藤梨根 15 克	茵陈蒿 30 克	金钱草 20 克	焦楂榔^各 10 克

藤梨根 15 克　　　茵陈蒿 30 克　　　金钱草 20 克　　　焦楂榔^各 10 克

草河车 15 克　　　生甘草 10 克

14 付,水煎服,煎服法同前。

中成药:加味西黄解毒胶囊　0.5 克(2 粒)　口服　3 次/日

2012 年 8 月 22 日三十三诊

复查肿瘤标志物未见异常。腹部超声:肝内胆管积气;门静脉、肝静脉瘘可能。曾于 4 月及 8 月 13 日两次发生消化道出血,伴有黑便,目前血红蛋白 9.6g/L。症见:乏力,肠鸣,胃胀气,嗳气,纳眠尚可,大便可,舌淡红,苔白,脉细滑数。证属脾虚气滞,予健脾理气法调治,归脾汤合旋覆代赭汤化裁,处方:

生黄芪 30 克	杭白芍 15 克	太子参 15 克	炒白术 15 克
土茯苓 30 克	制首乌 15 克	远志 10 克	广木香 10 克
炒枣仁 30 克	龙眼肉 10 克	蒲黄炭 10 克	露蜂房 5 克
血余炭 10 克	白及 15 克	炮山甲 6 克	鳖甲 10 克
旋覆花^包 10 克	代赭石 15 克	清半夏 10 克	炒莱菔子 15 克
仙鹤草 10 克	蛇舌草 30 克	半枝莲 15 克	生甘草 10 克

14 付,水煎服,煎服法同前。

中成药:加味西黄解毒胶囊　0.5 克(2 粒)　口服　3 次/日

按:较上次来诊而言,此次患者无口苦、口臭,而脾虚证较为明显,故以黄芪健中汤加四君子等调理。患者为肝内胆管癌,姑息性手术治疗,残端有癌浸润,故预后是比较差的;且化疗效果也较差,不似肝细胞癌那样对介入治疗反应良好,故治疗难度更大。本患者自手术后即开始坚持口服汤药治疗,几乎每隔一个月即来复诊一次,经过孙桂芝教授细心调理,患者病情一直较为稳定,可以说是患者积极治疗、恒心坚持与孙桂芝教授精心调理、相互配合取得的成果。

病例 15　原发性肝癌介入治疗后

林某某,男,55 岁。基本病情:原发性肝癌介入治疗 2 次后,病灶有所缩小。

2006 年 1 月 15 日初诊

患者于 2005 年 8 月发现肝占位,先后两次行肝 CT 检查见占位大小由 5.5cm×6.0cm 变为 6.9cm×5.9cm,介入治疗 1 次后复查提示治疗有效,肝增强 CT 示:病灶区无血流信号;第 2 次介入治疗后,2005 年 11 月复查肝增强 CT 示:肿瘤缩小。现复查肝增强 CT 示:肝占位大小 5.4cm×4.7cm。症见:腹部不胀,纳可,眠可,舌红,苔黄,脉沉细。按肝郁脾虚论治,处方:

太子参 15 克	炒白术 15 克	土茯苓 30 克	栀子 10 克
柴胡 10 克	枳壳 10 克	凌霄花 15 克	藤梨根 15 克
水红花子 10 克	桃仁 8 克	醋鳖甲 15 克	地龙 10 克
金荞麦 15 克	鸡内金 30 克	生麦芽 30 克	九香虫 10 克
生蒲黄 10 克	露蜂房 5 克	蛇舌草 30 克	炙甘草 10 克

30 付,水煎服;每付药连续服用两日。煎服法:每剂药连煎 2 回,兑成 400ml 浓汁,分成 4 份,每日早、晚各服一次,每次 100ml。

按:肝占位较大,易出现肝区胀痛,《伤寒论》中说,"见肝之病,知肝传脾,当先实脾",故先予疏肝健脾法。方中桃仁、地龙、水红花子、九香虫可起到活血通络、软肝散结作用;金麦代赭汤健胃消食;"小胃方"保护胃黏膜。

2006 年 4 月 22 日二诊

肝癌介入治疗后半年,复查病灶有缩小;AFP 正常,CA199、CEA 均正常。症见:口干咽干,口中有异味,舌红,苔黄,脉沉细。证属肝郁脾虚、肝郁化热,予丹栀逍遥散合小柴胡汤化裁,处方:

丹皮 10 克	栀子 10 克	黄芩 10 克	清半夏 10 克
柴胡 10 克	杭白芍 15 克	炒白术 15 克	土茯苓 30 克
八月札 15 克	凌霄花 15 克	穿山甲 6 克	桃仁 6 克
地龙 10 克	九香虫 10 克	三七 5 克	金荞麦 15 克
代赭石 15 克	鸡内金 30 克	生麦芽 30 克	绿萼梅 10 克
鸡血藤 30 克	重楼 15 克	炙甘草 10 克	

30 付,水煎服,煎服法同前。

2006 年 8 月 18 日三诊

肝癌介入治疗后 1 年,复查超声:右肝低回声 4.5cm×4.3cm,无血流;左肝后下方低回声 1.2cm×1.2cm,未见血流;脾大。症见:上腹时有发热感,腹不胀,口干,纳可,眠可,舌红,苔黄,脉沉细。证属肝郁脾虚,仍予疏肝健脾法调治,处方:

太子参 15 克	炒白术 15 克	土茯苓 30 克	柴胡 10 克
凌霄花 15 克	绿萼梅 10 克	金荞麦 30 克	藤梨根 15 克
桃仁 6 克	地龙 10 克	莪术 8 克	水红花子 10 克
三七 5 克	天花粉 5 克	玉竹 15 克	石斛 15 克
青蒿 15 克	穿山甲 6 克	生麦芽 30 克	焦槟榔[各] 10 克
生山楂 5 克	代赭石 15 克	重楼 15 克	炙甘草 10 克

30 付,水煎服,煎服法同前。

2006 年 11 月 14 日四诊

肝癌介入治疗后 1 年余,腹部 CT、MRI 检查未见异常变化。复查血常规:白细胞 3.3×10^9/L。症见:大便稍干,纳眠尚可,舌红,苔薄白,脉沉细。证属肝郁脾虚,予健脾疏肝法,黄芪建中汤合香砂六君子汤化裁,处方:

太子参 15 克	炒白术 15 克	土茯苓 30 克	砂仁 6 克
广木香 10 克	生黄芪 30 克	杭白芍 15 克	陈皮 10 克
桂枝 3 克	元参 3 克	柴胡 10 克	水红花子 10 克
桃仁 6 克	地龙 6 克	莪术 8 克	穿山甲 6 克
金荞麦 15 克	九香虫 5 克	佛手 15 克	绿萼梅 10 克
鸡内金 30 克	代赭石 15 克	生麦芽 30 克	蛇舌草 30 克
炙甘草 10 克			

30 付,水煎服,煎服法同前。

2007 年 2 月 2 日五诊

肝癌介入治疗后 1 年半,复查肿瘤标记物正常。血常规:白细胞 3.48×10^9/L。生化示:肝功能正常。腹部 CT:介入部位稳定;脾大。症见:一般情况可,舌红,少苔,脉沉细。证属肝郁脾虚,予健脾疏肝法,处方:

太子参 15 克	生白术 15 克	土茯苓 30 克	鸡血藤 15 克
凌霄花 15 克	赤白芍^各 15 克	八月札 15 克	金荞麦 15 克
桃仁 10 克	姜厚朴 10 克	莪术 10 克	水红花子 10 克
生黄芪 30 克	当归 10 克	草决明 10 克	清半夏 10 克
穿山甲 6 克	地龙 10 克	佛手 15 克	香橼 15 克
生麦芽 30 克	蛇舌草 30 克	生甘草 10 克	

36 付,水煎服,煎服法同前。

2007 年 5 月 11 日六诊

肝癌介入治疗后 1 年零 9 个月。近期先后两次复查血常规:白细胞由 3.3×10^9/L 降至 2.86×10^9/L。症见:时有肝区疼痛,胸壁隐痛,眠可,纳可,大便可,舌红,苔黄,脉沉细。证属肝郁脾虚,予疏肝健脾法,丹栀逍遥散合当归补血汤化裁,处方:

丹皮 10 克	栀子 10 克	柴胡 10 克	杭白芍 15 克
赤芍 15 克	炒白术 15 克	茯苓 15 克	生黄芪 30 克
当归 10 克	凌霄花 15 克	鸡血藤 30 克	生地黄 15 克
桃仁 6 克	茵陈蒿 15 克	藤梨根 15 克	水红花子 10 克
穿山甲 6 克	代赭石 15 克	鸡内金 30 克	生麦芽 30 克

天花粉 3 克　　　绿萼梅 10 克　　　蛇舌草 30 克　　　炙甘草 10 克
30 付,水煎服,煎服法同前。

2007 年 9 月 16 日七诊

肝癌介入治疗后 2 年余。复查肿瘤标记物正常。超声提示:肝内可见
1.8cm×1.9cm 低回声。症见:口干口苦,大便时有不成形,舌红,苔黄,脉沉
细。证属肝郁脾虚,予疏肝健脾法,小柴胡汤化裁,处方:

沙参 15 克　　　黄芩 10 克　　　清半夏 10 克　　　柴胡 10 克
赤白芍^各 10 克　　　凌霄花 15 克　　　八月札 15 克　　　茵陈蒿 15 克
水红花子 10 克　　　桃仁 6 克　　　地龙 10 克　　　穿山甲 6 克
醋鳖甲 10 克　　　代赭石 15 克　　　鸡内金 30 克　　　生麦芽 30 克
香橼 15 克　　　焦山楂 15 克　　　生黄芪 30 克　　　当归 10 克
藤梨根 15 克　　　重楼 15 克　　　生甘草 10 克
30 付,水煎服,煎服法同前。

2007 年 12 月 29 日八诊

肝癌介入治疗后 2 年零 4 个月。复查血常规:白细胞 3.4×10^9/L。症见:
时有肝区胀痛,纳可,大便可,舌红,少苔,脉沉细。证属肝郁脾虚,予疏肝健脾
法,丹栀逍遥散化裁,处方:

丹皮 10 克　　　栀子 10 克　　　柴胡 10 克　　　赤白芍^各 10 克
炒白术 15 克　　　土茯苓 15 克　　　桑椹 30 克　　　桑寄生 15 克
绿萼梅 10 克　　　凌霄花 15 克　　　八月札 15 克　　　水红花子 10 克
桃仁 8 克　　　地龙 10 克　　　香橼 15 克　　　焦楂榔^各 10 克
穿山甲 6 克　　　醋龟甲 15 克　　　鸡内金 30 克　　　重楼 15 克
草河车 15 克　　　生甘草 10 克
30 付,水煎服,煎服法同前。

2008 年 4 月 4 日九诊

肝癌介入治疗后 2 年零 8 个月。复查肿瘤标记物正常。血常规:白细胞
3.8×10^9/L。症见:肝区胀感、隐痛,纳可,大便尚可,舌红,少苔,脉沉细。证
属肝郁脾虚,予健脾疏肝、补气养血法,八珍汤化裁,处方:

生黄芪 30 克　　　当归 10 克　　　杭白芍 15 克　　　太子参 15 克
炒白术 15 克　　　香橼 15 克　　　土茯苓 30 克　　　茵陈蒿 15 克
凌霄花 15 克　　　八月札 15 克　　　桑螵蛸 10 克　　　水红花子 10 克
穿山甲 6 克　　　桃仁 6 克　　　地龙 8 克　　　厚朴 10 克

| 焦山楂 10 克 | 草决明 10 克 | 代赭石 15 克 | 鸡内金 30 克 |
| 生麦芽 30 克 | 露蜂房 5 克 | 草河车 15 克 | 生甘草 10 克 |

30 付,水煎服,煎服法同前。

2008 年 8 月 29 日十诊

肝癌介入治疗后 3 年。复查肿瘤标记物正常。超声:肝硬化,脾大。症见:口干口苦,纳可,大便可,舌红,苔黄,脉沉细。证属肝郁脾虚,予疏肝健脾法,小柴胡汤合逍遥散化裁,处方:

沙参 15 克	黄芩 10 克	清半夏 10 克	柴胡 10 克
杭白芍 15 克	赤芍 10 克	生白术 15 克	茯苓 15 克
生黄芪 30 克	生蒲黄 10 克	露蜂房 5 克	水红花子 10 克
穿山甲 6 克	地龙 10 克	桑螵蛸 10 克	露蜂房 5 克
代赭石 15 克	鸡内金 30 克	生麦芽 30 克	焦楂榔[各] 10 克
桃仁 8 克	莪术 10 克	重楼 15 克	生甘草 10 克

30 付,水煎服,煎服法同前。

2008 年 12 月 28 日十一诊

肝癌介入治疗后 3 年零 4 个月。复查肿瘤标记物正常。白细胞波动在 $(3.4 \sim 3.6) \times 10^9/L$。症见:纳可,眠可,大便可,舌红胖,少苔,脉沉细。白细胞低反复调治不应,试予疏肝益肾法,四逆散合麦味地黄丸化裁,处方:

麦冬 10 克	五味子 10 克	生熟地[各] 10 克	山萸肉 12 克
茯苓 15 克	柴胡 10 克	杭白芍 15 克	砂仁 10 克
凌霄花 15 克	桑螵蛸 10 克	生蒲黄 10 克	露蜂房 5 克
生白术 30 克	桑椹 30 克	桃仁 5 克	代赭石 15 克
鸡内金 30 克	生麦芽 30 克	金荞麦 15 克	藤梨根 30 克
重楼 15 克	炙甘草 10 克		

30 付,水煎服,煎服法同前。

按:桑螵蛸、桑椹用于益肾生髓、养血生血。

2009 年 4 月 21 日十二诊

肝癌介入治疗后 3 年零 8 个月。复查肿瘤标记物正常。超声:肝硬化,脾大。复查血常规:白细胞 $3.6 \times 10^9/L$。症见:口干口苦,大便干,纳眠尚可,舌红胖,少苔,脉沉细小弦。证属肝郁脾虚,予疏肝健脾法,小柴胡汤合逍遥散化裁,处方:

| 沙参 15 克 | 黄芩 10 克 | 清半夏 10 克 | 丹皮 10 克 |

柴胡10克	赤芍10克	杭白芍15克	生白术30克
土茯苓15克	凌霄花15克	藤梨根15克	水红花子10克
穿山甲6克	生蒲黄10克	露蜂房5克	桑螵蛸10克
九香虫10克	代赭石15克	鸡内金30克	生麦芽30克
金荞麦15克	重楼15克	生甘草10克	

15付,水煎服,煎服法同前。

2012年6月22日十三诊

病情稳定,停药3年余,今日复诊,肝癌介入治疗后近7年。复查肿瘤标记物正常。超声:肝硬化,脾大。症见:一般情况可,舌红,苔黄腻,脉沉细。证属湿热中阻,予醒脾化湿、益肾养血,处方:

藿香10克	佩兰10克	滑石10克	知母10克
黄柏10克	麦冬12克	五味子10克	生黄芪30克
制首乌15克	藤梨根15克	金荞麦15克	生蒲黄10克
露蜂房5克	穿山甲6克	穿山甲15克	醋龟甲15克
地龙10克	三七6克	九香虫6克	代代花10克
重楼15克	生甘草10克		

30付,水煎服,煎服法同前。

2013年1月12日十四诊

肝癌介入治疗后近7年半,复查肿瘤标记物正常。血常规:白细胞2.05×10^9/L。超声:肝硬化,脾大。症见:口干口苦,舌红胖,苔薄黄,脉沉细。属少阳证,小柴胡汤合黄芪建中汤化裁,处方:

沙参15克	黄芩10克	柴胡10克	太子参15克
生白术30克	土茯苓30克	生黄芪30克	杭白芍15克
金荞麦15克	藤梨根15克	醋龟甲15克	醋鳖甲15克
三七6克	桃仁6克	地龙10克	白及15克
桑椹30克	桑螵蛸10克	石韦15克	石斛15克
半边莲15克	重楼15克	生甘草10克	

30付,水煎服,煎服法同前。

按:桑螵蛸、桑椹用于益肾生髓、养血生血;白及、三七用于养血止血、防治出血;双石汤(主药石斛、石韦)用于升血小板。

2013年10月18日十五诊

肝癌介入治疗后8年零2个月。复查血常规:白细胞2.37×10^9/L。症见:一

般情况好,舌红,苔薄黄,脉沉细。证属气血不足,予益气养血,八珍汤化裁,处方:

生黄芪30克	当归15克	生熟地各10克	杭白芍15克
阿胶珠20克	太子参15克	炒白术15克	土茯苓30克
穿山甲6克	醋鳖甲15克	金荞麦15克	藤梨根15克
白及10克	桃仁6克	地龙10克	莪术10克
八月札15克	石韦15克	石斛15克	大枣5枚
蛇舌草30克	重楼15克	生甘草10克	

10付,水煎服,煎服法同前。

按:阿胶有助于生血、止血;白及用于防治出血;桃仁、地龙用于抗肝纤维化;双石汤(主药石斛、石韦)用于升血小板。

2014年10月25日十六诊

肝癌介入治疗后9年零2个月。2014年10月23日复查腹部CT:肝左叶结节较前增大;肝硬化;脾大;少量腹水。血常规:白细胞2.06×10^9/L;血红蛋白136g/L;血小板27×10^9/L。生化:总胆红素41.94μmol/L,直接胆红素12.64μmol/L。症见:舌胖,苔薄黄,脉沉细。证属气血不足,续予健脾益肾法调治,二黄鸡枸汤化裁,处方:

生黄芪30克	黄精15克	鸡血藤30克	枸杞子15克
女贞子15克	石韦15克	石斛15克	大枣5枚
穿山甲6克	醋龟甲15克	白及15克	三七6克
仙鹤草15克	桃仁6克	地龙10克	生蒲黄10克
苍术10克	黄柏10克	金钱草15克	茵陈蒿30克
猪苓30克	蛇舌草30克	重楼15克	生甘草10克

10付,水煎服,煎服法同前。

按:肝癌介入治疗后9年余,肝左叶结节较前增大,但白细胞、血小板低,暂不能行介入治疗,故仍以健脾益肾法调治;血小板低,加"双石汤"(主药为石韦、石斛、大枣、醋龟甲);预防出血,用白及、三七、仙鹤草、生蒲黄;活血软坚,用桃仁、地龙;利胆退黄,用二妙、茵陈蒿、金钱草、猪苓。嘱患者注意复查相关指标,发现问题及时中西医结合处理。

病例16 原发性肝癌介入治疗后

欧某某,男,56岁。基本病情:原发性肝癌介入治疗5次后。

2010年4月27日初诊

肝占位发现1年零9个月,介入治疗5次。2010年3月查AFP 290.1IU/ml↑

（正常＜11.3IU/ml），CEA、CA125正常。生化:谷丙转氨酶62.4U/L,谷草转氨酶61U/L。既往有乙肝病史5年,目前一般情况尚可,舌淡暗,苔少,脉沉细。证属脾气亏虚,予健脾益气法调治,黄芪建中汤合四君子汤化裁,处方:

生黄芪30克	杭白芍15克	太子参15克	炒白术15克
土茯苓30克	生蒲黄10克	露蜂房5克	金荞麦15克
藤梨根15克	八月札15克	地龙12克	三七5克
九香虫5克	穿山甲6克	醋鳖甲10克	醋龟甲15克
姜厚朴10克	代赭石15克	鸡内金30克	生麦芽30克
佛手10克	重楼15克	生甘草10克	

14付,水煎服;每付药连续服用两日。煎服法:每剂药连煎2回,兑成400ml浓汁,分成4份,每日早、晚各服一次,每次100ml。

中成药:金龙胶囊　0.75克(3粒)　口服　3次/日

按:患者肝病一般情况可,按《伤寒论》中"见肝之病,知肝传脾,当先实脾"之嘱,予黄芪建中汤合四君子汤化裁;"小胃方"(主药生蒲黄、露蜂房)用于保护胃黏膜;地龙、三七、九香虫用于拔毒抗癌、软肝散结;穿山甲、醋鳖甲、醋龟甲为肝癌、胆管癌、胰腺癌等难治性恶性肿瘤常用软坚散结药物;金麦代赭汤健胃消食、调和胃气。

2010年6月3日二诊

肝占位近2年,介入治疗5次。近期查AFP 541.9IU/ml↑（正常＜11.3IU/ml）,CA199 40.38U/ml↑（正常＜37.0U/ml）,CEA 5.23ng/ml↑（正常＜5.0ng/ml）。生化:谷丙转氨酶78U/L。症见:纳可,眠可,大便调,舌淡胖,苔白,脉沉细。证属脾气亏虚,仍予黄芪建中汤合四君子汤化裁,处方:

生黄芪30克	杭白芍15克	太子参15克	炒白术15克
土茯苓30克	生蒲黄10克	露蜂房5克	九香虫6克
僵蚕10克	地龙6克	醋鳖甲10克	醋龟甲10克
穿山甲6克	代赭石15克	鸡内金30克	生麦芽30克
藤梨根15克	重楼15克	桃仁5克	三七5克
蛇舌草30克	半枝莲30克	生甘草10克	

20付,水煎服,煎服法同前。

中成药:金龙胶囊　0.75克(3粒)　　口服　3次/日

2010年7月13日三诊

肝占位2年,介入治疗5次。近期查AFP 450.5IU/ml↑（正常＜11.3IU/ml）,CA199、CEA正常。生化:肝功能正常。症见:一般情况可,舌淡,苔少,脉沉细。证

属肝郁脾虚,予香砂六君子汤化裁,处方:

广木香 10 克	砂仁 6 克	陈皮 10 克	清半夏 10 克
太子参 15 克	土茯苓 30 克	炒白术 15 克	生蒲黄 10 克
露蜂房 5 克	穿山甲 6 克	醋鳖甲 10 克	三七 5 克
地龙 10 克	九香虫 5 克	藤梨根 15 克	金荞麦 15 克
凌霄花 15 克	代赭石 15 克	鸡内金 30 克	生麦芽 30 克
重楼 15 克	生甘草 10 克		

40 付,水煎服,煎服法同前。

中成药:金龙胶囊　0.75 克(3 粒)　口服　3 次/日

2010 年 9 月 3 日四诊

肝占位 2 年零 2 个月,介入治疗 5 次。2010 年 9 月复查血常规:白细胞 3.44×10^9/L。近期查 AFP 423.20 ↑ IU/ml(正常 < 11.3IU/ml),CEA 正常。肝功能正常。症见:偶有便稀,一般情况可,家属咨询取药。证属肝郁脾虚,仍予健脾法,处方:

生黄芪 30 克	杭白芍 15 克	太子参 15 克	炒白术 15 克
茯苓 15 克	陈皮 10 克	醋鳖甲 10 克	穿山甲 6 克
醋龟甲 15 克	莪术 10 克	九香虫 6 克	三七 5 克
生蒲黄 10 克	露蜂房 5 克	地龙 10 克	水红花子 10 克
茵陈蒿 30 克	肉桂 5 克	防风 10 克	炒莱菔子 10 克
猪苓 30 克	半边莲 30 克	炙甘草 10 克	

40 付,水煎服,煎服法同前。

中成药:金龙胶囊　0.75 克(3 粒)　口服　3 次/日

2010 年 11 月 26 日五诊

肝占位 2 年零 4 个月,介入治疗 5 次。近期未复查。症见:眠可,纳可,大便不成形,晨起即便,舌红胖,苔少,脉沉细小弦。证属脾肾亏虚,予健脾益肾法,知柏地黄丸合四君子汤、四神丸化裁,处方:

知母 10 克	黄柏 10 克	生熟地^各 10 克	山茱萸 10 克
山药 20 克	茯苓 15 克	地龙 6 克	五味子 10 克
补骨脂 10 克	肉豆蔻 10 克	吴茱萸 5 克	太子参 15 克
炒白术 15 克	生蒲黄 10 克	露蜂房 5 克	穿山甲 6 克
醋龟甲 15 克	九香虫 5 克	三七 6 克	猪苓 30 克
芡实 10 克	藤梨根 15 克	半边莲 30 克	炙甘草 10 克

50 付,水煎服,煎服法同前。

中成药:金龙胶囊 0.75克(3粒) 口服 3次/日

按:晨起即便,当虑"五更泻",予四君子汤合四神丸加芡实补脾益肾、收敛止泻;但其舌红,故予知柏地黄丸合之以防伤阴。

2011年1月11日六诊

肝占位2年半,介入治疗6次。症见:大便不成形,舌淡胖,苔少,脉沉细。证属脾气亏虚,仍用健脾法,黄芪建中汤合四君子汤化裁,处方:

生黄芪30克	杭白芍15克	太子参15克	炒白术15克
土茯苓30克	生蒲黄10克	露蜂房5克	藤梨根15克
金荞麦15克	八月札15克	凌霄花15克	地龙10克
桃仁6克	三七5克	九香虫5克	肉桂5克
防风10克	穿山甲6克	醋鳖甲10克	重楼15克
生甘草10克			

40付,水煎服,煎服法同前。

中成药:金龙胶囊 0.75克(3粒) 口服 3次/日

2011年4月12日七诊

肝占位2年零9个月,介入治疗6次。2011年1月复查AFP正常。症见:大便不成形,一般情况可,舌暗,苔少,脉沉细。证属脾肾不足,续予健脾益肾法调治,处方:

沙参15克	炒白术15克	土茯苓30克	生黄芪30克
杭白芍15克	生蒲黄10克	露蜂房5克	藤梨根15克
金荞麦15克	八月札15克	穿山甲6克	醋鳖甲15克
桃仁6克	三七6克	九香虫6克	肉桂5克
防风10克	诃子肉10克	香附10克	乌药10克
重楼15克	生甘草10克		

40付,水煎服,煎服法同前。

中成药:金龙胶囊 0.75克(3粒) 口服 3次/日

2011年7月12日八诊

肝占位3年,介入治疗6次。2011年4月复查肿瘤标记物正常。症见:大便不成形,一般情况可,舌暗,苔少,脉沉细。证属脾肾不足,续予健脾益肾,处方:

生黄芪30克	杭白芍15克	太子参15克	炒白术15克
土茯苓30克	桑螵蛸10克	桑椹15克	牛膝10克
生蒲黄10克	露蜂房5克	穿山甲6克	醋鳖甲15克

醋龟甲 15 克	藤梨根 15 克	金荞麦 15 克	八月札 15 克
地龙 10 克	三七 5 克	九香虫 6 克	肉桂 5 克
防风 10 克	重楼 15 克	生甘草 10 克	

40 付,水煎服,煎服法同前。

中成药:金龙胶囊　0.75 克(3 粒)　口服　3 次/日

按:桑螵蛸、桑椹配合健脾药以健脾补肾;地龙、三七、九香虫以活血通络、软肝散结。

2011 年 10 月 18 日九诊

肝占位 3 年零 3 个月,介入治疗 6 次,口服索拉菲尼。症见:皮疹瘙痒,大便不成形,余一般情况可,舌淡,苔少,脉沉细。证属脾肾不足,予黄芪建中汤合四君子汤化裁,处方:

生黄芪 30 克	杭白芍 15 克	太子参 15 克	炒白术 15 克
土茯苓 30 克	浮萍 10 克	防风 10 克	蝉蜕 5 克
生蒲黄 10 克	露蜂房 5 克	桃仁 6 克	地龙 10 克
穿山甲 6 克	醋鳖甲 15 克	醋龟甲 15 克	藤梨根 15 克
金荞麦 15 克	土鳖虫 5 克	三七 5 克	九香虫 6 克
重楼 15 克	生甘草 10 克		

40 付,水煎服,煎服法同前。

中成药:金龙胶囊　0.75 克(3 粒)　口服　3 次/日

按:口服索拉菲尼后可出现皮疹、便溏,予健脾除湿之外,可予浮萍、防风、蝉蜕等祛风止痒。

2012 年 2 月 26 日十诊

肝占位 3 年零 7 个月,介入治疗 6 次,口服索拉菲尼。症见:大便不成形,口干口苦,余一般情况可,舌淡,苔少,脉沉细。属脾肾不足,兼少阳证,予小柴胡汤合四君子汤化裁,处方:

沙参 15 克	醋柴胡 10 克	黄芩 10 克	清半夏 10 克
太子参 15 克	炒白术 15 克	土茯苓 30 克	生黄芪 30 克
杭白芍 15 克	生蒲黄 10 克	露蜂房 5 克	穿山甲 6 克
醋鳖甲 15 克	藤梨根 15 克	金荞麦 15 克	地龙 10 克
三七 5 克	九香虫 5 克	鸡内金 30 克	生麦芽 30 克
肉桂 5 克	防风 10 克	重楼 15 克	生甘草 10 克

40 付,水煎服,煎服法同前。

中成药:金龙胶囊　0.75 克(3 粒)　口服　3 次/日

2012 年 5 月 15 日十一诊

肝占位 3 年零 10 个月,介入治疗 7 次,口服索拉菲尼。症见:大便不成形,余一般情况可,舌淡,苔白腻,脉沉细。证属脾虚湿阻,健脾化湿法调治,处方:

藿香 10 克	佩兰 10 克	滑石 10 克	生黄芪 30 克
杭白芍 15 克	太子参 15 克	炒白术 15 克	土茯苓 30 克
生蒲黄 10 克	露蜂房 5 克	穿山甲 6 克	醋鳖甲 15 克
藤梨根 15 克	金荞麦 15 克	地龙 10 克	三七 5 克
九香虫 5 克	桃仁 6 克	肉桂 5 克	防风 10 克
芡实 10 克	代代花 10 克	重楼 15 克	生甘草 10 克

40 付,水煎服,煎服法同前。

中成药:金龙胶囊 0.75 克(3 粒) 口服 3 次/日

2012 年 7 月 3 日十二诊

肝占位 4 年,介入治疗 7 次,口服索拉菲尼。症见:口干口苦,大便不成形,余一般情况可,舌淡,苔少,脉沉细。属脾肾不足,兼少阳证,予小柴胡汤合四君子汤化裁,处方:

醋柴胡 10 克	黄芩 10 克	清半夏 10 克	太子参 15 克
炒白术 15 克	茯苓 15 克	杭白芍 15 克	生黄芪 30 克
生蒲黄 10 克	露蜂房 5 克	白及 10 克	穿山甲 6 克
醋鳖甲 15 克	桑椹 15 克	桑螵蛸 10 克	藤梨根 15 克
金荞麦 15 克	三七 5 克	九香虫 5 克	芡实 10 克
肉桂 5 克	防风 10 克	重楼 15 克	生甘草 10 克

40 付,水煎服,煎服法同前。

中成药:金龙胶囊 0.75 克(3 粒) 口服 3 次/日

2013 年 2 月 26 日十三诊

肝占位 4 年零 7 个月,介入治疗 7 次,口服索拉菲尼。2013 年 3 月复查:肝硬化,脾大。CEA 419ng/ml↑(正常 <5.0ng/ml);AFP >1210.0IU/ml↑(正常 <20.0IU/ml)。症见:腹泻,腹胀,舌淡,苔少,脉沉细。证属脾虚湿滞,予参苓白术散化裁,处方:

太子参 15 克	茯苓 15 克	生薏苡仁 15 克	大枣 5 枚
杭白芍 15 克	炒扁豆 15 克	莲子肉 15 克	桔梗 10 克
生黄芪 30 克	炒白术 15 克	诃子肉 10 克	生蒲黄 10 克
露蜂房 5 克	穿山甲 6 克	醋鳖甲 15 克	藤梨根 15 克

金荞麦 15 克 　　八月札 15 克 　　地龙 10 克 　　九香虫 5 克
焦楂榔^各 10 克 　　重楼 15 克 　　生甘草 10 克

20 付,水煎服,煎服法同前。

中成药:金龙胶囊　0.75 克(3 粒)　口服　3 次/日

2013 年 5 月 7 日十四诊

肝占位 4 年零 10 个月,介入治疗 7 次,口服索拉菲尼。复查:肾上腺转移? 拟适型放疗。2013 年 5 月复查 CEA 18.62ng/ml↑(正常 < 5.0ng/ml);AFP 4727.0IU/ml↑(正常 < 20.0IU/ml);CA199 75.07U/ml↑(正常 < 37.0U/ml)。生化:谷丙转氨酶 82.6U/L,谷草转氨酶 101.4U/L。症见:一般情况可,舌淡,苔少,脉沉细。证属脾虚肝郁,予健脾疏肝调治,处方:

茵陈蒿 30 克 　　栀子 10 克 　　醋柴胡 10 克 　　生黄芪 30 克
杭白芍 15 克 　　太子参 15 克 　　炒白术 15 克 　　茯苓 15 克
生蒲黄 10 克 　　露蜂房 5 克 　　穿山甲 6 克 　　醋鳖甲 15 克
藤梨根 15 克 　　金荞麦 15 克 　　八月札 15 克 　　凌霄花 15 克
地龙 10 克 　　三七 5 克 　　九香虫 5 克 　　焦楂榔^各 10 克
重楼 15 克 　　生甘草 10 克

15 付,水煎服,煎服法同前。

中成药:金龙胶囊　0.75 克(3 粒)　口服　3 次/日

2013 年 5 月 23 日十五诊

肝占位 4 年零 10 个月余,介入治疗 7 次,序贯口服索拉菲尼;近期发现肾上腺转移,放疗 19 次。症见:一般情况可,舌红,苔黄腻,脉沉细。证属脾虚湿热,予健脾化湿法调治,三仁汤合黄芪建中汤、四君子汤化裁,处方:

生薏苡仁 15 克 　　杏仁 10 克 　　白豆蔻 10 克 　　滑石 10 克
淡竹叶 10 克 　　清半夏 10 克 　　生黄芪 30 克 　　杭白芍 15 克
太子参 15 克 　　炒白术 15 克 　　土茯苓 30 克 　　穿山甲 6 克
醋鳖甲 15 克 　　金荞麦 15 克 　　藤梨根 15 克 　　桃仁 6 克
地龙 10 克 　　猪苓 30 克 　　半枝莲 30 克 　　重楼 15 克
生甘草 10 克

15 付,水煎服,煎服法同前。

中成药:金龙胶囊　0.75 克(3 粒)　口服　3 次/日

按:患者肝占位反复介入治疗 7 次后,序贯口服索拉菲尼治疗,但近期仍发现肾上腺转移,并行适型放疗,属病情较难控制者。不过在中药调理下,身体体质可以耐受各种治疗,是其得以反复行介入和放疗的基础。尽管病情波动,但只要中药调理体质可以耐受,则其仍可能通过中西医结合治疗获益并延长生存时间。

病例17 原发性肝癌术后,介入治疗后

陈某某,男,55岁。基本病情:原发性肝癌术后,介入治疗后。

2011年7月9日初诊

肝癌术后3个月,介入治疗后。AFP正常。既往有乙肝、肝硬化史。症见:纳可,大便成形,舌边红,苔白厚腻,脉弦数。证属湿浊中阻,三仁汤合小柴胡汤化裁,处方:

杏仁10克	白豆蔻10克	清半夏10克	生薏苡仁30克
通草6克	滑石20克	沙参15克	黄芩12克
柴胡10克	三七6克	地龙10克	穿山甲6克
醋鳖甲10克	凌霄花15克	八月札15克	生黄芪30克
杭白芍15克	金荞麦15克	桃仁8克	生蒲黄10克
露蜂房5克	重楼15克	生甘草10克	

30付,水煎服;每付药连续服用两日。煎服法:每剂药连煎2回,兑成400ml浓汁,分成4份,每日早、晚各服一次,每次100ml。

中成药:金龙胶囊 0.75克(3粒) 口服 3次/日

按:肝癌介入治疗后,湿浊中阻化热,故以三仁汤合小柴胡汤化裁;凌霄花、八月札理气疏肝;黄芪、白芍健脾和中;桃仁、三七、地龙等活血化瘀、抗肝纤维化;生蒲黄、露蜂房保护胃黏膜。

2011年9月10日二诊

肝癌术后5个月,介入治疗后。复查AFP正常。症见:左肩背痛,骶尾部疼痛,眠差,舌红,苔白腻,脉细数。关节痹痛,以蠲痹汤化裁,处方:

羌独活^各10克	秦艽10克	姜黄6克	防风10克
生黄芪30克	葛根15克	骨碎补12克	炒杜仲10克
鹿含草15克	穿山甲6克	醋鳖甲10克	三七6克
凌霄花15克	八月札15克	金荞麦15克	炒枣仁30克
珍珠母30克	柏子仁30克	制远志10克	桃仁8克
地龙10克	九香虫6克	重楼15克	生甘草10克

20付,水煎服,煎服法同前。

中成药:金龙胶囊 0.75克(3粒) 口服 3次/日

按:珍珠母配合炒枣仁、柏子仁、制远志等安神、促睡眠;桃仁、地龙、三七、

九香虫等活血通络、软肝散结。

2012年1月1日三诊

肝癌术后9个月,介入治疗后。2011年12月复查肿瘤标记物正常。症见:眠不安,舌红,苔腻,脉沉细。证属湿热中阻,三仁汤合天王补心丹化裁,处方:

白豆蔻10克	杏仁10克	川厚朴15克	生薏苡仁15克
清半夏10克	淡竹叶10克	滑石10克	天麦冬各12克
茯苓15克	桔梗10克	太子参15克	炒枣仁30克
柏子仁30克	制远志10克	五味子6克	珍珠母30克
穿山甲6克	醋鳖甲15克	藤梨根15克	金荞麦15克
桃仁6克	九香虫6克	重楼15克	生甘草10克

30付,水煎服,煎服法同前。

中成药:金龙胶囊 0.75克(3粒) 口服 3次/日

2012年6月5日四诊

肝癌术后1年零2个月,介入治疗后。2012年4月发现肺结节,行放疗后。2012年4月复查AFP、CEA、CA199均正常。症见:一般情况可,舌红,苔腻,脉沉细。仍属湿热中阻,三仁汤合黄芪建中汤、四君子汤化裁,处方:

白豆蔻10克	杏仁10克	川厚朴10克	生薏苡仁15克
清半夏10克	淡竹叶10克	滑石10克	生黄芪30克
杭白芍15克	太子参15克	炒白术15克	土茯苓30克
藤梨根15克	金荞麦15克	八月札15克	穿山甲6克
醋鳖甲15克	僵蚕10克	鼠妇10克	三七5克
九香虫6克	珍珠母30克	重楼15克	生甘草10克

15付,水煎服,煎服法同前。

中成药:金龙胶囊 0.75克(3粒) 口服 3次/日

按:肺转移,加鼠妇、僵蚕、九香虫抗肺结节。

2012年9月11日五诊

肝癌术后1年零5个月,介入治疗1次后。2012年4月发现肺结节,放疗后。2012年9月复查未见异常。症见:眠不安,舌暗,苔黄腻,脉沉细。证属脾虚湿热,续予芳香醒脾、化湿安神,归脾汤化裁,处方:

藿香 10 克	佩兰 10 克	滑石 10 克	清半夏 10 克
生黄芪 30 克	龙眼肉 10 克	制远志 10 克	灵磁石 30 克
珍珠母 30 克	生蒲黄 10 克	露蜂房 5 克	穿山甲 6 克
醋鳖甲 15 克	藤梨根 15 克	金荞麦 15 克	三七 5 克
九香虫 6 克	鼠妇 10 克	桃仁 6 克	半边莲 30 克
重楼 15 克	生甘草 10 克		

30 付,水煎服,煎服法同前。

中成药:金龙胶囊 0.75 克(3 粒) 口服 3 次/日

2012 年 12 月 28 日六诊

肝癌术后 1 年零 8 个月,介入治疗后;肺转移放疗后。症见:肝区不适,夜尿频,舌暗,苔腻,脉沉细。证属肝郁肾虚,予小柴胡汤化裁,处方:

藿香 10 克	佩兰 10 克	滑石 10 克	柴胡 10 克
黄芩 10 克	清半夏 10 克	太子参 15 克	炒白术 15 克
茯苓 15 克	珍珠母 30 克	灵磁石 30 克	合欢皮 30 克
鹿角霜 30 克	白果 6 克	穿山甲 6 克	醋鳖甲 15 克
藤梨根 15 克	金荞麦 15 克	八月札 15 克	丝瓜络 10 克
僵蚕 10 克	重楼 15 克	生甘草 10 克	

20 付,水煎服,煎服法同前。

中成药:金龙胶囊 0.75 克(3 粒) 口服 3 次/日

按:夜尿频,加鹿角霜、白果等益肾摄尿。

2013 年 5 月 4 日七诊

肝癌术后 2 年,介入治疗后;肺结节放疗后。2013 年 4 月 27 日复查 CEA、AFP、CA199 均正常。症见:眠差,大便多,偏稀,舌红,苔薄黄,脉沉细。仍属湿热中阻,三仁汤合香砂六君子汤化裁,处方:

生薏苡仁 15 克	杏仁 10 克	白豆蔻 10 克	滑石 10 克
淡竹叶 10 克	蜈蚣 2 条	广木香 10 克	砂仁 10 克
太子参 15 克	炒白术 15 克	土茯苓 30 克	三七 5 克
穿山甲 6 克	醋鳖甲 15 克	灵磁石 30 克	莲子肉 10 克
芡实 10 克	藤梨根 15 克	虎杖 10 克	半枝莲 15 克
重楼 15 克	生甘草 10 克		

20 付,水煎服,煎服法同前。

中成药:金龙胶囊 0.75 克(3 粒) 口服 3 次/日

按:蜈蚣用于软肝散结、拔毒抗癌。

2013 年 10 月 11 日八诊

肝癌术后 2 年半,介入治疗后;肺结节放疗后。症见:一般情况尚可,舌红,苔黄,脉沉细。证属肝脾不和,予一贯煎合黄芪建中汤、四君子汤化裁,处方:

沙参 15 克	麦冬 12 克	当归 10 克	川楝子 10 克
生地黄 12 克	枸杞子 15 克	生黄芪 30 克	杭白芍 15 克
太子参 15 克	炒白术 15 克	茯苓 15 克	穿山甲 6 克
醋鳖甲 15 克	浮萍 10 克	炒枣仁 30 克	珍珠母 30 克
灵磁石 30 克	藤梨根 15 克	金荞麦 15 克	八月札 15 克
地龙 10 克	三七 5 克	重楼 15 克	生甘草 10 克

20 付,水煎服,煎服法同前。

中成药:金龙胶囊 0.75 克(3 粒) 口服 3 次/日

2014 年 2 月 2 日九诊

肝癌术后 2 年零 10 个月,介入治疗后;肺结节放疗后。2014 年 2 月复查 CEA 9.0ng/ml↑(正常 <5.0ng/ml)。症见:肩背痛,大便稀,舌红,苔薄白,脉沉细。关节痹痛,予蠲痹汤合补中益气汤化裁,处方:

羌独活^各 10 克	防风 10 克	葛根 15 克	生黄芪 30 克
柴胡 10 克	陈皮 10 克	当归 15 克	升麻 3 克
太子参 15 克	炒白术 15 克	芡实 10 克	诃子肉 10 克
蒲黄炭 10 克	露蜂房 5 克	白及 12 克	浮萍 10 克
穿山甲 6 克	醋鳖甲 15 克	藤梨根 15 克	金荞麦 15 克
绿萼梅 10 克	重楼 15 克	生甘草 10 克	

30 付,水煎服,煎服法同前。

中成药:金龙胶囊 0.75 克(3 粒) 口服 3 次/日

2014 年 9 月 6 日十诊

肝癌术后 3 年零 5 个月,介入治疗后;肺结节放疗后。生化示血脂高。症见:右侧胸胁不适,易紧张,舌红,苔薄黄,脉沉细小弦。证属肝郁脾虚,予丹栀逍遥散化裁,处方:

丹皮 10 克	栀子 10 克	柴胡 10 克	当归 15 克
赤白芍^各 15 克	炒白术 15 克	土茯苓 30 克	穿山甲 6 克
醋鳖甲 15 克	金荞麦 30 克	藤梨根 15 克	虎杖 10 克
玫瑰花 10 克	郁金 15 克	生蒲黄 10 克	露蜂房 5 克
荷叶 10 克	生山楂 10 克	桃仁 6 克	地龙 10 克

半枝莲 30 克   重楼 15 克   生甘草 10 克

30 付,水煎服,煎服法同前。

中成药:金龙胶囊 0.75 克(3 粒) 口服 3 次/日

按:患者肝癌术后、介入治疗后 3 年零 5 个月,肺转移放疗后近 2 年半,目前病情尚较稳定,嘱继续服药观察,定期复查。

病例18 胆囊中分化腺癌术后

王某,女,52 岁。基本病情:胆囊中分化腺癌术后。

2010 年 4 月 30 日初诊

胆囊癌术后 4 个月,病理:中分化腺癌,侵及浆膜;既往有冠心病史。复查 CEA、CA199 正常。超声:左肾小囊肿。症见:烧心,腹胀,后背酸痛,纳可,眠差易醒,大便不成形,怕凉,消化不好,小便黄,四肢凉,舌红,苔少,脉沉细。证属肝胃不和、气血亏虚,予丹栀逍遥散化裁,处方:

丹皮 10 克	栀子 10 克	柴胡 10 克	赤白芍各 12 克
炒白术 15 克	茯苓 15 克	当归 15 克	三七 5 克
生蒲黄 10 克	露蜂房 5 克	穿山甲 6 克	醋鳖甲 15 克
藤梨根 15 克	金荞麦 15 克	凌霄花 15 克	八月札 15 克
生黄芪 30 克	苏木 5 克	佛手 10 克	陈皮 10 克
地龙 10 克	九香虫 6 克	重楼 15 克	生甘草 10 克

30 付,水煎服;每付药连续服用两日。煎服法:每剂药连煎 2 回,兑成 400ml 浓汁,分成 4 份,每日早、晚各服一次,每次 100ml。

中成药:消癌平片 1.92 克(6 粒) 口服 3 次/日

按:胆囊癌属消化系统疾病,故扶正当从"脾胃"论治。然而胆囊病位又为肝经所过,故常表现为肝胃郁热、肝脾不和、气虚亏虚等证,当随证选方,合证而用。"小胃方"(主药生蒲黄、露蜂房)用于保护胃黏膜;地龙、三七、九香虫等用于软坚散结。

2010 年 8 月 13 日二诊

胆囊癌术后 8 个月,复查 AFP、CA199、CEA 正常。症见:胸闷,反酸,烧心,头痛,舌淡,苔黄,脉沉细。证属肝胃郁热,予小陷胸汤合左金丸、小柴胡汤化裁,处方:

瓜蒌皮 15 克	薤白 10 克	黄连 10 克	清半夏 10 克
黄芩 10 克	柴胡 10 克	太子参 15 克	炒白术 15 克
土茯苓 30 克	葛根 15 克	藁本 10 克	生蒲黄 10 克

露蜂房 5 克	穿山甲 6 克	醋鳖甲 15 克	地龙 10 克
三七 5 克	九香虫 5 克	藤梨根 15 克	金荞麦 15 克
吴茱萸 6 克	重楼 15 克	生甘草 10 克	

30 付,水煎服,煎服法同前。

中成药:消癌平片　1.92 克(6 粒)　口服　3 次/日

2010 年 11 月 26 日三诊

胆囊癌术后 1 年,2010 年 11 月复查 CEA 15.64ng/ml↑(正常 <5.0ng/ml),CA125、AFP、CA199 正常。既往有颈椎病史。症见:头晕,舌红,苔少黄,脉沉细。关节痹痛,予蠲痹汤化裁,处方:

生黄芪 30 克	杭白芍 15 克	羌活 10 克	葛根 15 克
透骨草 10 克	天麻 10 克	太子参 15 克	麦冬 10 克
五味子 10 克	川芎 10 克	凌霄花 10 克	穿山甲 6 克
醋鳖甲 15 克	九香虫 6 克	丝瓜络 10 克	虎杖 10 克
生蒲黄 10 克	露蜂房 5 克	香附 10 克	焦楂榔^各 10 克
乌药 10 克	重楼 15 克	生甘草 10 克	

30 付,水煎服,煎服法同前。

中成药:消癌平片　1.92 克(6 粒)　口服　3 次/日

2011 年 3 月 19 日四诊

胆囊癌术后 1 年零 3 个月,复查肿瘤标记物正常。生化示:尿素氮 8.48μmol/L。症见:胸前发凉,舌红胖,苔白,脉弦数。证属胸阳不振,予宽胸通阳法,瓜蒌薤白半夏汤合逍遥散化裁,处方:

瓜蒌皮 15 克	薤白 10 克	清半夏 10 克	菖蒲 10 克
醋柴胡 10 克	杭白芍 15 克	当归 10 克	太子参 15 克
炒白术 15 克	土茯苓 30 克	凌霄花 15 克	八月札 15 克
藤梨根 15 克	元胡 10 克	金荞麦 15 克	生蒲黄 10 克
露蜂房 5 克	晚蚕沙 30 克	穿山甲 6 克	醋鳖甲 15 克
重楼 15 克	生甘草 10 克		

30 付,水煎服,煎服法同前。

中成药:芪珍胶囊　0.9 克(3 粒)　口服　3 次/日

按:尿素氮升高,予晚蚕沙保护肾功能。

2011 年 7 月 2 日五诊

胆囊癌术后 1 年零 7 个月,CEA 5.84ng/ml↑(正常 <5.0ng/ml)。症见:

腹部疼痛,痛处不固定,口苦,舌胖,苔薄白,脉细数。证属肝郁脾虚,予清肝利胆、健脾养血,小柴胡汤合逍遥散化裁,处方:

柴胡 10 克	黄芩 12 克	清半夏 10 克	沙参 15 克
土茯苓 30 克	炒白术 15 克	赤白芍^各 12 克	穿山甲 6 克
醋鳖甲 15 克	凌霄花 15 克	三七 6 克	九香虫 6 克
金钱草 30 克	八月札 15 克	藤梨根 15 克	虎杖 15 克
生蒲黄 10 克	露蜂房 5 克	元胡 10 克	地龙 10 克
重楼 15 克	生甘草 10 克		

30 付,水煎服,煎服法同前。

中成药:芪珍胶囊 0.9 克(3 粒) 口服 3 次/日

2011 年 10 月 21 日六诊

胆囊癌术后 1 年零 10 个月,复查生化示:谷丙转氨酶 55.1U/L;肿瘤标记物正常。症见:纳食后上腹胀,反酸,左侧肢体不适,舌胖,苔薄黄,脉沉细。证属肝胃郁热、脾气亏虚,小陷胸汤合左金丸、六君子汤化裁,处方:

瓜蒌皮 15 克	薤白 10 克	清半夏 10 克	黄连 10 克
吴茱萸 5 克	太子参 15 克	炒白术 15 克	土茯苓 30 克
广木香 10 克	陈皮 10 克	穿山甲 6 克	醋鳖甲 15 克
金钱草 15 克	金荞麦 15 克	三七 5 克	地龙 10 克
九香虫 6 克	天麻 10 克	葛根 15 克	炒莱菔子 10 克
姜厚朴 15 克	蛇舌草 30 克	炙甘草 10 克	

30 付,水煎服,煎服法同前。

中成药:消癌平滴丸 3.5 克(10 粒) 口服 3 次/日

2012 年 3 月 30 日七诊

胆囊癌术后 2 年零 3 个月,2012 年 3 月复查 CEA 6.26ng/ml↑(正常 < 5.0ng/ml)。症见:偶有肝区不适,短气,舌暗,苔少,脉沉细。证属气阴两虚,予一贯煎合四君子汤化裁,处方:

沙参 15 克	麦冬 12 克	当归 15 克	川楝子 10 克
枸杞子 15 克	生地黄 12 克	太子参 15 克	炒白术 15 克
土茯苓 30 克	穿山甲 6 克	醋鳖甲 15 克	藤梨根 15 克
金荞麦 15 克	八月札 15 克	地龙 10 克	三七 5 克
九香虫 5 克	绿萼梅 10 克	玫瑰花 15 克	生蒲黄 10 克
露蜂房 5 克	重楼 15 克	生甘草 10 克	

30 付,水煎服,煎服法同前。

中成药:消癌平滴丸　3.5克(10粒)　口服　3次/日

2012年11月24日八诊

胆囊癌术后2年零11个月,复查CEA 5.28ng/ml↑(正常<5.0ng/ml),余正常。症见:肝区不适,舌胖,苔薄黄,脉沉细。予清肝利胆、健脾益气法调治,柴胡疏肝散合黄芪建中汤、四君子汤化裁,处方:

柴胡10克	枳壳10克	姜厚朴10克	陈皮10克
生黄芪30克	杭白芍15克	太子参15克	炒白术15克
土茯苓30克	八月札15克	玫瑰花15克	露蜂房5克
生蒲黄10克	金荞麦15克	藤梨根15克	炒莱菔子10克
生麦芽30克	鸡内金30克	穿山甲6克	醋鳖甲15克
九香虫6克	蛇舌草30克	重楼15克	生甘草10克

30付,水煎服,煎服法同前。

中成药:芪珍胶囊　0.9克(3粒)　口服　3次/日

按:胆囊癌属消化系统肿瘤,中医总属"脾胃病"之所辖,故而扶正总以"健脾"为主;而"气血同源、精血同源"的关系,往往也须肝肾同调。故而治疗胆囊癌的基本方略为"健脾益肾为主,疏肝利胆为辅",扶正祛邪,在标证明显时也须兼顾祛除标证。胆囊癌一般放化疗效果差,故而治疗胆囊癌时,西医除了手术之外往往难有作为。中医治疗胆囊癌效果也往往不佳,但在手术基础上扶正祛邪,防治复发转移尚可有所作为。本例患者胆囊癌术后中药治疗近3年,病情尚属稳定,亦属难得,须继续中医药调理,定期复查肿瘤标记物、超声或CT等,发现问题随时对症处置,以期延长生存时间。

病例19　胆囊中-低分化腺癌术后

李某某,男,75岁。基本病情:胆囊中-低分化腺癌术后。

2012年7月13日初诊

胆囊癌术后近3个月,病理:中-低分化腺癌,淋巴结8/8。症见:多梦,纳可,便秘,2日一行,舌淡红,苔腻,脉弦滑。证属湿热中阻,予三仁汤合小柴胡汤、黄芪建中汤化裁,处方:

白豆蔻10克	杏仁10克	川厚朴10克	生薏苡仁15克
清半夏10克	淡竹叶10克	滑石10克	柴胡10克
黄芩10克	太子参15克	生白术40克	升麻3克
生黄芪30克	杭白芍15克	穿山甲6克	醋鳖甲15克
灵磁石30克	珍珠母30克	藤梨根15克	金荞麦15克

| 三七5克 | 九香虫6克 | 重楼15克 | 生甘草10克 |

45付,水煎服;每付药连续服用两日。煎服法:每剂药连煎2回,兑成400ml浓汁,分成4份,每日早、晚各服一次,每次100ml。

中成药:消癌平滴丸 3.5克(10粒) 口服 3次/日

按:胆囊癌属消化道恶性肿瘤,仍从"脾胃病"论治,出现湿热中阻之标证时,须标本兼顾,其中治标以三仁汤合小柴胡汤为主,扶正以黄芪建中汤为主,随证化裁调治。多梦眠差,予灵磁石、珍珠母重镇安神、促进睡眠;三七、九香虫等活血通络、软坚散结。

2012年11月17日二诊

胆囊癌术后近7个月,病理:中-低分化腺癌,淋巴结8/8。复查肿瘤标记物正常。症见:大便干,眠欠佳,舌胖大,苔黄腻,脉弦细。证属湿热中阻,仍以三仁汤合黄芪建中汤、四君子汤化裁,处方:

杏仁10克	白豆蔻10克	滑石10克	生薏苡仁15克
清半夏10克	太子参15克	生白术40克	土茯苓30克
生黄芪30克	杭白芍15克	肉苁蓉30克	升麻3克
金荞麦15克	藤梨根15克	穿山甲6克	醋鳖甲15克
鸡内金30克	生麦芽30克	八月札15克	郁金10克
合欢皮30克	蛇舌草30克	重楼15克	生甘草10克

45付,水煎服,煎服法同前。

中成药:消癌平滴丸 3.5克(10粒) 口服 3次/日

按:湿浊本于脾胃气化不行,故虽湿热中阻,但固本健脾仍不可弃,扶正基础上可予兼顾宣化湿热。配合鸡内金、生麦芽健胃消食、调和胃气。

2013年9月27日三诊

胆囊癌术后1年零5个月,复查超声示:肝肾囊肿。肿瘤标记物正常。症见:便秘,尿频,舌红,苔薄黄,脉弦细。证属湿热中阻、脾肾亏虚,予清肝利胆、健脾益肾,丹栀逍遥散合四君子汤化裁,处方:

丹皮10克	栀子10克	柴胡10克	赤白芍各12克
太子参15克	生白术40克	茯苓15克	肉苁蓉30克
代赭石15克	鸡内金30克	生麦芽30克	穿山甲6克
醋鳖甲10克	金荞麦15克	凌霄花15克	三七6克
九香虫6克	白果6克	灵芝15克	鹿角霜30克
半边莲30克	重楼15克	生甘草10克	

45付,水煎服,煎服法同前。

中成药:康力欣胶囊 1.5克(3粒) 口服 3次/日

按:夜尿频,予白果、鹿角霜、灵芝益肾摄尿。

2014年3月7日四诊

胆囊癌术后近2年,病理:中-低分化腺癌,淋巴结8/8;2013年10月发现肝转移。2014年3月复查CA199 46.25U/ml↑,CA242 81.9U/ml↑(正常<20.0U/ml),CEA 8.83ng/ml↑(正常<5.0ng/ml)。症见:口干口苦,舌红,苔腻,脉沉细。属湿热中阻及少阳证,仍以三仁汤合小柴胡汤化裁,处方:

白豆蔻10克	杏仁10克	川厚朴10克	生薏苡仁15克
清半夏10克	柴胡10克	黄芩10克	太子参15克
炒白术15克	茯苓15克	生黄芪30克	制首乌15克
蒲黄炭10克	露蜂房5克	穿山甲6克	醋鳖甲15克
藤梨根15克	金荞麦15克	八月札15克	全蝎6克
蜈蚣2条	三七5克	重楼15克	生甘草10克

45付,水煎服,煎服法同前。

中成药:康力欣胶囊 1.5克(3粒) 口服 3次/日

按:胆囊癌术后1年半发现肝转移,但患者高龄已不适合化疗,故仍继续中药治疗维持,扶正祛邪,以期带瘤生存。方中"小胃方"(主药蒲黄、露蜂房)保护胃黏膜;全蝎、蜈蚣、三七等通络拔毒、软坚散结。

2014年6月13日五诊

胆囊癌术后2年零2个月,病理:中-低分化腺癌,淋巴结8/8;2013年10月发现肝转移。超声:肝肾囊肿,复查CA199 91.11U/ml↑(正常<37.0U/ml)。患者未至,家属诉患者一般情况可,咨询取药。大法不变,处方:

白豆蔻10克	杏仁10克	川厚朴10克	生薏苡仁15克
清半夏10克	柴胡10克	黄芩10克	太子参15克
生白术40克	茯苓15克	生黄芪30克	制首乌15克
蒲黄炭10克	露蜂房5克	白及15克	穿山甲6克
醋鳖甲15克	藤梨根15克	金荞麦15克	八月札15克
全蝎6克	蜈蚣3条	重楼15克	生甘草10克

45付,水煎服,煎服法同前。

中成药:康力欣胶囊 1.5克(3粒) 口服 3次/日

2014年9月14日六诊

胆囊癌术后2年半,发现肝转移近1年。症见:胃脘不适,纳少,胃胀,打

嗝,便秘,排便费力,舌苔黄厚。证属湿热中阻,三仁汤合小柴胡汤化裁,处方:

杏仁 10 克	白豆蔻 10 克	清半夏 10 克	生薏苡仁 15 克
川厚朴 10 克	柴胡 10 克	黄芩 15 克	升麻 3 克
生白术 40 克	穿山甲 6 克	醋鳖甲 15 克	炒莱菔子 15 克
焦神曲 30 克	生麦芽 30 克	鸡内金 30 克	旋覆花 10 克
当归 15 克	肉苁蓉 30 克	穿山甲 6 克	醋鳖甲 15 克
金荞麦 15 克	藤梨根 15 克	重楼 15 克	生甘草 10 克

45 付,水煎服,煎服法同前。

中成药:康力欣胶囊 1.5 克(3 粒) 口服 3 次/日

按:本例患者虽胆囊癌术后,但淋巴结 8/8,预后不佳;经中药调治症状改善,生活质量提高,唯一年半后发现肝转移,属"腑病及脏",病进一步。由于高龄无法再行化疗,故只能继续中药维持治疗,其指导思想以改善症状、提高生活质量、带瘤生存、延长寿命为目的,故口服中药的同时,注意复查,据复查结果及时调整用药。

病例20 胰头癌肝转移灶介入治疗后

韩某某,女,41 岁。基本病情:胰头癌,肝转移灶介入治疗 5 次后。

2009 年 6 月 23 日初诊

发现胰头癌 10 个月,肝转移,介入治疗 5 次,脾大。症见:嗳气频繁,反酸烧心,头痛,腹胀,纳可,眠差,二便调,舌淡红,苔薄白,脉沉细。证属肝胃不和、胃气上逆,故用旋覆代赭汤合小陷胸汤、左金丸、四君子汤化裁,处方:

旋覆花 10 克	代赭石 15 克	太子参 15 克	炒白术 15 克
土茯苓 30 克	瓜蒌皮 15 克	清半夏 10 克	黄连 10 克
吴茱萸 5 克	炒枣仁 30 克	柏子仁 30 克	合欢皮 30 克
凌霄花 15 克	藤梨根 15 克	生蒲黄 10 克	露蜂房 5 克
穿山甲 6 克	鸡内金 30 克	生麦芽 30 克	香橼 15 克
代代花 10 克	玫瑰花 10 克	半边莲 30 克	生甘草 10 克

15 付,水煎服;每付药连续服用两日。煎服法:每剂药连煎 2 回,兑成 400ml 浓汁,分成 4 份,每日早、晚各服一次,每次 100ml。

中成药:复方斑蝥胶囊 0.75 克(3 粒) 口服 2 次/日

按:胰腺癌多发生于胰腺导管上皮,因而症状多与外分泌功能有关,即与消化功能有关。因此,胰腺癌多从"脾胃病"方向论治,扶正多用健脾益肾法,治标多从和胃降逆法。本方即综合了旋覆代赭汤、小陷胸汤、左金丸、四君子汤等经典名方,其中旋覆代赭汤是仿《伤寒论》"噫气不除"的用法;小陷胸汤是仿《伤寒论》"正在心下,按之则痛"的用法;左金丸治疗由于肝胃不和、肝郁化热而致的反酸烧心;四君子汤治病求本,从脾扶正;加上炒枣仁、柏子仁、合欢皮等养血安神;凌霄花、藤梨根、代代花、玫瑰花、香橼等理气和胃;生蒲黄、露蜂房、鸡内金、生麦芽等养胃消食,诸药合用具有扶正祛邪、固本抗癌之作用。

2009 年 8 月 11 日二诊

发现胰头癌 1 年,肝转移,介入治疗 5 次,脾大。症见:汗出多,右后背凉,眠差,纳可,二便调,舌淡红,苔薄黄,脉沉细。证属肝郁脾虚、气血不足,治从疏肝健脾、益气养血、扶正抗癌法,丹栀逍遥散合甘麦大枣汤化裁,处方:

丹皮 10 克	栀子 10 克	柴胡 10 克	杭白芍 15 克
土茯苓 30 克	生黄芪 30 克	山萸肉 12 克	香附 10 克
荜茇 6 克	生蒲黄 10 克	露蜂房 5 克	焦楂榔^各 10 克
代赭石 15 克	鸡内金 30 克	生麦芽 30 克	灵磁石 30 克
合欢皮 30 克	穿山甲 6 克	防风 10 克	麻黄根 10 克
浮小麦 30 克	大枣 5 枚	蛇舌草 30 克	炙甘草 10 克

15 付,水煎服,煎服法同前。

中成药:复方斑蝥胶囊 0.75 克(3 粒) 口服 2 次/日

按:孙桂芝教授用丹栀逍遥散合甘麦大枣汤多是因女性患者有类似于更年期综合征的临床表现,如:急躁易怒、阵发烘热、烦躁多汗、汗出背凉、受风后反致肩酸背痛,除了疏肝健脾之外,尚仿玉屏风散或蠲痹汤之意辅以益气养血、祛风散寒之法,多能获效。

2009 年 9 月 8 日三诊

发现胰头癌 1 年余,肝转移,介入治疗 5 次,脾大。症见:嗳气频繁,腹部不胀,纳差,眠差,烧心,反酸,出虚汗,大便调,小便黄,舌淡红,苔薄白,脉沉细。证属肝胃不和、胃气上逆,复予旋覆代赭汤合小陷胸汤、左金丸、四君子汤化裁,处方:

旋覆花 10 克	代赭石 15 克	太子参 15 克	炒白术 15 克
茯苓 15 克	姜半夏 10 克	瓜蒌皮 15 克	黄连 10 克
吴茱萸 5 克	煅瓦楞 15 克	草决明 10 克	荷叶 10 克
生蒲黄 10 克	露蜂房 5 克	穿山甲 6 克	鸡内金 30 克
生麦芽 30 克	香附 10 克	高良姜 6 克	半边莲 30 克
半枝莲 15 克	金荞麦 15 克	生甘草 10 克	

15 付,水煎服,煎服法同前。

中成药:复方斑蝥胶囊 0.75 克(3 粒) 口服 2 次/日

2009 年 12 月 13 日四诊

发现胰头癌 1 年零 4 个月,肝转移,介入治疗 5 次,脾大。症见:腹胀,食欲好转,眠差,易醒,后背脊骨疼痛,出虚汗,便秘,舌淡红,苔薄白,脉沉细。证属肝胃不和,予疏肝和胃,柴胡疏肝散合左金丸化裁,处方:

柴胡 10 克	杭白芍 15 克	枳壳 10 克	香附 10 克
砂仁 10 克	生白术 30 克	土茯苓 30 克	莪术 10 克
高良姜 6 克	九香虫 6 克	生蒲黄 10 克	露蜂房 5 克
穿山甲 6 克	草决明 10 克	生山楂 10 克	荷叶 10 克
黄连 10 克	吴茱萸 5 克	鸡内金 30 克	生麦芽 30 克
代赭石 15 克	半边莲 30 克	重楼 15 克	生甘草 10 克

15 付,水煎服,煎服法同前。

中成药:复方斑蝥胶囊 0.75 克(3 粒) 口服 2 次/日

按:患者症状以腹胀为主,故改用疏肝理气法;九香虫有助于理气止痛、拔毒抗癌。

2010 年 1 月 23 日五诊

发现胰头癌 1 年零 5 个月,肝转移,介入治疗 5 次,脾大。症见:嗳气频繁,烧心,口干口苦,多汗,眠差,便干,舌淡红,苔薄黄,脉沉细。证属肝胃不和,予小柴胡汤合龙胆泻肝汤化裁,处方:

柴胡 10 克	黄芩 10 克	清半夏 10 克	栀子 10 克
泽泻 30 克	通草 6 克	当归 10 克	龙胆草 10 克
车前子 15 克	黄连 10 克	吴茱萸 5 克	生蒲黄 10 克
露蜂房 5 克	灵磁石 30 克	佛手 10 克	焦槟榔 15 克
陈皮 10 克	生白术 30 克	穿山甲 6 克	醋鳖甲 15 克
藤梨根 15 克	浮小麦 30 克	蛇舌草 30 克	生甘草 10 克

30 付,水煎服,煎服法同前。

中成药:芪珍胶囊 0.9 克(3 粒) 口服 3 次/日

2010 年 9 月 11 日六诊

发现胰头癌 2 年余,肝多发转移,介入治疗 5 次,脾大。症见:腹胀,纳眠可,舌淡红,苔薄白,脉沉细。证属肝脾不和,续予疏肝健脾法调治,柴胡疏肝散合四君子汤化裁,处方:

柴胡 10 克	杭白芍 15 克	枳壳 10 克	广木香 10 克
香附 10 克	生蒲黄 10 克	露蜂房 5 克	穿山甲 6 克
醋鳖甲 15 克	藤梨根 15 克	虎杖 15 克	凌霄花 15 克

八月札 10 克	地龙 10 克	九香虫 6 克	桃仁 5 克
荷叶 10 克	草决明 10 克	焦山楂 10 克	太子参 15 克
土茯苓 30 克	半边莲 15 克	重楼 15 克	生甘草 10 克

20 付,水煎服,煎服法同前。

中成药:芪珍胶囊 0.9 克(3 粒) 口服 3 次/日

按:方中用桃仁、地龙、九香虫等活血通络、拔毒抗癌;荷叶、草决明、焦山楂疏肝降脂。

2010 年 11 月 13 日七诊

发现胰头癌 2 年零 3 个月,肝多发转移,介入治疗 5 次,脾大。症见:肝区不适,舌淡红,苔薄白,脉沉细。证属肝脾不和,仍以疏肝健脾法,柴胡疏肝散合四君子汤化裁,处方:

柴胡 10 克	杭白芍 15 克	香附 10 克	枳壳 10 克
广木香 10 克	陈皮 10 克	佛手 15 克	太子参 15 克
炒白术 15 克	土茯苓 30 克	生蒲黄 10 克	露蜂房 5 克
穿山甲 6 克	醋鳖甲 15 克	藤梨根 15 克	虎杖 15 克
桃仁 5 克	草决明 10 克	生山楂 10 克	荷叶 10 克
炒杜仲 10 克	重楼 15 克	半枝莲 15 克	生甘草 10 克

30 付,水煎服,煎服法同前。

中成药:芪珍胶囊 0.9 克(3 粒) 口服 3 次/日

2011 年 2 月 19 日八诊

发现胰头癌 2 年半,肝转移,介入治疗 5 次,脾大。症见:胃脘不适,纳差,腹胀,大便溏,舌淡红,苔薄白,脉沉细。证属肝脾不和,续以柴胡疏肝散化裁,处方:

柴胡 10 克	杭白芍 15 克	厚朴 10 克	枳壳 10 克
桃仁 8 克	水红花子 10 克	九香虫 6 克	地龙 10 克
陈皮 10 克	佛手 15 克	穿山甲 6 克	醋鳖甲 10 克
代赭石 15 克	鸡内金 30 克	生麦芽 30 克	生蒲黄 10 克
露蜂房 5 克	香附 10 克	乌药 10 克	凌霄花 15 克
藤梨根 15 克	虎杖 15 克	重楼 15 克	生甘草 10 克

15 付,水煎服,煎服法同前。

中成药:芪珍胶囊 0.9 克(3 粒) 口服 3 次/日

2011 年 4 月 9 日九诊

胰头癌 2 年零 8 个月,肝转移,介入治疗 5 次,脾大。症见:腹胀,恶心,呕

吐,烧心,舌淡红,苔薄黄,脉沉细。证属肝胃不和、脾气亏虚,予小陷胸汤合左金丸、香砂六君子汤化裁,处方:

瓜蒌皮 15 克	清半夏 10 克	黄连 10 克	吴茱萸 5 克
广木香 10 克	砂仁 10 克	太子参 15 克	炒白术 15 克
土茯苓 30 克	陈皮 10 克	佛手 15 克	生蒲黄 10 克
露蜂房 5 克	高良姜 6 克	香附 10 克	代赭石 15 克
鸡内金 30 克	生麦芽 30 克	三七 6 克	焦楂榔各 10 克
藤梨根 15 克	虎杖 15 克	重楼 15 克	生甘草 10 克

30 付,水煎服,煎服法同前。

中成药:芪珍胶囊　0.9 克(3 粒)　口服　3 次/日

2011 年 5 月 31 日十诊

发现胰头癌 2 年零 9 个月,介入治疗 6 次,肝转移,脾大。症见:乏力,胃脘嘈杂,呃逆,眠不安,舌淡红,苔白,脉沉细。证属肝胃不和、脾气亏虚,仍以疏肝和胃、健脾理气为法,小陷胸汤合左金丸、香砂六君子汤化裁,处方:

瓜蒌皮 15 克	清半夏 10 克	黄连 10 克	吴茱萸 5 克
广木香 10 克	砂仁 10 克	太子参 15 克	炒白术 15 克
土茯苓 30 克	陈皮 10 克	莪术 10 克	生蒲黄 10 克
露蜂房 5 克	穿山甲 6 克	醋鳖甲 15 克	金荞麦 15 克
藤梨根 15 克	三七 6 克	九香虫 5 克	代赭石 15 克
鸡内金 30 克	生麦芽 30 克	重楼 15 克	生甘草 10 克

30 付,水煎服,煎服法同前。

中成药:芪珍胶囊　0.9 克(3 粒)　口服　3 次/日

2011 年 9 月 6 日十一诊

胰头癌 3 年余,介入治疗 6 次,肝转移,脾大。2011 年 8 月复查未见异常。症见:反酸,呃逆,肩背痛,舌暗,苔黄,脉沉细。证属肝胃不和、脾气亏虚,续予疏肝和胃、健脾理气为法,小陷胸汤合左金丸、黄芪建中汤化裁,处方:

瓜蒌皮 15 克	清半夏 10 克	黄连 10 克	吴茱萸 5 克
生黄芪 30 克	杭白芍 15 克	太子参 15 克	炒白术 15 克
土茯苓 30 克	穿山甲 6 克	醋鳖甲 15 克	金荞麦 15 克
藤梨根 15 克	八月札 15 克	生麦芽 30 克	鸡内金 30 克
地龙 10 克	三七 6 克	九香虫 5 克	土鳖虫 5 克
全蝎 5 克	重楼 15 克	生甘草 10 克	

30 付,水煎服,煎服法同前。

中成药:芪珍胶囊　0.9 克(3 粒)　口服　3 次/日

按: 肩背痛,方中除用地龙、三七、九香虫外,另加全蝎、土鳖虫等以加强活血通络、抗癌拔毒。

2011 年 12 月 4 日十二诊

发现胰头癌 3 年零 4 个月,介入治疗 6 次,肝转移,脾大。症见:口干口苦,舌淡红,苔薄黄,脉沉细。证属肝胃不和、脾气亏虚,予小柴胡汤合四君子汤化裁,处方:

柴胡 10 克	黄芩 10 克	清半夏 10 克	太子参 15 克
炒白术 15 克	土茯苓 30 克	生蒲黄 10 克	露蜂房 5 克
穿山甲 6 克	醋鳖甲 15 克	藤梨根 15 克	金荞麦 15 克
八月札 15 克	绿萼梅 10 克	代代花 10 克	地龙 10 克
三七 6 克	九香虫 5 克	生黄芪 30 克	制首乌 15 克
生麦芽 30 克	鸡内金 30 克	重楼 15 克	生甘草 10 克

30 付,水煎服,煎服法同前。

中成药:芪珍胶囊　0.9 克(3 粒)　口服　3 次/日

2012 年 2 月 19 日十三诊

发现胰头癌 3 年半,介入治疗 6 次,肝转移,脾大。2012 年 2 月复查未见异常。症见:腹痛,背痛,口干口苦,舌淡红,苔黄腻,脉沉细。证属湿热中阻,小柴胡汤合四君子汤化裁,处方:

藿香 10 克	佩兰 10 克	柴胡 10 克	黄芩 10 克
清半夏 10 克	太子参 15 克	炒白术 15 克	土茯苓 30 克
金银花 15 克	连翘 15 克	生蒲黄 10 克	露蜂房 5 克
穿山甲 6 克	醋鳖甲 15 克	藤梨根 15 克	金荞麦 15 克
地龙 10 克	三七 6 克	九香虫 5 克	全蝎 5 克
绿萼梅 10 克	重楼 15 克	生甘草 10 克	

30 付,水煎服,煎服法同前。

中成药:芪珍胶囊　0.9 克(3 粒)　口服　3 次/日

2012 年 5 月 12 日十四诊

发现胰头癌 3 年零 9 个月,介入治疗 6 次,肝转移,脾大。2012 年 2 月复查未见异常。症见:食欲差,失眠,舌淡,苔薄黄腻,脉沉细。证属湿热未尽,三仁汤合香砂六君子汤化裁,处方:

生薏苡仁15克	杏仁10克	白豆蔻10克	广木香10克
砂仁6克	太子参15克	炒白术15克	土茯苓30克
生黄芪30克	制首乌15克	生蒲黄10克	露蜂房5克
金荞麦15克	藤梨根15克	穿山甲6克	醋鳖甲15克
三七6克	九香虫5克	地龙10克	合欢皮30克
鸡内金30克	蛇舌草30克	重楼15克	生甘草10克

30付,水煎服,煎服法同前。

中成药:芪珍胶囊 0.9克(3粒) 口服 3次/日

2012年7月28日十五诊

发现胰头癌近4年,介入治疗6次,肝转移,脾大。复查肿瘤标记物未见异常。症见:腹胀,肠积气,乏力,入睡难,偶口苦,舌淡,苔薄黄,脉沉细。证属肝胃不和、心脾两虚,予健脾宁心、疏肝和胃法调治,归脾汤合小柴胡汤化裁,处方:

生黄芪30克	龙眼肉10克	当归10克	制远志10克
广木香10克	砂仁6克	太子参15克	生白术30克
柴胡10克	黄芩10克	清半夏10克	枳壳10克
姜厚朴10克	代赭石15克	生麦芽30克	穿山甲6克
醋鳖甲15克	珍珠母30克	绿萼梅10克	藤梨根15克
虎杖10克	重楼15克	生甘草10克	

15付,水煎服,煎服法同前。

中成药:芪珍胶囊 0.9克(3粒) 口服 3次/日

2012年11月10日十六诊

发现胰头癌4年零3个月,介入治疗6次,肝转移,脾大。症见:腹泻,腹痛,后背疼,口干,舌胖,苔薄黄,脉沉细。证属肝胃不和、脾气亏虚,小柴胡汤合黄芪建中汤化裁,处方:

柴胡10克	黄芩10克	清半夏10克	太子参15克
炒白术15克	土茯苓30克	生黄芪30克	杭白芍15克
枳壳10克	厚朴10克	金荞麦15克	藤梨根15克
穿山甲6克	醋鳖甲15克	生蒲黄10克	露蜂房5克
葛根10克	羌活10克	凌霄花10克	八月札15克
生麦芽30克	全蝎5克	重楼15克	生甘草10克

15付,水煎服,煎服法同前。

中成药:芪珍胶囊 0.9克(3粒) 口服 3次/日

2013 年 1 月 19 日十七诊

发现胰头癌 4 年零 5 个月,介入治疗 6 次,肝转移,脾大。症见:两胁痛,生气时明显,舌红,苔薄白,脉沉细。证属肝胃不和、脾气亏虚,予疏肝理气、健脾和胃法,柴胡疏肝散合黄芪建中汤、四君子汤化裁,处方:

柴胡 10 克	枳壳 10 克	杭白芍 15 克	香附 10 克
延胡索 10 克	生黄芪 30 克	制首乌 15 克	太子参 15 克
炒白术 15 克	土茯苓 30 克	金荞麦 15 克	藤梨根 15 克
穿山甲 6 克	醋鳖甲 15 克	三七 6 克	九香虫 6 克
鸡内金 30 克	生麦芽 30 克	代赭石 15 克	焦楂榔 各 15 克
半枝莲 15 克	重楼 15 克	生甘草 10 克	

15 付,水煎服,煎服法同前。

中成药:芪珍胶囊 0.9 克(3 粒) 口服 3 次/日

2013 年 5 月 18 日十八诊

发现胰头癌 4 年零 9 个月,介入治疗 6 次,肝转移,脾大。症见:后颈部疼,脂肪泄,舌淡红,苔黄腻,脉沉细。证属湿热中阻,三仁汤合黄芪建中汤、四君子汤化裁,处方:

杏仁 10 克	白豆蔻 10 克	滑石 10 克	生薏苡仁 15 克
淡竹叶 10 克	生黄芪 30 克	杭白芍 15 克	太子参 15 克
炒白术 15 克	土茯苓 30 克	穿山甲 6 克	醋鳖甲 15 克
金荞麦 15 克	藤梨根 15 克	生麦芽 30 克	焦楂榔 各 15 克
鸡内金 30 克	代赭石 15 克	葛根 15 克	炒莱菔子 10 克
半枝莲 15 克	重楼 15 克	生甘草 10 克	

15 付,水煎服,煎服法同前。

中成药:芪珍胶囊 0.9 克(3 粒) 口服 3 次/日

2013 年 7 月 27 日十九诊

发现胰头癌近 5 年,介入治疗 6 次,肝转移,脾大。生化示:谷丙转氨酶 90U/L,谷草转氨酶 53U/L;血常规示:Hb 108g/L。症见:后背痛,墨菲征阳性,舌淡红,苔薄黄,脉沉细。证属肝胃不和、脾气亏虚,予小柴胡汤合黄芪建中汤、四君子汤化裁,处方:

柴胡 10 克	黄芩 10 克	清半夏 9 克	败酱草 15 克
蒲公英 15 克	枳壳 10 克	厚朴 10 克	生黄芪 30 克
杭白芍 15 克	太子参 15 克	炒白术 15 克	土茯苓 30 克
茵陈蒿 30 克	穿山甲 6 克	醋鳖甲 15 克	金荞麦 15 克

藤梨根 15 克	八月札 15 克	九香虫 6 克	土鳖虫 6 克
五味子 5 克	半枝莲 15 克	重楼 15 克	生甘草 10 克

15 付,水煎服,煎服法同前。

中成药:芪珍胶囊 0.9 克(3 粒) 口服 3 次/日

按:患者后背痛,墨菲征阳性,不除外胆囊炎;肝功能亦异常,故予小柴胡汤和败酱草、蒲公英、茵陈蒿、五味子等清肝利胆、护肝降酶;予九香虫、土鳖虫等理气活血、通络止痛。

2013 年 10 月 25 日二十诊

发现胰头癌 5 年零 2 个月,介入治疗 6 次,肝转移,脾大。症见:腹胀痛,舌暗,苔薄白,脉沉细。证属肝胃不和、脾气亏虚,予健脾理气法调治,黄芪建中汤合四君子汤化裁,处方:

生黄芪 30 克	杭白芍 15 克	太子参 15 克	炒白术 15 克
茯苓 15 克	蒲黄炭 10 克	露蜂房 5 克	白及 10 克
香附 10 克	乌药 10 克	元胡 10 克	炒枣仁 30 克
珍珠母 30 克	灵磁石 30 克	夜交藤 30 克	穿山甲 6 克
醋鳖甲 15 克	地龙 10 克	三七 5 克	九香虫 6 克
鸡内金 30 克	生麦芽 30 克	重楼 15 克	生甘草 10 克

15 付,水煎服,煎服法同前。

中成药:芪珍胶囊 0.9 克(3 粒) 口服 3 次/日

按:腹胀痛,于健脾基础上予疏肝理气法。

2014 年 2 月 22 日二十一诊

发现胰头癌 5 年半,介入治疗 6 次,肝转移,脾大。症见:上腹部疼痛,向后背部放射,肠鸣,胀气,眠差,舌淡,苔白,脉沉细。证属肝胃不和、脾气亏虚,予健脾理气法调治,八珍汤化裁,处方:

生黄芪 30 克	当归 15 克	制首乌 15 克	阿胶珠 20 克
太子参 15 克	炒白术 15 克	土茯苓 30 克	穿山甲 6 克
醋鳖甲 15 克	金荞麦 15 克	藤梨根 15 克	土鳖虫 6 克
全蝎 5 克	蜈蚣 2 条	荜茇 5 克	细辛 3 克
白及 15 克	生麦芽 30 克	鸡内金 30 克	焦楂榔^各 15 克
灵磁石 30 克	珍珠母 30 克	重楼 15 克	生甘草 10 克

15 付,水煎服,煎服法同前。

中成药:芪珍胶囊 0.9 克(3 粒) 口服 3 次/日

按:患者疼痛加重,故予全蝎、蜈蚣、荜茇、细辛等通络止痛;灵磁石、珍珠母重镇安神、促进睡眠;生麦芽、鸡内金、焦楂榔等健胃消食、调和胃气。

2014年5月18日二十二诊

发现胰头癌5年零9个月,介入治疗6次,肝转移,脾大。症见:后背痛,脂肪泻,舌淡红,苔黄腻,脉沉细。证属湿热中阻,三仁汤合黄芪建中汤、四君子汤化裁,处方:

杏仁10克	白豆蔻10克	滑石10克	生薏苡仁15克
淡竹叶10克	生黄芪30克	杭白芍15克	太子参15克
炒白术15克	土茯苓30克	穿山甲6克	醋鳖甲15克
金荞麦15克	藤梨根15克	虎杖15克	焦楂榔^各15克
鸡内金30克	生麦芽30克	代赭石15克	炒莱菔子10克
葛根15克	半枝莲15克	重楼15克	生甘草10克

15付,水煎服,煎服法同前。

中成药:芪珍胶囊 0.9克(3粒) 口服 3次/日

按:肝转移,加金荞麦、藤梨根、虎杖清肝解毒。

2014年6月21日二十三诊

发现胰头癌5年零10个月,介入治疗6次,肝转移,脾大。生化示:谷丙转氨酶236U/L,谷草转氨酶179U/L,甘油三酯2.45mmol/L。肿瘤标记物示:CEA 16.15ng/ml↑(正常<15.0ng/ml)。症见:右下腹胀,余一般情况尚可,舌胖,苔白厚,脉沉细。湿浊未化,续予三仁汤合黄芪建中汤、四君子汤化裁,处方:

杏仁10克	白豆蔻10克	滑石10克	生薏苡仁15克
淡竹叶10克	生黄芪30克	杭白芍15克	太子参15克
炒白术15克	土茯苓30克	穿山甲6克	醋鳖甲15克
金荞麦15克	藤梨根15克	代赭石15克	焦楂榔^各15克
鸡内金30克	生麦芽30克	香附10克	炒莱菔子10克
元胡10克	半枝莲15克	重楼15克	生甘草10克

15付,水煎服,煎服法同前。

中成药:芪珍胶囊 0.9克(3粒) 口服 3次/日

2014年10月19日二十四诊

发现胰头癌6年零2个月,介入治疗6次,肝转移,脾大。症见:仍右下腹胀,舌胖,苔白厚,脉沉细。湿浊未化,续予三仁汤合黄芪建中汤、四君子汤化裁,处方:

杏仁 10 克	白豆蔻 20 克	姜半夏 10 克	生薏苡仁 15 克
玫瑰花 15 克	绿萼梅 15 克	生黄芪 30 克	炒莱菔子 15 克
杭白芍 15 克	太子参 15 克	炒白术 15 克	茯苓 15 克
穿山甲 6 克	醋鳖甲 15 克	金荞麦 15 克	藤梨根 15 克
莪术 10 克	川厚朴 15 克	枳壳 10 克	白及 10 克
全蝎 5 克	蜈蚣 2 条	蛇舌草 30 克	生甘草 10 克

15 付,水煎服,煎服法同前。

中成药:芪珍胶囊 0.9 克(3 粒) 口服 3 次/日

按:本例患者胰头癌未能手术切除,肝转移行介入术后,病情发展相对较缓慢,中医药按扶正祛邪、带瘤生存的思路,始终注意健脾养血、扶正培本,改善症状、提高生活质量,该患者目前已存活 6 年余,说明此思路是临床正确的选择。

病例21 胰腺体尾部癌,肝内多发转移

孟某某,女,41 岁。基本病情:胰腺体尾部癌,肝内多发转移。

2009 年 3 月 14 日初诊

2009 年 3 月因"胃脘痛"就诊,经查发现胰腺体尾部占位,肝内多发转移灶;查 CA199 97.91U/ml↑(正常 <37.0U/ml)。为避免患者知晓病情,家属前来咨询取药。症见:胃部怕凉,大便软,不成形,当地就诊时中医曾描述其脉沉细,据其家属所示舌面照片为"舌淡红,苔薄黄",故证属肝郁脾虚、中焦虚寒,予逍遥散合良附丸化裁,处方:

柴胡 10 克	杭白芍 15 克	炒白术 15 克	茯苓 15 克
当归 10 克	生黄芪 30 克	高良姜 5 克	香附 10 克
生蒲黄 10 克	露蜂房 5 克	白芷 10 克	血余炭 10 克
穿山龙 5 克	蒲公英 10 克	佛手 15 克	香橼 15 克
元胡 10 克	金荞麦 15 克	醋鳖甲 15 克	代赭石 15 克
鸡内金 30 克	生麦芽 30 克	蛇舌草 30 克	炙甘草 10 克

15 付,水煎服;每付药连续服用两日。煎服法:每剂药连煎 2 回,兑成400ml 浓汁,分成 4 份,每日早、晚各服一次,每次 100ml。

中成药:芪珍胶囊 0.9 克(3 粒) 口服 3 次/日

按:胰腺体尾部癌多伴腹痛,这是因为胰腺体尾部癌往往发现较晚,瘤体较大后才因腹痛或"胃痛"而检查发现;由于此时瘤体较大、胰腺包膜受到张力牵拉而出现胀痛。故以逍遥散为底方,理气止痛、健脾养血、扶正抗癌;配合"小胃方"保护胃黏膜,"金麦代赭汤"健胃消食、提升胃气,以尽量保证生活质

量。嘱家属到肿瘤专科医院咨询相关治疗,以中西医结合治疗为宜。

2009 年 4 月 17 日二诊

发现胰腺体尾部癌 1 个月余,肝内多发转移灶;化疗中。症见:上腹部堵塞感,大便尚可,小便可,乏力,自汗,舌淡红,苔黄,脉沉细。化疗中,以减毒增效为原则,以和胃止呕、健脾消食等法为主,处方:

橘皮 10 克	竹茹 10 克	姜半夏 10 克	太子参 15 克
炒白术 15 克	土茯苓 15 克	柴胡 10 克	杭白芍 15 克
香附 10 克	佛手 15 克	生蒲黄 10 克	露蜂房 5 克
血余炭 10 克	穿山甲 6 克	醋鳖甲 15 克	莪术 10 克
九香虫 5 克	天龙 6 克	鸡内金 30 克	代赭石 15 克
生麦芽 30 克	蛇舌草 15 克	重楼 15 克	生甘草 10 克

15 付,水煎服,煎服法同前。

中成药:参莲胶囊 1.5 克(3 粒) 口服 3 次/日

按:化疗中仍以和胃止呕、益气养血等为主,“小胃方”保护胃黏膜;天龙、九香虫等拔毒抗癌、缓急止痛。

2009 年 5 月 16 日三诊

发现胰腺体尾部癌 2 个月,肝内多发转移灶;化疗中。症见:左胁肋部胀、隐痛;化疗后乏力,纳食一般,舌淡红,苔薄黄,脉沉细小弦。证属肝胃不和、脾气亏虚,续予健脾和胃为法,黄芪建中汤合四君子汤化裁,处方:

生黄芪 30 克	杭白芍 15 克	太子参 15 克	炒白术 15 克
茯苓 15 克	凌霄花 15 克	八月札 15 克	香附 10 克
元胡 10 克	香橼 15 克	莪术 10 克	姜黄 5 克
橘皮 10 克	竹茹 10 克	代赭石 15 克	焦槟榔^各 10 克
生蒲黄 10 克	露蜂房 5 克	穿山甲 6 克	醋鳖甲 15 克
穿山龙 5 克	半边莲 30 克	重楼 15 克	生甘草 10 克

15 付,水煎服,煎服法同前。

中成药:参莲胶囊 1.5 克(3 粒) 口服 3 次/日

2009 年 6 月 14 日四诊

胰腺体尾部癌 3 个月,肝内多发转移灶;化疗后。复查腹部 CT 提示肝内病灶增大、增多。肿瘤标志物:CA199 44.8U/ml↑(正常 <37.0U/ml),CA724、CEA 正常。家属前来咨询取药,诉其症见:纳可,无腹胀,大便正常。证属肝胃不和、脾气亏虚,续予健脾和胃为法,黄芪建中汤合四君子汤化裁,处方:

太子参 15 克	炒白术 15 克	土茯苓 15 克	生黄芪 30 克
苏木 5 克	凌霄花 15 克	八月札 15 克	香附 10 克
香橼 15 克	莪术 10 克	僵蚕 8 克	土鳖虫 5 克
穿山甲 6 克	醋龟甲 10 克	生蒲黄 10 克	露蜂房 5 克
藤梨根 15 克	金荞麦 15 克	代赭石 15 克	鸡内金 30 克
生麦芽 30 克	蛇舌草 30 克	重楼 15 克	生甘草 10 克

20 付,水煎服,煎服法同前。

中成药:参莲胶囊　1.5 克(3 粒)　口服　3 次/日

按:据报道,胰腺癌化疗药吉西他滨有效率仅为 8%,故化疗效果不好也属可以理解的情况。目前病灶既不能手术,又不能放化疗,只有寄望于中药支持治疗。胰腺癌总归属"脾胃病",故以健脾立法,佐以解毒抗癌、软坚散结之法以扶正祛邪。方中用莪术、僵蚕、土鳖虫等活血通络、拔毒抗癌。

2009 年 7 月 19 日五诊

发现胰腺癌 4 个月,肝内多发转移;化疗后。复查 CA199 69.7U/ml↑(正常 <37.0U/ml)。家属前来咨询取药,诉其症见:纳可,眠可,一般情况尚可,月经期延长,量不多,左上腹有时胀,活动后骶髂关节疼痛。证属脾肾亏虚,仍以健脾为大法,佐以益肾壮骨、祛风止痛之剂,处方:

桑寄生 15 克	牛膝 10 克	羌独活 各 10 克	生黄芪 30 克
苏木 5 克	太子参 15 克	炒白术 15 克	土茯苓 30 克
香附 10 克	莪术 10 克	三七 5 克	穿山甲 6 克
金荞麦 15 克	藤梨根 15 克	生蒲黄 10 克	露蜂房 5 克
白芷 10 克	蝼蛄 5 克	代赭石 15 克	鸡内金 30 克
生麦芽 30 克	重楼 15 克	半边莲 30 克	炙甘草 10 克

20 付,水煎服,煎服法同前。

中成药:参莲胶囊　1.5 克(3 粒)　口服　3 次/日

2009 年 8 月 29 日六诊

发现胰腺癌 5 个月,肝内多发转移;化疗 4 周期(吉西他滨＋替加氟)后。腹部 MRI 提示:胰腺病灶略增大。症见:纳后腹胀,纳眠可,二便调,舌淡红,苔薄白,脉沉细小滑。证属脾肾亏虚,仍以黄芪建中汤合四君子汤化裁,处方:

生黄芪 30 克	杭白芍 15 克	太子参 15 克	炒白术 15 克
茯苓 15 克	香附 10 克	香橼 15 克	莪术 8 克
九香虫 6 克	干蟾皮 5 克	制首乌 15 克	穿山甲 6 克
僵蚕 10 克	生蒲黄 10 克	露蜂房 5 克	白芷 10 克

金荞麦 15 克	藤梨根 15 克	代赭石 15 克	醋龟甲 15 克
鸡内金 30 克	生麦芽 30 克	半边莲 30 克	炙甘草 10 克

30 付,水煎服,煎服法同前。

中成药:抗癌平丸 1 克(1 袋) 口服 3 次/日

按:胰腺癌对化疗不敏感,又不能手术及放疗,故予莪术、九香虫、干蟾皮、僵蚕等软坚散结、拔毒抗癌;予"小胃方"保护胃黏膜、"金麦代赭汤"健胃消食、提高生活质量。

2009 年 10 月 25 日七诊

发现胰腺癌 7 个月,肝内多发转移灶;化疗 4 周期(吉西他滨 + 替加氟)后。复查 CA199 103.9U/ml↑(正常 <37.0U/ml)。超声:肝门处多发淋巴结。家属前来咨询取药,诉其症见:纳眠可,二便调。证属肝郁脾虚,予逍遥散化裁,处方:

醋柴胡 10 克	杭白芍 15 克	赤芍 10 克	炒白术 15 克
土茯苓 30 克	莪术 10 克	三棱 6 克	金荞麦 15 克
生蒲黄 10 克	露蜂房 5 克	干蟾皮 5 克	香附 10 克
生黄芪 30 克	苏木 5 克	穿山甲 6 克	穿山龙 5 克
高良姜 5 克	代赭石 15 克	鸡内金 30 克	焦槟榔各 10 克
炒莱菔子 15 克	重楼 15 克	炙甘草 10 克	

30 付,水煎服,煎服法同前。

中成药:抗癌平丸 1 克(1 袋) 口服 3 次/日

2010 年 1 月 17 日八诊

发现胰腺癌 10 个月,肝内多发转移灶;化疗 4 周期(吉西他滨 + 替加氟)后。复查 CA199 101.4U/ml↑(正常 <37.0U/ml)。症见:恶心,呕吐,双胁下疼痛,纳可,眠不安,小便频,大便可,舌淡红,苔薄黄,脉滑数。证属肝胃不和,予降逆和胃、理气止痛,柴胡疏肝散合四君子汤化裁,处方:

醋柴胡 10 克	杭白芍 15 克	枳壳 10 克	太子参 15 克
茯苓 15 克	当归 15 克	炒白术 15 克	陈皮 10 克
佛手 10 克	生蒲黄 10 克	露蜂房 5 克	白芷 10 克
穿山甲 6 克	醋鳖甲 15 克	藤梨根 15 克	八月札 15 克
草薢 10 克	白果 6 克	瞿麦 15 克	桑螵蛸 10 克
肉桂 5 克	重楼 15 克	生甘草 10 克	

30 付,水煎服,煎服法同前。

中成药:消癌平片 1.6 克(5 粒) 口服 3 次/日

按:小便频仍,属肾气亏虚,予桑螵蛸、肉桂、白果、草薢、瞿麦等益肾缩尿。

2010 年 7 月 18 日九诊

发现胰腺癌 1 年零 4 个月,肝内多发转移灶;化疗 4 周期(吉西他滨 + 替加氟)后。2010 年 7 月复查 CA199 101.2U/ml↑(正常 <37.0U/ml)。家属前来咨询取药,诉其一般情况可。证属脾肾不足,续予健脾益肾法调理,黄芪建中汤合四君子汤化裁,处方:

生黄芪 30 克	杭白芍 15 克	太子参 15 克	炒白术 15 克
土茯苓 30 克	生蒲黄 10 克	露蜂房 5 克	白芷 10 克
白及 10 克	藤梨根 15 克	金荞麦 15 克	凌霄花 15 克
穿山甲 6 克	醋鳖甲 15 克	醋龟甲 15 克	佛手 10 克
地龙 10 克	三七 5 克	九香虫 5 克	桑螵蛸 10 克
肉桂 5 克	重楼 15 克	生甘草 10 克	

30 付,水煎服,煎服法同前。

中成药:消癌平片 1.6 克(5 粒) 口服 3 次/日

按:地龙、三七、九香虫等通络止痛、拔毒抗癌。

2011 年 1 月 9 日十诊

发现胰腺癌 1 年零 10 个月,肝内多发转移灶;化疗 4 周期(吉西他滨 + 替加氟)后。2010 年 12 月复查 CA199 101.0U/ml↑(正常 <37.0U/ml)。症见:腹胀,腹水,腹痛,纳差,眠不安,舌红,苔黄,脉沉细小弦。证属肝郁脾虚,予疏肝健脾法调理,小柴胡汤合黄芪建中汤、四君子汤化裁,处方:

醋柴胡 10 克	黄芩 10 克	清半夏 10 克	太子参 15 克
炒白术 15 克	土茯苓 30 克	生黄芪 30 克	杭白芍 15 克
生蒲黄 10 克	露蜂房 5 克	猪苓 30 克	泽泻 30 克
穿山甲 6 克	醋鳖甲 15 克	金荞麦 15 克	八月札 15 克
绿萼梅 10 克	佛手 15 克	厚朴 15 克	地龙 10 克
三七 5 克	九香虫 5 克	重楼 15 克	生甘草 10 克

30 付,水煎服,煎服法同前。

中成药:消癌平滴丸 3.5 克(10 粒) 口服 3 次/日

2011 年 7 月 24 日十一诊

发现胰腺癌 2 年零 4 个月,肝内多发转移灶;化疗 4 周期(吉西他滨 + 替加氟)后。2011 年 7 月复查 CEA、CA125 正常,CA199 67.8U/ml↑(正常 <37.0U/ml)。症见:便不成形,舌暗红,苔薄黄,脉沉细。证属肝郁脾虚,仍予疏肝健脾法,柴胡疏肝散合四君子汤化裁,处方:

醋柴胡 10 克	杭白芍 15 克	砂仁 10 克	广木香 10 克

枳壳 10 克	厚朴 15 克	桃仁 6 克	地龙 10 克
九香虫 6 克	穿山甲 6 克	醋鳖甲 15 克	藤梨根 15 克
虎杖 15 克	凌霄花 15 克	八月札 15 克	三七 6 克
全蝎 5 克	太子参 15 克	炒白术 15 克	炒莱菔子 10 克
土茯苓 30 克	重楼 15 克	炙甘草 10 克	

30 付,水煎服,煎服法同前。

中成药:消癌平滴丸　3.5 克(10 粒)　口服　3 次/日

2012 年 2 月 26 日十二诊

发现胰腺癌 2 年零 11 个月,肝内多发转移灶;化疗 4 周期(吉西他滨 + 替加氟)后。2012 年 2 月复查 CA199 174.2U/ml↑(正常 <37.0U/ml)。症见:一般情况可,舌淡红,苔白,脉沉细。证属肝郁脾虚,续予疏肝健脾法,柴胡疏肝散合四君子汤化裁,处方:

醋柴胡 10 克	枳壳 10 克	广木香 10 克	厚朴 15 克
杭白芍 15 克	桃仁 6 克	地龙 10 克	三七 6 克
九香虫 6 克	生黄芪 30 克	太子参 15 克	炒白术 15 克
土茯苓 30 克	炒枣仁 30 克	珍珠母 30 克	藤梨根 15 克
金荞麦 15 克	生蒲黄 10 克	露蜂房 5 克	穿山甲 6 克
醋鳖甲 15 克	醋龟甲 15 克	重楼 15 克	生甘草 10 克

30 付,水煎服,煎服法同前。

中成药:消癌平滴丸　3.5 克(10 粒)　口服　3 次/日

2012 年 8 月 6 日十三诊

胰腺癌发现 3 年零 5 个月,肝内多发转移灶;化疗 4 周期(吉西他滨 + 替加氟)后。2012 年 7 月复查胰腺、肝脏肿块略有增大;CA199 58.1U/ml↑(正常 <37.0U/ml),CEA 正常。症见:口干口苦,便稀,舌淡红,苔白,脉沉细。证属肝郁脾虚,仍用疏肝健脾法调理,小柴胡汤合四君子汤化裁,处方:

沙参 15 克	醋柴胡 10 克	黄芩 10 克	清半夏 10 克
太子参 15 克	炒白术 15 克	土茯苓 30 克	生蒲黄 10 克
露蜂房 5 克	穿山甲 6 克	醋鳖甲 15 克	醋龟甲 15 克
藤梨根 15 克	金荞麦 15 克	凌霄花 15 克	桑椹 15 克
桑螵蛸 10 克	桃仁 6 克	佛手 15 克	肉桂 5 克
防风 10 克	重楼 15 克	生甘草 10 克	

30 付,水煎服,煎服法同前。

中成药:消癌平滴丸　3.5 克(10 粒)　口服　3 次/日

按:便稀属脾肾不足,除四君子外,加桑椹、桑螵蛸、肉桂、防风等益肾除湿、固摄大便。

2013 年 4 月 21 日十四诊

发现胰腺癌 4 年零 1 个月,肝内多发转移灶;化疗 4 周期后。2013 年 4 月复查 CEA 正常,CA199 167.6U/ml↑(正常 < 37.0U/ml)。症见:左腹部不适、肠鸣,舌暗,苔白,脉沉细。证属肝郁脾虚,仍用疏肝健脾法,柴胡疏肝散合四君子汤化裁,处方:

醋柴胡 10 克	枳壳 10 克	厚朴 10 克	杭白芍 15 克
广木香 10 克	地龙 10 克	三七 5 克	九香虫 5 克
全蝎 5 克	蜈蚣 3 条	生黄芪 30 克	太子参 15 克
炒白术 15 克	茯苓 15 克	生蒲黄 10 克	露蜂房 5 克
穿山甲 6 克	醋鳖甲 15 克	藤梨根 15 克	金荞麦 15 克
川楝子 10 克	焦楂榔^各 10 克	重楼 15 克	生甘草 10 克

30 付,水煎服,煎服法同前。

中成药:康力欣胶囊 1.5 克(3 粒) 口服 3 次/日

按:左腹不适、肠鸣,考虑有肠粘连可能,予地龙、三七、九香虫基础上加全蝎、蜈蚣等加强通络止痛、拔毒抗癌。

2013 年 8 月 25 日十五诊

发现胰腺癌 4 年零 5 个月,肝内多发转移灶;化疗 4 周期(吉西他滨 + 替加氟)后。2013 年 4 月复查 CEA、CA724 正常,CA199 133.4U/ml↑(正常 < 37.0U/ml)。MRI 提示胰腺、肝内病灶稳定。症见:一般情况可,舌淡红嫩,苔薄白,脉沉细。脾虚为主,予健脾疏肝法调治,黄芪建中汤合四君子汤化裁,处方:

生黄芪 30 克	杭白芍 15 克	制首乌 15 克	枸杞子 15 克
莪术 10 克	太子参 15 克	炒白术 15 克	土茯苓 30 克
八月札 15 克	玫瑰花 15 克	代代花 15 克	焦楂榔^各 10 克
全蝎 5 克	蜈蚣 2 条	九香虫 6 克	土鳖虫 6 克
穿山甲 6 克	醋鳖甲 15 克	金荞麦 15 克	藤梨根 15 克
生蒲黄 10 克	露蜂房 5 克	重楼 15 克	生甘草 10 克

30 付,水煎服,煎服法同前。

中成药:康力欣胶囊 1.5 克(3 粒) 口服 3 次/日

按:胰腺癌肝转移已然病情很重,但经中西医结合治疗,患者仍以较好的生活质量存活了 4 年余,目前仍在继续治疗中。由此可见,尽管病情重、治疗难度大,胰腺癌肝转移晚期患者也可带瘤生存且保证一定的生活质量,所以胰腺癌肝转移也并不意味着"一切都完了",通过各种努力,依然是有希望的,我们尚且有理由期待更多奇迹的出现。

病例22 胰腺头、体交界处癌,γ刀治疗后

刘某某,男,56岁。基本病情:胰腺头、体交界处癌,γ刀治疗14次后。

2010年6月11日初诊

发现胰腺癌1个半月,胰腺头、体交界处占位,肠系膜上静脉受侵,γ刀治疗14次,伴慢性胆囊炎、胆结石、慢性浅表性胃炎。症见:嗳气,腹痛,纳可,眠可,二便可,舌淡红,苔黄,脉弦细。证属肝胃不和,予和胃降逆、理气健脾法调治,旋覆代赭汤合香砂六君子汤化裁,处方:

旋覆花10克	代赭石15克	广木香10克	砂仁6克
陈皮10克	清半夏10克	太子参15克	炒白术15克
土茯苓30克	生黄芪30克	苏木6克	生蒲黄10克
露蜂房5克	藤梨根15克	金荞麦15克	穿山甲6克
醋鳖甲15克	地龙10克	九香虫5克	三七5克
凌霄花15克	佛手10克	重楼15克	生甘草10克

20付,水煎服;每付药连续服用两日。煎服法:每剂药连煎2回,兑成400ml浓汁,分成4份,每日早、晚各服一次,每次100ml。

按:胰腺头、体交界处占位,易包绕肠系膜上动、静脉而无法手术治疗,即属"局部晚期"的情况。所幸予γ刀治疗14次而局部灭活。现症状主要属肝胃不和、脾气亏虚,故予和胃降逆、疏肝健脾法调治;予"小胃方"保护胃黏膜;地龙、三七、九香虫等通络止痛、软坚散结。

2010年7月14日二诊

发现胰腺癌2个月余,胰腺头、体交界处占位,肠系膜上静脉受侵,γ刀治疗14次,有慢性胆囊炎、胆结石、慢性浅表性胃炎病史。症见:胃部怕凉,餐后小腹部疼痛,纳可,眠可,二便可,矢气多,腰痛,舌淡红,苔黄,脉细滑。证属肝郁脾虚,予疏肝健脾法,逍遥散化裁,处方:

醋柴胡10克	当归15克	赤白芍各12克	广木香10克
莪术10克	三棱6克	炒白术15克	土茯苓30克
生黄芪30克	苏木6克	高良姜5克	香附10克
九香虫5克	地龙10克	三七5克	生蒲黄10克
露蜂房5克	穿山甲6克	醋鳖甲15克	醋龟甲15克

藤梨根 15 克　　半边莲 30 克　　重楼 15 克　　生甘草 10 克

30 付,水煎服,煎服法同前。

中成药:金龙胶囊　0.75 克(3 粒)　口服　3 次/日

2010 年 8 月 3 日三诊

发现胰腺癌 3 个月余,胰腺头、体交界处占位,肠系膜上静脉受侵,γ 刀治疗 14 次。症见:小腹部轻微疼痛不适,纳可,眠可,二便调,腰背痛,皮肤痒,舌淡红,苔黄,脉细滑。证属肝郁不疏、脾肾亏虚,续予逍遥散化裁,处方:

醋柴胡 10 克　　赤白芍^各 12 克　　当归 15 克　　广木香 10 克
莪术 10 克　　三棱 6 克　　九香虫 5 克　　地龙 10 克
三七 5 克　　炒白术 15 克　　土茯苓 30 克　　生黄芪 30 克
苏木 6 克　　高良姜 5 克　　香附 10 克　　生蒲黄 10 克
露蜂房 5 克　　穿山甲 6 克　　醋鳖甲 15 克　　醋龟甲 15 克
桃仁 6 克　　元胡 15 克　　重楼 15 克　　生甘草 10 克

30 付,水煎服,煎服法同前。

中成药:金龙胶囊　0.75 克(3 粒)　口服　3 次/日

2010 年 10 月 17 日四诊

发现胰腺癌 5 个月余,胰腺头、体交界处占位,肠系膜上静脉受侵犯,γ 刀治疗 14 次。症见:嗳气,进食后饱胀,舌淡红,苔薄白,脉沉细。证属肝郁脾虚、肝胃不和,予疏肝健脾,柴胡疏肝散合四君子汤化裁,处方:

醋柴胡 10 克　　枳壳 10 克　　杭白芍 10 克　　太子参 15 克
炒白术 15 克　　土茯苓 30 克　　生黄芪 30 克　　苏木 6 克
生蒲黄 10 克　　露蜂房 5 克　　穿山甲 6 克　　醋鳖甲 15 克
地龙 10 克　　三七 5 克　　九香虫 5 克　　桃仁 5 克
代赭石 15 克　　鸡内金 30 克　　生麦芽 30 克　　姜厚朴 10 克
重楼 15 克　　生甘草 10 克

30 付,水煎服,煎服法同前。

中成药:金龙胶囊　0.75 克(3 粒)　口服　3 次/日

2010 年 12 月 5 日五诊

发现胰腺癌 7 个月余,胰腺头、体交界处占位,肠系膜上静脉受侵犯,γ 刀治疗 14 次。症见:打嗝,反酸,腰疼,纳可,眠可,二便可,舌淡红,苔薄白,脉沉细小弦。证属肝胃不和、脾气亏虚,予小陷胸汤合左金丸、四君子汤化裁,处方:

瓜蒌皮15克	清半夏10克	黄连10克	吴茱萸5克
太子参15克	炒白术15克	炒杜仲10克	续断15克
醋柴胡10克	香附10克	乌药15克	九香虫6克
地龙10克	三七5克	藤梨根15克	虎杖15克
生蒲黄10克	露蜂房5克	穿山甲6克	醋鳖甲15克
鸡内金30克	生麦芽30克	重楼15克	炙甘草10克

30付,水煎服,煎服法同前。

中成药:金龙胶囊　0.75克(3粒)　口服　3次/日

2011年1月24日六诊

发现胰腺癌8个月余,胰腺头、体交界处占位,肠系膜上静脉受侵犯,γ刀治疗14次。症见:腹部隐痛,腹胀稍减,间有肠鸣,舌淡红,苔薄白,脉沉细小弦。证属肝胃不和、脾气亏虚,仍予疏肝健脾法调治,柴胡疏肝散合四君子汤化裁,处方:

醋柴胡10克	杭白芍15克	姜厚朴15克	枳壳10克
广木香10克	太子参15克	炒白术15克	土茯苓30克
生蒲黄10克	露蜂房5克	穿山甲6克	醋鳖甲15克
藤梨根15克	金荞麦15克	八月札15克	凌霄花15克
地龙10克	三七5克	九香虫5克	桃仁6克
佛手10克	重楼15克	生甘草10克	

30付,水煎服,煎服法同前。

中成药:金龙胶囊　0.75克(3粒)　口服　3次/日

2011年3月20日七诊

发现胰腺癌10个月余,胰腺头、体交界处占位,肠系膜上静脉受侵犯,γ刀治疗14次。症见:脐周隐痛,矢气,肠鸣,纳眠可,二便调,舌淡红,苔薄白,脉弦细。证属肝胃不和、脾气亏虚,续予疏肝健脾法调治,柴胡疏肝散合四君子汤化裁,处方:

醋柴胡10克	杭白芍15克	姜厚朴15克	枳壳10克
广木香10克	太子参15克	炒白术15克	土茯苓30克
生蒲黄10克	露蜂房5克	穿山甲6克	醋鳖甲15克
藤梨根15克	金荞麦15克	八月札15克	凌霄花15克
香附10克	三七5克	九香虫5克	桃仁6克
乌药10克	生麦芽30克	重楼15克	生甘草10克

60付,水煎服,煎服法同前。

中成药:金龙胶囊　0.75 克(3 粒)　口服　3 次/日

2011 年 7 月 22 日八诊

发现胰腺癌 1 年零 2 个月余,胰腺头、体交界处,肠系膜上静脉受侵犯,γ刀治疗 14 次。症见:反酸,呃逆,腹胀,进食后反胃,大便量减少,舌淡红,苔薄白,脉沉细。证属肝胃不和、脾气亏虚,予小陷胸汤合左金丸、香砂六君子汤化裁,处方:

瓜蒌皮 15 克	清半夏 10 克	黄连 10 克	吴茱萸 5 克
广木香 10 克	砂仁 6 克	橘皮 10 克	太子参 15 克
炒白术 15 克	土茯苓 30 克	生蒲黄 10 克	露蜂房 5 克
穿山甲 6 克	醋鳖甲 15 克	藤梨根 15 克	金荞麦 15 克
三七 5 克	九香虫 6 克	代赭石 15 克	鸡内金 30 克
生麦芽 30 克	姜厚朴 15 克	重楼 15 克	生甘草 10 克

40 付,水煎服,煎服法同前。

中成药:金龙胶囊　0.75 克(3 粒)　口服　3 次/日

2011 年 9 月 23 日九诊

发现胰腺癌 1 年零 4 个月余,胰腺头、体交界处占位,肠系膜上静脉受侵犯,γ刀治疗 14 次;近期发现肝转移后,化疗 1 周期。目前一般情况尚可,舌暗,苔白,脉沉细。化疗中,予和胃健脾法减毒增效,处方:

橘皮 10 克	竹茹 10 克	清半夏 10 克	枇杷叶 10 克
补骨脂 10 克	旋覆花 10 克	代赭石 15 克	生黄芪 30 克
杭白芍 15 克	太子参 15 克	炒白术 15 克	土茯苓 30 克
生蒲黄 10 克	露蜂房 5 克	穿山甲 6 克	醋鳖甲 15 克
藤梨根 15 克	金荞麦 15 克	八月札 15 克	鸡内金 30 克
生麦芽 30 克	九香虫 5 克	重楼 15 克	生甘草 10 克

20 付,水煎服,煎服法同前。

中成药:金龙胶囊　0.75 克(3 粒)　口服　3 次/日

2011 年 11 月 12 日十诊

发现胰腺癌 1 年零 6 个月余,胰腺头、体交界处占位,肠系膜上静脉受侵犯,γ刀治疗 14 次;发现肝转移后化疗 1 周期,因反应重而停用。症见:纳可,呃逆,肠鸣,舌暗红,苔白,脉沉细。证属肝胃不和、脾气亏虚,予健脾理气法,香砂六君子汤化裁,处方:

太子参 15 克	炒白术 15 克	土茯苓 30 克	陈皮 10 克

清半夏 10 克	广木香 10 克	砂仁 6 克	生蒲黄 10 克
露蜂房 5 克	穿山甲 6 克	醋鳖甲 10 克	醋龟甲 10 克
补骨脂 10 克	生黄芪 30 克	苏木 6 克	九香虫 6 克
代赭石 15 克	鸡内金 30 克	生麦芽 30 克	重楼 15 克
生甘草 10 克			

20 付,水煎服,煎服法同前。

中成药:金龙胶囊　0.75 克(3 粒)　口服　3 次/日

2012 年 1 月 6 日十一诊

发现胰腺癌 1 年零 8 个月余,胰腺头、体交界处占位,肠系膜上静脉受侵犯,γ 刀治疗 14 次;肝转移后化疗 1 周期即停用。症见:呃逆,小腹胀满,舌暗红,苔白,脉沉细。证属肝胃不和、脾气亏虚,予健脾理气法,黄芪建中汤合四君子汤化裁,处方:

生黄芪 30 克	杭白芍 15 克	太子参 15 克	炒白术 15 克
土茯苓 30 克	生蒲黄 10 克	露蜂房 5 克	旋覆花 10 克
代赭石 15 克	穿山甲 6 克	醋鳖甲 15 克	藤梨根 15 克
金荞麦 15 克	八月札 15 克	凌霄花 15 克	地龙 10 克
三七 5 克	九香虫 5 克	乌药 10 克	玫瑰花 15 克
鸡内金 30 克	生麦芽 30 克	重楼 15 克	生甘草 10 克

20 付,水煎服,煎服法同前。

中成药:金龙胶囊　0.75 克(3 粒)　口服　3 次/日

2012 年 3 月 9 日十二诊

发现胰腺癌 1 年零 10 个月余,胰腺头、体交界处占位,肠系膜上静脉受侵犯,γ 刀治疗 14 次;肝转移后化疗 1 周期即停用,现口服替吉奥。症见:打嗝,反酸烧心,下腹隐痛,二便可,眠可,舌暗红,苔白,脉沉细。证属肝胃不和、脾气亏虚,予小陷胸汤合左金丸、香砂六君子汤化裁,处方:

瓜蒌皮 15 克	清半夏 10 克	黄连 10 克	吴茱萸 6 克
广木香 10 克	砂仁 6 克	太子参 15 克	炒白术 15 克
茯苓 15 克	醋柴胡 10 克	枳壳 10 克	香附 10 克
乌药 10 克	九香虫 6 克	全蝎 5 克	穿山甲 6 克
醋鳖甲 15 克	生蒲黄 10 克	露蜂房 5 克	代赭石 15 克
鸡内金 30 克	生麦芽 30 克	重楼 15 克	炙甘草 10 克

60 付,水煎服,煎服法同前。

中成药:金龙胶囊　0.75 克(3 粒)　口服　3 次/日

2012 年 7 月 7 日十三诊

发现胰腺癌 2 年零 2 个月,胰腺头、体交界处占位,肠系膜上静脉受侵犯,γ 刀治疗 14 次;肝转移后化疗 1 周期即停用。症见:一般情况可,舌淡红,苔薄白,脉沉细。续予健脾理气法,香砂六君子汤化裁,处方:

广木香 10 克	砂仁 6 克	陈皮 10 克	清半夏 10 克
太子参 15 克	炒白术 15 克	土茯苓 30 克	生黄芪 30 克
制首乌 15 克	金荞麦 15 克	穿山甲 6 克	醋鳖甲 15 克
代赭石 15 克	生麦芽 30 克	鸡内金 30 克	焦楂榔^各 10 克
九香虫 6 克	三七 6 克	藤梨根 15 克	柴胡 10 克
香附 10 克	蛇舌草 50 克	重楼 15 克	生甘草 10 克
黄芩 10 克			

60 付,水煎服,煎服法同前。

中成药:芪珍胶囊 0.9 克(3 粒) 口服 3 次/日

2012 年 9 月 8 日十四诊

发现胰腺癌 2 年零 4 个月,胰腺头、体交界处占位,肠系膜上静脉受侵犯,γ 刀治疗 14 次;肝转移后化疗 1 周期即停用。复查:肺内多发小结节;肝右叶可见团块影,行化疗 3 次 + γ 刀治疗 2 次。症见:乏力,纳差,口干口苦,舌淡红,苔薄黄,脉沉细。属肝郁脾虚兼见少阳证,予健脾疏肝法调治,黄芪建中汤合四君子汤、小柴胡汤化裁,处方:

生黄芪 30 克	杭白芍 15 克	太子参 15 克	炒白术 15 克
土茯苓 30 克	柴胡 10 克	黄芩 10 克	清半夏 9 克
穿山甲 6 克	醋鳖甲 15 克	金荞麦 15 克	藤梨根 15 克
浮萍 15 克	浙贝母 15 克	三七 6 克	九香虫 6 克
当归 15 克	阿胶珠 20 克	生麦芽 30 克	鸡内金 30 克
地龙 10 克	蛇舌草 30 克	生甘草 10 克	

60 付,水煎服,煎服法同前。

中成药:芪珍胶囊 0.9 克(3 粒) 口服 3 次/日

按:胰腺癌是对放化疗均不敏感的消化道恶性肿瘤,预后差,有"癌中之王"的称号。本例患者尽管经多次 γ 刀治疗,效果仍不尽理想,出现肝、肺转移后又行化疗 + γ 刀治疗,仍不能取得满意效果。唯其病情如此难以稳定,才知道中药治疗后带瘤生存两年是极为不易的!当继续中西医结合治疗,以期提高生活质量、带瘤生存,延长寿命。肺内小结节,予浮萍、浙贝母等抗肺转移;当归、阿胶等补血;地龙、三七、九香虫等通络解毒、软坚散结。

病例23 直肠类癌术后,化疗后

卢某某,女,46岁。基本病情:直肠类癌术后,化疗后。

2010年12月30日初诊

直肠癌术后4个月,病理:直肠类癌,淋巴结9/15;化疗4周后,拟放疗。症见:纳可,眠可,大便4~5次/日,舌淡红,苔薄白,脉沉细数。患者拟放疗,预先予减毒增效法,以防湿热下注肠道,处方:

秦皮10克	广木香9克	黄连10克	红藤10克
太子参15克	炒白术15克	茯苓15克	生黄芪30克
苏木6克	穿山甲6克	醋鳖甲15克	败酱草10克
鸡血藤30克	防风10克	地榆炭10克	炒槐花10克
醋龟甲10克	僵蚕9克	九香虫6克	蛇舌草30克
半枝莲30克	生甘草10克		

14付,水煎服;每付药连续服用两日。煎服法:每剂药连煎2回,兑成400ml浓汁,分成4份,每日早、晚各服一次,每次100ml。

中成药:百令胶囊 0.6克(3粒) 口服 3次/日

按: 化疗后,正气不足;拟放疗,则将增添热毒蓄积。故先予芍药汤配合放疗以清热解毒;以四君子加黄芪、鸡血藤等健脾养血、扶正固本;僵蚕、九香虫等通络拔毒。

2011年3月28日二诊

直肠癌术后7个月,病理:直肠类癌,侵及黏膜及黏膜下层,双侧切缘未见癌,肠旁淋巴结9/15;化疗4周后,放疗后。近期复查肿瘤标记物未见异常。症见:身痛,背部两侧尤为明显,左侧更甚,左侧腋窝疼痛,头顶麻木感,头面部烘热,手指发麻,浑身潮热,汗出多,化疗后月经未至,纳可,眠可,小便调,大便先干后稀,舌淡红胖,苔薄白,脉沉细数。诸证皆属放化疗后气血不足所致,予香砂六君子汤合二黄鸡枸汤化裁,处方:

太子参15克	炒白术15克	茯苓15克	广木香6克
砂仁6克	生黄芪15克	黄精10克	鸡血藤30克
枸杞子15克	菟丝子10克	仙茅10克	仙灵脾10克
绿萼梅10克	红藤15克	败酱草15克	白头翁10克
金荞麦15克	天麻10克	清半夏9克	葛根15克
浮小麦30克	大枣20克	蛇舌草30克	生甘草10克

14付,水煎服,煎服法同前。

中成药:百令胶囊 0.6克(3粒) 口服 3次/日

按:放化疗后,脾肾不足,气血两虚,故当扶正为主,兼顾祛邪解毒,以防治肿瘤复发、转移。方予香砂六君子汤合二黄鸡枸汤化裁,健脾益肾、益气养血,兼顾抗癌解毒。

2011年7月6日三诊

直肠类癌术后11个月,放化疗后。症见:白细胞低,月经未至,潮热,汗出多,眠不安,小腹痛,舌淡红胖,苔薄白,脉沉细数。证属气血不足而外,尚有肝经不疏,故与归脾汤合二仙丹、甘麦大枣汤化裁,处方:

生黄芪30克	当归15克	炒白术15克	土茯苓30克
广木香10克	制远志10克	炒枣仁30克	龙眼肉10克
生蒲黄10克	露蜂房5克	穿山甲6克	醋鳖甲10克
红藤10克	败酱草15克	仙茅10克	仙灵脾10克
僵蚕10克	九香虫6克	姜厚朴15克	浮小麦30克
大枣5枚	蛇舌草30克	半枝莲30克	炙甘草10克

14付,水煎服,煎服法同前。

中成药:百令胶囊 0.6克(3粒) 口服 3次/日

按:白细胞低、月经不至,属气血不足所致;潮热、汗出多为表虚不固所致,故以归脾汤为主补气养血,甘麦大枣汤固表止汗、宁心安神;方中用生蒲黄、露蜂房、僵蚕、九香虫等抗癌拔毒。

2012年1月18日四诊

直肠类癌术后1年零5个月,放化疗后。2012年1月查结肠镜:吻合口黏膜充血,粗糙;建议追查。B超:肝回声粗糙,肝内血管显示欠清,胆囊结石?症见:周身疼痛,潮热,汗出多,烦躁,双手小指麻木,肠鸣音亢进,大便先干后稀,有黏液,小便可,进食后打嗝,口唇干燥,舌淡胖,苔白腻,脉沉细。证属湿浊中阻、肝郁脾虚,予三仁汤合丹栀逍遥散化裁,处方:

丹皮10克	栀子10克	柴胡10克	生白术30克
土茯苓30克	白豆蔻10克	杏仁10克	生薏苡仁15克
全蝎5克	蜈蚣2条	九香虫6克	红藤10克
败酱草15克	生黄芪30克	鸡血藤30克	防风10克
代赭石15克	生麦芽30克	鸡内金30克	桃仁6克
地龙10克	穿山甲6克	草河车15克	生甘草10克

14付,水煎服,煎服法同前。

中成药:消癌平滴丸 3.5克(10粒) 口服 3次/日

按：手指麻木，考虑为化疗过程中奥沙利铂神经毒性所致，故予全蝎、蜈蚣等配合鸡血藤、防风活血通络、祛风散寒，并嘱患者可将煎药后的药渣再加水加温泡手泡脚，以起到活血通络之功效。肠鸣亢进，当防肠粘连，予桃仁、地龙、九香虫等松解粘连。

2012 年 7 月 8 日五诊

直肠类癌术后 1 年零 11 个月，放化疗后。复查肿瘤标志物：NSE 18.56ng/ml↑（正常 < 18.0ng/ml）。症见：间断感觉抑郁，烦躁，易醒，心悸，手麻，汗出多，双下肢怕凉，手足心热，纳可，二便调，舌尖红，苔薄黄腻，脉沉细小数。仍湿热未尽、肝郁脾虚肾亏，三仁汤合知柏地黄丸化裁，处方：

杏仁 9 克	白豆蔻 10 克	滑石 10 克	生薏苡仁 15 克
淡竹叶 10 克	知母 10 克	黄柏 10 克	生地黄 10 克
山茱萸 10 克	山药 30 克	土茯苓 30 克	泽泻 30 克
丹皮 10 克	绿萼梅 10 克	凌霄花 10 克	代代花 10 克
鸡血藤 15 克	防风 10 克	穿山甲 6 克	醋鳖甲 10 克
九香虫 6 克	蛇舌草 30 克	半枝莲 15 克	生甘草 10 克

14 付，水煎服，煎服法同前。

中成药：消癌平滴丸 3.5 克(10 粒) 口服 3 次/日

按：舌苔腻为脾虚湿阻之征；抑郁、烦躁、心悸、易醒等皆属肝郁化火；双下肢怕凉、手麻则属化疗后神经性反应；手足心热属肾精亏虚。故予三仁汤醒脾化湿；绿萼梅、凌霄花、代代花等疏肝解郁；知柏地黄丸坚阴益肾；鸡血藤、防风等舒筋活络、活血祛风；九香虫松解粘连。直肠类癌虽属较为少见的消化道恶性肿瘤。但不管其证型如何变化，其本于脾肾两虚是基本的，故扶正解毒法多围绕"健脾益肾"来进行。

病例 24 乙状结肠中-低分化腺癌术后、化疗后，肝转移术后

阎某某，男，49 岁。基本病情：乙状结肠中-低分化腺癌术后、化疗后，肝转移术后。

2009 年 7 月 17 日初诊

乙状结肠癌术后 10 个月，病理：中-低分化腺癌伴溃疡形成；化疗 9 周期后。2009 年 6 月发现肝转移，术后；胸片：右肺下叶小结节，可疑转移？症见：大便可，舌红，苔薄黄，脉沉细。患者近期发现肝转移并手术切除，拟化疗，化疗中当以减毒增效为主，处方：

橘皮 10 克	竹茹 10 克	姜半夏 10 克	太子参 15 克
炒白术 15 克	茯苓 15 克	生黄芪 30 克	杭白芍 15 克
生蒲黄 10 克	白芷 10 克	露蜂房 5 克	血余炭 10 克
代赭石 15 克	鸡内金 30 克	生麦芽 30 克	香橼 15 克
川厚朴 10 克	蛇舌草 30 克	生甘草 10 克	

7 付,水煎服;每付药连续服用两日。煎服法:每剂药连煎 2 回,兑成 400ml 浓汁,分成 4 份,每日早、晚各服一次,每次 100ml。

按:化疗中当以橘皮竹茹汤和胃止呕;黄芪建中汤合四君子汤益气养血;"小胃方"(生蒲黄、露蜂房、白芷、血余炭)和金麦代赭汤保护胃黏膜、顺气消食。

2009 年 8 月 2 日二诊

乙状结肠癌术后 11 个月,化疗 9 周期后。2009 年 6 月发现肝左外侧见中分化腺癌结节,术后;复查胸部 CT:右肺下叶小结节 0.7cm,转移? 肿瘤标记物:CA199 1.29U/ml(正常 <37.0U/ml);CEA 2.01ng/ml(正常 <5.0ng/ml)。症见:大便可,舌红,苔薄黄,脉沉细。化疗前准备,予以益气养血法,八珍汤化裁,处方:

生黄芪 30 克	杭白芍 15 克	当归 10 克	生熟地各 10 克
太子参 15 克	炒白术 15 克	茯苓 15 克	制首乌 15 克
浙贝母 10 克	鼠妇 10 克	僵蚕 10 克	穿山甲 6 克
生蒲黄 10 克	露蜂房 5 克	白芷 10 克	焦楂榔各 10 克
代赭石 15 克	鸡内金 30 克	浮萍 10 克	生麦芽 30 克
鸡血藤 30 克	蛇舌草 30 克	生甘草 10 克	

14 付,水煎服,煎服法同前。

按:右下肺小结节,当防肺转移,加鼠妇、僵蚕、浮萍、浙贝母。

2009 年 8 月 25 日三诊

乙状结肠癌术后近 1 年,化疗 9 周期后;肝转移术后,肺良性结节。复查白细胞 2.5×10^9/L。准备化疗,方案已定:FOLFIRI 方案(伊立替康 + 亚叶酸钙 + 卡培他滨)。症见:舌红,苔黄微腻,脉沉细。证属湿热中阻,三仁汤化裁,处方:

白豆蔻 10 克	杏仁 10 克	淡竹叶 10 克	生薏苡仁 15 克
川厚朴 10 克	当归 10 克	生熟地各 10 克	制首乌 15 克
鸡血藤 30 克	三七 5 克	生黄芪 30 克	补骨脂 10 克
阿胶珠 20 克	桑椹 30 克	醋鳖甲 15 克	焦楂榔各 10 克
炒白术 15 克	茯苓 15 克	鸡内金 30 克	生麦芽 30 克
代赭石 15 克	草河车 15 克	炙甘草 10 克	

14 付,水煎服,煎服法同前。

中成药:健脾益肾颗粒 20 克(2 包) 口服 2 次/日

按:方中阿胶珠配合其他健脾益肾药补气养血;金麦代赭汤健胃消食、调和胃气,以防湿热影响胃气和降。

2009 年 10 月 10 日四诊

乙状结肠癌术后 1 年,病理:中-低分化管状腺癌,化疗 9 周期后;肝转移术后,再次化疗后。复查白细胞 2.2×10^9/L,血小板 80×10^9/L。症见:乏力,纳尚可,矢气,肛周痒,大便日 1~2 行,舌红,苔薄白,脉沉细。证属气血不足,予益气养血法调治,黄芪建中汤合香砂六君子汤化裁,处方:

太子参 15 克	炒白术 15 克	茯苓 15 克	广木香 10 克
砂仁 10 克	生黄芪 30 克	杭白芍 15 克	金荞麦 15 克
龙胆草 10 克	栀子 10 克	黄芩 10 克	柴胡 10 克
黄柏 10 克	白鲜皮 10 克	穿山甲 6 克	制首乌 15 克
鸡血藤 30 克	三七 5 克	焦楂榔^各 10 克	代赭石 15 克
鸡内金 30 克	生麦芽 30 克	蛇舌草 30 克	生甘草 10 克

14 付,水煎服,煎服法同前。

中成药:消癌平片 1.92 克(6 粒) 口服 3 次/日

按:肛周痒,考虑肝经湿热下注,予酌加龙胆泻肝汤。

2009 年 11 月 28 日五诊

乙状结肠癌术后,化疗后 1 年零 2 个月,肝转移术后化疗后 4 个月。复查 CEA、CA199 正常。复查血常规:白细胞 2.5×10^9/L。症见:口干口苦,矢气,纳可,舌红,苔黄,脉沉细。属少阳证,予小柴胡汤化裁,辅以益气养血法,处方:

柴胡 10 克	黄芩 10 克	清半夏 10 克	土茯苓 30 克
川厚朴 10 克	广木香 10 克	佛手 15 克	焦楂榔^各 10 克
生黄芪 30 克	杭白芍 15 克	制首乌 15 克	鸡血藤 30 克
补骨脂 10 克	阿胶珠 15 克	当归 10 克	藤梨根 15 克
金荞麦 15 克	穿山甲 6 克	醋鳖甲 15 克	代赭石 15 克
鸡内金 30 克	生麦芽 30 克	蛇舌草 30 克	生甘草 10 克

15 付,水煎服,煎服法同前。

中成药:消癌平片 1.92 克(6 粒) 口服 3 次/日

2010 年 4 月 11 日六诊

乙状结肠癌术后,化疗后 1 年零 7 个月,肝转移术后化疗后 9 个月。复查

白细胞 3.14×10^9/L。症见:舌红,苔黄腻,脉沉细。证属脾虚湿热,予三仁汤合四君子汤化裁,处方:

太子参 15 克	炒白术 15 克	茯苓 15 克	白豆蔻 10 克
杏仁 10 克	淡竹叶 10 克	清半夏 10 克	生薏苡仁 15 克
凌霄花 10 克	金荞麦 15 克	生黄芪 30 克	制首乌 15 克
灵芝 15 克	红藤 10 克	小茴香 10 克	橘核 10 克
荔枝核 10 克	乌药 10 克	穿山甲 6 克	藤梨根 15 克
蛇舌草 30 克	半枝莲 30 克	草河车 15 克	炙甘草 10 克

15 付,水煎服,煎服法同前。

中成药:消癌平片 1.92 克(6 粒) 口服 3 次/日

2010 年 9 月 24 日七诊

乙状结肠癌术后,化疗后 2 年,肝转移术后,化疗后 1 年零 2 个月。2010 年 9 月复查肿瘤标记物正常。症见:一般情况可,舌红,苔白,脉沉细。予扶正抗癌法调治,以"二黄鸡枸"化裁,处方:

生黄芪 30 克	黄精 10 克	鸡血藤 30 克	枸杞子 10 克
菟丝子 10 克	生蒲黄 10 克	露蜂房 5 克	藤梨根 15 克
白芷 10 克	血余炭 10 克	金荞麦 15 克	凌霄花 15 克
穿山甲 6 克	醋鳖甲 10 克	陈皮 10 克	焦楂榔[各] 10 克
佛手 10 克	蛇舌草 30 克	半枝莲 30 克	生甘草 10 克

15 付,水煎服,煎服法同前。

中成药:消癌平片 1.92 克(6 粒) 口服 3 次/日

2011 年 3 月 20 日八诊

乙状结肠癌术后,化疗后 2 年半,肝转移术后化疗后 1 年零 8 个月。复查肠镜:结肠管状腺瘤。肿瘤标记物正常。血常规:白细胞 3.0×10^9/L。症见:双膝关节活动不利,余一般情况可,舌红,苔白,脉沉细。予香砂六君子汤化裁,处方:

广木香 10 克	砂仁 6 克	橘皮 10 克	清半夏 10 克
太子参 15 克	炒白术 15 克	土茯苓 30 克	生蒲黄 10 克
露蜂房 5 克	穿山甲 6 克	醋鳖甲 10 克	藤梨根 15 克
金荞麦 15 克	佛手 10 克	枳壳 10 克	炒莱菔子 10 克
鸡血藤 30 克	桑寄生 15 克	秦艽 10 克	威灵仙 10 克
蛇舌草 30 克	半枝莲 30 克	生甘草 10 克	

14 付,水煎服,煎服法同前。

中成药:消癌平片 1.92 克(6 粒) 口服 3 次/日

按:膝关节活动不利,予鸡血藤、桑寄生、秦艽、威灵仙等活血通络。

2011 年 12 月 6 日九诊

乙状结肠癌术后化疗后 3 年零 3 个月,肝转移术后化疗后 2 年零 5 个月。2011 年 11 月复查未见异常。症见:腹痛牵涉两胁,舌红,苔薄黄,脉沉细。证属肝郁脾虚,予疏肝健脾法,丹栀逍遥散化裁,处方:

丹皮 10 克	栀子 10 克	柴胡 10 克	赤白芍^各 12 克
当归 15 克	炒白术 15 克	土茯苓 30 克	红藤 10 克
败酱草 10 克	藤梨根 15 克	金荞麦 15 克	生蒲黄 10 克
露蜂房 5 克	穿山甲 6 克	醋鳖甲 15 克	三七 5 克
九香虫 5 克	绿萼梅 10 克	代代花 10 克	蛇舌草 30 克
半枝莲 30 克	生甘草 10 克		

14 付,水煎服,煎服法同前。

中成药:消癌平片 1.92 克(6 粒) 口服 3 次/日

2012 年 11 月 27 日十诊

乙状结肠癌术后化疗后 4 年零 2 个月,肝转移术后化疗后 3 年零 4 个月。症见:一般情况可,舌红,苔薄黄,脉沉细小弦。证属肝郁脾虚,予健脾疏肝法,黄芪建中汤合四君子汤化裁,处方:

生黄芪 30 克	杭白芍 15 克	制首乌 15 克	太子参 15 克
炒白术 15 克	土茯苓 30 克	红藤 10 克	败酱草 15 克
穿山甲 6 克	醋鳖甲 15 克	金荞麦 15 克	藤梨根 15 克
露蜂房 5 克	生蒲黄 10 克	九香虫 5 克	桃仁 6 克
三七 6 克	地龙 10 克	生麦芽 30 克	鸡内金 30 克
代赭石 15 克	蛇舌草 30 克	重楼 15 克	生甘草 10 克

15 付,水煎服,煎服法同前。

按:患者结肠癌术后、化疗后出现肝转移,遂行手术治疗及化疗,化疗后白细胞降低,予益气养血法调治后逐渐缓解。目前病情稳定已 3 年余,但仍需继续定期复查、门诊调治。

病例 25 降、乙结肠中-低分化腺癌术后,化疗中

李某某,男,51 岁。基本病情:降、乙结肠中-低分化腺癌术后,化疗中。

2006 年 5 月 17 日初诊

降结肠癌与乙状结肠癌术后 3 个月,病理:中-低分化腺癌,侵及浆膜,淋巴

结 1/5；化疗方案：奥沙利铂＋5-氟尿嘧啶＋亚叶酸钙，现化疗中。复查超声：肝血管瘤；多发囊肿，胆囊结石。症见：恶心，乏力，头胀痛，大便干，身疼痛，舌淡红，苔黄腻，脉沉细小弦。痰湿内生，且正在化疗中，予减毒增效法调理，处方：

橘皮 10 克	竹茹 10 克	清半夏 10 克	枇杷叶 15 克
生黄芪 30 克	黄精 15 克	杭白芍 15 克	枸杞子 15 克
鸡血藤 30 克	补骨脂 10 克	续断 10 克	丝瓜络 10 克
猪苓 30 克	泽泻 30 克	焦楂榔各 10 克	凌霄花 15 克
浙贝母 10 克	川芎 10 克	防风 10 克	生麦芽 30 克
鸡内金 30 克	藤梨根 15 克	蛇舌草 30 克	生甘草 10 克

14 付，水煎服；每付药连续服用两日。煎服法：每剂药连煎 2 回，兑成 400ml 浓汁，分成 4 份，每日早、晚各服一次，每次 100ml。

中成药：健脾益肾冲剂 20 克(2 包) 口服 2 次/日

按：化疗中，予以橘皮竹茹汤和胃止呕；二黄鸡枸汤补益脾肾、益气养血；焦楂榔、生麦芽、鸡内金健胃消食；猪苓、泽泻化湿祛浊；川芎、丝瓜络、防风活血祛风、通络止痛；凌霄花、藤梨根防治肝转移；浙贝母化痰软坚，防治肺转移。

2006 年 11 月 8 日二诊

降结肠癌与乙状结肠癌术后 9 个月，病理：中-低分化腺癌，侵及浆膜，淋巴结 1/5；化疗后。复查肿瘤标记物正常。症见：胃脘不适，左腹部不适，右腹部隐痛，头胀痛，多梦，大便尚可，舌淡红，苔黄，脉沉细小弦。化疗后，气血不足，予扶正抗癌，黄芪建中汤合四君子汤化裁，处方：

生黄芪 30 克	杭白芍 15 克	太子参 15 克	茯苓 15 克
炒白术 15 克	生蒲黄 10 克	白芷 10 克	露蜂房 5 克
香橼 15 克	绿萼梅 10 克	葛根 15 克	川芎 10 克
防风 10 克	龙胆草 10 克	柴胡 10 克	合欢皮 30 克
炒枣仁 30 克	凌霄花 15 克	藤梨根 15 克	蛇舌草 30 克
草河车 15 克	炙甘草 10 克		

14 付，水煎服，煎服法同前。

中成药：健脾益肾冲剂 20 克(2 包) 口服 2 次/日

按：胃脘不适，予健脾益气基础上加"小胃方"（生蒲黄、露蜂房、白芷）保护胃黏膜，香橼、绿萼梅理气止痛；葛根、川芎、防风祛风解头痛；多梦加合欢皮、炒枣仁安神；凌霄花、龙胆草、柴胡疏肝理气、清肝泻火。

2007 年 1 月 7 日三诊

降结肠癌与乙状结肠癌术后 11 个月,病理:中-低分化腺癌,侵及浆膜,淋巴结 1/5;化疗后。升结肠息肉术后,病理为:管状腺瘤;局部复发小息肉。复查肿瘤标记物正常。症见:大便尚可,无黏液便,右腹部不适,胃脘不适,纳不佳,眠不实,急躁易怒,小便黄,舌淡红,苔黄,脉沉细。证属气血两虚、肝经火动,兼夹湿浊,予丹栀逍遥散合二妙丸化裁,处方:

丹皮 10 克	栀子 10 克	黄芩 10 克	柴胡 10 克
杭白芍 15 克	赤芍 10 克	炒白术 15 克	茯苓 15 克
生薏苡仁 15 克	苍术 10 克	黄柏 10 克	赤石脂 10 克
鸦胆子 1 克	凌霄花 15 克	藤梨根 15 克	醋鳖甲 15 克
穿山甲 6 克	合欢皮 30 克	夜交藤 30 克	香橼 15 克
佛手 15 克	鸡内金 30 克	蛇舌草 30 克	生甘草 10 克

14 付,水煎服,煎服法同前。

中成药:健脾益肾冲剂 20 克(2 包) 口服 2 次/日

按:肠道息肉,病理为管状腺瘤,如任其长大,将来可能发生癌变,故予鸦胆子蚀去息肉。

2007 年 3 月 21 日四诊

降结肠癌与乙状结肠癌术后 1 年零 1 个月,病理:中-低分化腺癌,侵及浆膜,淋巴结 1/5;化疗后。复查肿瘤标记物正常。症见:近 1 个月来大便 1~2 次/日,量少,腹部不适,时有腹胀,入睡难,时有烧心,腰酸,咽痒,舌淡红,苔腻,脉沉细。湿浊不化,予化湿健脾,三仁汤合四君子汤化裁,处方:

白豆蔻 10 克	杏仁 10 克	生薏苡仁 15 克	沙参 15 克
炒白术 15 克	茯苓 15 克	生黄芪 15 克	黄精 15 克
凌霄花 15 克	藤梨根 15 克	秦皮 10 克	赤石脂 10 克
炒槐花 10 克	乌药 10 克	焦楂榔各 10 克	炒杜仲 10 克
合欢皮 30 克	当归 10 克	夜交藤 30 克	醋鳖甲 15 克
草河车 15 克	蛇舌草 30 克	生甘草 10 克	

14 付,水煎服,煎服法同前。

按:健胃、理气消胀加乌药、焦楂榔;眠差,予合欢皮、夜交藤;腰酸加杜仲。

2007 年 9 月 24 日五诊

降结肠癌与乙状结肠癌术后 1 年零 7 个月,病理:中-低分化腺癌,侵及浆膜,淋巴结 1/5;化疗后。复查生化:总胆固醇 6.06mmol/L,甘油三酯 2.39mmol/L。肿瘤标记物:CEA、CA199、AFP 正常。超声:肝血管瘤;肝多发囊肿;胆囊结石。肠镜:结肠多发息肉,活检钳除+氩气刀治疗。盆腔 CT 及胸片正常。症见:右腹部不适,腰酸不适,纳可,但不香,大便量不多,眠不实,舌淡红,苔薄白,脉沉细。证属心脾两虚,予归脾汤化裁,处方:

生黄芪 30 克	制远志 10 克	太子参 15 克	炒白术 15 克
茯苓 15 克	龙眼肉 10 克	炒枣仁 30 克	合欢皮 30 克
柏子仁 30 克	莲子肉 12 克	地榆炭 10 克	儿茶 10 克
凌霄花 15 克	藤梨根 15 克	穿山甲 6 克	醋鳖甲 15 克
乌药 10 克	代赭石 15 克	鸡内金 30 克	生麦芽 30 克
焦楂榔^各 10 克	草河车 15 克	生甘草 10 克	

14 付,水煎服,煎服法同前。

按:气血不足、眠不实,予归脾汤化裁;纳不香,予金麦代赭汤配焦楂榔。

2008 年 5 月 14 日六诊

降结肠癌与乙状结肠癌术后 2 年零 3 个月,病理:中-低分化腺癌,侵及浆膜,淋巴结 1/5;化疗后。有慢性胃炎。症见:右侧胁肋部不适,胀满,偶有干咳、咽痒,近期胃脘不适,嘈杂,大便量少,日 1 行,眠欠佳,多梦,易急躁,心悸,舌淡红,苔黄腻,脉沉细。证属肝经火动,再予丹栀逍遥散合小柴胡汤化裁,处方:

丹皮 10 克	栀子 10 克	黄芩 10 克	柴胡 10 克
赤白芍^各 10 克	凌霄花 15 克	炒白术 15 克	茯苓 15 克
生蒲黄 10 克	白芷 10 克	露蜂房 5 克	桑螵蛸 10 克
薄荷 10 克	生黄芪 30 克	川芎 10 克	炒枣仁 30 克
枇杷叶 15 克	桔梗 10 克	款冬花 10 克	石斛 15 克
合欢皮 30 克	莲子心 3 克	蛇舌草 30 克	生甘草 10 克

14 付,水煎服,煎服法同前。

按:干咳、咽痒,予桔梗、款冬花、枇杷叶、薄荷、石斛清咽润喉、祛风止痒;胃不适,予"小胃方"。

2008 年 8 月 18 日七诊

降结肠癌与乙状结肠癌术后 2 年零 6 个月,病理:中-低分化腺癌,侵及浆膜,淋巴结 1/5;化疗后。复查肿瘤标记物:CEA、CA199、CA724、AFP 正常。复查肠镜:肠息肉,已取活检,病理结果待报。症见:胸闷,右中腹胀,大便尚可,眠差,舌淡红,苔黄腻,脉沉细。证属湿浊中阻,予三仁汤合四君子汤化裁,处方:

生薏苡仁 15 克	杏仁 10 克	白豆蔻 10 克	清半夏 10 克
滑石 10 克	厚朴 10 克	太子参 15 克	炒白术 15 克
茯苓 15 克	鸦胆子 1 克	红藤 10 克	三七 5 克

生蒲黄 10 克	白芷 10 克	凌霄花 15 克	虎杖 10 克
水红花子 10 克	醋鳖甲 15 克	醋龟甲 10 克	绿萼梅 10 克
郁金 10 克	蛇舌草 30 克	生甘草 10 克	

14 付,水煎服,煎服法同前。

2008 年 11 月 17 日八诊

降结肠癌与乙状结肠癌术后 2 年零 9 个月,病理:中-低分化腺癌,侵及浆膜,淋巴结 1/5;化疗后。复查肿瘤标记物正常。症见:眠差,头晕,大便干,日行一次,口干,纳可,舌淡红,苔黄腻,脉沉细。仍属湿浊中阻、肝火上炎,予丹栀逍遥散合天王补心丹、三仁汤化裁,处方:

丹皮 10 克	栀子 10 克	柴胡 10 克	赤白芍^各10 克
生白术 30 克	当归 10 克	肉苁蓉 30 克	太子参 15 克
沙参 15 克	炒枣仁 30 克	柏子仁 30 克	天门冬 10 克
天花粉 6 克	麦冬 10 克	醋鳖甲 15 克	生薏苡仁 15 克
白豆蔻 10 克	鸦胆子 1 克	红藤 10 克	穿山甲 6 克
生山楂 10 克	荷叶 10 克	蛇舌草 30 克	生甘草 10 克

14 付,水煎服,煎服法同前。

按:大便干,予生白术、当归、肉苁蓉等润肠通便。

2009 年 2 月 11 日九诊

降结肠癌与乙状结肠癌术后 3 年,病理:中-低分化腺癌,侵及浆膜,淋巴结 1/5;化疗后。肿瘤标记物及生化检查均正常。症见:易疲劳,眠差,纳可,二便调,咽部不适,自觉有痰,时有头晕、头痛,舌淡红,苔黄,脉沉细。证属肝郁脾虚,气血不足,痰湿化热,予健脾养血、宁心安神同时予清咽利嗓处理,归脾汤意化裁,处方:

生黄芪 30 克	太子参 15 克	炒白术 15 克	茯苓 15 克
龙眼肉 10 克	炒枣仁 30 克	柏子仁 30 克	沙参 10 克
麦冬 10 克	天花粉 5 克	射干 6 克	桔梗 10 克
紫菀 10 克	生蒲黄 10 克	露蜂房 5 克	金荞麦 15 克
金银花 10 克	绿萼梅 10 克	凌霄花 15 克	焦楂榔^各10 克
牛膝 10 克	蛇舌草 30 克	草河车 15 克	生甘草 10 克

14 付,水煎服,煎服法同前。

2009 年 9 月 16 日十诊

降结肠癌与乙状结肠癌术后 3 年半,病理:中-低分化腺癌,侵及浆膜,淋巴结1/5;化疗后。右肺小结节灶术后1个月余,病理为:中分化腺癌。胸腹部CT:左肺上叶后段结节,性质待定;肝多发小囊肿;胆囊结石。症见:纳可,咽肿疼痛,口腔溃疡,手术切口疼痛,眠不佳,小便可,大便干,舌淡红,苔黄腻,脉沉细。证属湿浊中阻, 三仁汤合黄芪建中汤、四君子汤化裁,处方:

白豆蔻10克	杏仁9克	淡竹叶10克	生薏苡仁15克
莲子心3克	生黄芪30克	太子参15克	生白术30克
茯苓15克	浮萍12克	补骨脂10克	金荞麦15克
灵磁石30克	鼠妇10克	僵蚕9克	醋鳖甲10克
玉竹15克	当归15克	火麻仁15克	山豆根6克
焦楂榔^各10克	蛇舌草30克	藤梨根15克	生甘草10克

14付,水煎服,煎服法同前。

按:咽肿疼痛,予玉竹、山豆根;口腔溃疡,予淡竹叶、莲子心;眠不佳,予灵磁石;大便干,予当归、火麻仁;防治肝肺转移与浮萍、金荞麦、鼠妇、僵蚕。

2009年11月16日十一诊

降结肠癌与乙状结肠癌术后3年零8个月,病理:中-低分化腺癌,侵及浆膜,淋巴结1/5;化疗后。右肺小结节灶术后3个月余,病理为:中分化腺癌。复查肿瘤标记物正常。症见:乏力,时有心悸,大便干,日一行,急躁易怒,纳眠可,舌淡红,苔黄厚,脉沉细。证属气血不足、肝气有余,予八珍汤化裁,处方:

太子参15克	生白术50克	茯苓15克	生地黄30克
生黄芪30克	当归15克	杭白芍15克	红藤10克
绿萼梅10克	香橼15克	藤梨根15克	金荞麦15克
鼠妇10克	浙贝母10克	僵蚕9克	穿山甲6克
百合30克	露蜂房5克	肉苁蓉30克	厚朴10克
晚蚕沙30克	皂刺6克	蛇舌草30克	生甘草10克

14付,水煎服,煎服法同前。

按:疏肝解郁,予绿萼梅、香橼;防肝肺转移,予藤梨根、金荞麦、鼠妇、浙贝母、僵蚕、百合、露蜂房;润肠通便用肉苁蓉、厚朴、晚蚕沙、皂刺。

2010年2月22日十二诊

降结肠癌与乙状结肠癌术后4年,病理:中-低分化腺癌,侵及浆膜,淋巴结1/5;化疗后。右肺小结节灶术后6个月余,病理为中分化腺癌。近期复查稳定。症见:乏力,胃脘不适,牙龈肿,眠差,气急,大便偏干,时有心悸,失眠,腰膝关节疼痛,舌淡红,苔黄,脉沉细。证属心脾肺肾亏虚,兼夹火毒,予健脾宁心益肺、抗癌解毒法,归脾汤合百合固金汤化裁,处方:

生地黄10克	麦冬15克	桔梗10克	锦灯笼5克
百合30克	沙参15克	五味子9克	制远志10克
炒枣仁30克	丹皮10克	莲子心3克	生黄芪30克
紫草根10克	生蒲黄10克	白芷10克	露蜂房5克
醋鳖甲10克	穿山甲6克	僵蚕9克	炒杜仲10克
牛膝10克	九香虫6克	蛇舌草30克	生甘草9克

14付,水煎服,煎服法同前。

2010年6月30日十三诊

降结肠癌与乙状结肠癌术后4年余,病理:中-低分化腺癌,侵及浆膜,淋巴结1/5;化疗后。右肺小结节灶术后半年余,病理为中分化腺癌。近期复查稳定。症见:乏力气短,纳可,眠欠佳,大便偏干,量少,气急,牙周疼痛,舌淡红,苔黄,脉沉细。肝郁脾虚为主,予香砂六君子汤合四逆散化裁,处方:

太子参15克	生白术30克	茯苓15克	清半夏9克
陈皮10克	广木香9克	砂仁10克	生蒲黄10克
露蜂房5克	柴胡10克	杭白芍15克	焦楂榔各10克
红藤10克	百合30克	浙贝母15克	生黄芪30克
羌活10克	防风10克	姜黄6克	葛根15克
天麻10克	石斛15克	蛇舌草30克	生甘草9克

14付,水煎服,煎服法同前。

2010年8月25日十四诊

降结肠癌与乙状结肠癌术后4年半,病理:中-低分化腺癌,侵及浆膜,淋巴结1/5;化疗后。右肺小结节灶术后,病理为:中分化腺癌。近期复查血常规正常;肿瘤标记物正常。症见:大便不畅,量少,眠差,舌淡红,苔薄白,脉沉细。证属肺脾不足,予归脾汤合百合固金汤化裁,处方:

生黄芪30克	制远志10克	太子参15克	生白术30克
茯苓15克	当归10克	龙眼肉10克	炒枣仁30克
广木香9克	百合30克	生熟地各10克	元参10克
川贝9克	穿山甲6克	僵蚕9克	鼠妇10克
代赭石15克	鸡内金30克	生麦芽30克	旋覆花10克
海浮石10克	焦楂榔各10克	蛇舌草30克	生甘草10克

14付,水煎服,煎服法同前。

按:因肠系膜上、下静脉回流于门静脉,故结肠癌容易发生肝、肺转移。现右肺小结节确诊为结肠癌肺转移,故在归脾汤基础上配合百合固金汤,加鼠妇、僵蚕等解毒抗癌,旋覆花、海浮石祛痰止咳;金麦代赭汤和焦楂榔健胃消食。

2010 年 11 月 3 日十五诊

降结肠癌与乙状结肠癌术后 4 年零 9 个月,病理:中-低分化腺癌,侵及浆膜,淋巴结 1/5;化疗后。右肺转移灶术后病理:中分化腺癌。症见:气短,咳嗽,痰不易咳出,声哑,口干咽干,舌淡红,苔黄腻,脉沉细。证属湿浊中阻,予化湿醒脾合宣肺化痰法,处方:

藿香 10 克	佩兰 10 克	沙参 15 克	枇杷叶 15 克
桑叶 10 克	生石膏 30 克	麦冬 10 克	木蝴蝶 5 克
款冬花 10 克	海浮石 10 克	桔梗 9 克	旋覆花 10 克
穿山甲 6 克	醋鳖甲 10 克	九香虫 6 克	鹿含草 10 克
透骨草 10 克	鼠妇 10 克	生白术 40 克	晚蚕沙 30 克
合欢皮 30 克	夜交藤 30 克	蛇舌草 30 克	生甘草 10 克

14 付,水煎服,煎服法同前。

按:气短、咳嗽,痰不易咳出,口干咽干,考虑肺燥津亏,予清燥救肺汤治疗;声哑,加木蝴蝶开咽利嗓;桔梗、款冬花宣肺止咳;旋覆花、海浮石润肺化痰;鼠妇、九香虫拔毒抗癌;白术、蚕沙润肠通便。

2010 年 12 月 9 日十六诊

降结肠癌与乙状结肠癌术后 4 年零 10 个月,右肺小结节灶术后。症见:声哑,干咳,憋气,眠不实,乏力气短,便次多,舌淡红,苔薄黄,脉沉细。证属气津两伤,予益气生津、解毒抗癌,处方:

沙参 15 克	天麦冬各 10 克	木蝴蝶 5 克	蝉蜕 6 克
天花粉 10 克	九香虫 6 克	鼠妇 10 克	生黄芪 30 克
紫草根 10 克	地龙 6 克	三七 6 克	穿山甲 6 克
醋鳖甲 10 克	海浮石 10 克	旋覆花 10 克	百合 30 克
浙贝母 10 克	生蒲黄 10 克	露蜂房 5 克	生白术 30 克
蛇舌草 30 克	半枝莲 30 克	生甘草 10 克	

14 付,水煎服,煎服法同前。

按:蝉蜕与木蝴蝶配伍有助于开咽利嗓;鼠妇、九香虫、三七、地龙拔毒抗癌;露蜂房抗肺转移。

2011 年 4 月 13 日十七诊

降结肠癌与乙状结肠癌术后 5 年零 2 个月,右肺转移灶术后 1 年半,复查超声、骨扫描未见异常。症见:咽干,牙龈肿胀,眠欠佳,便少,舌暗红,苔白腻,

脉细稍滑。证属肺燥伤津,气血不足,予清燥救肺汤合归脾汤化裁,处方:

藿香 10 克	佩兰 10 克	桑叶 10 克	沙参 10 克
麦冬 10 克	枇杷叶 10 克	生石膏 30 克	生黄芪 30 克
生白术 30 克	太子参 15 克	制远志 10 克	茯苓 15 克
炒枣仁 30 克	鸡内金 30 克	生麦芽 30 克	石斛 10 克
穿山甲 6 克	醋鳖甲 10 克	九香虫 6 克	鼠妇 10 克
淡竹叶 10 克	珍珠母 30 克	半枝莲 15 克	生甘草 10 克

14 付,水煎服,煎服法同前。

按: 珍珠母用于镇静安神、促进睡眠。

2011 年 6 月 13 日十八诊

降结肠癌与乙状结肠癌术后 5 年零 4 个月,右肺转移灶术后 1 年半余,复查未见异常。症见:咽干,左下颌时有疼痛,纳可,大便干少,小便调,眠差,右侧胁肋部不适,舌暗红,苔薄黄,脉细小弦。证属肝郁脾虚,肺燥伤阴,予百合固金汤合丹栀逍遥散化裁,处方:

百合 30 克	生地黄 10 克	元参 10 克	浙贝母 10 克
桔梗 10 克	丹皮 10 克	栀子 10 克	柴胡 0 克
茯苓 15 克	生白术 40 克	金荞麦 15 克	穿山甲 6 克
醋鳖甲 10 克	酸枣仁 30 克	合欢皮 30 克	九香虫 6 克
凌霄花 15 克	八月札 10 克	生黄芪 30 克	肉苁蓉 30 克
鼠妇 10 克	绿萼梅 10 克	蛇舌草 30 克	生甘草 10 克

14 付,水煎服,煎服法同前。

2011 年 9 月 26 日十九诊

降结肠癌与乙状结肠癌术后 5 年零 7 个月,右肺转移灶术后 2 年余,复查未见异常。症见:眠不安,急躁,胸闷,双膝乏力,纳一般,血脂高,头晕,舌淡红,苔白腻,脉沉细小数。证属肝郁脾虚,肺燥伤阴,予丹栀逍遥散合小陷胸汤化裁,处方:

丹皮 10 克	栀子 10 克	柴胡 10 克	当归 10 克
杭白芍 15 克	茯苓 15 克	生白术 30 克	石菖蒲 10 克
瓜蒌皮 15 克	清半夏 9 克	薤白 10 克	鼠妇 10 克
僵蚕 10 克	穿山甲 6 克	酸枣仁 30 克	柏子仁 30 克
绿萼梅 10 克	生黄芪 30 克	鸡血藤 30 克	葛根 15 克
蛇舌草 30 克	半枝莲 15 克	生甘草 10 克	

14 付,水煎服,煎服法同前。

按:性情急躁,用丹栀逍遥散清肝健脾;胸闷,用瓜蒌薤白半夏汤;双膝乏力,用黄芪、鸡血藤等;头晕,用葛根、石菖蒲;眠差,用酸枣仁、柏子仁。

2011年12月21日二十诊

降结肠癌与乙状结肠癌术后5年零10个月,右肺转移灶术后2年半,复查肿瘤标记物未见异常。症见:时有胸闷,眠差,便干,量少,日1行,咽干,咽痒痛,胃胀,小便调,舌淡红,苔白,脉沉细。证属肝郁脾虚,肺燥伤阴,予瓜蒌薤白半夏汤合归脾汤、百合固金汤化裁,处方:

瓜蒌皮15克	薤白10克	清半夏10克	生黄芪30克
龙眼肉10克	制远志10克	太子参15克	当归10克
百合30克	生熟地各10克	白豆蔻10克	生薏苡仁15克
杏仁10克	代赭石15克	生麦芽30克	鸡内金30克
红藤10克	败酱草15克	穿山甲6克	鼠妇10克
木蝴蝶6克	生白术30克	蛇舌草30克	生甘草10克

14付,水煎服,煎服法同前。

中成药:加味西黄解毒胶囊 0.5克(2粒) 口服 3次/日

按:胸闷用瓜蒌薤白半夏汤;眠差用归脾汤;便干加生白术;咽干痒痛加木蝴蝶;胃胀加金麦代赭汤。

2012年3月19日二十一诊

降结肠癌与乙状结肠癌术后6年零1个月,肺转移术后,复查肿瘤标记物未见异常;胸腹部CT较前无明显变化。症见:胃脘部胀痛,进食或受凉后加重,呃逆,眠差,咽干,舌胖,苔根部腻,脉沉细。证属脾虚湿阻,予三仁汤、黄芪建中汤合四君子汤、良附丸化裁,处方:

生黄芪30克	杭白芍15克	太子参15克	炒白术15克
土茯苓30克	高良姜5克	香附10克	代赭石15克
生麦芽30克	鸡内金30克	红藤10克	败酱草15克
穿山甲6克	九香虫6克	杏仁10克	生薏苡仁15克
白豆蔻10克	合欢皮15克	灵磁石30克	夜交藤15克
木蝴蝶6克	蛇舌草30克	半枝莲15克	生甘草10克

14付,水煎服,煎服法同前。

中成药:加味西黄解毒胶囊 0.5克(2粒) 口服 3次/日

2012年6月7日二十二诊

降结肠癌与乙状结肠癌术后6年零4个月,肺转移术后。症见:咽痛,声音嘶哑,手术切口疼痛,大便干,日一行,眠差,纳可,舌胖,苔黄腻,脉沉细。证属脾虚湿热,肺燥伤阴,予清肺利咽、化湿醒脾法,清燥救肺汤合三仁汤、四君子汤化裁,处方:

桑叶10克	枇杷叶10克	麦冬10克	沙参10克
生石膏30克	木蝴蝶6克	北豆根6克	生薏苡仁15克
杏仁9克	白豆蔻10克	滑石10克	清半夏9克
太子参15克	生白术30克	土茯苓30克	红藤10克
败酱草15克	穿山甲6克	浮萍15克	石斛10克
炒杜仲10克	牛膝10克	蛇舌草30克	生甘草10克

14付,水煎服,煎服法同前。

中成药:康力欣胶囊 1.5克(3粒) 口服 3次/日

按:肺与大肠相表里,故肠癌易发生肺转移,即"腑病传脏",提示病情更深重一层。不过本例患者肺转移发现及时,随即行手术切除,术后坚持中药治疗,抑制了肿瘤复发和转移。目前病情稳定,仍当继续服药观察,发现问题及时对症处理。

病例26 横结肠中-低分化腺癌术后,化疗后

崔某某,女,55岁。基本病情:横结肠中-低分化腺癌术后,化疗后。

2011年3月26日初诊

横结肠癌术后5个月,病理:中-低分化腺癌,淋巴结1/10;化疗后。症见:胃脘不适,乏力,纳少,肠鸣,舌暗,苔白腻,脉沉细数。证属脾虚湿阻,予三仁汤合逍遥散化裁,处方:

杏仁10克	白豆蔻10克	通草6克	生薏苡仁30克
柴胡10克	清半夏10克	川厚朴10克	赤白芍各12克
当归10克	九香虫6克	地龙10克	桃仁6克
蝼蛄5克	枳壳10克	穿山甲6克	水红花子10克
红藤15克	醋鳖甲15克	生蒲黄10克	露蜂房5克
重楼15克	藤梨根15克	蛇舌草30克	生甘草10克

30付,水煎服;每付药连续服用两日。煎服法:每剂药连煎2回,兑成400ml浓汁,分成4份,每日早、晚各服一次,每次100ml。

中成药:芪珍胶囊 0.9克(3粒) 口服 3次/日

按:患者横结肠癌术后、化疗后,脾胃受损,湿浊中阻,故予三仁汤化裁,宣化湿浊、醒脾开胃;肠鸣不除外术后肠道粘连,故予活血理气治疗,加柴胡、枳壳、厚朴、赤白芍、当归、九香虫、地龙、桃仁、蝼蛄、水红花子等;蒲黄、露蜂房解

毒抗癌。

2011 年 6 月 15 日二诊

横结肠癌术后 8 个月,病理:中-低分化腺癌,淋巴结 1/10;化疗后。复查肿瘤标记物正常。症见:纳可,眠可,胸时有发紧,乏力,二便调,舌红,苔黄腻,脉沉细。证属湿浊不化,予三仁汤合丹栀逍遥散、归脾汤化裁,处方:

杏仁 10 克	白豆蔻 10 克	淡竹叶 10 克	生薏苡仁 30 克
清半夏 10 克	生黄芪 30 克	当归 15 克	制远志 10 克
太子参 15 克	炒枣仁 30 克	广木香 10 克	龙眼肉 10 克
土茯苓 30 克	九香虫 6 克	桃仁 6 克	穿山甲 6 克
醋鳖甲 15 克	丹皮 10 克	栀子 10 克	柴胡 10 克
金荞麦 15 克	重楼 15 克	生甘草 10 克	

15 付,水煎服,煎服法同前。

中成药:芪珍胶囊 0.9 克(3 粒) 口服 3 次/日

2011 年 10 月 16 日三诊

横结肠癌术后 1 年,病理:中-低分化腺癌,淋巴结 1/10;化疗后。2011 年 9 月 19 日盆腔 CT:盆腔包裹性积液。症见:反酸、烧心,上腹部发堵,进食后明显,耳鸣,眠不安,舌红,苔黄,脉沉细。证属肝胃不和,予小陷胸汤合左金丸、黄芪建中汤化裁,处方:

瓜蒌皮 15 克	清半夏 10 克	黄连 10 克	吴茱萸 5 克
生黄芪 30 克	杭白芍 15 克	枳壳 10 克	川厚朴 10 克
九香虫 6 克	蝼蛄 5 克	穿山甲 6 克	醋鳖甲 15 克
代赭石 15 克	鸡内金 30 克	生麦芽 30 克	乌药 10 克
小茴香 10 克	合欢皮 30 克	炒枣仁 30 克	猪苓 30 克
泽泻 30 克	半边莲 30 克	重楼 15 克	生甘草 10 克

15 付,水煎服,煎服法同前。

中成药:芪珍胶囊 0.9 克(3 粒) 口服 3 次/日

按:"胃不和,则卧不安",予小陷胸汤合左金丸清肝和胃;黄芪建中汤扶正健脾;盆腔积液,予茴香橘核丸、猪苓、泽泻理气利水;枳壳、川朴与蝼蛄、九香虫仍为行气活血、松解粘连;合欢皮、炒枣仁安神促睡眠;金麦代赭汤健胃消食、升降气机、调和胃气。

2012 年 3 月 16 日四诊

横结肠癌术后 1 年零 5 个月,病理:中-低分化腺癌,淋巴结 1/10;化疗后。

2012 年 3 月复查肿瘤标记物未见异常;胸部 CT:心包积液少量。症见:便干,余一般情况可,舌暗,苔腻,脉沉细。证属脾虚湿盛,胸阳不展,予健脾化湿、宽胸利水法,二黄鸡枸汤合瓜蒌薤白椒目汤化裁,处方:

藿香 10 克	佩兰 10 克	生黄芪 30 克	黄精 15 克
鸡血藤 30 克	枸杞子 15 克	生蒲黄 10 克	露蜂房 5 克
穿山甲 6 克	醋鳖甲 15 克	红藤 10 克	败酱草 15 克
地龙 10 克	三七 5 克	九香虫 6 克	瓜蒌皮 15 克
清半夏 10 克	花椒目 5 克	猪苓 30 克	生白术 40 克
生地黄 30 克	升麻 3 克	重楼 15 克	生甘草 10 克

15 付,水煎服,煎服法同前。

中成药:芪珍胶囊 0.9 克(3 粒) 口服 3 次/日

按:生蒲黄、露蜂房用于结肠腺癌抗癌解毒;地龙、三七、九香虫等活血通络、松解粘连。

2012 年 9 月 8 日五诊

横结肠癌术后近 2 年,病理:中-低分化腺癌,淋巴结 1/10;化疗后。症见:一般情况可,咽部不适,舌尖红,苔黄腻,脉沉细。证属脾虚湿热,予健脾化湿、解毒抗癌,三仁汤合黄芪首乌汤、四君子汤化裁,处方:

杏仁 10 克	白豆蔻 10 克	清半夏 10 克	生薏苡仁 15 克
淡竹叶 10 克	生黄芪 30 克	制首乌 15 克	太子参 15 克
炒白术 15 克	土茯苓 30 克	红藤 10 克	败酱草 15 克
穿山甲 6 克	醋鳖甲 15 克	九香虫 6 克	三七 5 克
木蝴蝶 6 克	蝉蜕 6 克	玫瑰花 15 克	代代花 15 克
蛇舌草 30 克	半枝莲 15 克	生甘草 10 克	

15 付,水煎服,煎服法同前。

中成药:芪珍胶囊 0.9 克(3 粒) 口服 3 次/日

按:咽部不适,类似于梅核气,予蝉蜕、木蝴蝶配合玫瑰花、代代花等疏肝理气、祛风宣肺、清咽利喉。

2013 年 4 月 13 日六诊

横结肠癌术后 2 年半,病理:中-低分化腺癌,淋巴结 1/10;化疗后。心电图:ST 段轻度压低。症见:一般情况可,舌尖红,苔根黄腻,脉沉细。湿浊未化,续予健脾化湿、解毒抗癌,三仁汤合黄芪建中汤、四君子汤化裁,处方:

杏仁 10 克	白豆蔻 10 克	清半夏 10 克	生薏苡仁 15 克
淡竹叶 10 克	生黄芪 30 克	杭白芍 15 克	太子参 15 克

炒白术 15 克	土茯苓 30 克	红藤 10 克	败酱草 15 克
穿山甲 6 克	醋鳖甲 15 克	露蜂房 5 克	生蒲黄 10 克
知母 10 克	黄柏 10 克	金荞麦 15 克	藤梨根 15 克
半枝莲 15 克	重楼 15 克	生甘草 10 克	

15 付,水煎服,煎服法同前。

中成药:芪珍胶囊 0.9 克(3 粒) 口服 3 次/日

2013 年 11 月 10 日七诊

横结肠癌术后 3 年余,病理:中-低分化腺癌,淋巴结 1/10;化疗后。2013 年 10 月发现子宫内膜占位,病理:中-低分化腺癌伴广泛鳞状化生,淋巴结 2/8,拟化疗。家属咨询取药。予化疗减毒增效法,处方:

橘皮 10 克	竹茹 10 克	清半夏 10 克	小茴香 10 克
橘核 10 克	太子参 15 克	炒白术 15 克	茯苓 15 克
生黄芪 30 克	生蒲黄 10 克	露蜂房 5 克	穿山甲 6 克
醋鳖甲 15 克	苦参 10 克	莪术 10 克	天花粉 10 克
地龙 10 克	三七 5 克	代赭石 15 克	鸡内金 30 克
生麦芽 30 克	制首乌 15 克	重楼 15 克	生甘草 10 克

15 付,水煎服,煎服法同前。

中成药:芪珍胶囊 0.9 克(3 粒) 口服 3 次/日

按:患者于横结肠癌术后、化疗后 3 年余,发现子宫内膜占位且伴广泛鳞状化生,当与横结肠癌无关,而属第二原发癌,故西医拟行进一步化疗,中药须予化疗减毒增效,故予橘皮竹茹汤和胃止呕;茴香橘核丸理气散结,治疗盆腔内结节;四君子汤和黄芪、制首乌健脾益肾、益气养血;金麦代赭汤健胃消食;莪术、苦参、天花粉软坚散结;生蒲黄、露蜂房保护胃黏膜,并可抗子宫内膜癌;三七、地龙防治肠粘连。

2014 年 4 月 20 日八诊

①横结肠癌术后 3 年半,病理:中-低分化腺癌,淋巴结 1/10;化疗后。②子宫内膜癌术后半年,病理:中-低分化腺癌伴广泛鳞状化生,淋巴结2/8;化疗 6 周期。症见:乏力,小腹坠胀,舌暗,苔腻,脉沉细。证属脾虚湿滞,予健脾化湿法,补中益气汤化裁,处方:

藿香 10 克	佩兰 10 克	滑石 10 克	小茴香 10 克
橘核 10 克	生黄芪 30 克	当归 15 克	柴胡 10 克
橘皮 10 克	升麻 3 克	炒白术 15 克	太子参 15 克
茯苓 15 克	生蒲黄 10 克	露蜂房 5 克	穿山甲 6 克

醋鳖甲 15 克	苦参 10 克	莪术 10 克	天花粉 10 克
鸡内金 30 克	生麦芽 30 克	重楼 15 克	生甘草 10 克

15 付,水煎服,煎服法同前。

中成药:芪珍胶囊 0.9 克(3 粒) 口服 3 次/日

2014 年 10 月 19 日九诊

①横结肠癌术后 4 年,病理:中-低分化腺癌,淋巴结 1/10;化疗后。②子宫内膜癌术后 1 年,病理:中-低分化腺癌伴广泛鳞状化生,淋巴结2/8;化疗 6 周期后。复查超声:脂肪肝;慢性胆囊炎。症见:口干口苦,左腹胀痛,腿肿,舌红胖,苔薄黄,脉沉细。证属少阳化热,予小柴胡汤合柴胡疏肝散、黄芪首乌汤化裁,处方:

柴胡 10 克	黄芩 10 克	清半夏 10 克	香附 10 克
元胡 10 克	八月札 15 克	生黄芪 30 克	制首乌 15 克
枳壳 10 克	川厚朴 15 克	生蒲黄 10 克	炒莱菔子 15 克
露蜂房 5 克	知母 10 克	草决明 10 克	路路通 10 克
猪苓 30 克	丝瓜络 10 克	晚蚕沙 30 克	皂刺 10 克
泽兰 15 克	蛇舌草 30 克	重楼 15 克	生甘草 10 克

15 付,水煎服,煎服法同前。

按:左腹胀、腿肿,考虑与腹、盆腔手术后淋巴回流受阻有关,故予路路通、丝瓜络、猪苓等通络利水消肿;晚蚕沙、皂刺、泽兰等利水祛浊、保护肾功能;草决明等清肝降脂。本例患者横结肠癌术后、化疗后 3 年余,再次发现盆腔占位,并经病理确诊子宫内膜癌,属双原发癌,预后相对较差。但经中医药调理后体质得以承受反复手术、化疗,是"小米加步枪"(中西医结合治疗)的典型范例。西医治疗成效较大,但副作用也较大,就像"步枪",可以去参加战斗并给敌人以重大创伤;而中医药毒副作用较小,但治疗作用缓和,就像"小米",可以在步枪冲锋陷阵的时候予以后勤支援和保障。两者结合必然会取得 1 + 1 > 2 的效果。

病例27 升结肠低分化腺癌术后,化疗后

王某某,女,45 岁。基本病情:升结肠低分化腺癌术后,化疗后。

2009 年 4 月 11 日初诊

升结肠癌术后 10 个月,病理:低分化腺癌,淋巴结 2/7;化疗 12 周期后(5-氟尿嘧啶 + 奥沙利铂)。症见:化疗后停经,潮热,多汗,纳可,眠可,二便调,舌淡红胖,苔薄白,脉沉细。证属脾肾亏虚,气血不足,予二黄鸡枸汤合归脾汤化

裁,处方:

生黄芪 30 克	黄精 15 克	枸杞子 15 克	炒杜仲 10 克
太子参 15 克	炒白术 15 克	茯苓 15 克	凌霄花 15 克
藤梨根 15 克	浙贝母 10 克	百合 30 克	绿萼梅 10 克
佛手 15 克	穿山龙 5 克	龙眼肉 10 克	香附 10 克
浮小麦 30 克	大枣 5 枚	蛇舌草 30 克	炙甘草 10 克

14 付,水煎服;每付药连续服用两日。煎服法:每剂药连煎 2 回,兑成 400ml 浓汁,分成 4 份,每日早、晚各服一次,每次 100ml。

按: 该女性患者化疗后出现停经、潮热、多汗,很似"更年期"的症状,但化疗前并无月经异常或紊乱,出现这些症状,部分是因为患者化疗后气血损伤、阴血不足,故身体产生一种自我保护的措施,使得雌激素分泌减少、月经暂停,以防止血液进一步丢失;而雌激素减少后,患者容易出现急躁易怒、潮热多汗等症状,由于雌激素是使得女性"性格温软柔和、皮肤细腻光泽"以保持女性生理特征的一种激素,当它减少后,女性患者的性格则变得容易激怒、同时出现自主神经紊乱的症状,如潮热、上半身出汗等,身体虚弱患者出汗后尚容易"感受风寒",出现肌纤维炎而腰酸背痛、怕冷。所以治疗的方法主要是补足气血,则雌激素自然能够回归,上述症状也将逐渐缓解,故而本例患者首诊选择"二黄鸡枸汤"合归脾汤化裁。

2009 年 7 月 11 日二诊

升结肠癌术后 1 年余,化疗 12 周期,症见:无特殊不适,纳眠可,二便调,舌淡红,苔薄白微腻,脉沉细。辨证同前,仍用健脾益肾、补气养血法为主,予四君子汤化裁,处方:

太子参 15 克	炒白术 15 克	茯苓 15 克	女贞子 15 克
菟丝子 10 克	生薏苡仁 15 克	广木香 10 克	姜厚朴 10 克
红藤 15 克	莲子肉 10 克	凌霄花 10 克	百合 30 克
生蒲黄 10 克	三七 5 克	龙眼肉 10 克	藤梨根 15 克
代赭石 15 克	鸡内金 30 克	生麦芽 30 克	焦山楂 10 克
蛇舌草 30 克	半枝莲 30 克	炙甘草 10 克	

14 付,水煎服,煎服法同前。

2009 年 10 月 22 日三诊

升结肠癌术后 1 年零 4 个月。症见:潮热自汗,月经不规律,纳可,眠可,大便不规律,舌淡红,苔薄白,脉沉细。辨证同前,继续补气养血,予归脾汤化裁,处方:

生黄芪 30 克	制远志 10 克	太子参 15 克	炒白术 15 克
茯苓 15 克	凌霄花 15 克	绿萼梅 10 克	制首乌 15 克
炒枣仁 30 克	广木香 10 克	当归 10 克	龙眼肉 10 克
仙灵脾 10 克	仙茅 10 克	藤梨根 15 克	金荞麦 15 克
制远志 10 克	补骨脂 10 克	桑螵蛸 10 克	重楼 15 克
蛇舌草 30 克	炙甘草 10 克		

14 付,水煎服,煎服法同前。

按:补气养血同时可予疏肝解郁等法辅助之;潮热自汗,月经不规律,予二仙丹配合桑螵蛸、补骨脂等温阳益肾。

2010 年 6 月 1 日四诊

升结肠癌术后近 2 年,化疗后。复查肿瘤标记物未见异常。症见:自汗,潮热,月经闭经,口干,腰背怕凉,舌淡红,苔薄白,脉沉细。辨证同前,仍健脾益肾、疏肝解郁,逍遥散合玉屏风散化裁,处方:

柴胡 10 克	杭白芍 15 克	炒白术 15 克	茯苓 15 克
生黄芪 30 克	桑寄生 15 克	补骨脂 10 克	防风 10 克
仙茅 10 克	仙灵脾 10 克	浮小麦 30 克	大枣 5 枚
生蒲黄 10 克	露蜂房 5 克	穿山甲 6 克	醋龟甲 15 克
凌霄花 15 克	藤梨根 15 克	炒杜仲 10 克	焦楂榔[各] 10 克
重楼 15 克	蛇舌草 15 克	炙甘草 10 克	

14 付,水煎服,煎服法同前。

按:方中用生蒲黄、露蜂房抗结肠腺癌;尚含二仙汤和甘麦大枣汤用于治疗潮热、自汗。

2010 年 12 月 2 日五诊

升结肠癌术后 2 年半,化疗后,近期未复查。症见:纳可,眠易醒,大便不畅,今日感冒后咳嗽,咽干,舌淡红,苔薄白,脉沉细。辨证同前,仍用补气养血法,予归脾汤化裁,处方:

生黄芪 30 克	制远志 10 克	太子参 15 克	炒白术 15 克
茯苓 15 克	当归 10 克	龙眼肉 10 克	炒枣仁 30 克
广木香 10 克	桃仁 6 克	地龙 10 克	九香虫 6 克
佛手 15 克	乌药 10 克	穿山甲 6 克	醋鳖甲 10 克
莲子肉 10 克	炒扁豆 10 克	珍珠母 30 克	合欢皮 30 克
蛇舌草 30 克	生甘草 10 克		

14 付,水煎服,煎服法同前。

按:肠癌术后予桃仁、地龙、九香虫等活血通络、防治肠粘连。

2011 年 6 月 20 日六诊

升结肠癌术后 3 年,病理:低分化腺癌,淋巴结 2/7;化疗后。4 月复查正常。症见:眠差,纳可,二便调,汗出多,燥热,舌淡红,苔白,脉沉细。证属脾肾不足、心脾两虚,予二黄鸡枸汤合天王补心丹化裁,处方:

生黄芪 30 克	黄精 10 克	鸡血藤 15 克	枸杞子 15 克
女贞子 15 克	炒枣仁 30 克	柏子仁 30 克	天麦冬^各 10 克
生地黄 10 克	当归 10 克	制首乌 15 克	太子参 15 克
炒白术 15 克	防风 10 克	浮小麦 30 克	大枣 5 枚
九香虫 6 克	僵蚕 10 克	穿山甲 6 克	郁金 10 克
蛇舌草 15 克	半枝莲 15 克	生甘草 10 克	

14 付,水煎服,煎服法同前。

按:汗出多、燥热,予玉屏风散合甘麦大枣汤;九香虫、僵蚕等既可防治肠粘连,亦可用于防治肺转移。

2011 年 12 月 26 日七诊

升结肠癌术后 3 年半,病理:低分化腺癌,淋巴结 2/7;化疗后。症见:一般情况可,无明显不适,舌淡红,苔薄白,脉沉细。证属心脾两虚,予天王补心丹化裁,处方:

柏子仁 30 克	酸枣仁 30 克	天麦冬^各 10 克	生地黄 10 克
元参 10 克	沙参 10 克	太子参 15 克	五味子 10 克
制远志 10 克	红藤 10 克	败酱草 15 克	茯苓 10 克
炒白术 10 克	生黄芪 30 克	藤梨根 15 克	九香虫 6 克
代赭石 15 克	生麦芽 30 克	鸡内金 30 克	山茱萸 10 克
炒杜仲 10 克	蛇舌草 30 克	半枝莲 15 克	生甘草 10 克

14 付,水煎服,煎服法同前。

2012 年 6 月 13 日八诊

升结肠癌术后 4 年,病理:低分化腺癌,淋巴结 2/7;化疗后。症见:一般情况可,眠纳可,偶有潮热,口干,二便调,舌淡,苔薄,脉沉细。证属脾肾不足,仍健脾益肾、疏肝解郁,丹栀逍遥散合黄芪首乌汤化裁,处方:

丹皮 10 克	栀子 10 克	柴胡 10 克	炒白术 15 克
土茯苓 30 克	太子参 15 克	制首乌 15 克	生黄芪 30 克
红藤 10 克	败酱草 15 克	穿山甲 6 克	醋鳖甲 10 克

石斛 15 克	九香虫 6 克	藤梨根 15 克	虎杖 10 克
绿萼梅 10 克	浮小麦 30 克	大枣 5 枚	阿胶珠 15 克
蛇舌草 30 克	半枝莲 15 克	生甘草 10 克	

14 付,水煎服,煎服法同前。

2012 年 11 月 22 日九诊

升结肠癌术后 4 年零 5 个月,病理:低分化腺癌,淋巴结 2/7;化疗 12 周期。近期复查肿瘤标记物未见异常。症见:肩背部发紧,余无不适,舌淡红,苔薄,脉沉细。辨证同前,行健脾益肾、祛风散寒,蠲痹汤合二黄鸡枸汤化裁,处方:

羌活 10 克	防风 10 克	葛根 15 克	杭白芍 15 克
当归 15 克	姜黄 5 克	生黄芪 30 克	黄精 10 克
鸡血藤 30 克	枸杞子 10 克	女贞子 10 克	红藤 10 克
败酱草 15 克	穿山甲 6 克	醋鳖甲 15 克	露蜂房 5 克
九香虫 6 克	藤梨根 15 克	绿萼梅 10 克	生麦芽 30 克
鸡内金 30 克	蛇舌草 30 克	重楼 15 克	生甘草 10 克

14 付,水煎服,煎服法同前。

按:该患者的特点是肠癌化疗后出现女性雌激素减少相关症候群,但本质是脾肾不足、气血双亏,故中药处方过程中始终注意健脾益肾、补气养血法的运用。

病例28 阑尾黏液性囊腺癌术后,化疗后

黄某某,女,65 岁。基本病情:阑尾黏液性囊腺癌术后,化疗后。

2005 年 4 月 7 日初诊

阑尾癌术后,病理:黏液性囊腺癌,$T_4N_0M_1$, Ⅳ 期;化疗后。复查 CEA 5.2ng/ml↑(正常 < 5.0ng/ml),CA 242 26.8U/ml↑(正常 < 20.0U/ml),余项正常。症见:肠鸣,大便 1～2 次/日,乏力,时有腹胀不适,时有耳鸣,舌淡红,苔薄白,脉沉细。证属肝郁脾虚、脾肾不足,予疏肝理气、健脾益肾法,柴胡疏肝散合黄芪首乌汤化裁,处方:

柴胡 10 克	杭白芍 15 克	枳壳 10 克	香附 10 克
广木香 10 克	厚朴 10 克	莪术 10 克	三棱 10 克
桃仁 10 克	地龙 10 克	穿山甲 6 克	凌霄花 15 克
藤梨根 15 克	生黄芪 30 克	制首乌 15 克	金樱子 10 克
乌药 10 克	鸡内金 30 克	生麦芽 30 克	半边莲 15 克

蛇舌草 30 克　　生甘草 10 克

15 付,水煎服;每付药连续服用两日。煎服法:每剂药连煎 2 回,兑成 400ml 浓汁,分成 4 份,每日早、晚各服一次,每次 100ml。

中成药:参莲胶囊　1.5 克(3 粒)　口服　3 次/日

按: 阑尾癌术后气虚气滞,肠道动力不足,同时病理为黏液腺癌,则容易出现肠粘连,故本例患者肠鸣、腹胀不除外肠道与腹壁粘连所致,故以疏肝理气、健脾益肾法为主,兼予活血散结调治。其中桃仁、地龙配合柴胡疏肝散、莪术、三棱等行气活血、散结通络。

2005 年 6 月 2 日二诊

阑尾黏液性囊腺癌术后半年,化疗后。症见:大便溏好转,肠鸣未明显缓解,舌淡红,苔薄白腻,脉沉细。证属脾虚湿阻,予三仁汤合香砂六君子汤化裁,处方:

白豆蔻 10 克	杏仁 10 克	生薏苡仁 30 克	淡竹叶 10 克
砂仁 5 克	太子参 15 克	炒白术 15 克	土茯苓 15 克
诃子肉 12 克	肉豆蔻 10 克	炒扁豆 10 克	莲子肉 10 克
蛇舌草 30 克	广木香 10 克	水红花子 10 克	延胡索 10 克
焦楂榔^各 10 克	芡实 10 克	儿茶 10 克	枳壳 10 克
半边莲 30 克	炙甘草 10 克		

7 付,水煎服,煎服法同前。

中成药:加味西黄解毒胶囊　0.5 克(2 粒)　口服　3 次/日

按: 便溏加诃子肉、肉豆蔻、炒扁豆、莲子肉、芡实等补益脾肾、收涩止泻。

2005 年 6 月 30 日三诊

阑尾黏液性囊腺癌术后,化疗后。症见:时有大便不规律,腹胀,肠鸣,舌淡红,苔薄白,脉沉细。证属脾虚气滞,予理气消胀法,柴胡疏肝散化裁,处方:

柴胡 10 克	杭白芍 15 克	香附 10 克	枳壳 10 克
厚朴 10 克	水红花子 10 克	桃仁 10 克	莪术 10 克
地龙 10 克	红藤 12 克	葛根 15 克	姜黄 5 克
穿山甲 6 克	浙贝母 10 克	代赭石 15 克	乌药 10 克
金樱子 10 克	焦楂榔^各 10 克	蛇舌草 30 克	草河车 15 克
炙甘草 10 克			

14 付,水煎服,煎服法同前。

中成药:加味西黄解毒胶囊　0.5 克(2 粒)　口服　3 次/日

按: 阑尾黏液腺癌术后粘连、气滞不畅,故而时有腹胀、肠鸣,以理气活血散结法调治。

2005 年 8 月 31 日四诊

阑尾黏液性囊腺癌术后,化疗后。复查 CEA 10.6ng/ml↑(正常 <5.0ng/ml),CA 199、CA 242 正常。症见:大便日行一次,腹胀减轻,舌淡红,苔薄白,脉沉细。证属脾虚气滞,续以健脾理气法,黄芪建中汤合香砂六君子汤化裁,处方:

生黄芪30克	杭白芍15克	太子参15克	炒白术15克
土茯苓30克	葛根15克	枳壳10克	广木香10克
姜黄5克	地龙10克	桃仁10克	莪术10克
凌霄花15克	橘核10克	乌药10克	鸡内金30克
生麦芽30克	蛇舌草30克	草河车15克	生甘草10克

14 付,水煎服,煎服法同前。

中成药:参莲胶囊 1.5 克(3 粒) 口服 3 次/日

2005 年 12 月 12 日五诊

阑尾黏液性囊腺癌术后 1 年,化疗后。复查超声:肝囊肿? 胆囊结石;脂肪肝。胸腹部 CT:右肺中叶小结节;肝低密度影。复查 CEA 5.3ng/ml↑(正常 <5.0ng/ml),余正常。症见:肠鸣,矢气,大便尚可,舌淡红,苔薄白,脉沉细。证属脾虚气滞,予理气健脾法调治,柴胡疏肝散合二黄鸡枸汤化裁,处方:

柴胡10克	杭白芍15克	广木香10克	香附10克
厚朴10克	枳壳10克	生黄芪30克	黄精15克
莪术10克	三棱8克	水红花子10克	桃仁10克
代赭石15克	地龙10克	金荞麦30克	穿山甲6克
凌霄花15克	藤梨根30克	九香虫10克	乌药10克
草河车15克	蛇舌草30克	炙甘草10克	

14 付,水煎服,煎服法同前。

中成药:参莲胶囊 1.5 克(3 粒) 口服 3 次/日

2006 年 2 月 6 日六诊

阑尾黏液性囊腺癌术后,化疗后。腹部 CT 示:肝密度减低,有小囊肿。症见:近来感冒发热,现仍有低热、干咳,肠鸣,大便正常,舌淡红,苔薄白,脉沉细。邪热未净,脾虚气滞,予竹叶石膏汤合小柴胡汤、柴胡疏肝散化裁,处方:

淡竹叶10克	生石膏30克	太子参15克	麦冬10克
清半夏10克	生薏苡仁15克	桑叶10克	枇杷叶10克

柴胡 10 克	黄芩 8 克	枳壳 10 克	杭白芍 15 克
莪术 10 克	三棱 8 克	地龙 10 克	桃仁 8 克
香橼 15 克	广木香 10 克	厚朴 10 克	生麦芽 30 克
穿山甲 6 克	蛇舌草 30 克	草河车 15 克	生甘草 10 克

14 付,水煎服,煎服法同前。

中成药:参莲胶囊 1.5 克(3 粒) 口服 3 次/日

按:患者外感后期,仍有低热,按《伤寒论》调理法,予竹叶石膏汤合小柴胡汤化裁;理气消胀,续以柴胡疏肝散配合莪术、三棱、地龙、桃仁等治疗。

2006 年 4 月 3 日七诊

阑尾黏液性囊腺癌术后,化疗后。症见:肠鸣,大便 1~2 次/日,无腹胀,咳嗽减轻,舌淡红,苔腻,脉沉细。证属脾虚气滞,续以疏肝理气法调理,丹栀逍遥散合柴胡疏肝散化裁,处方:

丹皮 10 克	栀子 10 克	柴胡 10 克	杭白芍 15 克
赤芍 10 克	炒白术 15 克	土茯苓 15 克	枳壳 10 克
厚朴 10 克	莪术 10 克	桃仁 6 克	水红花子 10 克
广木香 10 克	乌药 10 克	红藤 12 克	九香虫 10 克
焦楂榔^各 10 克	生麦芽 30 克	天花粉 6 克	草河车 15 克
蛇舌草 30 克	炙甘草 10 克		

14 付,水煎服,煎服法同前。

中成药:参莲胶囊 1.5 克(3 粒) 口服 3 次/日

2006 年 5 月 29 日八诊

阑尾黏液性囊腺癌术后,化疗后。复查 CEA 7.39ng/ml↑(正常 <5.0ng/ml),余正常。症见:肠鸣,大便 2~3 次/日,与饮食有关,舌淡红,苔薄白,脉沉细。证属脾虚气滞,予理气健脾法调理,柴胡疏肝散合四君子汤化裁,处方:

柴胡 10 克	杭白芍 15 克	广木香 10 克	太子参 15 克
炒白术 15 克	茯苓 15 克	莪术 8 克	三棱 8 克
赤芍 10 克	青蒿 15 克	地龙 10 克	桃仁 10 克
僵蚕 10 克	九香虫 10 克	红藤 12 克	焦楂榔^各 10 克
鸡内金 30 克	生麦芽 30 克	天花粉 6 克	莲子肉 10 克
补骨脂 10 克	蛇舌草 30 克	半枝莲 30 克	炙甘草 10 克

14 付,水煎服,煎服法同前。

中成药:参莲胶囊 1.5 克(3 粒) 口服 3 次/日

按:实大便用莲子肉、补骨脂。

2006 年 7 月 24 日九诊

阑尾黏液性囊腺癌术后 1 年半,化疗后。复查超声:脂肪肝,胆囊炎。症见:口渴,大便软,舌淡红,苔薄白,脉沉细。证属脾虚气滞,予二黄鸡枸汤合四君子汤化裁,处方:

生黄芪 30 克	黄精 15 克	女贞子 15 克	玉竹 15 克
太子参 15 克	炒白术 15 克	土茯苓 30 克	莪术 10 克
枳壳 10 克	补骨脂 10 克	肉豆蔻 10 克	水红花子 10 克
桃仁 6 克	地龙 10 克	土鳖虫 5 克	穿山甲 6 克
生麦芽 30 克	代赭石 15 克	鸡内金 30 克	草河车 15 克
蛇舌草 30 克	炙甘草 10 克		

14 付,水煎服,煎服法同前。

中成药:参莲胶囊 1.5 克(3 粒) 口服 3 次/日

按:仍予益肾涩便,加补骨脂、肉豆蔻(四神丸法)。

2006 年 9 月 26 日十诊

阑尾黏液性囊腺癌术后,化疗后。复查 CEA 10.82ng/ml↑(正常 < 5.0ng/ml),余正常。症见:大便干,时有腹胀,矢气多,纳可,体重下降,舌淡红,苔薄白,脉沉细。证属脾虚气滞,予理气消胀法,柴胡疏肝散化裁,处方:

柴胡 10 克	杭白芍 15 克	广木香 10 克	枳壳 10 克
水红花子 10 克	桃仁 6 克	地龙 6 克	莪术 10 克
三棱 6 克	穿山甲 6 克	百合 30 克	浙贝母 10 克
厚朴 10 克	土鳖虫 5 克	九香虫 5 克	金荞麦 15 克
凌霄花 15 克	焦楂榔各 10 克	草河车 15 克	蛇舌草 30 克
炙甘草 10 克			

14 付,水煎服,煎服法同前。

中成药:参莲胶囊 1.5 克(3 粒) 口服 3 次/日

2006 年 11 月 27 日十一诊

阑尾黏液性囊腺癌术后,化疗后。复查超声:脂肪肝;肝囊肿;肝右叶低回声;胆结石;左侧附件不清。CEA 15.47ng/ml↑(正常 < 5.0ng/ml),余正常。症见:一般情况可,偶有腹胀、干哕,舌淡红,苔薄白,脉沉细。证属脾虚气滞,予健脾理气法,黄芪建中汤合香砂六君子汤化裁,处方:

太子参 15 克	炒白术 15 克	土茯苓 30 克	生黄芪 30 克
当归 10 克	杭白芍 15 克	砂仁 10 克	广木香 10 克

莪术 10 克	三棱 6 克	地龙 10 克	桃仁 6 克
制首乌 15 克	穿山甲 6 克	土鳖虫 5 克	九香虫 5 克
凌霄花 15 克	金荞麦 15 克	橘皮 10 克	炒莱菔子 10 克
竹茹 10 克	蛇舌草 30 克	草河车 15 克	炙甘草 10 克

14 付,水煎服,煎服法同前。

中成药:参莲胶囊　1.5 克(3 粒)　口服　3 次/日

2007 年 1 月 31 日十二诊

阑尾黏液性囊腺癌术后 2 年余,化疗后。复查 CEA 12.06ng/ml↑(正常 <5.0ng/ml),余正常。症见:性情急躁,舌淡红,苔薄黄,脉沉细。证属肝郁脾虚,予丹栀逍遥散合四君子汤化裁,处方:

栀子 10 克	丹皮 10 克	柴胡 10 克	杭白芍 15 克
炒白术 15 克	土茯苓 30 克	土鳖虫 5 克	莪术 10 克
太子参 15 克	红藤 12 克	天花粉 6 克	制首乌 15 克
鸡血藤 15 克	桃仁 10 克	竹茹 10 克	水红花子 10 克
焦三仙ᵃ 15 克	蛇舌草 30 克	草河车 15 克	炙甘草 10 克

14 付,水煎服,煎服法同前。

中成药:参莲胶囊　1.5 克(3 粒)　口服　3 次/日

2007 年 3 月 28 日十三诊

阑尾黏液性囊腺癌术后,化疗后。复查 CEA 9.87ng/ml↑(正常 <5.0ng/ml),余正常。症见:舌淡红,苔薄白,脉沉细。予黄芪建中汤合香砂六君子汤化裁,处方:

生黄芪 30 克	杭白芍 15 克	太子参 15 克	赤芍 15 克
土茯苓 30 克	炒白术 15 克	广木香 10 克	砂仁 10 克
当归 10 克	莪术 8 克	水红花子 10 克	桃仁 5 克
鸡内金 30 克	生麦芽 30 克	生薏苡仁 15 克	焦楂榔ᵃ 10 克
蛇舌草 30 克	草河车 15 克	生甘草 10 克	

14 付,水煎服,煎服法同前。

中成药:参莲胶囊　1.5 克(3 粒)　口服　3 次/日

2007 年 5 月 28 日十四诊

阑尾黏液性囊腺癌术后,化疗后。复查 CEA 9.2ng/ml↑(正常 <5.0ng/ml),余项正常。生化:BUN 7.34mmol/L↑(正常 <7.1mmol/L),UA 414μmol/L↑(正常 <360.0μmol/L),余正常。症见:时有腹痛,纳可,大便溏,舌淡红,苔薄

白,脉沉细。证属脾虚气滞,予健脾理气法,四逆散合四君子汤化裁,处方:

柴胡10克	杭白芍15克	赤芍10克	广木香10克
砂仁10克	太子参15克	炒白术15克	莲子肉10克
莪术10克	三棱6克	水红花子10克	桃仁5克
土鳖虫6克	穿山甲6克	醋龟甲12克	金樱子10克
鸡内金30克	生麦芽30克	焦楂榔各10克	蛇舌草30克
草河车15克	炙甘草10克		

14付,水煎服,煎服法同前。

中成药:参莲胶囊 1.5克(3粒) 口服 3次/日

2007年7月23日十五诊

阑尾黏液性囊腺癌术后2年半,化疗后。复查CEA 7.91ng/ml↑(正常<5.0ng/ml)。症见:腹不胀,大便尚可,眠可,纳可,无明显症状,舌淡红,苔薄白,脉沉细。予健脾理气法,黄芪建中汤合四君子汤化裁,处方:

生黄芪30克	当归10克	太子参15克	炒白术15克
茯苓15克	赤白芍各12克	莪术10克	三棱6克
土鳖虫6克	水红花子10克	桃仁6克	穿山甲6克
黄芩10克	莲子心3克	金樱子10克	芡实10克
焦楂榔各10克	荷叶6克	蛇舌草30克	草河车15克
生甘草10克			

14付,水煎服,煎服法同前。

中成药:参莲胶囊 1.5克(3粒) 口服 3次/日

2007年7月23日十六诊

阑尾黏液性囊腺癌术后,化疗后。复查超声:肝肾间无回声大小2.8cm×1.9cm;胆囊炎,胆结石。复查CEA 9.24ng/ml↑(正常<5.0ng/ml)。症见:腹不胀,肠鸣,舌淡红,苔薄白,脉沉细。证属脾虚气滞,予四逆散合四君子汤化裁,处方:

柴胡10克	杭白芍15克	广木香10克	厚朴10克
枳壳10克	生黄芪30克	当归10克	莪术10克
三棱10克	生薏苡仁30克	猪苓30克	土鳖虫6克
生白术30克	土茯苓30克	穿山甲6克	焦楂榔各10克
凌霄花15克	蛇舌草30克	草河车15克	炙甘草10克

14付,水煎服,煎服法同前。

中成药:参莲胶囊 1.5克(3粒) 口服 3次/日

2007 年 11 月 21 日十七诊

阑尾黏液性囊腺癌术后近 3 年,化疗后。症见:时有肠鸣,纳可,眠可,时有心悸,大便成形,舌淡红,苔薄白,脉沉细。证属脾虚气滞,予黄芪建中汤加柴胡疏肝散化裁,处方:

生黄芪 30 克	杭白芍 15 克	炒白术 15 克	茯苓 15 克
柴胡 10 克	枳壳 10 克	广木香 10 克	厚朴 10 克
莪术 10 克	赤芍 10 克	醋鳖甲 15 克	穿山甲 5 克
地龙 10 克	炒杜仲 10 克	木瓜 15 克	水红花子 10 克
焦楂榔^各 10 克	草河车 15 克	蛇舌草 30 克	炙甘草 10 克

14 付,水煎服,煎服法同前。

中成药:参莲胶囊 1.5 克(3 粒) 口服 3 次/日

2008 年 3 月 24 日十八诊

阑尾黏液性囊腺癌术后,化疗后。2007 年 12 月复查超声:脂肪肝;胆囊多发结石,伴胆囊壁毛糙;右肾上方肾肾间隙低回声。2008 年 3 月复查 CEA 9.59ng/ml↑(正常<5.0ng/ml),CA 199 40.39U/ml↑(正常<37.0U/ml)。症见:纳可,眠可,大便调,余无明显不适,舌淡红,苔薄白,脉沉细。予逍遥散化裁,处方:

柴胡 10 克	杭白芍 15 克	赤芍 10 克	炒白术 15 克
茯苓 15 克	红藤 12 克	莪术 10 克	三棱 10 克
露蜂房 5 克	急性子 5 克	穿山甲 6 克	醋龟甲 15 克
猪苓 30 克	生蒲黄 10 克	白英 15 克	蛇莓 15 克
地龙 10 克	土鳖虫 5 克	香橼 15 克	生薏苡仁 30 克
草河车 15 克	半边莲 30 克	生甘草 10 克	

14 付,水煎服,煎服法同前。

中成药:参莲胶囊 1.5 克(3 粒) 口服 3 次/日

2008 年 6 月 23 日十九诊

阑尾黏液性囊腺癌术后 3 年半,化疗后。复查 CEA 9.06ng/ml↑(正常<5.0ng/ml),CA 199 37.88U/ml↑(正常<37.0U/ml)。症见:牙痛,头晕,血压不高,无腹胀,舌淡红,苔薄黄,脉沉细。证属肝经火炎,丹栀逍遥散化裁,处方:

丹皮 10 克	栀子 10 克	柴胡 10 克	杭白芍 15 克
赤芍 15 克	炒白术 15 克	茯苓 15 克	莪术 10 克
三棱 6 克	穿山龙 5 克	香附 10 克	凌霄花 15 克

焦山楂 10 克	黄芩 10 克	穿山甲 6 克	水红花子 10 克
乌药 10 克	急性子 6 克	蛇舌草 30 克	草河车 15 克
生甘草 10 克			

14 付,水煎服,煎服法同前。

中成药:参莲胶囊 1.5 克(3 粒) 口服 3 次/日

2008 年 9 月 22 日二十诊

阑尾黏液性囊腺癌术后,化疗后。复查 CEA 8.01ng/ml↑(正常 <5.0ng/ml),CA 199 33.90U/ml↑(正常 <27.0U/ml)。症见:时有头晕,眠不实,左胸痛,时有便溏,舌淡红,苔薄白,脉沉细。证属心脾两虚,予归脾汤化裁,处方:

生黄芪 30 克	制远志 10 克	太子参 15 克	炒白术 15 克
莲子肉 10 克	茯苓 15 克	龙眼肉 10 克	炒枣仁 30 克
广木香 10 克	红藤 10 克	莪术 10 克	三棱 5 克
姜半夏 10 克	香附 10 克	穿山龙 5 克	穿山甲 6 克
生山楂 10 克	葛根 15 克	藤梨根 15 克	桃仁 10 克
牛膝 10 克	蛇舌草 30 克	草河车 15 克	生甘草 10 克

14 付,水煎服,煎服法同前。

中成药:参莲胶囊 1.5 克(3 粒) 口服 3 次/日

2008 年 12 月 22 日二十一诊

阑尾黏液性囊腺癌术后 4 年,化疗后。复查腹部 CT:肝左叶内侧段低密度影,不除外转移;肝肾间隙低密度影,考虑来源于肝脏,不除外转移;胆囊多发结石。复查 CEA 5.1ng/ml↑(正常 <5.0ng/ml),CA 199 正常。症见:纳可,二便调,舌淡红,苔薄白,脉沉细。予逍遥散化裁,处方:

柴胡 10 克	杭白芍 15 克	赤芍 10 克	当归 10 克
茯苓 15 克	炒白术 15 克	蚕沙 30 克	皂刺 10 克
莪术 10 克	三棱 10 克	醋龟甲 10 克	穿山甲 6 克
水红花子 10 克	生蒲黄 10 克	九香虫 10 克	穿山龙 5 克
香橼 10 克	香附 10 克	佛手 10 克	土鳖虫 6 克
藤梨根 15 克	半边莲 15 克	草河车 15 克	生甘草 6 克

14 付,水煎服,煎服法同前。

中成药:参莲胶囊 1.5 克(3 粒) 口服 3 次/日

2009 年 3 月 25 日二十二诊

阑尾黏液性囊腺癌术后,化疗后。复查 CEA 6.8ng/ml↑(正常 <5.0ng/

206

ml),余项正常。症见:劳累后心悸,进食后胃不适,纳可,眠可,二便调,夜尿多,舌淡红,苔薄白,脉沉细。证属心脾两虚,予归脾汤化裁,处方:

生黄芪30克	制远志10克	太子参15克	炒白术15克
茯苓15克	当归15克	炒枣仁30克	广木香10克
龙眼肉10克	红藤10克	莪术10克	穿山龙5克
九香虫5克	桃仁6克	地龙8克	生薏苡仁30克
金荞麦15克	穿山甲6克	浙贝母10克	露蜂房5克
生蒲黄10克	蛇舌草30克	半边莲30克	生甘草10克

14付,水煎服,煎服法同前。

中成药:参莲胶囊 1.5克(3粒) 口服 3次/日

2009年6月3日二十三诊

阑尾黏液性囊腺癌术后4年半,化疗后。既往脂肪肝,胆囊多发结石;近期未复查。症见:血压高,心悸,纳可,眠可,二便正常,舌淡红,苔腻,脉沉细。证属湿浊中阻、肝火化风,三仁汤合天麻钩藤汤化裁,处方:

白豆蔻10克	杏仁10克	厚朴10克	生薏苡仁15克
葛根15克	钩藤10克	天麻10克	黄芩10克
炒杜仲10克	牛膝10克	桃仁6克	地龙6克
莪术10克	生蒲黄10克	露蜂房5克	焦楂榔^各10克
穿山甲6克	醋鳖甲10克	川芎10克	金荞麦15克
半边莲30克	生甘草10克		

14付,水煎服,煎服法同前。

中成药:参莲胶囊 1.5克(3粒) 口服 3次/日

2009年6月29日二十四诊

阑尾黏液性囊腺癌术后,化疗后。复查腹部CT较前无明显变化。复查CEA 7.01ng/ml↑(正常<5.0ng/ml),余项正常。妇科超声:子宫、附件未见明显异常。症见:纳可,眠不佳,小便可,大便干,时有便溏,小腹坠胀,舌淡,苔薄白腻,脉弦细小滑。证属脾虚湿阻,三仁汤合四君子汤、茴香橘核丸化裁,处方:

白豆蔻10克	杏仁10克	厚朴10克	生薏苡仁15克
太子参15克	炒白术15克	茯苓15克	柴胡10克
赤白芍^各10克	小茴香10克	橘核10克	荔枝核10克
香附10克	穿山龙5克	穿山甲6克	天花粉6克
莪术10克	三棱6克	九香虫5克	代赭石15克
鸡内金30克	生麦芽30克	半边莲30克	生甘草10克

14 付,水煎服,煎服法同前。

中成药:参莲胶囊 1.5 克(3 粒) 口服 3 次/日

2009 年 12 月 16 日二十五诊

阑尾黏液性囊腺癌术后 5 年,化疗后。症见:眠不佳,小便频,耳鸣,纳可,手脚麻,大便先干后软,日 1 ~ 2 次,舌淡红,苔白腻,脉弦细。仍属湿浊中阻,三仁汤合四逆散、茴香橘核丸化裁,处方:

白豆蔻 10 克	杏仁 10 克	生薏苡仁 15 克	厚朴 10 克
淡竹叶 10 克	柴胡 10 克	赤白芍^各 10 克	当归 10 克
红藤 10 克	凌霄花 15 克	小茴香 10 克	猪苓 30 克
橘核 10 克	荔枝核 10 克	莪术 10 克	穿山甲 6 克
三棱 6 克	九香虫 5 克	鸡血藤 30 克	防风 10 克
牛膝 10 克	半边莲 30 克	半枝莲 30 克	生甘草 10 克

14 付,水煎服,煎服法同前。

中成药:参莲胶囊 1.5 克(3 粒) 口服 3 次/日

2010 年 3 月 24 日二十六诊

阑尾癌术后,病理:黏液性囊腺癌,$T_4N_0M_1$,Ⅳ期,化疗后。复查 CEA 6.92ng/ml↑(正常 <5.0ng/ml),余项正常。症见:肠鸣,矢气多,大便不调,舌淡红,苔薄白,脉弦细。证属脾虚气滞,予健脾理气法调治,柴胡疏肝散化裁,处方:

柴胡 10 克	杭白芍 15 克	广木香 10 克	厚朴 10 克
桃仁 6 克	九香虫 6 克	地龙 6 克	水红花子 10 克
炒白术 15 克	莲子肉 10 克	凌霄花 15 克	莪术 10 克
穿山甲 6 克	土鳖虫 6 克	龙葵 30 克	陈皮 10 克
佛手 15 克	生黄芪 30 克	苏木 6 克	黄柏 10 克
苍术 10 克	半枝莲 30 克	蛇舌草 30 克	炙甘草 10 克

14 付,水煎服,煎服法同前。

中成药:参莲胶囊 1.5 克(3 粒) 口服 3 次/日

2010 年 6 月 9 日二十七诊

阑尾黏液性囊腺癌术后 5 年半,化疗后。复查 CEA 8.99ng/ml↑(正常 <5.0ng/ml),余项正常。症见:肠鸣,矢气多,耳鸣,血压高,舌淡红,苔薄白,脉弦细。证属脾虚气滞,予黄芪建中汤合茴香橘核丸化裁,处方:

生黄芪 30 克	杭白芍 15 克	鸡血藤 30 克	枸杞子 15 克
莲子肉 10 克	炒扁豆 10 克	九香虫 6 克	水红花子 10 克

桃仁 5 克	地龙 5 克	三七 5 克	小茴香 10 克
乌药 9 克	苏木 6 克	生蒲黄 10 克	露蜂房 5 克
陈皮 10 克	佛手 15 克	葛根 15 克	穿山甲 6 克
蛇舌草 30 克	半枝莲 30 克	生甘草 10 克	

14 付,水煎服,煎服法同前。

中成药:参莲胶囊 1.5 克(3 粒) 口服 3 次/日

2010 年 9 月 1 日二十八诊

阑尾黏液性囊腺癌术后,化疗后。症见:活动后腹部不适,便稀,饮食可,睡眠欠佳,舌淡红,苔白,脉弦细。证属脾虚气滞,予二黄鸡枸汤化裁,处方:

生黄芪 30 克	黄精 15 克	鸡血藤 30 克	女贞子 15 克
生蒲黄 10 克	白芷 10 克	露蜂房 5 克	九香虫 6 克
桃仁 5 克	败酱草 10 克	地龙 5 克	水红花子 10 克
穿山甲 6 克	醋鳖甲 10 克	焦楂榔^各 10 克	生薏苡仁 15 克
三七 5 克	蛇舌草 30 克	半枝莲 30 克	生甘草 10 克

14 付,水煎服,煎服法同前。

中成药:参莲胶囊 1.5 克(3 粒) 口服 3 次/日

2011 年 1 月 10 日二十九诊

阑尾黏液性囊腺癌术后 6 年,化疗后。复查 CEA 7.3ng/ml↑(正常 < 5.0ng/ml),余项正常。症见:大便偏干,不规律,头晕,眠不佳,血压高,耳鸣,舌淡红,苔薄白,脉弦细。证属心脾两虚,予天王补心丹合半夏天麻白术汤化裁,处方:

天麦冬^各 10 克	炒枣仁 30 克	炒柏子仁 30 克	生地黄 10 克
茯苓 15 克	沙参 15 克	太子参 15 克	五味子 6 克
桔梗 10 克	制远志 10 克	广木香 10 克	砂仁 10 克
黄连 6 克	葛根 15 克	天麻 10 克	清半夏 10 克
生白术 15 克	三七 6 克	穿山甲 6 克	醋鳖甲 10 克
蛇舌草 30 克	生甘草 10 克		

14 付,水煎服,煎服法同前。

中成药:加味西黄解毒胶囊 0.5 克(2 粒) 口服 3 次/日

按:头晕予半夏天麻白术汤;眠不佳予天王补心丹。

2011 年 6 月 9 日三十诊

阑尾黏液性囊腺癌术后 6 年半,化疗后。2011 年 5 月 3 日复查腹部 CT 提示:肝内多发无明显强化低密度灶;胆囊结石,胆囊壁增厚;肝肾间隙低密度影;双侧附件区囊实性混杂密度影。复查 CEA 9.52ng/ml↑(正常＜5.0ng/ml),余项正常。症见:大便后肠鸣,余无明显不适,舌淡红,苔薄白,脉弦细。证属气滞,予四逆散合茴香橘核丸化裁,处方:

柴胡 10 克	杭白芍 15 克	枳壳 10 克	地龙 10 克
桃仁 6 克	水红花子 10 克	红藤 10 克	败酱草 15 克
穿山甲 6 克	醋鳖甲 15 克	莪术 10 克	九香虫 6 克
僵蚕 10 克	小茴香 10 克	橘核 10 克	乌药 10 克
藤梨根 15 克	香附 10 克	生蒲黄 10 克	露蜂房 5 克
草河车 15 克	生甘草 10 克		

14 付,水煎服,煎服法同前。

中成药:加味西黄解毒胶囊　0.5 克(2 粒)　口服　3 次/日

2011 年 12 月 15 日三十一诊

阑尾黏液性囊腺癌术后 7 年,化疗后。2011 年 11 月 15 日复查 CEA 10.92ng/ml↑(正常＜5.0ng/ml),余项正常。B 超:胆囊多发结石;肝肾间隙无回声。症见:平躺后上身震颤,时有睡醒后手麻,眠差,入睡难,二便调,舌淡,苔白,脉弦细。证属湿浊中阻、气血不足,予三仁汤合香砂六君子汤化裁,处方:

广木香 10 克	砂仁 6 克	太子参 15 克	炒白术 15 克
土茯苓 30 克	陈皮 10 克	清半夏 9 克	制首乌 15 克
杏仁 9 克	地龙 10 克	九香虫 6 克	生薏苡仁 30 克
土鳖虫 6 克	穿山甲 6 克	醋鳖甲 10 克	生蒲黄 10 克
露蜂房 5 克	灵磁石 30 克	红藤 15 克	败酱草 15 克
蜈蚣 2 条	全蝎 5 克	草河车 15 克	生甘草 9 克

14 付,水煎服,煎服法同前。

中成药:加味西黄解毒胶囊　0.5 克(2 粒)　口服　3 次/日

按:患者手麻、上身震颤,故予全蝎、蜈蚣等平肝息风;地龙、九香虫等活血通络、防治肠粘连;露蜂房、生蒲黄抗肠腺癌。

2012 年 6 月 7 日三十二诊

阑尾黏液性囊腺癌术后 7 年半,化疗后。2011 年 11 月 15 日复查 CEA 11.04ng/ml↑(正常＜5.0ng/ml),余项正常。胸部 CT 提示:右肺多发结节,较前变化不大。症见:无明显不适,舌淡,苔黄腻,脉沉细。证属脾虚湿阻,续予健脾化湿法,三仁汤合黄芪建中汤、四君子汤化裁,处方:

杏仁 9 克	白豆蔻 10 克	清半夏 9 克	生薏苡仁 30 克

滑石 10 克	生黄芪 30 克	杭白芍 15 克	太子参 15 克
炒白术 15 克	土茯苓 30 克	红藤 15 克	败酱草 15 克
穿山甲 6 克	醋鳖甲 10 克	九香虫 6 克	蜈蚣 2 条
全蝎 5 克	土鳖虫 6 克	三七 6 克	炒莱菔子 10 克
蛇舌草 30 克	半枝莲 15 克	生甘草 10 克	

14 付,水煎服,煎服法同前。

中成药:康力欣胶囊　1.5 克(3 粒)　口服　3 次/日

2012 年 11 月 21 日三十三诊

阑尾黏液性囊腺癌术后 8 年,化疗后。2011 年 11 月 15 日复查 CEA 11.27ng/ml↑(正常 < 5.0ng/ml),余项正常。生化:尿酸 457U/L。尿潜血阳性。既往有高血压病史。症见:头晕,余无明显不适,舌淡,苔白腻,脉弦细。证属湿浊中阻,清阳不升,予三仁汤合半夏天麻白术汤化裁,处方:

清半夏 9 克	炒白术 15 克	天麻 10 克	陈皮 10 克
茯苓 10 克	杏仁 10 克	白豆蔻 10 克	生薏苡仁 15 克
滑石 10 克	淡竹叶 10 克	穿山甲 6 克	醋鳖甲 10 克
葛根 15 克	钩藤 15 克	栀子 10 克	全蝎 5 克
蜈蚣 2 条	九香虫 6 克	白芷 10 克	露蜂房 5 克
血余炭 10 克	蛇舌草 30 克	半枝莲 15 克	生甘草 10 克

14 付,水煎服,煎服法同前。

中成药:康力欣胶囊　1.5 克(3 粒)　口服　3 次/日

按:孙桂芝教授认为,阑尾黏液腺癌属于"性子慢"的恶性肿瘤,进展比较慢,但是因为有黏液分泌,故属于"黏黏糊糊"的恶性肿瘤。中医而言,就属于"脾虚湿浊"成分多一些的种类,容易引起气机郁滞不畅、气血瘀阻、肠粘连不解,因而反复腹胀、肠鸣,不易改善。中医多从健脾化湿、行气活血等方面调治,因此从整个病案的众多处方来看,不管方剂如何变化,都有"似曾相识"的感觉,这是因为所有方剂基本都贯彻了健脾行气、活血散结等基本法则,变化未离其宗。

病例29　十二指肠乳头癌术后,化疗中

何某某,女,60 岁。基本病情:十二指肠乳头中分化腺癌 2 次手术后,化疗中。

2003 年 7 月 6 日初诊

十二指肠乳头癌,1999 年第一次手术,2003 年 3 月 13 日复发后第二次手术,术后病理示:中分化腺癌,侵及全层,淋巴结 0/3;术后口服卡培他滨。症

见:眠不实,皮肤色素沉着,瘙痒,大便尚可,舌淡红,苔薄白,脉沉细。证属脾肾亏虚,予健脾益肾,四君子汤化裁,处方:

生地黄 12 克	赤芍 10 克	川芎 10 克	枳壳 10 克
防风 10 克	浮萍 10 克	沙参 15 克	炒白术 15 克
茯苓 15 克	九香虫 10 克	生蒲黄 10 克	白芷 10 克
女贞子 15 克	生黄芪 30 克	生麦芽 30 克	鸡内金 30 克
藤梨根 15 克	虎杖 10 克	蛇舌草 30 克	半枝莲 30 克
生甘草 10 克			

15 付,水煎服;每付药连续服用两日。煎服法:每剂药连煎 2 回,兑成 400ml 浓汁,分成 4 份,每日早、晚各服一次,每次 100ml。

按:行氟尿嘧啶类药物化疗的患者,容易出现皮肤色素沉着、皮疹甚至脱屑、脱皮,即手足综合征。在中医而言,是因为该类药物损伤脾肾:脾虚则土不固,肾虚则水泛而显黑色;脾主黄、肾主黑,脾胃健运者皮肤应为淡黄色,现脾气亏虚、肾气不能正常气化,黑水泛溢,皮肤正常的黄色为黑色所替代,是脾土不能制约肾水之故。故当健脾益肾,健脾则脾土黄色渐复,益肾则黑水受到肾气气化而渐去。对皮肤脱屑、瘙痒者,可予凉血祛风治疗。方中生地黄、赤芍、川芎、防风、浮萍等凉血祛风;沙参、炒白术、茯苓、生黄芪、女贞子等益气养阴;生麦芽、鸡内金健胃消食;九香虫、枳壳、生蒲黄、白芷等理气活血;藤虎汤与蛇舌草、半枝莲解毒抗癌。

2003 年 8 月 31 日二诊

十二指肠癌复发第二次手术后 5 个月,病理:中分化腺癌,侵及全层,淋巴结 0/3,口服化疗中。症见:精神不振,眠不实,纳尚可,舌淡红,苔薄白,脉沉细。证属气血亏虚,予归脾汤化裁,处方:

太子参 15 克	炒白术 15 克	茯苓 15 克	远志 10 克
生黄芪 15 克	炒枣仁 10 克	合欢皮 15 克	佛手 10 克
陈皮 10 克	白芷 10 克	莲子肉 12 克	制首乌 15 克
竹茹 10 克	虎杖 10 克	藤梨根 15 克	鸡内金 30 克
生麦芽 30 克	蛇舌草 30 克	半枝莲 30 克	生甘草 10 克

15 付,水煎服,煎服法同前。

2003 年 10 月 12 日三诊

十二指肠癌复发第二次手术后 7 个月。症见:眠不佳,精神好转,大便 1～2 天一行,舌淡红,苔薄白,脉沉细。证属气血亏虚,续予归脾汤化裁,处方:

太子参 15 克	炒白术 15 克	茯苓 15 克	陈皮 10 克

远志10克	炒枣仁30克	合欢皮15克	夜交藤30克
生蒲黄10克	虎杖12克	生麦芽30克	鸡内金30克
蛇舌草30克	半枝莲30克	生甘草10克	

15付,水煎服,煎服法同前。

2003年12月14日四诊

十二指肠癌复发第二次手术后9个月,化疗4周期(口服卡培他滨)。症见:皮肤色素沉着,眠不实,纳一般,大便调,偶有便干,乏力,手足麻木,舌淡红,苔薄白,脉沉细。证属心脾两虚、气血不足,予当归补血汤合天王补心丹化裁,处方:

生黄芪30克	当归10克	沙参15克	太子参15克
炒柏子仁30克	炒枣仁30克	麦冬10克	生地黄15克
合欢皮15克	夜交藤30克	生蒲黄10克	白芷10克
露蜂房5克	八月札15克	焦三仙各10克	蛇舌草30克
半枝莲30克	生甘草10克		

12付,水煎服,煎服法同前。

按:生蒲黄、白芷、露蜂房为"小胃方"主要成分,与焦三仙、八月札等合用,有活血理气、健胃消食作用,同时有解毒抗癌功效。

2004年1月9日五诊

十二指肠癌复发第二次手术后10个月,化疗4周期(口服卡培他滨)。症见:手、足心充血水肿,疼痛,严重时红肿热痛,眠不实,纳可,大便调,舌淡红,苔薄白,脉沉细。患者手足综合征明显,予四君子汤合六味地黄丸化裁,处方:

生熟地各15克	山茱萸12克	土茯苓15克	山药20克
丹皮10克	泽泻15克	沙参15克	炒白术15克
桑寄生15克	牛膝10克	白鲜皮10克	地肤子15克
金银花15克	地龙10克	鸡内金30克	生麦芽30克
珍珠母30克	五味子10克	蛇舌草30克	生甘草10克

10付,水煎服,煎服法同前。

按:皮肤损伤加地肤子、白鲜皮、金银花、地龙等清热解毒。

2004年2月22日六诊

十二指肠癌复发第二次手术后11个月,化疗4周期(口服卡培他滨);复查血常规正常。症见:手心、足心疼痛好转,乏力,纳可,舌淡红,苔薄白,脉沉细。证属气虚,予黄芪建中汤合四君子汤化裁,处方:

生黄芪 30 克	太子参 15 克	炒白术 15 克	茯苓 15 克
生蒲黄 10 克	露蜂房 5 克	血余炭 10 克	白芷 10 克
虎杖 12 克	藤梨根 15 克	穿山甲 6 克	桑寄生 15 克
桑椹 30 克	佛手 10 克	凌霄花 15 克	鸡内金 30 克
生麦芽 30 克	蛇舌草 30 克	半枝莲 30 克	生甘草 10 克

15 付,水煎服,煎服法同前。

2004 年 3 月 23 日七诊

十二指肠癌复发第二次手术后 1 年,化疗后。症见:皮肤有红疹瘙痒,时有胃堵,大便软,纳可,舌淡红,苔薄白,脉沉细。证属脾虚气滞,予四君子汤合黄芪首乌汤化裁,处方:

生地黄 12 克	赤芍 10 克	川芎 10 克	浮萍 10 克
防风 10 克	蝉蜕 5 克	太子参 15 克	炒白术 15 克
茯苓 15 克	生蒲黄 10 克	露蜂房 5 克	血余炭 10 克
代赭石 15 克	生黄芪 30 克	制首乌 15 克	穿山甲 6 克
焦楂榔^各 10 克	鸡内金 30 克	生麦芽 30 克	蛇舌草 30 克
生甘草 10 克			

15 付,水煎服,煎服法同前。

按:皮疹瘙痒、有红疹,予生地黄、赤芍、川芎、防风、浮萍、蝉蜕等凉血祛风。

2004 年 5 月 14 日八诊

十二指肠癌复发第二次手术后 1 年零 2 个月,化疗后。症见:上腹胀,大便溏,时有水泻,晨起即有大便,舌淡红,苔薄白,脉沉细。证属脾虚湿阻,予健脾止泻法,黄芪建中汤合四君子汤化裁,处方:

生黄芪 30 克	杭白芍 15 克	太子参 15 克	炒白术 15 克
茯苓 15 克	生蒲黄 10 克	莲子肉 12 克	肉豆蔻 10 克
补骨脂 10 克	薏苡仁 15 克	浙贝母 10 克	穿山甲 6 克
焦楂榔^各 10 克	生麦芽 30 克	蛇舌草 30 克	草河车 15 克
生甘草 10 克			

15 付,水煎服,煎服法同前。

按:脾肾不足之泄泻,加四神丸。

2004 年 7 月 20 日九诊

十二指肠癌复发第二次手术后 1 年零 4 个月,化疗后,复查肿瘤标记物正常。症见:纳可,大便不畅,乏力,舌淡红,苔薄白腻,脉沉细。湿浊未化,予健脾化湿法,三仁汤合黄芪建中汤、四君子汤化裁,处方:

白豆蔻 10 克	杏仁 10 克	生薏苡仁 15 克	藿香 10 克
佩兰 10 克	生黄芪 30 克	杭白芍 15 克	太子参 15 克
炒白术 15 克	茯苓 15 克	生蒲黄 10 克	露蜂房 5 克
血余炭 10 克	制首乌 15 克	炒杜仲 10 克	虎杖 10 克
藤梨根 15 克	鸡内金 30 克	生麦芽 30 克	穿山甲 6 克
蛇舌草 30 克	生甘草 10 克		

15 付,水煎服,煎服法同前。

2004 年 10 月 12 日十诊

十二指肠癌复发第二次手术后 1 年零 7 个月,化疗后。症见:大便不规律,时干时稀,上腹胀,乏力,自汗,舌淡红,苔薄白,脉沉细。证属脾肾亏虚,仍予健脾益肾法,参苓白术散化裁,处方:

太子参 15 克	炒白术 15 克	茯苓 15 克	莲子肉 10 克
薏苡仁 15 克	枸杞子 15 克	女贞子 15 克	生蒲黄 10 克
露蜂房 5 克	血余炭 10 克	凌霄花 15 克	虎杖 10 克
藤梨根 15 克	鸡内金 30 克	生麦芽 30 克	葛根 15 克
砂仁 10 克	厚朴 10 克	蛇舌草 30 克	生甘草 10 克

15 付,水煎服,煎服法同前。

2005 年 1 月 29 日十一诊

十二指肠癌复发第二次手术后 1 年零 10 个月,化疗后。症见:时有胁下疼痛,大便时溏,纳可,眠可,舌淡红,苔薄白,脉沉细。证属脾虚湿阻,予健脾止泻法,黄芪建中汤合四君子汤化裁,处方:

生黄芪 30 克	杭白芍 15 克	沙参 15 克	炒白术 15 克
茯苓 15 克	绿萼梅 10 克	穿山甲 6 克	醋龟甲 15 克
生蒲黄 10 克	白芷 10 克	血余炭 10 克	凌霄花 10 克
佛手 10 克	香橼 10 克	厚朴 10 克	金樱子 10 克
焦三仙^各 10 克	蛇舌草 30 克	草河车 15 克	生甘草 10 克

15 付,水煎服,煎服法同前。

2005 年 5 月 20 日十二诊

十二指肠癌复发第二次手术后 2 年零 2 个月,化疗后。症见:纳可,大便调,鼻出血,舌淡红,苔薄白,脉沉细。予健脾益肾、凉血止血,四君子汤化裁,处方：

沙参15克	炒白术15克	土茯苓15克	绿萼梅10克
白芷10克	露蜂房5克	血余炭10克	女贞子15克
炒枣仁30克	生黄芪30克	山药30克	川芎10克
天冬10克	生地黄10克	丹皮10克	栀子10克
生麦芽30克	蛇舌草30克	草河车15克	生甘草10克

15付,水煎服,煎服法同前。

按: 鼻衄予生地黄、丹皮、栀子、血余炭等凉血止血。

2005 年 8 月 9 日十三诊

十二指肠癌复发第二次手术后2年零5个月,化疗后。症见:时有胸胁胀闷而痛,纳可,舌淡红,苔薄白,脉沉细。证属胸阳不展,肝气郁滞,予宽胸通阳、疏肝理气法调治,瓜蒌薤白半夏汤合四逆散化裁,处方:

瓜蒌皮15克	薤白10克	清半夏10克	菖蒲10克
川芎10克	枳壳10克	柴胡10克	杭白芍15克
生黄芪30克	代赭石15克	砂仁10克	白芷10克
露蜂房5克	生蒲黄10克	生麦芽30克	蛇舌草30克
生甘草10克			

15付,水煎服,煎服法同前。

按: 胸闷而痛,当虑胸阳不振、气机不利,瓜蒌薤白半夏汤合四逆散加川芎调治,以宽胸通阳、行气活血、通络止痛;同时健中养血、补脾益肺,予黄芪建中汤化裁。

2005 年 11 月 13 日十四诊

十二指肠癌复发第二次手术后2年零8个月,化疗后。症见:胸闷减轻,眠不实,腹胀,消化差,大便成形,不干,舌淡红,苔薄白,脉沉细。证属气血不足、心脾失养,生脉饮合四君子汤化裁,处方:

沙参15克	麦冬10克	五味子10克	炒白术15克
茯苓15克	枳壳10克	厚朴10克	生蒲黄10克
白芷10克	露蜂房5克	地龙10克	血余炭10克
合欢皮30克	炒枣仁30克	川芎10克	水红花子10克
鸡内金30克	生麦芽30克	草河车15克	蛇舌草30克
生甘草10克			

15付,水煎服,煎服法同前。

2006 年 2 月 7 日十五诊

十二指肠癌复发第二次手术后 2 年零 11 个月,化疗后。症见:背部发凉,纳可,嗳气不适,右胸部胀,大便调,舌淡红,苔薄白,脉沉细。证属脾虚气滞,予健脾理气法,香砂六君子汤化裁,处方:

太子参 15 克	炒白术 15 克	茯苓 15 克	陈皮 10 克
清半夏 10 克	砂仁 10 克	广木香 10 克	焦楂榔^各 10 克
枳壳 10 克	白芷 10 克	露蜂房 5 克	血余炭 10 克
虎杖 12 克	藤梨根 15 克	葛根 15 克	川芎 10 克
防风 10 克	生麦芽 30 克	蛇舌草 30 克	半枝莲 15 克
生甘草 10 克			

15 付,水煎服,煎服法同前。

按: 背部发凉,予葛根、川芎、防风等通阳散寒。

2006 年 7 月 18 日十六诊

十二指肠癌复发第二次手术后 3 年零 4 个月,化疗后。症见:上腹胀,时有疼痛,嗳气,大便时干时稀,舌淡红,苔薄白,脉沉细。证属脾虚气滞,续予健脾理气,逍遥散化裁,处方:

柴胡 10 克	杭白芍 15 克	赤芍 15 克	炒白术 15 克
茯苓 15 克	枳壳 10 克	水红花子 10 克	桃仁 10 克
地龙 10 克	莪术 8 克	土鳖虫 5 克	金钱草 15 克
焦楂榔^各 10 克	香橼 10 克	代赭石 15 克	旋覆花 10 克
续断 15 克	鸡血藤 30 克	牛膝 10 克	蛇舌草 30 克
生甘草 10 克			

15 付,水煎服,煎服法同前。

按: 术后腹胀疼痛,当考虑是否存在肠粘连,故予柴胡疏肝散加桃仁、地龙、水红花子、地鳖虫等理气活血、松解粘连。

2006 年 11 月 12 日十七诊

十二指肠癌复发第二次手术后 3 年零 8 个月,化疗后。症见:时有腹部发紧,腹胀,纳可,大便调,舌淡红,苔薄白,脉沉细。证属脾虚气滞,予健脾理气,归脾汤化裁,处方:

生黄芪 30 克	制远志 10 克	太子参 15 克	炒白术 15 克
茯苓 15 克	砂仁 10 克	广木香 10 克	枸杞子 10 克
女贞子 15 克	山药 20 克	生蒲黄 10 克	杭白芍 15 克
露蜂房 5 克	血余炭 10 克	莪术 8 克	三棱 6 克

| 续断 15 克 | 生麦芽 30 克 | 川芎 10 克 | 赤芍 10 克 |
| 蛇舌草 30 克 | 生甘草 10 克 | | |

15 付,水煎服,煎服法同前。

2007 年 2 月 25 日十八诊

十二指肠癌复发第二次手术后 3 年零 11 个月,化疗后。症见:自汗多,纳可,眠差,大便调,舌淡红,苔薄白,脉沉细。证属心脾两虚、气血不足,予天王补心丹合归脾汤化裁,处方:

沙参 15 克	太子参 15 克	炒枣仁 30 克	柏子仁 30 克
天冬 10 克	麦冬 10 克	当归 10 克	生地黄 10 克
五味子 10 克	制远志 10 克	茯苓 15 克	生黄芪 30 克
生蒲黄 10 克	白芷 10 克	露蜂房 5 克	莲子肉 10 克
焦楂榔^各 10 克	蛇舌草 30 克	炙甘草 10 克	

15 付,水煎服,煎服法同前。

2007 年 7 月 7 日十九诊

十二指肠癌复发第二次手术后 4 年零 4 个月,化疗后。症见:消化差,纳不佳,胸闷,心悸,舌淡红,苔薄白,脉沉细。证属脾虚气滞,胸阳不展,予宽胸通阳、健胃消食法,瓜蒌薤白半夏汤合四君子汤化裁,处方:

瓜蒌皮 15 克	薤白 10 克	清半夏 10 克	太子参 15 克
炒白术 15 克	茯苓 15 克	女贞子 15 克	枸杞子 15 克
凌霄花 15 克	制首乌 15 克	生黄芪 30 克	当归 10 克
川芎 10 克	山药 20 克	生麦芽 30 克	焦三仙^各 15 克
蛇舌草 30 克	草河车 15 克	炙甘草 10 克	

15 付,水煎服,煎服法同前。

2012 年 4 月 2 日二十诊

停药近 5 年,定期复查未见异常。十二指肠癌复发第二次手术后 9 年零 1 个月,化疗后。症见:近期感冒后出现咽痛,体虚乏力,两胁胀痛,纳差,眠可,大便干,排便无力,舌胖,苔薄黄,脉沉细。证属脾虚肝郁,予健脾疏肝法调理,四君子汤合黄芪首乌汤化裁,处方:

太子参 15 克	生白术 30 克	土茯苓 30 克	生黄芪 30 克
制首乌 15 克	凌霄花 15 克	八月札 10 克	郁金 10 克
红藤 10 克	败酱草 15 克	金银花 15 克	连翘 10 克
桃仁 5 克	地龙 10 克	蜈蚣 2 条	生麦芽 30 克

鸡内金 30 克	旋覆花 10 克	升麻 3 克	炒莱菔子 10 克
肉苁蓉 30 克	金钱草 15 克	蛇舌草 30 克	生甘草 10 克

15 付,水煎服,煎服法同前。

按:本次调理仍依扶正祛邪之法则,于"健脾益肾"之外,尚须随证调理:咽痛加金银花、连翘;两胁胀痛加凌霄花、八月札、郁金;纳差加生麦芽、鸡内金、旋覆花;大便干、排便无力,加肉苁蓉、生白术、升麻、炒莱菔子;防治肠粘连,予桃仁、地龙、蜈蚣等。十二指肠癌是消化道较为少见的恶性肿瘤,对化疗敏感性较差,本例患者虽然复发过一次,但仍得以手术治疗,是其能后续治疗得以效果较好的重要原因之一,而中医药健脾补肾,增强体质、改善生活质量,对提高抗病能力也起到了辅助作用。

病例 30　肾透明细胞癌术后,靶向治疗+生物治疗中

于某某,男,52 岁。基本病情:肾透明细胞癌术后,靶向治疗+生物治疗中。

2010 年 10 月 15 日初诊

左肾癌术后 2 个月余,病理:透明细胞癌,淋巴结 2/18。口服舒尼替尼及皮下注射白介素治疗。症见:纳差,乏力,双下肢疼痛,舌淡红,少苔,脉沉细。证属脾肾亏虚,按健脾益肾法论治,黄芪首乌汤合麦味地黄丸化裁,处方:

麦冬 12 克	五味子 10 克	生地黄 12 克	山茱萸 10 克
山药 20 克	土茯苓 30 克	生蒲黄 10 克	露蜂房 5 克
桑寄生 10 克	牛膝 10 克	穿山甲 6 克	醋鳖甲 15 克
地龙 10 克	九香虫 6 克	干蟾皮 5 克	生黄芪 30 克
制首乌 15 克	代赭石 15 克	鸡内金 30 克	生麦芽 30 克
防风 10 克	三七 5 克	重楼 15 克	生甘草 10 克

15 付,水煎服;每付药连续服用两日。煎服法:每剂药连煎 2 回,兑成400ml 浓汁,分成 4 份,每日早、晚各服一次,每次 100ml。

按:西医治疗肾癌多从增强免疫力入手,孙桂芝教授认为扶正则能提高机体免疫力,是以多从"补肾"立法,该患者表现为气阴两虚,故用黄芪首乌汤合麦味地黄丸加减,并予生蒲黄、露蜂房保护胃黏膜,金麦代赭汤健胃消食,体现"胃气为先"的理念;同时予地龙、三七、九香虫、干蟾皮等拔毒抗癌。

2010 年 12 月 4 日二诊

肾癌术后 4 个月,淋巴结 2/18,口服舒尼替尼治疗。超声:右肾包裹性积液。症见:乏力,胃脘不适,反胃,消瘦,腿酸凉,眠差,舌淡,少苔,脉沉细。证

属脾胃不和,先予调和脾胃,归脾汤化裁,处方:

生黄芪30克	制远志10克	太子参15克	炒白术15克
土茯苓30克	广木香10克	当归10克	炒枣仁30克
炒杜仲10克	续断15克	生蒲黄10克	露蜂房5克
穿山甲6克	醋鳖甲10克	桑螵蛸10克	女贞子15克
灵芝15克	旱莲草15克	鸡内金30克	生麦芽30克
蛇舌草30克	半枝莲15克	炙甘草10克	

30付,水煎服,煎服法同前。

中成药:芪珍胶囊 0.9克(3粒) 口服 3次/日。

按:方中桑螵蛸配合灵芝、女贞子、旱莲草等,具有补益肾精作用。

2011年2月13日三诊

肾癌术后半年,口服舒尼替尼中。症见:大便干,腿疼,眠可,舌淡红,少苔,脉沉细。证属脾肾亏虚,继续予健脾益肾法,麦味地黄丸合四君子汤化裁,处方:

麦冬10克	五味子10克	生地黄20克	山茱萸12克
山药20克	生白术30克	土茯苓30克	沙参15克
生蒲黄10克	露蜂房5克	穿山甲6克	醋鳖甲15克
当归10克	肉苁蓉30克	炒杜仲10克	续断15克
生黄芪20克	女贞子15克	桑寄生15克	鹿含草15克
蛇舌草30克	半枝莲15克	生甘草1克	

30付,水煎服,煎服法同前。

中成药:芪珍胶囊 0.9克(3粒) 口服 3次/日。

2011年6月21日四诊

肾癌术后10个月,口服舒尼替尼中。症见:皮疹瘙痒,烧心反酸,舌淡,苔薄白,脉沉细。证属脾肾亏虚,仍予健脾益肾法调治,黄芪首乌汤合六味地黄丸化裁,处方:

生黄芪30克	制首乌15克	生地黄12克	赤芍12克
防风10克	丹皮10克	浮萍10克	蝉蜕6克
瓜蒌皮15克	清半夏19克	黄连10克	吴茱萸5克
山茱萸10克	山药20克	茯苓15克	穿山甲6克
醋鳖甲15克	生蒲黄10克	露蜂房5克	九香虫5克
姜厚朴15克	晚蚕沙30克	重楼15克	生甘草10克

45付,水煎服,煎服法同前。

中成药:芪珍胶囊 0.9克(3粒) 口服 3次/日。

按: 舒尼替尼是一种小分子靶向药物,能抑制多种受体后酪氨酸激酶,阻断多种生长因子信号的转导,从而具有一定的抗肿瘤作用。其副作用多为皮疹、腹泻及胃肠道不适。本例患者皮疹及消化道不适与此有关。故予生地黄、赤芍、防风、丹皮、浮萍、蝉蜕等凉血祛风止痒;小陷胸汤合左金丸、小胃方加九香虫等可起到和胃抑酸、保护胃黏膜、理气止痛之功效;黄芪首乌及生地黄、山茱萸、山药、茯苓等健脾益肾、扶正固本。

2011年10月30日五诊

肾癌术后1年零2个月,口服舒尼替尼。症见:皮疹瘙痒减轻,舌淡红,苔薄黄,脉沉细。证属肾虚夹风热,续予益肾法治疗,兼顾祛风止痒,知柏地黄丸化裁,处方:

知母10克	黄柏10克	生熟地^各10克	山茱萸10克
山药20克	土茯苓30克	丹皮10克	泽泻30克
桑椹15克	桑螵蛸10克	穿山甲6克	醋鳖甲15克
炒杜仲10克	牛膝10克	浮萍10克	蝉蜕5克
三七5克	九香虫5克	蒲黄炭10克	露蜂房5克
地肤子15克	重楼15克	生甘草10克	

30付,水煎服,煎服法同前。

中成药:芪珍胶囊 0.9克(3粒) 口服 3次/日。

2012年4月23日六诊

肾癌术后1年零8个月,口服舒尼替尼。症见:烧心,舌红,苔薄少,脉沉细。证属肾虚夹肝胃郁热,予清胃、益肾法,玉女煎合左金丸化裁,处方:

玉竹15克	女贞子10克	知母10克	麦冬10克
牛膝10克	生石膏10克	生地黄15克	黄连10克
吴茱萸5克	生蒲黄10克	露蜂房5克	白及10克
穿山甲6克	醋鳖甲15克	桑椹15克	桑螵蛸10克
浮萍10克	蝉蜕5克	三七5克	九香虫5克
绿萼梅10克	重楼15克	生甘草10克	

30付,水煎服,煎服法同前。

中成药:芪珍胶囊 0.9克(3粒) 口服 3次/日。

按: 小胃方加白及可有助于保护胃黏膜;桑椹、桑螵蛸则配合玉女煎等益胃补肾;浮萍、蝉蜕可祛风止痒、治疗药物性皮疹;三七、九香虫、绿萼梅则可理气活血止胃痛。

2012 年 8 月 22 日七诊

肾癌术后 2 年,口服舒尼替尼中。症见:便稀,其他情况可,舌淡,苔薄白,脉沉细。证属肾气亏虚,继续益肾法,予自拟自拟寄生肾气丸化裁,处方:

桑寄生 10 克	桑椹 15 克	牛膝 10 克	桑螵蛸 10 克
生地黄 12 克	山茱萸 12 克	山药 20 克	丹皮 10 克
泽泻 30 克	土茯苓 30 克	蒲黄炭 10 克	露蜂房 5 克
芡实 10 克	莲子肉 10 克	肉桂 5 克	防风 10 克
穿山甲 6 克	醋鳖甲 15 克	地龙 10 克	浮萍 10 克
三七 5 克	重楼 15 克	生甘草 10 克	

30 付,水煎服,煎服法同前。

中成药:芪珍胶囊 0.9 克(3 粒) 口服 3 次/日。

2013 年 1 月 19 日八诊

左肾手术后 2 年零 5 个月,口服舒尼替尼中。复查肿瘤标记物正常。白细胞 3.3×10^9/L。症见:仍肤痒,舌淡胖,苔薄白,脉沉细。证属脾肾亏虚,气血不足,续予健脾益肾法,黄芪建中汤合四君子汤、六味地黄丸化裁,处方:

生黄芪 30 克	白及 30 克	太子参 15 克	炒白术 15 克
土茯苓 30 克	桑椹 30 克	桑螵蛸 10 克	生熟地^各 10 克
山茱萸 10 克	山药 30 克	泽泻 30 克	丹皮 10 克
珍珠母 30 克	灵磁石 30 克	地肤子 10 克	白鲜皮 10 克
浮萍 6 克	穿山甲 6 克	生麦芽 30 克	鸡内金 30 克
三七 6 克	半枝莲 30 克	重楼 15 克	生甘草 10 克

30 付,水煎服,煎服法同前。

中成药:芪珍胶囊 0.9 克(3 粒) 口服 3 次/日。

按:白细胞降低可能与靶向药有关,故健脾益肾基础上注意补血;肤痒加地肤子、白鲜皮、浮萍;镇静安神、促睡眠,则用灵磁石、珍珠母药对。

2013 年 5 月 11 日九诊

左肾癌术后近 3 年,白细胞 3.22×10^9/L。症见:舌淡,苔薄白,脉沉细。证属脾肾亏虚,气血不足,继续健脾益肾法调治,予八珍汤合六味地黄丸化裁,处方:

生黄芪 30 克	当归 10 克	制首乌 15 克	杭白芍 15 克
熟地黄 10 克	太子参 15 克	炒白术 15 克	土茯苓 30 克
桑椹 30 克	桑螵蛸 10 克	山茱萸 10 克	山药 30 克
泽泻 30 克	丹皮 10 克	穿山甲 6 克	浮萍 10 克

| 白鲜皮 10 克 | 地肤子 10 克 | 露蜂房 5 克 | 生蒲黄 10 克 |
| 龙葵 30 克 | 半枝莲 15 克 | 重楼 15 克 | 生甘草 10 克 |

30 付,水煎服,煎服法同前。

中成药:芪珍胶囊 0.9 克(3 粒) 口服 3 次/日。

按:肾癌以"健脾益肾"法调治可提高机体免疫力,改善症状,扶正祛邪;口服舒尼替尼副作用多为皮疹和腹泻等消化道症状,可在健脾益肾基础上随证调理,多能获效。如此中西医结合、取长补短,则可提高疗效,使患者获得长期受益。

病例 31 左肾癌术后、免疫治疗后,肺转移

刘某某,男,67 岁。基本病情:左肾癌术后、免疫治疗后,肺转移。

2011 年 6 月 15 日初诊

左肾癌根治术后 1 年余,免疫治疗后,2011 年 6 月复查发现肺转移。症见:气短,乏力,纳一般,眠可,大便干,尿频,舌红,苔薄白,脉沉细。证属肾气亏虚,予自拟寄生肾气丸合白蛇六味汤化裁,处方:

桑寄生 10 克	牛膝 10 克	生地黄 30 克	山药 20 克
山茱萸 10 克	丹皮 10 克	土茯苓 30 克	泽泻 15 克
鹿角霜 30 克	莲须 10 克	白英 10 克	蛇莓 10 克
龙葵 30 克	穿山甲 6 克	醋鳖甲 10 克	鼠妇 10 克
九香虫 6 克	生白术 30 克	百合 30 克	浙贝母 10 克
生蒲黄 10 克	露蜂房 5 克	蛇舌草 30 克	生甘草 10 克

14 付,水煎服;每付药连续服用两日。煎服法:每剂药连煎 2 回,兑成400ml 浓汁,分成 4 份,每日早、晚各服一次,每次 100ml。

中成药:参莲胶囊 1.5 克(3 粒) 口服 3 次/日

按:肾癌自当从"肾"论治,故予自拟寄生肾气丸化裁,白蛇六味汤(主要成分为:龙葵、白英、蛇莓、海金沙、干蟾皮等)是治疗泌尿系统恶性肿瘤的有效方剂,故予之解毒抗癌。尿频属肾气虚,故予鹿角霜、莲须益肾缩尿;百合、浙贝母、鼠妇、九香虫、生蒲黄、露蜂房等抗肺转移。

2011 年 12 月 21 日二诊

左肾癌根治术后 1 年半,免疫治疗后,2011 年 6 月复查发现肺转移,一直服用中药治疗。近期未复查。症见:气短,乏力,咳嗽,晨起咯黄痰,纳眠可,大便偏干,2 日一行,夜间尿频,舌红,苔薄白,脉沉细。肺有感染,故咳黄痰;肾虚肺热,故予清肺化痰、健脾益肾调治,千金苇茎汤合四君子汤化裁,处方:

芦根 30 克	冬瓜仁 15 克	浙贝母 10 克	生薏苡仁 15 克
川贝母 10 克	生蒲黄 10 克	露蜂房 5 克	鼠妇 10 克
僵蚕 10 克	九香虫 6 克	穿山甲 6 克	醋鳖甲 10 克
太子参 15 克	生白术 30 克	土茯苓 30 克	鸡血藤 15 克
枸杞子 15 克	女贞子 10 克	灵芝 15 克	莲须 10 克
生石膏 30 克	桑叶 10 克	半枝莲 15 克	生甘草 10 克

14 付,水煎服,煎服法同前。

中成药:参莲胶囊 1.5 克(3 粒) 口服 3 次/日

按:肺有痰热,故予千金苇茎汤加生石膏、桑叶、浙贝母、川贝母、生蒲黄、露蜂房、鼠妇、僵蚕、九香虫等解毒抗癌;气血不足,故予四君子汤加枸杞子、女贞子等健脾益肾、补气养血治疗;大便干,予生白术等润肠通便。

2012 年 6 月 6 日三诊

左肾癌根治术后 2 年,病理:透明细胞癌,免疫治疗后;2011 年 6 月复查发现肺转移,一直服用中药治疗。2012 年 1 月 10 日复查腹部 CT:肾区淋巴结增大;肝囊肿,肝右叶低密度影,转移待除外;右侧肾上腺结节,转移可能;双肺多发占位,转移? 症见:乏力,气短,纳可,眠差,易醒,大便干,2 日一行,夜间尿频,4~5 次/晚,舌淡,有裂纹,苔薄白,脉沉细。证属脾肾亏虚,仍予健脾益肾、扶正祛邪法,自拟寄生肾气丸合黄芪首乌汤化裁,处方:

桑椹 10 克	桑寄生 10 克	桑螵蛸 10 克	熟地黄 10 克
山茱萸 10 克	山药 30 克	土茯苓 30 克	太子参 15 克
生白术 30 克	生黄芪 30 克	制首乌 15 克	莲须 10 克
白果 6 克	草薢 10 克	代赭石 15 克	生麦芽 30 克
鸡内金 30 克	穿山甲 6 克	醋鳖甲 10 克	金荞麦 15 克
鹿角霜 30 克	蛇舌草 30 克	半枝莲 15 克	生甘草 10 克

14 付,水煎服,煎服法同前。

中成药:加味西黄解毒胶囊 0.5 克(2 粒) 口服 3 次/日

2012 年 11 月 15 日四诊

左肾癌根治术后 2 年半,病理:透明细胞癌,免疫治疗后,2011 年 6 月复查发现肺转移,一直服用中药治疗;2012 年 8 月发现骨转移,并行切除、骨水泥填充内固定(左肘部)。近期未复查肿瘤标记物。症见:纳可,眠不实,小便频,夜尿多,大便干,2 日一行,舌红,苔薄黄,脉沉细。证属肾虚夹热,予知柏地黄丸化裁,处方:

知母 10 克	黄柏 10 克	生熟地^各 10 克	山药 30 克

山茱萸 10 克	土茯苓 30 克	泽泻 30 克	丹皮 10 克
鹿角霜 30 克	莲须 10 克	白果 6 克	萆薢 10 克
穿山甲 6 克	醋鳖甲 10 克	灵磁石 30 克	炒枣仁 15 克
鹿含草 15 克	透骨草 10 克	补骨脂 10 克	生白术 30 克
蛇舌草 30 克	重楼 15 克	生甘草 10 克	

14 付,水煎服,煎服法同前。

中成药:加味西黄解毒胶囊　0.5 克(2 粒)　口服　3 次/日

按:夜尿多,予鹿角霜、莲须、白果、萆薢;眠差加灵磁石、炒枣仁;骨转移加鹿含草、透骨草、补骨脂;便干用生白术。

2013 年 3 月 25 日五诊

左肾癌根治术后 3 年,病理:透明细胞癌,免疫治疗后,2011 年 6 月复查发现肺转移,2012 年 8 月发现骨转移,治疗后。症见:气短,纳可,眠差易醒,入睡难,大便干,2~3 日一行,小便频,夜尿多,3~4 次/晚,舌胖淡,苔薄白,脉沉细。证属脾肾亏虚,仍予健脾益肾法,麦味地黄丸合四君子汤化裁,处方:

麦冬 10 克	五味子 10 克	生熟地^各 10 克	山药 30 克
山茱萸 10 克	土茯苓 30 克	泽泻 15 克	丹皮 10 克
补骨脂 10 克	鹿含草 15 克	骨碎补 10 克	穿山甲 6 克
醋鳖甲 10 克	浮萍 10 克	太子参 15 克	生白术 40 克
升麻 3 克	肉苁蓉 30 克	夜交藤 15 克	灵磁石 30 克
炒杜仲 10 克	续断 10 克	蛇舌草 30 克	生甘草 10 克

14 付,水煎服,煎服法同前。

中成药:加味西黄解毒胶囊　0.5 克(2 粒)　口服　3 次/日

2013 年 8 月 22 日六诊

左肾癌根治术后 3 年余,病理:透明细胞癌,免疫治疗后,2011 年 6 月发现肺转移,2012 年 8 月发现骨转移,治疗后。症见:眠差,入睡难,便秘,质干,2~3 日一行,血糖升高,舌红胖,苔黄,脉沉细。证属肾虚夹热,予知柏地黄丸化裁,处方:

知母 10 克	黄柏 10 克	生熟地^各 10 克	山药 30 克
山茱萸 10 克	土茯苓 30 克	生黄芪 30 克	苏木 6 克
穿山甲 6 克	醋鳖甲 10 克	生蒲黄 10 克	露蜂房 5 克
玫瑰花 15 克	灵磁石 30 克	珍珠母 30 克	生白术 30 克
升麻 3 克	当归 15 克	肉苁蓉 30 克	鹿含草 15 克
补骨脂 10 克	浮萍 10 克	重楼 15 克	生甘草 10 克

14 付,水煎服,煎服法同前。

中成药:加味西黄解毒胶囊 0.5 克(2 粒) 口服 3 次/日

按:眠差予灵磁石、珍珠母;便秘予生白术、升麻、当归、肉苁蓉;骨转移加鹿含草、补骨脂;肺转移用浮萍、生蒲黄、露蜂房。孙桂芝教授认为泌尿系统肿瘤当从"肾"论治,而扶正祛邪则常以健脾益肾为主。本例患者始终贯穿健脾益肾法,随证侧重于健脾或补肾调治。尽管曾出现肺、骨转移,但目前病情尚较稳定,嘱继续定期复查,必要时中西医结合治疗。

病例32　左输尿管-左肾低级别尿路上皮癌术后,膀胱灌注治疗中

李某某,女,71 岁。基本病情:左输尿管-左肾低级别尿路上皮癌术后,膀胱灌注治疗中。

2009 年 10 月 26 日初诊

左肾、左侧输尿管切除术后 2 个月余,病理:低级别非浸润性尿路上皮癌。现每周行膀胱灌注化疗 1 次。症见:眠差,纳可,大便可,小便频,舌胖,苔薄黄,脉弦细。证属肾虚夹热,予六味地黄丸合白蛇六味汤化裁,处方:

生地黄 10 克	山萸肉 12 克	山药 20 克	土茯苓 30 克
泽泻 15 克	金荞麦 15 克	白英 15 克	蛇莓 15 克
海金沙 15 克	生蒲黄 10 克	露蜂房 5 克	龙葵 30 克
莲须 15 克	三七 5 克	灯心草 6 克	合欢皮 30 克
炒枣仁 30 克	柏子仁 30 克	麦冬 10 克	炒杜仲 10 克
牛膝 10 克	蛇舌草 30 克	生甘草 10 克	

14 付,水煎服;每付药连续服用两日。煎服法:每剂药连煎 2 回,兑成 400ml 浓汁,分成 4 份,每日早、晚各服一次,每次 100ml。

按:"白蛇六味汤"是 20 世纪 70 年代周恩来总理患病后,作为中央保健单位,由余桂清主任领导牵头、孙桂芝教授具体负责主持实施,在全国范围内进行药方筛选而获得的治疗尿路上皮癌的有效方剂,其主要组成有白英、蛇莓、龙葵、海金沙、干蟾皮等,经孙桂芝教授临床应用多年,证实确有一定疗效。因此,孙桂芝教授常在益肾方剂基础上加用白蛇六味汤以治疗尿路上皮癌,获得扶正祛邪之功效。手术时间较短的患者,切口修复可用三七、生蒲黄、露蜂房等促进生肌长肉、修复手术切口。

2010 年 6 月 2 日二诊

左肾、左侧输尿管切除术后 10 个月余,病理:低级别非浸润性尿路上皮

癌。现膀胱灌注化疗 8 次。症见:排尿时疼痛加重,尿蛋白由 3 + 转阴,尿白细胞超过 300 个/HP,尿红细胞超过 200 个/HP,腰痛,乏力,目肿,血脂高,舌暗红,苔薄黄,脉弦细。证属肾虚夹热,伴有脾虚,继续予健脾益肾、解毒抗癌法治疗,处方:

生地黄 15 克	山萸肉 12 克	山药 20 克	土茯苓 30 克
猪苓 30 克	车前草 15 克	淡竹叶 10 克	生黄芪 30 克
汉防己 10 克	晚蚕沙 30 克	炒杜仲 10 克	小蓟 15 克
白茅根 15 克	三七 5 克	蒲黄炭 10 克	露蜂房 5 克
白英 15 克	蛇莓 15 克	龙葵 30 克	海金沙 10 克
干蟾皮 5 克	醋鳖甲 15 克	半边莲 30 克	生甘草 9 克

14 付,水煎服,煎服法同前。

中成药:加味西黄解毒胶囊　0.5 克(2 粒)　口服　3 次/日

按:膀胱刺激征(尿频、尿急、尿痛)和血尿是灌注治疗后的常见症状,中医认为属心火下注小肠、膀胱所致,故予清心、益肾法合用,"泻南补北",六味地黄丸合导赤散、白蛇六味汤化裁调治。

2010 年 11 月 18 日三诊

左肾、左侧输尿管切除术后 1 年零 3 个月余,病理:低级别非浸润性尿路上皮癌。膀胱灌注化疗后。近期复查肿瘤标记物正常。既往有糖尿病史。症见:纳差,体重下降,全身乏力,二便调,眠差,舌淡红,苔薄黄,脉弦稍滑。现脾胃病症较为突出,予归脾汤化裁,处方:

生黄芪 30 克	制远志 10 克	太子参 15 克	炒白术 15 克
茯苓 15 克	当归 10 克	龙眼肉 10 克	炒枣仁 30 克
广木香 9 克	代赭石 15 克	鸡内金 30 克	生麦芽 30 克
橘皮 9 克	竹茹 9 克	淡竹叶 9 克	三七 6 克
穿山甲 6 克	醋鳖甲 10 克	白英 15 克	蛇莓 15 克
干蟾皮 5 克	蛇舌草 30 克	半枝莲 30 克	生甘草 9 克

14 付,水煎服,煎服法同前。

中成药:加味西黄解毒胶囊　0.5 克(2 粒)　口服　3 次/日

按:纳差、体重下降、乏力,皆因脾胃失健、气血不足,在归脾汤基础上,予金麦代赭汤健胃消食。

2011 年 3 月 28 日四诊

左肾、左侧输尿管切除术后 1 年零 7 个月余,病理:低级别非浸润性尿路上皮癌。膀胱灌注化疗后。症见:眠不安,纳差,手足心热,舌红,苔薄黄,脉弦

细。证属肾虚夹热,复以益肾解毒法调治,知柏地黄丸合白蛇六味汤化裁,处方:

知母 10 克	黄柏 10 克	生地黄 10 克	山萸肉 10 克
土茯苓 30 克	山药 20 克	丹皮 10 克	泽泻 30 克
白英 10 克	蛇莓 10 克	海金沙 10 克	龙葵 15 克
玉竹 15 克	生白术 30 克	代赭石 15 克	生麦芽 30 克
鸡内金 30 克	合欢皮 30 克	夜交藤 30 克	三七 5 克
干蟾皮 5 克	蛇舌草 30 克	半枝莲 30 克	生甘草 10 克

14 付,水煎服,煎服法同前。

中成药:加味西黄解毒胶囊 0.5 克(2 粒) 口服 3 次/日

2011 年 9 月 14 日五诊

左肾、左侧输尿管切除术后 2 年,病理:低级别非浸润性尿路上皮癌,膀胱灌注化疗后。近期复查尿常规、肿瘤标记物无异常。既往有高血压、糖尿病、高脂血症史。症见:口干口渴,眠差,入睡难,晨起活动后汗出,手足心热,双下肢水肿,纳可,大便干,日一行,小便可,舌淡,苔薄白,脉细滑。证属心脾两虚,夹有邪热,再以归脾汤化裁,处方:

太子参 15 克	土茯苓 30 克	炒白术 15 克	生黄芪 30 克
炒枣仁 30 克	龙眼肉 10 克	广木香 6 克	制远志 10 克
当归 10 克	夜交藤 15 克	珍珠母 30 克	炒杜仲 10 克
穿山甲 6 克	醋鳖甲 10 克	白英 10 克	蛇莓 10 克
海金沙 10 克	龙葵 15 克	生蒲黄 10 克	露蜂房 5 克
干蟾皮 5 克	蛇舌草 30 克	生甘草 10 克	

14 付,水煎服,煎服法同前。

中成药:加味西黄解毒胶囊 0.5 克(2 粒) 口服 3 次/日

按:眠差、入睡难,加用珍珠母、夜交藤镇静安神、促进睡眠。

2012 年 1 月 16 日六诊

左肾、左侧输尿管切除术后 2 年余,病理:低级别非浸润性尿路上皮癌,膀胱灌注化疗后。超声检查:膀胱左后方增厚,可见低回声 3.7cm × 1.5cm × 0.8cm。肿瘤标记物正常。症见:纳差,腹胀,眠差,舌暗,苔薄白,脉弦数。证属心脾两虚,仍从益气养血、宁心安神施治,归脾汤化裁,处方:

生黄芪 30 克	当归 10 克	制远志 10 克	龙眼肉 10 克
太子参 15 克	炒白术 15 克	土茯苓 30 克	广木香 10 克
龙葵 15 克	白英 10 克	蛇莓 10 克	穿山甲 6 克

醋鳖甲 10 克	代赭石 15 克	生麦芽 30 克	鸡内金 30 克
海金沙 10 克	生蒲黄 10 克	露蜂房 5 克	知母 10 克
黄柏 10 克	小茴香 10 克	橘核 10 克	生甘草 10 克

14 付,水煎服,煎服法同前。

中成药:加味西黄解毒胶囊 0.5 克(2 粒) 口服 3 次/日

2012 年 7 月 4 日七诊

左肾、左侧输尿管切除术后近 2 年,病理:低级别非浸润性尿路上皮癌,膀胱灌注化疗后。超声检查:膀胱后方低回声 4.6cm×1.6cm×0.7cm。症见:眠差,消化差,胃脘胀,醒后汗出,手足心热,口干口苦,时有口臭,二便调,舌淡,苔薄黄,脉沉细小弦。少阳证见,予小柴胡汤化裁,处方:

柴胡 10 克	黄芩 10 克	清半夏 9 克	太子参 15 克
炒白术 15 克	土茯苓 30 克	生黄芪 30 克	制首乌 15 克
代赭石 15 克	生麦芽 30 克	鸡内金 30 克	炒莱菔子 10 克
枸杞子 10 克	女贞子 10 克	丹皮 10 克	白英 10 克
蛇莓 10 克	龙葵 30 克	海金沙 10 克	干蟾皮 5 克
灵磁石 30 克	蛇舌草 30 克	半边莲 15 克	生甘草 10 克

14 付,水煎服,煎服法同前。

中成药:加味西黄解毒胶囊 0.5 克(2 粒) 口服 3 次/日

2012 年 12 月 13 日八诊

左肾、左侧输尿管切除术后 3 年零 4 个月,病理:低级别非浸润性尿路上皮癌,膀胱灌注化疗后。近期复查血脂、血糖略高。症见:眠差,入睡难,易醒,手足心热,易出汗,纳可,二便调,腿脚肿,舌淡红胖,苔薄黄,脉沉细。证属脾肾亏虚,心脾两虚,续予健脾益肾法,归脾汤合知柏地黄丸化裁,处方:

知母 10 克	黄柏 10 克	生熟地各 10 克	山萸肉 10 克
山药 30 克	土茯苓 30 克	泽泻 30 克	丹皮 10 克
生黄芪 30 克	当归 10 克	龙眼肉 10 克	制远志 10 克
龙葵 30 克	白英 10 克	蛇莓 10 克	海金沙 10 克
干蟾皮 5 克	穿山甲 6 克	醋鳖甲 10 克	生麦芽 30 克
鸡内金 30 克	灵磁石 30 克	蛇舌草 30 克	生甘草 10 克

14 付,水煎服,煎服法同前。

中成药:加味西黄解毒胶囊 0.5 克(2 粒) 口服 3 次/日

按:尿路上皮癌病发部位在泌尿道,故为"肾"之所属,治当从"肾"论治。

孙桂芝教授多用益肾之法扶正祛邪;然而扶正法也往往脱离不了固护"后天之本",故健脾益肾法仍是本病扶正之根本。

病例33　膀胱尿路上皮癌术后复发,电切术后

华某某,女,68 岁。基本病情:膀胱尿路上皮癌术后复发,电切术后。

2008 年7 月2 日初诊

膀胱尿路上皮癌术后4 年零2 个月,近期复发,行经尿道膀胱肿瘤电切术。于膀胱左侧壁见大小约0.5cm×0.5cm 菜花样肿物,行电切除,同时于尿道口见0.3cm×0.3cm 肿物,予电切除。查肿瘤标记物:AFP 36.82IU/ml↑(正常<20.0IU/ml),CA 199 395.5IU/ml↑(正常<37.0U/ml),CEA、CA 125、CA 153 正常。肝功能正常。膀胱镜、盆腔超声、盆腔 CT 提示:膀胱内壁光滑,膀胱切口外侧可见肿物1.0cm×0.9cm,腹壁手术切口处可见复发肿物2.6cm×1.8cm,有血流信号。症见:一般情况尚可,舌淡红,苔薄白,脉沉细。膀胱隶属于肾,本病从肾论治,予六味地黄丸合白蛇六味汤化裁,处方:

生熟地^各10 克	山茱萸 12 克	土茯苓 30 克	生蒲黄 10 克
露蜂房 5 克	莪术 10 克	桑椹 10 克	桑螵蛸 10 克
白英 15 克	蛇莓 15 克	龙葵 15 克	干蟾皮 5 克
醋鳖甲 15 克	山慈菇 10 克	金荞麦 15 克	藤梨根 15 克
凌霄花 15 克	橘核 10 克	荔枝核 10 克	香橼 15 克
鸡内金 30 克	草河车 15 克	蛇舌草 30 克	生甘草 10 克

14 付,水煎服;每付药连续服用两日。煎服法:每剂药连煎 2 回,兑成400ml 浓汁,分成4 份,每日早、晚各服一次,每次100ml。

中成药:加味西黄解毒胶囊　0.5 克(2 粒)　口服　3 次/日

按:尿路上皮癌从"肾"论治,故以六味地黄丸加桑椹、桑螵蛸扶正,白蛇六味汤解毒抗癌,鸡内金健胃消食。

2008 年10 月13 日二诊

膀胱尿路上皮癌术后复发,再次行电切术治疗后。复查 CEA、CA 125、CA 153正常,AFP 53.16IU/ml↑(正常<20.0IU/ml),CA 199 440.83U/ml↑(正常<37.0U/ml)。患者自诉复查盆腔 CT 提示:复发瘤较前增大(具体情况不详)。症见:纳、眠可,二便正常,舌淡,苔薄,脉沉细。仍予益肾解毒抗癌法调治,六味地黄丸合白蛇六味汤化裁,处方:

生熟地^各10 克	山茱萸 12 克	土茯苓 30 克	山药 20 克
泽泻 15 克	灯心草 6 克	白英 15 克	蛇莓 15 克

龙葵 30 克	干蟾皮 5 克	海金沙 10 克	藤梨根 15 克
桑寄生 15 克	桑螵蛸 10 克	莪术 10 克	僵蚕 10 克
续断 15 克	莲须 10 克	焦山楂 10 克	焦槟榔 10 克
穿山甲 6 克	醋龟甲 15 克	半边莲 30 克	生甘草 10 克

14 付,水煎服,煎服法同前。

中成药:加味西黄解毒胶囊 0.5 克(2 粒) 口服 3 次/日

2009 年 2 月 16 日三诊

膀胱尿路上皮癌术后复发,再行电切术,2008 年 12 月 8 日再次手术。术前 CA 199 414.30U/ml↑(正常 <37.0U/ml);术后 AFP 49.47IU/ml↑(正常 <20.0IU/ml),CA 199 435.60U/ml↑(正常 <37.0U/ml)。复查盆腔 CT 提示:腹壁、腹股沟多发淋巴结转移。症见:一般情况可,舌淡红,苔黄腻,脉弦细。证属湿热下注,予清热化湿、益肾解毒,三仁汤合六味地黄丸、白蛇六味汤化裁,处方:

白豆蔻 10 克	杏仁 10 克	淡竹叶 10 克	生薏苡仁 15 克
生熟地各 10 克	土茯苓 30 克	炒杜仲 10 克	桑螵蛸 10 克
生蒲黄 10 克	露蜂房 5 克	金荞麦 15 克	凌霄花 10 克
藤梨根 15 克	龙葵 30 克	干蟾皮 5 克	白芷 10 克
莪术 10 克	九香虫 5 克	穿山甲 6 克	醋龟甲 15 克
地龙 10 克	草河车 15 克	生甘草 10 克	

14 付,水煎服,煎服法同前。

中成药:加味西黄解毒胶囊 0.5 克(2 粒) 口服 3 次/日

2009 年 7 月 15 日四诊

膀胱尿路上皮癌首次术后 5 年零 2 个月,2008 年复发后先行电切术,随后于 2008 年 12 月 8 日再次手术。术后 2009 年 3 月—2009 年 6 月行吉西他滨 +草酸铂方案化疗 4 周期。化疗前:AFP 51.52IU/ml↑(正常 <20.0IU/ml),CA 199 447.13U/ml↑(正常 <37.0U/ml)。化疗后:AFP 78.39IU/ml↑(正常 <20.0IU/ml),CA 199 371.6U/ml↑(正常 <37.0U/ml)。症见:化疗后乏力,易出汗,双下肢浮肿,偶头晕,无头痛,纳眠可,二便正常,舌淡,苔薄黄,脉沉细。证属脾肾两虚,夹有邪热,予健脾益肾、解毒抗癌法为治,六味地黄丸合黄芪首乌汤、白蛇六味汤化裁,处方:

生熟地各 10 克	山茱萸 15 克	土茯苓 30 克	制首乌 15 克
生黄芪 30 克	龙葵 30 克	白英 15 克	蛇莓 15 克
海金沙 15 克	金荞麦 15 克	藤梨根 15 克	醋鳖甲 15 克

醋龟甲 10 克	橘核 10 克	荔枝核 10 克	莪术 10 克
生蒲黄 10 克	露蜂房 5 克	代赭石 15 克	鸡内金 30 克
生麦芽 30 克	九香虫 5 克	半边莲 30 克	生甘草 10 克

14 付,水煎服,煎服法同前。

中成药:加味西黄解毒胶囊 0.5 克(2 粒) 口服 3 次/日

2009 年 10 月 19 日五诊

膀胱尿路上皮癌术后 5 年零 5 个月,2008 年复发后再次电切＋手术,术后化疗 4 周期,正在膀胱灌注治疗中,已治疗 20 次。复查 AFP 50.27IU/ml↑(正常 <20.0IU/ml),CA 199 301.10U/ml↑(正常 <37.0U/ml)。症见:乏力、出汗较前好转,胃纳可,二便调,眠可,舌淡红,苔薄黄,脉沉细。仍予健脾益肾、扶正抗癌法,二黄鸡枸汤合六味地黄丸、白蛇六味汤化裁,处方:

生黄芪 30 克	黄精 15 克	鸡血藤 30 克	生熟地各 10 克
山茱萸 15 克	土茯苓 30 克	金荞麦 15 克	白英 15 克
蛇莓 15 克	海金沙 15 克	穿山甲 6 克	醋龟甲 10 克
莪术 10 克	僵蚕 10 克	九香虫 5 克	生蒲黄 10 克
露蜂房 5 克	代赭石 15 克	鸡内金 30 克	生麦芽 30 克
制首乌 15 克	灵芝 15 克	蛇舌草 30 克	生甘草 10 克

14 付,水煎服,煎服法同前。

中成药:加味西黄解毒胶囊 0.5 克(2 粒) 口服 3 次/日

按:膀胱灌注治疗对膀胱壁有损伤和刺激,故可用生蒲黄、露蜂房促进生肌长肉、修复黏膜;僵蚕、九香虫等通络拔毒抗癌。

2009 年 12 月 30 日六诊

膀胱尿路上皮癌术后 5 年零 7 个月,2008 年复发后再次电切＋手术治疗,术后化疗＋膀胱灌注已结束。2009 年 12 月复查 AFP 51.48IU/ml↑(正常 <20.0IU/ml),CA 199 205.80U/ml↑(正常 <37.0U/ml),CA 724 12.69U/ml↑(正常 <8.2U/ml)。症见:乏力,胃纳可,时有胃脘胀、怕凉,恶心反酸,二便调,眠可,舌淡红,苔薄白,脉沉细。证属脾胃不和,先予调和脾胃,小陷胸汤合左金丸、良附丸等化裁,处方:

瓜蒌皮 15 克	清半夏 9 克	黄连 10 克	吴茱萸 5 克
香附 10 克	高良姜 5 克	生黄芪 30 克	桑螵蛸 10 克
生蒲黄 10 克	露蜂房 5 克	穿山甲 9 克	醋鳖甲 15 克
白英 15 克	蛇莓 15 克	海金沙 10 克	金荞麦 15 克
藤梨根 15 克	橘核 10 克	乌药 10 克	灵芝 15 克

半边莲 30 克　　生甘草 10 克

14 付,水煎服,煎服法同前。

中成药:加味西黄解毒胶囊　0.5 克(2 粒)　口服　3 次/日

2010 年 7 月 19 日七诊

膀胱尿路上皮癌术后 6 年余,2008 年复发后再次电切 + 手术治疗,术后化疗 + 膀胱灌注已结束。复查 AFP 44.1IU/ml↑(正常 < 20.0IU/ml),CA 199 101.25U/ml↑(正常 < 37.0U/ml),CA 724 22.10U/ml↑(正常 < 8.2U/ml)。生化示:血脂高。症见:左膝关节外伤后骨折,乏力,多汗,纳眠可,舌淡红,苔薄白,脉沉细。证属气虚,予归脾汤合白蛇六味汤化裁,处方:

生黄芪 30 克	制远志 10 克	太子参 15 克	炒白术 15 克
茯苓 15 克	当归 10 克	龙眼肉 10 克	广木香 10 克
藤梨根 15 克	金荞麦 15 克	白英 15 克	蛇莓 15 克
穿山甲 6 克	醋鳖甲 10 克	莲须 10 克	生蒲黄 10 克
露蜂房 5 克	桑叶 10 克	生山楂 10 克	制首乌 15 克
蛇舌草 30 克	半枝莲 30 克	生甘草 10 克	

14 付,水煎服,煎服法同前。

中成药:加味西黄解毒胶囊　0.5 克(2 粒)　口服　3 次/日

2010 年 10 月 21 日八诊

膀胱尿路上皮癌术后 6 年零 5 个月,2008 年复发后再次电切 + 手术治疗,术后化疗 + 膀胱灌注已结束。复查 AFP 45.51IU/ml↑(正常 < 20.0IU/ml),CA 199 31.34U/ml↑(正常 < 37.0U/ml)。症见:双下肢轻度浮肿,腿沉,舌淡红,苔薄黄,脉沉细。证属气虚夹湿,予健脾化湿法,防己黄芪汤合四君子汤化裁,处方:

生黄芪 30 克	汉防己 10 克	土茯苓 30 克	猪苓 30 克
太子参 15 克	制首乌 15 克	炒白术 15 克	生薏苡仁 15 克
白英 15 克	蛇莓 15 克	海金沙 15 克	穿山甲 6 克
醋鳖甲 10 克	九香虫 6 克	三七 6 克	龙葵 30 克
蛇舌草 30 克	半枝莲 30 克	生甘草 10 克	

14 付,水煎服,煎服法同前。

中成药:加味西黄解毒胶囊　0.5 克(2 粒)　口服　3 次/日

2011 年 4 月 13 日九诊

膀胱尿路上皮癌术后近 6 年零 11 个月,2008 年复发后再次电切 + 手术治疗,术后化疗+膀胱灌注已结束。复查 AFP 54.9IU/ml↑(正常<20.0IU/ml),CA 199 43.37U/ml↑(正常<37.0U/ml)。症见:腰背酸痛,外伤后腿疼,余无其他不适,舌淡红,苔薄黄,脉沉细。证属肾虚夹热,续予益肾固本、解毒抗癌,知柏地黄丸合白蛇六味汤化裁,处方:

知母10克	黄柏10克	山药20克	生地黄10克
山茱萸10克	土茯苓30克	丹皮10克	泽泻30克
白英10克	蛇莓10克	海金沙10克	龙葵30克
穿山甲6克	醋龟甲10克	金荞麦15克	凌霄花10克
炒杜仲10克	续断10克	三七5克	干蟾皮5克
蛇舌草30克	半边莲30克	生甘草10克	

14付,水煎服,煎服法同前。

中成药:加味西黄解毒胶囊 0.5克(2粒) 口服 3次/日

2011年10月12日十诊

膀胱尿路上皮癌术后7年零5个月,2008年复发后再次电切+手术治疗,术后化疗+膀胱灌注已结束。复查 AFP 54.48IU/ml↑(正常<20.0IU/ml),CA 199 49.28U/ml↑(正常<37.0U/ml),CA 125 49.70U/ml↑(正常<35.0U/ml)。症见:乏力,头晕,外伤后腿疼,纳眠可,二便调,舌淡红,苔薄黄,脉沉细。证属气虚,予黄芪首乌汤合六君子汤化裁,处方:

生黄芪30克	制首乌15克	太子参15克	炒白术15克
陈皮10克	清半夏10克	生龙骨15克	生牡蛎15克
浮小麦15克	防风10克	天麻10克	葛根15克
白英15克	蛇莓15克	海金沙15克	龙葵15克
干蟾皮5克	生蒲黄10克	露蜂房5克	九香虫6克
穿山甲6克	醋鳖甲10克	半边莲30克	生甘草10克

14付,水煎服,煎服法同前。

中成药:加味西黄解毒胶囊 0.5克(2粒) 口服 3次/日

按:头晕,予生龙牡、天麻、葛根等通络息风止眩。

2012年2月22日十一诊

膀胱尿路上皮癌术后7年零9个月,2008年复发后再次电切+手术治疗,术后化疗+膀胱灌注已结束。复查 AFP 55.98IU/ml↑(正常<20.0IU/ml),CA 199 54.95↑U/ml(正常<37.0U/ml),CA 125 63.2U/ml↑(正常<35.0U/ml)。症见:胃脘部隐痛,乏力,食欲差,眠可,二便调,舌胖,苔薄白,脉沉细。证属脾肾气虚,予健脾益肾法,黄芪建中汤合四君子汤、自拟寄生肾气丸化裁,

处方:

生黄芪30克	杭白芍15克	太子参15克	炒白术15克
土茯苓30克	桑寄生10克	牛膝10克	熟地10克
山茱萸10克	山药30克	泽泻15克	丹皮10克
龙葵15克	蛇莓15克	白英15克	海金沙10克
代赭石15克	生麦芽30克	鸡内金30克	穿山甲6克
醋鳖甲10克	干蟾皮5克	草河车15克	生甘草10克

14付,水煎服,煎服法同前。

中成药:加味西黄解毒胶囊 0.5克(2粒) 口服 3次/日

2012年8月6日十二诊

膀胱尿路上皮癌术后8年零3个月,2008年复发后再次电切+手术治疗,术后化疗+膀胱灌注已结束。2012年7月19日查PET/CT提示:盆腔两侧代谢活性增高软组织结节,考虑淋巴结转移。复查AFP 43.91IU/ml↑(正常<20.0IU/ml),CA 199 77.53U/ml↑(正常<37.0U/ml),CA 125 102.5U/ml↑(正常<35.0U/ml)。症见:乏力,易出汗,纳少,眠可,二便调,时有小腹下坠感,舌胖,苔薄黄,脉沉细。证属表虚不固,予玉屏风散合六味地黄丸化裁,处方:

防风10克	生黄芪30克	炒白术15克	生地黄10克
山药15克	丹皮10克	泽泻15克	土茯苓30克
龙葵30克	蛇莓15克	海金沙10克	白英10克
穿山甲6克	小茴香10克	橘核10克	代赭石15克
鸡内金30克	生麦芽30克	麻黄根5克	干蟾皮5克
蛇舌草30克	半枝莲15克	生甘草10克	

14付,水煎服,煎服法同前。

中成药:加味西黄解毒胶囊 0.5克(2粒) 口服 3次/日

2013年2月27日十三诊

膀胱尿路上皮癌术后8年零9个月,2008年复发后再次电切+手术治疗,术后化疗+膀胱灌注已结束。2012年7月发现盆腔两侧代谢活性增高软组织结节,考虑淋巴结转移。随后行吉西他滨+奥沙利铂化疗4周期。化疗后复查CA 724 63.72U/ml↑(正常<8.2U/ml),CA 199 175.7U/ml↑(正常<37.0U/ml),CA 125 112.0U/ml↑(正常<35.0U/ml)。症见:手脚麻木,疼痛,双下肢浮肿,乏力,舌暗红,苔薄黄,脉沉细。证属脾肾不足,夹有水肿,仍予健脾益肾法,防己黄芪汤合四君子汤、知柏地黄丸化裁,处方:

知母10克	黄柏10克	山药15克	生熟地各15克
山茱萸15克	丹皮10克	土茯苓30克	泽泻15克
生黄芪30克	汉防己10克	代赭石15克	鸡内金30克
生麦芽30克	龙葵30克	白英10克	蛇莓10克
海金沙10克	干蟾皮5克	穿山甲6克	醋鳖甲10克
半边莲15克	重楼15克	生甘草10克	

14付,水煎服,煎服法同前。

中成药:加味西黄解毒胶囊 0.5克(2粒) 口服 3次/日

2013年7月24日十四诊

膀胱尿路上皮癌术后9年零2个月,2008年复发后再次电切+手术治疗,术后化疗+膀胱灌注已结束。2012年7月发现盆腔两侧代谢活性增高软组织结节,考虑淋巴结转移。随后行吉西他滨+奥沙利铂化疗4周期。2013年6月24日复查AFP 46.34IU/ml↑(正常<20.0IU/ml),CA 125 41.91U/ml↑(正常<35.0U/ml)。盆腔CT同前相仿。症见:手脚麻木好转,下肢乏力,麻木,出虚汗,易劳累,纳眠可,舌淡红,苔薄少津,脉弦细。证属气血不足,予补气养血,归脾汤化裁,处方:

生黄芪30克	太子参15克	炒白术15克	当归15克
土茯苓30克	制远志10克	广木香10克	龙眼肉10克
鸡血藤30克	桑寄生15克	牛膝10克	穿山甲6克
醋鳖甲10克	白英10克	蛇莓10克	海金沙10克
龙葵30克	干蟾皮6克	路路通10克	蜈蚣2条
全蝎5克	半枝莲15克	重楼10克	生甘草10克

14付,水煎服,煎服法同前。

中成药:加味西黄解毒胶囊 0.5克(2粒) 口服 3次/日

按:盆腔淋巴结转移可能导致下肢淋巴液回流受阻,故用路路通、全蝎、蜈蚣等疏通经络,并可祛风通络、防治麻木。

2014年2月27日十五诊

膀胱尿路上皮癌术后9年零9个月,2008年复发后再次电切+手术治疗,术后化疗+膀胱灌注已结束。2012年7月发现盆腔两侧代谢活性增高软组织结节,考虑淋巴结转移。随后行吉西他滨+奥沙利铂化疗4周期。2013年12月2日复查:AFP 39.55IU/ml↑(正常<20.0IU/ml),CA 724正常。盆腔CT同前相仿。症见:手脚麻木明显好转,足仍麻,时有肿胀,周身乏力,易出虚汗,纳眠可,二便调,舌胖淡,苔黄,脉沉细。证属脾肾亏虚,续予健脾益肾,玉屏风

散合知柏地黄丸化裁,处方:

知母 10 克	黄柏 10 克	生熟地^各 10 克	山茱萸 10 克
山药 30 克	土茯苓 30 克	丹皮 10 克	生黄芪 30 克
炒白术 15 克	防风 10 克	穿山甲 6 克	醋鳖甲 10 克
龙葵 30 克	白英 10 克	蛇莓 10 克	海金沙 10 克
干蟾皮 6 克	全蝎 5 克	蜈蚣 2 条	鸡血藤 30 克
牛膝 10 克	路路通 10 克	蛇舌草 30 克	生甘草 10 克

14 付,水煎服,煎服法同前。

中成药:加味西黄解毒胶囊 0.5 克(2 粒) 口服 3 次/日

按:手足麻木,用全蝎、蜈蚣、鸡血藤、牛膝等活血祛瘀、舒筋活络。本例患者既往膀胱癌已 4 年余,于 2008 年发现复发并再次电切 + 手术 + 术后化疗 + 灌注治疗,而 2012 年又发现盆腔淋巴结转移,说明患者本病极不易控制稳定,4 周期化疗后目前肿瘤标记物仍在波动中,当注意病情变化,及时对症处理。尽管如此,在一个极不易控制稳定的恶性疾病漫长的辨证施治过程中,有一点是比较成功的,就是患者始终正气不倒,体质仍能承受各种治疗,这不能不说主要应归结于中医药的功劳。

病例 34 膀胱癌复发术后,灌注治疗中

康某某,女,39 岁。基本病情:膀胱癌复发手术后,灌注治疗中。

2010 年 11 月 24 日初诊

膀胱癌术后 1 年,2010 年 10 月复发后再次手术,病理:少量异型细胞,类型考虑为尿路上皮癌。11 月 18 日尿常规:可见红细胞,少量白细胞。行膀胱灌注治疗。症见:时有尿痛,余无明显不适,舌淡红,苔薄白,脉沉细。尿痛属心火下注,予导赤散合白蛇六味汤化裁,处方:

生地黄 10 克	丹皮 10 克	淡竹叶 10 克	莲子心 3 克
土茯苓 30 克	车前草 15 克	白英 15 克	蛇莓 15 克
海金沙 15 克	龙葵 30 克	干蟾皮 5 克	生蒲黄 10 克
白芷 10 克	露蜂房 5 克	穿山甲 6 克	元胡 10 克
郁金 10 克	蛇舌草 30 克	半枝莲 30 克	生甘草 10 克

14 付,水煎服;每付药连续服用两日。煎服法:每剂药连煎 2 回,兑成 400ml 浓汁,分成 4 份,每日早、晚各服一次,每次 100ml。

中成药:加味西黄解毒胶囊 0.5 克(2 粒) 口服 3 次/日

按:泌尿系统肿瘤当从"肾"论治;而尿频、尿急、尿痛时多属心与小肠火下注膀胱所致。故予导赤散合白蛇六味汤化裁治疗;膀胱灌注治疗中,予生蒲

黄、白芷、露蜂房等生肌长肉、促进黏膜修复,以保护膀胱黏膜,减少刺激征。

2011 年 6 月 8 日二诊

膀胱癌术后 1 年半,2010 年 10 月复发再次手术,病理:尿路上皮癌。膀胱灌注治疗。2011 年 3 月复查未见异常。症见:时有尿痛,乏力,大便稀,余无不适,舌红,苔薄黄,脉沉细小数。证属肾虚夹热,予六味地黄丸合白蛇六味汤化裁,处方:

生地黄 10 克	山茱萸 10 克	山药 20 克	土茯苓 30 克
泽泻 15 克	丹皮 10 克	生黄芪 30 克	制首乌 15 克
白英 15 克	蛇莓 15 克	海金沙 15 克	干蟾皮 5 克
淡竹叶 10 克	车前草 15 克	九香虫 6 克	小茴香 10 克
乌药 10 克	猪苓 30 克	穿山甲 6 克	醋鳖甲 10 克
草河车 15 克	蛇舌草 30 克	生甘草 10 克	

14 付,水煎服,煎服法同前。

中成药:加味西黄解毒胶囊 0.5 克(2 粒) 口服 3 次/日

按:尿痛,仍依泻心法,导赤散主之;乏力则予黄芪首乌汤化裁。

2011 年 12 月 12 日三诊

膀胱癌术后 2 年,2010 年 10 月复发再次手术,病理:尿路上皮癌。膀胱灌注治疗后。复查膀胱镜未见异常。症见:易感冒,一般情况可,舌胖,苔薄白,脉沉细数。证属脾肾不足,予健脾益肾法调治,玉屏风散合六味地黄丸、白蛇六味汤化裁,处方:

生黄芪 30 克	炒白术 15 克	生熟地^各 10 克	山茱萸 10 克
泽泻 15 克	丹皮 10 克	白英 10 克	龙葵 30 克
蛇莓 10 克	海金沙 10 克	干蟾皮 5 克	生蒲黄 10 克
露蜂房 5 克	穿山甲 6 克	路路通 10 克	丝瓜络 10 克
防风 10 克	蛇舌草 30 克	半枝莲 15 克	草河车 15 克
生甘草 10 克			

14 付,水煎服,煎服法同前。

中成药:加味西黄解毒胶囊 0.5 克(2 粒) 口服 3 次/日

2012 年 5 月 16 日四诊

膀胱癌术后 2 年半,2010 年 10 月复发再次手术,病理:尿路上皮癌。膀胱灌注治疗后。近期未复查。症见:乏力,易感冒,余一般情况可,舌胖,苔黄腻,脉沉细。证属脾肾不足,继续予健脾益肾法调治,黄芪首乌汤合香砂六君子

汤、白蛇六味汤化裁,处方:

广木香 10 克	砂仁 10 克	太子参 15 克	炒白术 15 克
土茯苓 30 克	生黄芪 30 克	制首乌 15 克	防风 10 克
白英 10 克	蛇莓 10 克	海金沙 10 克	龙葵 30 克
穿山甲 6 克	醋鳖甲 10 克	干蟾皮 5 克	生蒲黄 10 克
露蜂房 5 克	白芷 10 克	血余炭 10 克	九香虫 6 克
蛇舌草 30 克	半枝莲 15 克	生甘草 10 克	

14 付,水煎服,煎服法同前。

中成药:加味西黄解毒胶囊 0.5 克(2 粒) 口服 3 次/日

2012 年 10 月 31 日五诊

膀胱癌术后近 3 年,2010 年 10 月复发并再次手术,病理:尿路上皮癌。膀胱灌注治疗后。近期复查超声未见异常。症见:乏力,余一般情况可,舌淡红,苔薄白,脉沉细。证属肾虚夹热,予健脾益肾、补气养血法,八珍汤合白蛇六味汤化裁,处方:

太子参 15 克	炒白术 15 克	土茯苓 30 克	制首乌 15 克
川芎 10 克	熟地黄 20 克	杭白芍 15 克	女贞子 10 克
白英 10 克	蛇莓 10 克	海金沙 10 克	龙葵 30 克
干蟾皮 5 克	穿山甲 6 克	醋鳖甲 10 克	白果 6 克
草薢 10 克	瞿麦 10 克	生黄芪 30 克	桑螵蛸 10 克
炒杜仲 10 克	半枝莲 15 克	蛇舌草 30 克	生甘草 10 克

14 付,水煎服,煎服法同前。

中成药:加味西黄解毒胶囊 0.5 克(2 粒) 口服 3 次/日

2013 年 2 月 28 日六诊

膀胱癌术后 3 年余,2010 年 10 月复发并再次手术,病理:尿路上皮癌。膀胱灌注治疗后。近期未复查。症见:大便细,不成形,余一般情况可,舌胖淡,苔白,脉沉细。证属脾肾亏虚,予香砂六君子汤合自拟寄生肾气丸、白蛇六味汤化裁,处方:

广木香 10 克	砂仁 6 克	陈皮 10 克	清半夏 9 克
太子参 15 克	炒白术 15 克	土茯苓 30 克	桑寄生 15 克
桑螵蛸 10 克	熟地黄 10 克	山茱萸 10 克	山药 30 克
泽泻 30 克	丹皮 10 克	白英 10 克	蛇莓 10 克
海金沙 10 克	龙葵 30 克	干蟾皮 5 克	穿山甲 6 克
醋鳖甲 10 克	莲子肉 10 克	重楼 15 克	生甘草 10 克

14付,水煎服,煎服法同前。

中成药:加味西黄解毒胶囊 0.5克(2粒) 口服 3次/日

2013年7月25日七诊

膀胱癌术后3年半余,2010年10月复发并再次手术,病理:尿路上皮癌。膀胱灌注治疗后。近期复查肝功能、血常规、腹部超声均正常。7月12日甲状腺超声示:甲状腺结节,囊肿,桥本甲状腺炎可能。甲状腺功能:TSH 5.657μIU/ml↑。症见:乏力,疲劳,便溏,纳、眠可,舌胖,苔黄腻,脉沉细。证属脾肾亏虚,夹有湿热,予三仁汤合黄芪首乌汤、白蛇六味汤化裁,处方:

生薏苡仁15克	杏仁10克	白豆蔻10克	滑石10克
生黄芪30克	制首乌15克	太子参15克	炒白术15克
土茯苓30克	莲子肉10克	芡实10克	穿山甲6克
醋鳖甲10克	浙贝母15克	夏枯草10克	龙葵30克
白英10克	蛇莓10克	海金沙10克	干蟾皮5克
半枝莲15克	重楼15克	生甘草10克	

14付,水煎服,煎服法同前。

中成药:加味西黄解毒胶囊 0.5克(2粒) 口服 3次/日

按:湿浊中阻本于脾肾两虚,故宣化湿浊同时予以健脾益肾法,可得扶正祛邪之妙。本方以三仁汤宣化湿浊、醒脾开胃;加黄芪首乌汤合四君子汤健脾益肾,莲子肉、芡实等健脾益肾、涩肠止泻。

病例35 甲状腺乳头状腺癌术后

李某某,男,41岁。基本病情:甲状腺乳头状腺癌术后。

2005年5月27日初诊

甲状腺癌术后40天,病理示:乳头状腺癌,部分浸润被膜,右侧气管旁组织及右喉返神经入喉处与脂肪组织中可见少许浸润;淋巴结清扫术后,淋巴结9/23。症见:局部水肿,咽部干涩,吞咽不畅,纳可,眠可,大便不干,乏力,舌红,苔少,脉沉细。证属气阴两虚、阴虚为主,故行养阴清热、解毒抗癌治疗,予沙参麦冬汤合六味地黄丸化裁,处方:

沙参12克	麦冬10克	生地黄12克	百合15克
山萸肉12克	女贞子15克	丹皮10克	射干5克
菊花15克	山豆根5克	锦灯笼5克	穿山甲6克
昆布10克	浙贝母15克	夏枯草12克	金荞麦15克
生麦芽30克	蛇舌草15克	草河车15克	生甘草10克

15付,水煎服;每付药连续服用两日。煎服法:每剂药连煎2回,兑成400ml浓汁,分成4份,每日早晚各服一次,每次100ml。

中成药:平消片 0.92克(4片) 口服 3次/日

按:患者甲状腺癌术后气阴两虚,阴虚为主,故予沙参、麦冬、生地黄、百合、山萸肉、女贞子、丹皮等益气养阴;射干、菊花、山豆根、锦灯笼清咽解毒;穿山甲、昆布、浙贝母、夏枯草、蛇舌草、草河车等软坚散结;金荞麦防治肺转移;生麦芽健胃消食。

2005 年 7 月 2 日二诊

甲状腺癌术后3个月,淋巴结清扫术后,淋巴结9/23;口服左甲状腺素钠片中。复查肿瘤标记物正常。症见:咽部不适,痰黏而干,纳可,眠可,大便不溏,舌淡红,苔薄白,脉沉细。证属气阴两虚,继续养阴清热、化痰软坚,予杞菊地黄丸化裁,处方:

菊花15克	枸杞子15克	生熟地各10克	泽泻15克
丹皮10克	土茯苓15克	山萸肉12克	穿山甲6克
醋龟甲15克	生龙牡各15克	山慈菇10克	僵蚕10克
路路通10克	丝瓜络10克	陈皮10克	清半夏10克
锦灯笼5克	射干5克	山豆根5克	鸡内金30克
生麦芽30克	草河车15克	生甘草10克	

15付,水煎服,煎服法同前。

中成药:平消片 0.92克(4片) 口服 3次/日

按:诸阴皆源于肾阴,肾阴为五脏阴液之根本,故养阴清热可从肾阴予以调治。予山豆根、射干、锦灯笼清热利咽,陈皮、清半夏化痰;淋巴结清扫后,予路路通、丝瓜络等疏通淋巴管道;生龙牡、山慈菇、穿山甲、僵蚕等软坚散结;鸡内金、生麦芽健胃消食。

2005 年 8 月 2 日三诊

甲状腺癌术后4个月,淋巴结清扫术后,淋巴结9/23。右侧耳垂下方囊性肿物术后,查体见右侧喉结处隆起肿物,考虑与本病有关。症见:右肩不适,与手术有关,咽部不适,有毛糙感,舌淡红,苔薄白,脉沉细。证属气阴两虚,仍予益气养阴、解毒抗癌法,沙参麦冬汤合杞菊地黄丸化裁,处方:

元参15克	沙参15克	麦冬10克	天花粉10克
锦灯笼5克	射干5克	菊花15克	生熟地各10克
山萸肉15克	女贞子15克	醋鳖甲15克	浙贝母10克
山慈菇10克	夏枯草15克	丝瓜络10克	僵蚕10克

山豆根 5 克　　　生黄芪 30 克　　　　鸡内金 30 克　　　生麦芽 30 克

蛇舌草 30 克　　　生甘草 10 克

15 付,水煎服,煎服法同前。

中成药:参莲胶囊　1.5 克(3 粒)　　口服　3 次/日

2005 年 9 月 9 日四诊

甲状腺癌术后 5 个月,淋巴结清扫术后,淋巴结 9/23。症见:喉返神经受损,声哑,颈部不适,咽部不适,时有气虚自汗,舌淡红,苔薄白,脉沉细。证属气阴两虚,继续益气养阴法调治,生脉饮合六味地黄丸化裁,处方:

麦冬 12 克　　　沙参 15 克　　　五味子 10 克　　　金银花 15 克

生熟地^各 15 克　　生黄芪 30 克　　　山萸肉 15 克　　　浮小麦 30 克

金荞麦 30 克　　丝瓜络 10 克　　　浙贝母 10 克　　　穿山甲 6 克

醋鳖甲 15 克　　土茯苓 30 克　　　山豆根 6 克　　　僵蚕 10 克

夏枯草 10 克　　炒杜仲 10 克　　　山药 20 克　　　莲子心 30 克

石斛 15 克　　　鸡内金 30 克　　　蛇舌草 30 克　　　生甘草 10 克

15 付,水煎服,煎服法同前。

中成药:参莲胶囊　1.5 克(3 粒)　　口服　3 次/日

2005 年 11 月 18 日五诊

甲状腺癌术后 7 个月,淋巴结清扫术后,淋巴结 9/23。症见:声哑,咽部有黏痰,不易咳,时有嗳气,纳可,舌淡红,苔薄白,脉沉细。证属气阴两虚,阴虚为主,续行养阴清热、解毒抗癌法治疗,予杞菊地黄丸化裁,处方:

菊花 15 克　　　枸杞子 15 克　　　麦冬 15 克　　　五味子 10 克

生熟地^各 10 克　　山萸肉 12 克　　　山药 20 克　　　丹皮 10 克

土茯苓 30 克　　浙贝母 10 克　　　穿山甲 6 克　　　醋鳖甲 15 克

僵蚕 10 克　　　金荞麦 15 克　　　女贞子 15 克　　　代赭石 15 克

天花粉 10 克　　山豆根 6 克　　　锦灯笼 5 克　　　射干 6 克

蛇舌草 30 克　　生甘草 10 克

15 付,水煎服,煎服法同前。

中成药:参莲胶囊　1.5 克(3 粒)　　口服　3 次/日

2005 年 12 月 24 日六诊

甲状腺癌术后 8 个月,淋巴结清扫术后,淋巴结 9/23。术后复查肿瘤标记物结果正常。症见:右咽部有痰黏着感,纳可,眠可,大便可,舌红,苔少,脉沉细。证属肺燥津伤,行养阴生津、清热润燥治疗,予清燥救肺汤合杞菊地黄丸化裁,处方:

沙参 15 克	桑叶 10 克	枇杷叶 15 克	麦冬 10 克
川贝母 10 克	桔梗 10 克	菊花 15 克	女贞子 15 克
生熟地^各 10 克	山萸肉 10 克	陈皮 10 克	茯苓 15 克
夏枯草 10 克	穿山甲 6 克	醋鳖甲 15 克	僵蚕 10 克
山慈菇 10 克	牛膝 10 克	石斛 15 克	鸡内金 30 克
山豆根 5 克	重楼 15 克	蛇舌草 30 克	生甘草 10 克

15 付,水煎服,煎服法同前。

中成药:参莲胶囊　1.5 克(3 粒)　口服　3 次/日

2006 年 2 月 17 日七诊

甲状腺癌术后 10 个月,淋巴结清扫术后,淋巴结 9/23。症见:声哑好转,口干,咽干,唇燥,咳嗽有痰,眠时多汗,大便调,舌淡红,苔薄白,脉沉细。证属肺燥津伤,行养阴清热治疗,予麦味地黄丸化裁,处方:

麦冬 12 克	五味子 10 克	知母 10 克	黄柏 10 克
生熟地^各 10 克	山萸肉 12 克	丹皮 10 克	山药 20 克
土茯苓 30 克	玉竹 15 克	石斛 15 克	射干 6 克
醋鳖甲 15 克	醋龟甲 15 克	锦灯笼 5 克	浙贝母 10 克
夏枯草 12 克	生龙牡^各 15 克	鸡内金 15 克	生麦芽 30 克
蛇舌草 30 克	草河车 15 克	生甘草 10 克	

15 付,水煎服,煎服法同前。

中成药:参莲胶囊　1.5 克(3 粒)　口服　3 次/日

2006 年 3 月 25 日八诊

甲状腺癌术后 11 个月,淋巴结 9/23。症见:口干,咽干不适,五心烦热,眠可,纳可,时有痰黏,不易咳出,舌淡红,苔薄白,脉沉细。证属肺燥阴伤,继续养阴清热,予清燥救肺汤合杞菊地黄丸化裁,处方:

沙参 15 克	桑叶 10 克	麦冬 10 克	枇杷叶 15 克
射干 6 克	石斛 15 克	菊花 15 克	枸杞子 15 克
生熟地^各 10 克	山萸肉 15 克	山药 20 克	浙贝母 10 克
穿山甲 6 克	醋龟甲 15 克	山慈菇 10 克	金荞麦 15 克
鸡内金 30 克	生麦芽 30 克	茯苓 15 克	生黄芪 30 克
五味子 5 克	蛇舌草 30 克	草河车 15 克	生甘草 10 克

15 付,水煎服,煎服法同前。

中成药:参莲胶囊　1.5 克(3 粒)　口服　3 次/日

2006 年 5 月 9 日九诊

甲状腺癌术后 1 年零 1 个月,淋巴结 9/23。复查头颈部 CT:腮腺小结节,余未见异常。症见:咽部不适,五心烦热,时有咳嗽,舌红,苔薄少,脉沉细。证属肺燥阴伤,行养阴清热,予知柏地黄丸化裁,处方:

知母 10 克	黄柏 10 克	生熟地各 10 克	山萸肉 15 克
土茯苓 15 克	山药 20 克	女贞子 15 克	泽泻 15 克
浙贝母 10 克	山慈菇 10 克	五味子 6 克	夏枯草 12 克
醋鳖甲 15 克	穿山甲 6 克	天花粉 10 克	绿萼梅 10 克
菊花 15 克	山豆根 5 克	桑寄生 15 克	牛膝 10 克
生麦芽 30 克	蛇舌草 30 克	生甘草 10 克	

15 付,水煎服,煎服法同前。

中成药:参莲胶囊 1.5 克(3 粒) 口服 3 次/日

2006 年 7 月 14 日十诊

甲状腺癌术后 1 年零 3 个月,淋巴结 9/23。复查头颈部 CT:腮腺小结节 0.5cm,呈无回声改变;余未见异常。症见:眠可,自汗,咽部有黏痰,不易咳出,纳可,眠可,大便调,右颈部清扫术后疼痛,舌淡红,苔薄白,脉沉细。证属肺燥阴伤,续行养阴生津、扶正祛邪治疗,予麦味地黄丸化裁,处方:

生黄芪 30 克	山萸肉 15 克	枸杞子 15 克	浮小麦 30 克
麻黄根 6 克	麦冬 10 克	五味子 10 克	生熟地各 10 克
丹皮 10 克	土茯苓 30 克	泽泻 30 克	百合 30 克
浙贝母 10 克	款冬花 10 克	旋覆花 10 克	海浮石 10 克
山豆根 5 克	石斛 15 克	醋鳖甲 15 克	醋龟甲 15 克
鸡内金 30 克	生麦芽 30 克	蛇舌草 30 克	生甘草 10 克

15 付,水煎服,煎服法同前。

中成药:参莲胶囊 1.5 克(3 粒) 口服 3 次/日

按:咽部黏痰不易咳出,予旋覆花、海浮石、款冬花等止咳化痰。

2006 年 8 月 23 日十一诊

甲状腺癌术后 1 年零 4 个月,淋巴结 9/23。复查肿瘤标记物结果未见异常。症见:四肢末端烦热,有汗,纳可,眠可,舌红,苔黄,脉沉细。证属肺燥阴伤,行养阴清热、扶正抗癌治疗,予知柏地黄丸化裁,处方:

知母 10 克	黄柏 10 克	山萸肉 15 克	生熟地各 10 克
茯苓 15 克	山药 20 克	泽泻 15 克	麦冬 10 克
五味子 10 克	桑寄生 15 克	牛膝 10 克	川贝母 10 克

浙贝母 10 克	穿山甲 6 克	醋龟甲 15 克	山慈菇 10 克
生黄芪 30 克	杭白芍 15 克	山豆根 5 克	厚朴 10 克
蛇舌草 30 克	草河车 15 克	生麦芽 30 克	

15 付,水煎服,煎服法同前。

中成药:参莲胶囊 1.5 克(3 粒) 口服 3 次/日

2006 年 10 月 13 日十二诊

甲状腺癌术后 1 年半,淋巴结 9/23。复查肿瘤标记物结果未见异常。症见:感冒后咳嗽,痰多,自汗,四肢烦热,大便尚可,舌淡红,苔黄,脉沉细。证属肺燥阴伤,续行清热化痰、平肝养阴法,予清燥救肺汤合麦味地黄丸化裁,处方:

沙参 15 克	桑叶 10 克	枇杷叶 15 克	川贝母 10 克
浙贝母 15 克	麦冬 10 克	五味子 10 克	山萸肉 15 克
生黄芪 30 克	砂仁 10 克	浮小麦 30 克	大枣 5 枚
生麦芽 30 克	穿山甲 6 克	醋鳖甲 15 克	夏枯草 12 克
绿萼梅 10 克	莲子心 3 克	僵蚕 10 克	石斛 15 克
焦楂榔^各 10 克	蛇舌草 30 克	炙甘草 10 克	

15 付,水煎服,煎服法同前。

中成药:参莲胶囊 1.5 克(3 粒) 口服 3 次/日

2006 年 12 月 22 日十三诊

甲状腺癌术后 1 年零 8 个月,淋巴结 9/23。复查肿瘤标记物及超声结果未见异常。症见:时有手术切口疼痛麻木感,口咽根部干涩,背部疼痛,手足发热,眼干,舌淡红,苔黄,脉沉细。证属肺燥阴伤,继续清热养阴,予知柏地黄丸化裁,处方:

知母 10 克	黄柏 10 克	山萸肉 12 克	生熟地^各 12 克
土茯苓 15 克	山药 20 克	泽泻 15 克	丹皮 10 克
绿萼梅 10 克	浙贝母 10 克	夏枯草 12 克	僵蚕 10 克
石斛 15 克	石上柏 15 克	桑椹 30 克	桑寄生 15 克
牛膝 10 克	生黄芪 30 克	穿山甲 6 克	生薏苡仁 30 克
重楼 15 克	生甘草 10 克		

15 付,水煎服,煎服法同前。

中成药:参莲胶囊 1.5 克(3 粒) 口服 3 次/日

2007 年 3 月 18 日十四诊

甲状腺癌术后近 2 年,淋巴结 9/23。复查超声:右颈部可见淋巴结 1.3cm ×

0.6cm。症见:肩背酸痛,口干,咽干,手足燥干不适,纳可,眠可,舌淡红,苔黄,脉沉细。证属肺燥阴伤,予杞菊地黄丸化裁,处方:

菊花 15 克	枸杞子 15 克	麦冬 12 克	五味子 10 克
知母 10 克	女贞子 12 克	山萸肉 12 克	生熟地各 12 克
山药 20 克	茯苓 15 克	桑椹 30 克	夏枯草 12 克
穿山甲 6 克	醋鳖甲 15 克	莪术 10 克	生龙牡各 15 克
僵蚕 10 克	款冬花 10 克	桔梗 10 克	丝瓜络 10 克
蛇舌草 30 克	生甘草 10 克		

15 付,水煎服,煎服法同前。

中成药:参莲胶囊 1.5 克(3 粒) 口服 3 次/日

2007 年 5 月 15 日十五诊

甲状腺癌术后 2 年零 1 个月,淋巴结 9/23。复查超声未见异常。症见:四肢末梢干燥,背痛,咽部干涩,右肩酸,舌淡红,苔黄,脉沉细。证属肺燥阴伤,治则同前,予沙参麦冬汤合知柏地黄丸化裁,处方:

沙参 15 克	元参 15 克	天麦冬各 10 克	石斛 15 克
川贝母 10 克	知母 10 克	生地黄 15 克	山萸肉 15 克
茯苓 15 克	天花粉 6 克	葛根 15 克	杭白芍 15 克
女贞子 15 克	穿山甲 6 克	醋鳖甲 15 克	姜黄 5 克
山慈菇 10 克	五味子 10 克	生黄芪 30 克	蚕蛾 15 克
夏枯草 10 克	蛇舌草 30 克	重楼 15 克	生甘草 10 克

15 付,水煎服,煎服法同前。

中成药:参莲胶囊 1.5 克(3 粒) 口服 3 次/日

2007 年 9 月 29 日十六诊

甲状腺癌术后 2 年零 5 个月,淋巴结 9/23。症见:咽部不适,毛糙感,有痰,背痛,舌淡红,苔黄,脉沉细。证属肺燥阴伤,仍养阴清热为法,处方:

沙参 15 克	黄芩 10 克	丹皮 10 克	山豆根 5 克
元参 10 克	杏仁 10 克	锦灯笼 5 克	生石膏 30 克
女贞子 15 克	浙贝母 10 克	穿山甲 6 克	麦冬 10 克
山慈菇 10 克	桑椹 30 克	醋鳖甲 10 克	夏枯草 12 克
生麦芽 30 克	葛根 15 克	羌活 10 克	重楼 15 克
草河车 15 克	生甘草 10 克		

15 付,水煎服,煎服法同前。

中成药:参莲胶囊 1.5 克(3 粒) 口服 3 次/日

2008 年 3 月 14 日十七诊

甲状腺癌术后近 3 年,淋巴结 9/23。复查肿瘤标记物及超声未见明显异常。症见:手足烧灼感,背痛,手术部位酸胀,舌淡红,苔黄,脉沉细。证属肺燥阴伤,予知柏地黄丸化裁,处方:

知母 15 克	黄柏 10 克	生熟地^各 10 克	山萸肉 10 克
山药 20 克	泽泻 15 克	丹皮 10 克	葛根 15 克
羌活 10 克	姜黄 5 克	防风 10 克	三七 5 克
醋鳖甲 15 克	金荞麦 15 克	元参 15 克	莲子心 3 克
代赭石 15 克	鸡内金 30 克	生麦芽 30 克	重楼 15 克
生甘草 10 克			

15 付,水煎服,煎服法同前。

中成药:参莲胶囊 1.5 克(3 粒) 口服 3 次/日

2008 年 9 月 5 日十八诊

甲状腺癌术后 3 年零 5 个月,淋巴结 9/23。复查肿瘤标记物及超声未见异常。症见:自汗,眠可,纳可,大便不干,耳鸣,舌淡红,苔黄,脉沉细。证属肺燥阴伤,续予益气养阴法调治,杞菊地黄丸化裁,处方:

菊花 15 克	枸杞子 15 克	生地黄 15 克	山萸肉 15 克
牛膝 10 克	桑寄生 15 克	桑螵蛸 10 克	生黄芪 30 克
大枣 5 枚	浮小麦 30 克	绿萼梅 10 克	荷叶 10 克
穿山甲 6 克	醋鳖甲 15 克	生蒲黄 10 克	露蜂房 5 克
羌活 10 克	姜黄 5 克	三七 5 克	生山楂 10 克
重楼 15 克	蛇舌草 30 克	炙甘草 10 克	

15 付,水煎服,煎服法同前。

中成药:参莲胶囊 1.5 克(3 粒) 口服 3 次/日

2009 年 1 月 6 日十九诊

甲状腺癌术后 3 年零 9 个月,淋巴结 9/23。复查超声未见异常。症见:脚发干,腰酸,耳鸣,听力下降,纳可,眠可,尿稍频,夜尿尚可,舌淡红,苔薄白,脉沉细。辨证以肾虚为主,健脾益肾法调治,予自拟寄生肾气丸合黄芪建中汤化裁,处方:

生熟地^各 12 克	山萸肉 15 克	桑寄生 15 克	牛膝 10 克
桑螵蛸 10 克	炒杜仲 10 克	蚕蛾 10 克	莲须 15 克
生黄芪 30 克	杭白芍 15 克	当归 15 克	砂仁 10 克
百合 30 克	生蒲黄 10 克	露蜂房 5 克	焦槟榔^各 10 克

穿山甲 6 克	醋龟甲 10 克	夏枯草 12 克	珍珠母 30 克
蛇舌草 30 克	重楼 15 克	生甘草 10 克	

15 付,水煎服,煎服法同前。

中成药:参莲胶囊 1.5 克(3 粒) 口服 3 次/日

按:腰酸,耳鸣,听力下降,尿稍频,均示肾虚不固,予自拟寄生肾气丸加蚕蛾、桑螵蛸、莲须等固肾缩尿;珍珠母重镇安神、促进睡眠。

2009 年 10 月 18 日二十诊

甲状腺癌术后 4 年半,淋巴结 9/23。近期未复查。症见:晨起有白痰,脚干不适,舌红,苔薄少,脉沉细。证属阴虚肺燥,予知柏地黄丸化裁,处方:

知母 10 克	黄柏 10 克	山萸肉 10 克	生熟地^各 12 克
土茯苓 15 克	山药 20 克	泽泻 15 克	丹皮 10 克
桑螵蛸 10 克	桑椹 30 克	丝瓜络 10 克	葛根 15 克
生黄芪 30 克	苏木 5 克	牛膝 10 克	醋鳖甲 15 克
醋龟甲 15 克	旋覆花 10 克	海浮石 10 克	锦灯笼 5 克
石斛 15 克	蛇舌草 30 克	生甘草 10 克	

15 付,水煎服,煎服法同前。

中成药:参莲胶囊 1.5 克(3 粒) 口服 3 次/日

按:润肺化痰,予旋覆花、海浮石、石斛、锦灯笼等。

2010 年 11 月 13 日二十一诊

甲状腺癌术后 5 年零 7 个月,淋巴结 9/23。复查超声:甲状腺左叶结节;左下颈部淋巴结。症见:痰多,色白,舌淡红,苔薄白,脉沉细。证属阴虚肺燥,仍以知柏地黄丸化裁,处方:

知母 10 克	黄柏 10 克	山萸肉 10 克	生熟地^各 12 克
山药 20 克	丹皮 10 克	泽泻 15 克	生龙牡^各 15 克
浙贝母 10 克	夏枯草 12 克	莪术 10 克	穿山甲 6 克
醋鳖甲 10 克	九香虫 6 克	生蒲黄 10 克	露蜂房 5 克
制首乌 15 克	生黄芪 30 克	僵蚕 10 克	蛇舌草 30 克
重楼 15 克	生甘草 10 克		

15 付,水煎服,煎服法同前。

中成药:参莲胶囊 1.5 克(3 粒) 口服 3 次/日

按:超声可见甲状腺结节及左颈部淋巴结,故予生牡蛎、浙贝母、夏枯草等加强软坚散结;生蒲黄、露蜂房用于取象比类,治疗腺癌;配合僵蚕、九香虫等拔毒抗癌。

2011 年 11 月 20 日二十二诊

甲状腺癌术后 6 年零 7 个月,淋巴结 9/23。2011 年 11 月复查超声:较前未见明显变化。症见:一般情况可,舌淡红,苔薄白,脉沉细。予麦味地黄丸化裁,处方:

麦冬 12 克	五味子 10 克	山萸肉 10 克	生熟地各 12 克
山药 20 克	土茯苓 30 克	炒杜仲 10 克	牛膝 10 克
丹皮 10 克	泽泻 30 克	山慈菇 10 克	生龙牡各 15 克
穿山甲 6 克	醋鳖甲 10 克	生蒲黄 10 克	露蜂房 5 克
蚕蛾 30 克	三七 5 克	九香虫 5 克	重楼 15 克
生甘草 10 克			

15 付,水煎服,煎服法同前。

中成药:参莲胶囊 1.5 克(3 粒) 口服 3 次/日

2013 年 1 月 6 日二十三诊

甲状腺癌术后 7 年零 9 个月,淋巴结 9/23。复查超声:左甲状腺结节。症见:一般情况可,舌淡红,苔薄白,脉沉细。续予知柏地黄丸化裁调治,处方:

知母 10 克	黄柏 10 克	生熟地各 12 克	山萸肉 10 克
山药 20 克	茯苓 15 克	丹皮 10 克	泽泻 30 克
生蒲黄 10 克	露蜂房 5 克	穿山甲 6 克	醋鳖甲 10 克
桑椹 15 克	桑螵蛸 10 克	生黄芪 30 克	灵芝片 15 克
玫瑰花 10 克	山慈菇 10 克	五味子 10 克	生龙牡各 15 克
浙贝母 10 克	百合 30 克	重楼 15 克	生甘草 10 克

15 付,水煎服,煎服法同前。

中成药:参莲胶囊 1.5 克(3 粒) 口服 3 次/日

按:甲状腺分布于颈部两侧,处于肝经所过,其证候多与肝火、肾虚等相关,故往往从肝肾论治。甲状腺癌术后,多需口服左甲状腺素钠片维持治疗,口服过量易出现甲亢症状,口服不足则出现甲减症状,甲亢多属心肝火盛、肝肾阴液不足等,甲减则多见气血不足之虚候。临床当随证变化而辨证施治。

病例36 左侧乳腺癌(三阴型)术后,放化疗后

陈某某,女,52 岁。**基本病情:左侧乳腺癌(三阴型)术后,放化疗后。**

2008 年 3 月 7 日初诊

左侧乳腺癌术后 6 个月,病理:浸润性导管癌,淋巴结 4/15,ER(-),PR(-),HER2(-);放化疗后。复查肿瘤标记物正常。既往曾因胃溃疡穿孔,

行胃部分切除术,恢复尚可。症见:口干口苦,皮肤瘙痒,舌淡红,苔薄黄,脉沉细。少阳证见,予小柴胡汤合丹栀逍遥散化裁,处方:

沙参 10 克	黄芩 10 克	丹皮 10 克	栀子 10 克
白鲜皮 10 克	浮萍 12 克	赤芍 12 克	双花 15 克
路路通 10 克	防风 10 克	地肤子 15 克	王不留行 10 克
生薏仁 15 克	莪术 10 克	蛇舌草 30 克	半边莲 30 克
生甘草 10 克			

7 付,水煎服;每付药连续服用两日。煎服法:每剂药连煎 2 回,兑成 400ml 浓汁,分成 4 份,每日早、晚各服一次,每次 100ml。

按: 乳腺乃肝经之所过,故辨治"第一方"往往为丹栀逍遥散或小柴胡汤;皮肤瘙痒,加浮萍、赤芍、白鲜皮、地肤子、防风等祛风止痒。

2008 年 5 月 31 日二诊

左侧乳腺癌术后 8 个月,病理:浸润性导管癌,淋巴结 4/15,ER(-),PR(-),HER2(-);放化疗后。症见:阵发汗出,皮肤瘙痒,舌淡红,苔薄白,脉沉细。续予小柴胡汤合丹栀逍遥散化裁,处方:

沙参 10 克	黄芩 10 克	丹皮 10 克	栀子 10 克
柴胡 10 克	当归 10 克	女贞子 15 克	旱莲草 15 克
仙灵脾 10 克	仙茅 5 克	白鲜皮 10 克	浮萍 12 克
赤芍 12 克	双花 15 克	路路通 10 克	王不留行 10 克
防风 10 克	地肤子 15 克	浮小麦 30 克	生黄芪 30 克
鸡血藤 30 克	蛇舌草 30 克	半边莲 30 克	生甘草 10 克

7 付,水煎服,煎服法同前。

2008 年 6 月 29 日三诊

左侧乳腺癌术后 9 个月,放化疗后。症见:胸骨后不适,时有闷堵感,小关节疼痛,自汗,潮热,手术切口处疼痛,眠可,纳可,大便调,舌淡红,苔黄,脉沉细。继予小柴胡汤合丹栀逍遥散化裁,处方:

沙参 15 克	黄芩 10 克	清半夏 10 克	丹皮 10 克
栀子 10 克	柴胡 10 克	茯苓 15 克	赤白芍^各 12 克
炒白术 15 克	莪术 10 克	山慈菇 10 克	生龙牡^各 15 克
生黄芪 30 克	浮小麦 30 克	大枣 5 枚	仙茅 6 克
仙灵脾 10 克	穿山甲 6 克	桑螵蛸 15 克	海风藤 10 克
蛇舌草 30 克	重楼 15 克	生甘草 10 克	

7 付,水煎服,煎服法同前。

中成药:小金丸　3克　口服　3次/日

按:孙桂芝教授治疗乳腺癌常用软坚散结"药对",包括:生龙骨配生牡蛎、山慈菇配五味子,生蒲黄配露蜂房,王不留行配路路通。前两对主要用于化痰软坚;露蜂房为取象比类抗肿瘤药,常与生蒲黄配伍;王不留行、路路通则是活血化瘀、疏通经络,以上药对可随证选用。

2008年9月12日四诊

左侧乳腺癌术后1年,复查肿瘤标记物正常,超声提示:脂肪肝。症见:胃脘不适,怕凉,时有气短,眠可,舌淡红,苔薄白,脉沉细。证属胃寒气虚,予调理脾胃为主,黄芪建中汤合四君子汤、良附丸化裁,处方:

生黄芪30克	杭白芍15克	太子参15克	高良姜6克
香附10克	炒白术15克	茯苓15克	生蒲黄10克
白芷10克	露蜂房5克	血余炭10克	姜黄5克
绿萼梅15克	代赭石15克	鸡内金30克	生麦芽30克
穿山甲6克	醋龟甲15克	山慈菇10克	浙贝母10克
焦槟榔10克	重楼15克	蛇舌草30克	炙甘草10克

7付,水煎服,煎服法同前。

中成药:小金丸　3克　口服　3次/日

按:如胃脘不适,常补全"小胃方",并可酌情配伍金麦代赭汤、焦楂榔等。

2008年11月4日五诊

左侧乳腺癌术后1年零2个月,复查结果正常。超声:轻度脂肪肝。肿瘤标记物正常。症见:胃脘不适,怕凉,时有气短,眠可,脉沉细,舌淡红,苔薄白,脉沉细。证属肝郁脾虚、中焦虚寒,予疏肝健脾,逍遥散化裁,处方:

炒柴胡10克	杭白芍15克	赤芍药10克	炒枣仁30克
炒白术15克	茯苓15克	穿山甲6克	醋龟甲15克
山慈菇10克	浙贝母10克	生龙牡各15克	王不留行10克
路路通10克	莪术10克	香橼15克	佛手15克
绿萼梅10克	代赭石15克	鸡内金30克	生麦芽30克
蛇舌草30克	重楼15克	炙甘草10克	

7付,水煎服,煎服法同前。

中成药:小金丸　3克　口服　3次/日

2008年12月13日六诊

左侧乳腺癌术后1年零3个月。症见:经期右乳胀,月经不规律,大便可,

纳眠可,舌淡红胖,苔黄,脉沉细。证属肝郁脾虚,仍以小柴胡汤合丹栀逍遥散化裁,处方:

沙参15克	黄芩10克	丹皮10克	栀子10克
清半夏10克	柴胡10克	杭白芍15克	赤芍药10克
路路通10克	丝瓜络10克	佛手15克	绿萼梅10克
玫瑰花10克	凌霄花15克	代赭石15克	鸡内金30克
生麦芽30克	生蒲黄10克	白芷10克	露蜂房5克
蛇舌草30克	半边莲30克	生甘草10克	

7付,水煎服,煎服法同前。

中成药:小金丸 3克 口服 3次/日

2009年2月24日七诊

左侧乳腺癌术后1年零5个月,放化疗后。复查肿瘤标记物正常。症见:眼干,视物模糊,肝气不畅,左腋下疼痛,纳可,舌淡红,苔薄白,脉沉细。肝失疏畅,行疏肝理气、扶正抗癌法,予逍遥散化裁,处方:

柴胡10克	杭白芍15克	赤芍药10克	炒白术15克
茯苓15克	路路通10克	丝瓜络10克	王不留行10克
佛手15克	绿萼梅10克	穿山甲6克	醋龟甲10克
鸡血藤30克	仙茅10克	仙灵脾10克	合欢皮30克
生蒲黄10克	白芷10克	露蜂房6克	生黄芪30克
制首乌15克	蛇舌草30克	炙甘草10克	

7付,水煎服,煎服法同前。

中成药:小金丸 3克 口服 3次/日

2009年6月12日八诊

左侧乳腺癌术后1年零9个月,复查超声:右乳腺增生;其他正常。生化:总胆红素21.7μmol/L,总胆固醇6.29mmol/L。肿瘤标记物正常。症见:心急烦躁,一般情况可,舌淡红,苔薄黄,脉沉细。证属肝火上炎,予丹栀逍遥散化裁,处方:

丹皮10克	栀子10克	柴胡10克	赤白芍^各10克
炒白术15克	土茯苓30克	路路通10克	生龙牡^各15克
王不留行10克	山慈菇10克	穿山甲6克	茵陈蒿15克
金钱草15克	凌霄花15克	莪术10克	金荞麦15克
生黄芪30克	制首乌15克	灵芝片15克	蛇舌草30克
半边莲30克	生甘草10克		

7付,水煎服,煎服法同前。

中成药:小金丸 3克 口服 3次/日

2009年8月25日九诊

左侧乳腺癌术后1年零11个月,超声提示:右乳腺增生。症见:右乳时有疼痛,月经量多,自汗,肩痛,头晕,纳食不香,背部不适,舌淡红胖,苔黄,脉沉细。证属肝郁脾虚、气血不足,予逍遥散合八珍汤化裁,处方:

生熟地^各10克	当归10克	生黄芪30克	郁金10克
川楝子10克	柴胡10克	炒白术15克	土茯苓30克
防风10克	仙鹤草30克	蒲黄炭10克	露蜂房5克
白芷10克	血余炭10克	山慈菇10克	穿山甲6克
绿萼梅10克	佛手15克	香附15克	龙眼肉10克
杜仲10克	半枝莲15克	炙甘草10克	

7付,水煎服,煎服法同前。

中成药:小金丸 3克 口服 3次/日

2010年1月30日十诊

左侧乳腺癌术后2年零4个月,超声示:右乳腺增生。症见:右乳胀痛,面肿,胃脘怕凉,纳尚可,舌淡红,苔薄白,脉沉细。证属脾胃虚寒、肝失疏畅,予健脾理气法,黄芪首乌汤合香砂六君子汤化裁,处方:

太子参15克	炒白术15克	土茯苓30克	广木香10克
砂仁6克	生黄芪30克	制首乌15克	生蒲黄10克
露蜂房5克	仙茅10克	仙灵脾10克	八月札15克
柴胡10克	佛手10克	莪术10克	路路通10克
穿山甲6克	醋鳖甲15克	高良姜6克	香附10克
生龙牡^各15克	蛇舌草30克	重楼15克	生甘草10克

7付,水煎服,煎服法同前。

中成药:小金丸 3克 口服 3次/日

2010年5月9日十一诊

左侧乳腺癌术后2年零8个月,超声:右乳腺增生。症见:头晕,潮热,面部不适,舌淡红,苔薄黄,脉沉细。证属肝火上炎,予丹栀逍遥散化裁,处方:

丹皮10克	栀子10克	柴胡10克	赤白芍^各10克
炒白术15克	茯苓15克	当归15克	生龙牡^各15克

山慈菇 10 克	五味子 5 克	莪术 10 克	路路通 10 克
绿萼梅 10 克	玫瑰花 10 克	穿山甲 6 克	醋鳖甲 15 克
天麻 10 克	清半夏 10 克	大枣 5 枚	浮小麦 30 克
重楼 15 克	炙甘草 10 克		

7 付,水煎服,煎服法同前。

中成药:小金丸 3 克 口服 3 次/日

2010 年 10 月 31 日十二诊

左侧乳腺癌术后 3 年零 1 个月,超声:右乳腺增生。症见:一般情况可,舌淡红,苔薄白,脉沉细。予逍遥散化裁,处方:

柴胡 10 克	生白术 15 克	土茯苓 30 克	赤白芍 各 10 克
生蒲黄 10 克	露蜂房 5 克	穿山甲 6 克	醋鳖甲 15 克
山慈菇 10 克	浙贝母 10 克	鸡血藤 30 克	生龙牡 各 15 克
防风 10 克	浮小麦 30 克	大枣 5 枚	绿萼梅 10 克
桑寄生 10 克	天麻 10 克	清半夏 10 克	仙茅 10 克
仙灵脾 10 克	重楼 15 克	炙甘草 10 克	

7 付,水煎服,煎服法同前。

中成药:小金丸 3 克 口服 3 次/日

2011 年 3 月 25 日十三诊

左侧乳腺癌术后 3 年零 6 个月,右乳腺增生。2011 年 3 月复查肿瘤标记物正常。症见:胃脘胀,口干口苦,舌淡红,苔黄,脉沉细。少阳证见,予小柴胡汤化裁,处方:

柴胡 10 克	黄芩 10 克	清半夏 10 克	太子参 15 克
炒白术 15 克	土茯苓 30 克	山慈菇 10 克	生龙牡 各 15 克
五味子 6 克	浙贝母 10 克	穿山甲 6 克	醋鳖甲 15 克
丝瓜络 10 克	路路通 10 克	香附 10 克	乌药 10 克
绿萼梅 10 克	地龙 10 克	三七 5 克	九香虫 5 克
郁金 10 克	重楼 15 克	生甘草 10 克	

7 付,水煎服,煎服法同前。

中成药:小金丸 3 克 口服 3 次/日

2011 年 10 月 30 日十四诊

左侧乳腺癌术后 4 年零 1 个月,已停经。复查肿瘤标记物正常。生化:总胆固醇 6.65mmol/L,甘油三酯 1.66mmol/L。超声提示:脂肪肝。胃镜提示:残

胃炎;吻合口炎。症见:纳可,眠可,二便调,舌淡红,苔薄白,脉沉细。续予丹栀逍遥散化裁,处方:

丹皮10克	栀子10克	柴胡10克	赤白芍^各10克
当归15克	炒白术15克	土茯苓30克	生龙牡^各15克
山慈菇10克	五味子6克	生蒲黄10克	露蜂房5克
穿山甲6克	醋鳖甲15克	三七5克	九香虫5克
绿萼梅10克	鸡内金30克	代赭石15克	生麦芽30克
重楼15克	生甘草10克		

7付,水煎服,煎服法同前。

中成药:小金丸 3克 口服 3次/日

2012年4月3日十五诊

左侧乳腺癌术后4年零7个月。症见:呃逆,反食,舌暗红,苔薄白,脉沉细。证属肝胃不和,予小陷胸汤合左金丸、香砂六君子汤化裁,处方:

瓜蒌皮15克	清半夏10克	黄连10克	吴茱萸5克
广木香10克	砂仁6克	陈皮10克	太子参15克
炒白术15克	茯苓30克	生蒲黄10克	露蜂房5克
白芷10克	血余炭10克	藤梨根15克	虎杖10克
穿山甲6克	醋鳖甲15克	绿萼梅10克	代代花10克
大枣5枚	浮小麦30克	重楼15克	炙甘草10克

7付,水煎服,煎服法同前。

中成药:小金丸 3克 口服 3次/日

2012年12月8日十六诊

左侧乳腺癌术后5年零3个月,生化:尿酸高;复查肿瘤标记物正常。症见:反酸,烧心,舌淡红,苔薄黄,脉沉细。辨证同前,续予小陷胸汤合左金丸、丹栀逍遥散化裁,处方:

瓜蒌皮15克	清半夏10克	黄连10克	吴茱萸5克
白及30克	丹皮10克	栀子10克	柴胡10克
炒白术15克	土茯苓30克	杭白芍15克	当归15克
生蒲黄10克	露蜂房5克	山慈菇10克	五味子5克
穿山甲6克	醋龟甲15克	绿萼梅15克	丝瓜络15克
蜈蚣2条	重楼15克	生甘草10克	

7付,水煎服,煎服法同前。

中成药:小金丸 3克 口服 3次/日

按：患者乳腺癌术后，有胃溃疡手术及残胃炎病史，故易出现反酸、烧心等肝胃不和症状，孙桂芝教授处理反酸、烧心的肝胃郁热证候，常用小陷胸汤合左金丸清肝和胃；伴有胃脘胀、呃逆者，加佛手、绿萼梅、炒莱菔子等理气和胃；伴有酸重者，可加煅瓦楞子、乌贝散、白及；胃痛者可加小胃方、九香虫、失笑散等。

病例37 左侧乳腺癌改良根治术后，化疗后

宋某某，女，63岁。基本病情：左侧乳腺癌改良根治术后，化疗后。

2007年5月30日初诊

左乳改良根治术后5个月余，病理：浸润性导管癌，淋巴结5/25，ER(2＋)，PR(2＋)，HER2(－)，行化疗(紫杉醇210mg＋表柔比星90mg方案)6周期结束，拟行放疗。症见：纳食一般，手心发热，大便不成形，眠不实，舌淡红，苔薄白，脉沉细。证属肝郁脾虚，且患者将行放疗，予减毒增效法，予小柴胡汤合黄芪建中汤化裁，处方：

沙参15克	黄芩10克	清半夏10克	麦冬10克
川芎10克	赤芍10克	五味子10克	生黄芪30克
杭白芍15克	醋鳖甲15克	山慈菇10克	生龙牡^各15克
绿萼梅10克	天花粉8克	补骨脂10克	合欢皮30克
鸡内金30克	生麦芽30克	蛇舌草30克	炙甘草10克

14付，水煎服；每付药连续服用两日。煎服法：每剂药连煎2回，兑成400ml浓汁，分成4份，每日早、晚各服一次，每次100ml。

中成药：健脾益肾颗粒 10克(1小袋) 口服 2次/日

按：患者化疗结束后，气血不足，肝脾不和，又将行放疗，需解毒生津以减毒增效。故此处选用小柴胡汤合黄芪建中汤化裁；纳食一般，予鸡内金、生麦芽等健胃消食，以固护胃气。

2007年8月1日二诊

左乳改良根治术后8个月余，放化疗后。症见：乏力，手脚麻木，口干多饮，五心烦热，纳一般，口淡无味，大便不成形，舌淡红，苔薄黄，脉沉细。放化疗后，气阴两虚、肝经郁热，予丹栀逍遥散化裁，处方：

丹皮10克	栀子10克	柴胡10克	杭白芍15克
赤芍10克	炒白术15克	茯苓15克	绿萼梅10克
生黄芪30克	香橼15克	生龙牡^各15克	山慈菇10克
仙茅10克	仙灵脾10克	穿山甲6克	醋龟甲15克

浙贝母 10 克　　　焦楂榔^各 10 克　　　草河车 15 克　　　蛇舌草 30 克

生甘草 10 克

14 付,水煎服,煎服法同前。

中成药:加味西黄解毒胶囊　0.5 克(2 粒)　口服　3 次/日

2007 年 11 月 21 日三诊

左乳改良根治术后 11 个月余,放化疗后。2007 年 11 月发现右侧乳腺肿痛,行切除活检术,病理:右侧乳腺部分导管上皮增生。症见:右乳局部发硬,皮肤瘙痒,皮肤粗糙有疹,影响睡眠,舌淡红,苔薄白,脉沉细。证属肝郁脾虚、血热生风,予凉血祛风,兼顾扶正祛邪,逍遥散化裁,处方:

生地黄 15 克	川芎 10 克	赤芍 10 克	浮萍 12 克
防风 10 克	地肤子 15 克	白鲜皮 10 克	地龙 10 克
蝉蜕 5 克	生黄芪 30 克	杭白芍 15 克	柴胡 10 克
太子参 15 克	炒白术 15 克	醋鳖甲 10 克	醋龟甲 10 克
香橼 15 克	浙贝母 10 克	焦神曲 30 克	灵磁石 30 克
蛇舌草 15 克	半枝莲 30 克	生甘草 10 克	

14 付,水煎服,煎服法同前。

中成药:加味西黄解毒胶囊　0.5 克(2 粒)　口服　3 次/日

按:凉血祛风用生地黄、川芎、赤芍、浮萍、防风、地肤子、白鲜皮、地龙、蝉蜕等;扶正用生黄芪、杭白芍、太子参、炒白术等;疏肝解郁用柴胡、香橼;护胃用焦神曲;促眠用灵磁石。

2008 年 2 月 27 日三诊

左侧乳腺癌术后 1 年零 2 个月,放化疗后。症见:湿疹,皮肤痒,双下肢发软,乏力,眼睑肿,腰背酸痛,纳可,大便正常,舌淡红,苔薄黄,脉沉细。辨证同前,予小柴胡汤合丹栀逍遥散化裁,兼顾凉血祛风除湿法,处方:

沙参 15 克	黄芩 10 克	丹皮 10 克	栀子 10 克
清半夏 10 克	炒白术 15 克	柴胡 10 克	杭白芍 15 克
赤芍 15 克	生地黄 12 克	浮萍 12 克	地龙 6 克
五味子 10 克	麦冬 10 克	醋鳖甲 15 克	浙贝母 10 克
补骨脂 10 克	炒杜仲 10 克	防风 10 克	茯苓 15 克
猪苓 30 克	穿山甲 6 克	蛇舌草 30 克	生甘草 10 克

14 付,水煎服,煎服法同前。

中成药:加味西黄解毒胶囊　0.5 克(2 粒)　口服　3 次/日

2008 年 7 月 30 日四诊

左乳癌术后 1 年半,放化疗后。症见:乏力,自汗,肤痒,左上肢及关节疼痛,面肿,血脂高,舌淡红,苔薄白,脉沉细。辨证同前,予归脾汤化裁,兼顾凉血祛风除湿治疗,处方:

生黄芪 30 克	制远志 10 克	太子参 15 克	炒白术 15 克
莲子肉 12 克	土茯苓 30 克	生龙牡^各 15 克	山慈菇 10 克
葛根 15 克	穿山甲 6 克	猪苓 30 克	桑寄生 15 克
牛膝 10 克	赤芍 10 克	川芎 10 克	防风 10 克
白鲜皮 10 克	地肤子 10 克	制首乌 15 克	半边莲 15 克
草河车 15 克	生甘草 6 克		

14 付,水煎服,煎服法同前。

中成药:加味西黄解毒胶囊 0.5 克(2 粒) 口服 3 次/日

2009 年 1 月 21 日五诊

左侧乳腺癌术后 2 年,放化疗后。2008 年 11 月复查超声、骨扫描、肿瘤标记物均正常。症见:乏力明显,纳可,眠可,二便调,舌淡红,苔薄黄,脉沉细。证属气血不足,予补气养血法,黄芪建中汤合四物汤化裁,处方:

生熟地^各 10 克	当归 10 克	生黄芪 30 克	杭白芍 15 克
沙参 15 克	牛膝 10 克	续断 10 克	桑螵蛸 10 克
佛手 10 克	绿萼梅 10 克	川芎 10 克	生蒲黄 10 克
白芷 10 克	露蜂房 5 克	代赭石 15 克	鸡内金 30 克
生麦芽 30 克	穿山甲 6 克	醋鳖甲 15 克	夜交藤 30 克
半枝莲 15 克	蛇舌草 30 克	生甘草 10 克	

14 付,水煎服,煎服法同前。

中成药:加味西黄解毒胶囊 0.5 克(2 粒) 口服 3 次/日

按:桑螵蛸有助于健脾养血;金麦代赭汤健胃消食有助于胃气恢复,以滋后天之本。

2009 年 4 月 20 日六诊

左侧乳腺癌术后 2 年零 4 个月,放化疗后。近期未复查。症见:易上火,头晕,梦多,乏力,易疲劳,偶有心悸,时有小关节疼痛,反酸,纳可,二便调,舌淡红,苔薄白,脉沉细。证属肝郁脾虚,予小柴胡汤合丹栀逍遥散化裁,处方:

沙参 15 克	黄芩 10 克	清半夏 10 克	丹皮 10 克
柴胡 10 克	赤白芍^各 10 克	炒白术 15 克	茯苓 15 克
玫瑰花 10 克	绿萼梅 10 克	黄连 10 克	吴茱萸 5 克

合欢皮 30 克	夜交藤 30 克	穿山甲 6 克	山慈菇 10 克
鸡内金 30 克	生麦芽 30 克	太子参 15 克	三七 6 克
蛇舌草 30 克	半枝莲 30 克	生甘草 10 克	

14 付,水煎服,煎服法同前。

中成药:小金胶囊 0.6 克(2 粒) 口服 3 次/日

2009 年 10 月 7 日七诊

左侧乳腺癌术后 2 年零 10 个月,放化疗后。症见:全身乏力,易疲劳,心烦,眠差,纳可,二便调,气短,汗出,舌淡红,苔薄白,脉沉细。证属心脾两虚,予天王补心丹合归脾汤化裁,处方:

沙参 15 克	太子参 15 克	生地黄 10 克	炒枣仁 30 克
柏子仁 30 克	茯苓 15 克	天麦冬各 10 克	五味子 10 克
当归 10 克	桔梗 9 克	制远志 10 克	生黄芪 30 克
制首乌 15 克	浮萍 12 克	赤芍 10 克	防风 10 克
山慈菇 9 克	穿山甲 9 克	海风藤 10 克	蛇舌草 30 克
半枝莲 30 克	生甘草 9 克		

14 付,水煎服,煎服法同前。

中成药:加味西黄解毒胶囊 0.5 克(2 粒) 口服 3 次/日

2010 年 5 月 17 日八诊

左侧乳腺癌术后 3 年零 5 个月,放化疗后。症见:乏力,关节痛,抑郁,舌淡红,苔黄,脉沉细。辨证同前,予天王补心丹化裁,兼顾祛风通络止痛法,处方:

天麦冬各 10 克	炒枣仁 30 克	柏子仁 30 克	生地黄 10 克
茯苓 15 克	沙参 15 克	太子参 15 克	桔梗 9 克
五味子 9 克	制远志 10 克	生龙牡各 15 克	浙贝母 10 克
山慈菇 9 克	生黄芪 30 克	羌独活各 10 克	穿山甲 6 克
鸡血藤 30 克	防风 10 克	地龙 10 克	龙葵 30 克
蛇舌草 30 克	半枝莲 30 克	生甘草 9 克	

14 付,水煎服,煎服法同前。

中成药:加味西黄解毒胶囊 0.5 克(2 粒) 口服 3 次/日

2010 年 9 月 29 日九诊

左侧乳腺癌术后 3 年零 9 个月,放化疗后。生化示:脂代谢紊乱;心电图提示:心肌供血不足。症见:乏力,肤痒,舌淡红,苔薄黄,脉沉细。证属

心脾两虚,血热生风,予瓜蒌薤白半夏汤合生脉饮化裁,兼顾祛风止痒,处方:

瓜蒌皮 15 克	薤白 10 克	清半夏 10 克	太子参 15 克
麦冬 10 克	五味子 9 克	生龙牡^各 15 克	浙贝母 10 克
山慈菇 9 克	穿山甲 6 克	绿萼梅 10 克	生黄芪 30 克
黄精 15 克	鸡血藤 30 克	三七 6 克	生地黄 10 克
丹皮 10 克	防风 10 克	地肤子 10 克	白鲜皮 15 克
鸡内金 30 克	生麦芽 30 克	蛇舌草 30 克	生甘草 9 克

14 付,水煎服,煎服法同前。

中成药:加味西黄解毒胶囊 0.5 克(2 粒) 口服 3 次/日

2011 年 3 月 17 日十诊

左侧乳腺癌术后 4 年余,放化疗后。超声示:子宫肌瘤。症见:乏力,汗出,入眠难,纳可,二便调,舌淡红,苔薄黄,脉沉细。证属肝郁脾虚,予丹栀逍遥散化裁,处方:

丹皮 10 克	栀子 10 克	柴胡 10 克	赤白芍^各 10 克
炒白术 10 克	茯苓 15 克	浙贝母 10 克	山慈菇 9 克
五味子 6 克	天麦冬^各 10 克	生龙牡^各 15 克	绿萼梅 10 克
合欢皮 30 克	炒枣仁 30 克	柏子仁 30 克	生薏苡仁 15 克
鸡内金 30 克	生麦芽 30 克	蛇舌草 30 克	半枝莲 15 克
生甘草 9 克			

14 付,水煎服,煎服法同前。

中成药:加味西黄解毒胶囊 0.5 克(2 粒) 口服 3 次/日

2011 年 8 月 17 日十一诊

左侧乳腺癌术后 4 年半余,放化疗后。症见:头晕,乏力,五心烦热,纳可,眠差,二便调,舌淡红,苔薄黄,脉沉细。证属肝肾阴虚,予知柏地黄丸化裁,处方:

知母 10 克	黄柏 10 克	熟地黄 15 克	茯苓 30 克
山茱萸 10 克	泽泻 15 克	丹皮 10 克	地骨皮 10 克
赤白芍^各 10 克	天麦冬^各 15 克	生龙牡^各 15 克	炒枣仁 30 克
制远志 10 克	穿山甲 6 克	醋鳖甲 10 克	醋龟甲 10 克
山慈菇 10 克	五味子 6 克	太子参 15 克	半枝莲 30 克
蛇舌草 30 克	生甘草 10 克		

14 付,水煎服,煎服法同前。

中成药:加味西黄解毒胶囊　0.5克(2粒)　口服　3次/日

2012年3月22日十二诊

左侧乳腺癌术后5年余,放化疗后。近期无复查。症见:头晕,气短,乏力,双膝以下发软,眠差易醒,梦多,纳可,二便调,舌尖红,苔薄黄,脉沉细。证属气阴两虚、心神失养,予天王补心丹化裁,处方:

太子参15克	元参10克	沙参15克	五味子10克
炒枣仁15克	柏子仁15克	当归10克	天麦冬各10克
龙眼肉10克	穿山甲6克	醋鳖甲10克	生龙牡各15克
山慈菇10克	生蒲黄10克	露蜂房5克	路路通10克
九香虫6克	郁金10克	代代花10克	炒杜仲15克
蛇舌草30克	半枝莲15克	生甘草10克	

14付,水煎服,煎服法同前。

中成药:加味西黄解毒胶囊　0.5克(2粒)　口服　3次/日

2012年9月12日十三诊

左侧乳腺癌术后5年零9个月,放化疗后。近期复查无异常。症见:乏力,头晕,双下肢乏力,眠差,梦多,易醒,纳可,时有心悸,口干口苦,二便调,舌淡红,苔薄白,脉沉细。证属气血两虚、心神失养,予黄芪首乌汤合小柴胡汤化裁,处方:

生黄芪30克	制首乌15克	柴胡10克	黄芩10克
清半夏9克	太子参15克	炒白术15克	土茯苓30克
山慈菇9克	五味子5克	夏枯草10克	生龙牡各15克
炒杜仲15克	桑椹15克	路路通10克	王不留行10克
穿山甲6克	醋鳖甲10克	鸡内金30克	生麦芽30克
川厚朴10克	蛇舌草30克	半枝莲15克	生甘草10克

14付,水煎服,煎服法同前。

中成药:加味西黄解毒胶囊　0.5克(2粒)　口服　3次/日

2013年1月3日十四诊

左侧乳腺癌术后6年余,放化疗后。症见:头晕,乏力,腰酸腿软,脾气急躁,眠差易醒,醒后难以再次入睡,纳可,二便调,舌尖红,苔黄腻,脉沉细。证属肝郁脾虚、气血不足,予丹栀逍遥散化裁,处方:

丹皮10克	栀子10克	炒白术15克	土茯苓30克
当归15克	杭白芍15克	柴胡10克	玫瑰花15克

代代花 15 克	灵磁石 30 克	珍珠母 30 克	生龙牡^各 15 克
山慈菇 10 克	五味子 5 克	露蜂房 5 克	三七 6 克
生黄芪 30 克	穿山甲 6 克	醋鳖甲 10 克	路路通 10 克
半枝莲 15 克	重楼 15 克	生甘草 10 克	

14 付,水煎服,煎服法同前。

中成药:康力欣胶囊 1.5 克(3 粒) 口服 3 次/日

按:该患者年逾六旬,放化疗后气血不足,血不归藏于肝,致肝失涵养、肝火上炎,故总属肝郁脾虚肾亏、气血精微不足之证,当适当疏肝健脾益肾、补气养血填精以提高生活质量、促进机体免疫力,自然可以抗御肿瘤复发、转移。

病例 38 左侧乳腺癌术后,放化疗后

宋某某,女,68 岁。基本病情:左侧乳腺癌术后,放化疗后。

2007 年 10 月 27 日初诊

左侧乳腺癌术后近 2 年,病理:浸润性导管癌,淋巴结 4/9,ER(−),PR(−);放化疗后。复查胸部 CT 示:放射性肺炎;左锁骨上淋巴结 1.6cm×0.8cm;肺内小结节;肋骨转移。肿瘤标记物正常。症见:纳可,眠可,胃脘不适,咳嗽,白痰,大便调,舌淡红,苔薄白,脉沉细。证属放化疗后气血不足、肝郁脾虚、肺阴受损,予丹栀逍遥散化裁,处方:

丹皮 10 克	栀子 10 克	柴胡 10 克	赤白芍^各 10 克
炒白术 15 克	茯苓 15 克	绿萼梅 10 克	山慈菇 10 克
浙贝母 10 克	百合 30 克	僵蚕 10 克	鼠妇 10 克
穿山甲 6 克	金荞麦 15 克	生麦芽 30 克	焦楂榔^各 10 克
补骨脂 10 克	蛇舌草 30 克	草河车 15 克	生甘草 10 克

14 付,水煎服;每付药连续服用两日。煎服法:每剂药连煎 2 回,兑成400ml 浓汁,分成 4 份,每日早、晚各服一次,每次 100ml。

中成药:加味西黄解毒胶囊 0.5 克(2 粒) 口服 3 次/日

按:乳腺癌较易发生肺转移和骨转移,故防治肺、骨转移是放化疗后的主要任务。该患者肺内有小结节,当防转移,加百合、僵蚕、鼠妇;骨转移加补骨脂。

2007 年 12 月 11 日二诊

左侧乳腺癌术后 2 年,病理:浸润性导管癌,淋巴结 4/9,ER(−),PR(−);放化疗后。复查胸部 CT:左肺未见明显结节;右肺可见 0.1cm 结节。症见:骨转移疼痛,髋部疼痛,咳嗽,畏风,舌淡红,苔薄白,脉沉细。予清燥救肺

汤合小柴胡汤化裁,处方:

沙参15克	桑叶10克	枇杷叶15克	桑白皮10克
黄芩10克	清半夏9克	柴胡10克	赤白芍各10克
炒白术15克	茯苓15克	淡竹叶10克	萹蓄10克
穿山甲6克	山慈菇10克	鼠妇8克	金荞麦15克
骨碎补10克	炒杜仲10克	透骨草10克	蛇舌草30克
草河车15克	生甘草10克		

14付,水煎服,煎服法同前。

中成药:加味西黄解毒胶囊　0.5克(2粒)　口服　3次/日

按:咳嗽、畏风,为放射性肺炎所致,予清燥救肺汤;骨转移加骨碎补、炒杜仲、透骨草益肾壮骨;防肺转移加鼠妇、金荞麦。

2008年2月15日三诊

左侧乳腺癌术后2年余,放化疗后。症见:咳嗽,白痰,咽部不适,纳可,眠可,舌淡红,苔薄白,脉沉细。证属气阴两虚,予生脉饮合百合固金汤化裁,处方:

沙参15克	麦冬10克	五味子10克	生地黄10克
百合30克	桔梗10克	款冬花10克	射干6克
浙贝母10克	山慈菇10克	鼠妇10克	补骨脂10克
骨碎补10克	续断15克	透骨草10克	穿山甲6克
蛇舌草30克	草河车15克	生甘草10克	

14付,水煎服,煎服法同前。

中成药:加味西黄解毒胶囊　0.5克(2粒)　口服　3次/日

按:防肺转移予百合固金汤益肺养阴固本;鼠妇拔毒抗癌;骨转移用补骨脂、骨碎补、续断、透骨草等益肾壮骨。

2008年5月20日四诊

左侧乳腺癌术后近2年半,放化疗后。症见:咳嗽,白痰,畏风,纳可,眠可,大便正常,舌淡红,苔薄白,脉沉细。证属肝脾两虚,肺热内蕴,予小柴胡汤化裁,兼顾益肾、清肺化痰,处方:

桑寄生15克	桑椹30克	桑螵蛸10克	黄芩10克
丹皮10克	清半夏9克	枇杷叶15克	款冬花10克
苍术10克	黄柏10克	生薏苡仁30克	浙贝母10克
炒杜仲10克	醋鳖甲15克	山慈菇10克	鼠妇10克
川芎10克	蛇舌草30克	草河车15克	生甘草10克

14 付,水煎服,煎服法同前。

中成药:加味西黄解毒胶囊 0.5 克(2 粒) 口服 3 次/日

2008 年 8 月 31 日五诊

左侧乳腺癌术后 2 年半余,放化疗后。症见:胃脘不适,大便不成形,舌红,苔薄黄微腻,脉沉细。证属中焦湿热,予清热祛湿法,龙胆泻肝汤合二妙丸化裁,处方:

龙胆草 10 克	栀子 10 克	黄芩 10 克	柴胡 10 克
苍术 10 克	黄柏 10 克	生薏苡仁 30 克	荷叶 10 克
蒲公英 15 克	苦地丁 10 克	生蒲黄 10 克	白芷 10 克
露蜂房 5 克	夏枯草 10 克	山慈菇 10 克	醋龟甲 15 克
儿茶 10 克	乌梅 10 克	草河车 15 克	蛇舌草 30 克
炙甘草 10 克			

14 付,水煎服,煎服法同前。

中成药:加味西黄解毒胶囊 0.5 克(2 粒) 口服 3 次/日

按:胃脘不适,加"小胃方"。

2008 年 9 月 26 日六诊

左侧乳腺癌术后 2 年半余,放化疗后。复查超声:左腋下淋巴结肿大 1.1cm×0.6cm。症见:大便不尽感,不成形,舌淡红,苔薄黄微腻,脉沉细。仍属湿浊下注,予清化湿热法,二妙汤化裁,处方:

生蒲黄 10 克	白芷 10 克	露蜂房 5 克	血余炭 10 克
苍术 10 克	黄柏 10 克	生薏苡仁 30 克	生龙牡^各 15 克
夏枯草 10 克	山慈菇 10 克	浙贝母 10 克	焦楂榔^各 10 克
香橼 15 克	诃子肉 10 克	蛇舌草 30 克	半边莲 30 克
炙甘草 10 克			

14 付,水煎服,煎服法同前。

中成药:加味西黄解毒胶囊 0.5 克(2 粒) 口服 3 次/日

2008 年 11 月 18 日七诊

左侧乳腺癌术后 3 年,放化疗后。症见:时有胃脘不适,大便调,时有咳嗽,白痰,舌淡红,苔薄白,脉沉细。证属脾虚生痰,予健脾理气法,香砂六君子汤化裁,处方:

太子参 15 克	炒白术 15 克	茯苓 15 克	陈皮 10 克
清半夏 10 克	生龙牡^各 15 克	山慈菇 10 克	浙贝母 10 克

穿山甲6克　　　生蒲黄10克　　　露蜂房5克　　　桔梗10克
款冬花10克　　　代赭石15克　　　生麦芽30克　　　鸡内金30克
莪术10克　　　　蛇舌草30克　　　草河车15克　　　炙甘草10克

14付,水煎服,煎服法同前。

中成药:加味西黄解毒胶囊　0.5克(2粒)　口服　3次/日

2009年2月3日八诊

左侧乳腺癌术后3年余,放化疗后。症见:咽痒,咳嗽,纳可,眠可,畏冷,二便调,舌淡红,苔薄白,脉沉细。当防放射性肺炎,予养阴清肺、益气和中法,处方:

沙参15克　　　麦冬10克　　　射干5克　　　橘红5克
桔梗10克　　　炒白术15克　　　茯苓15克　　　生龙牡^各15克
百合30克　　　百部10克　　　山慈菇10克　　　夏枯草10克
浙贝母10克　　　川贝母8克　　　醋鳖甲15克　　　莪术8克
杏仁10克　　　蛇舌草30克　　　草河车15克　　　生甘草10克

14付,水煎服,煎服法同前。

中成药:加味西黄解毒胶囊　0.5克(2粒)　口服　3次/日

2009年5月15日九诊

左侧乳腺癌术后3年半,放化疗后。右第9肋骨转移。症见:咽痛,咳嗽,纳可,眠可,舌淡红,苔薄白,脉沉细。证属肺肾不足,肺热内蕴,续予养阴清肺、益肾壮骨法,处方:

元参10克　　　桑叶10克　　　枇杷叶15克　　　麦冬10克
款冬花10克　　　浮萍10克　　　桔梗10克　　　旋覆花10克
海浮石10克　　　骨碎补10克　　　透骨草10克　　　穿山甲6克
醋鳖甲12克　　　莪术10克　　　生龙牡^各15克　　　白芷10克
佛手15克　　　生蒲黄10克　　　露蜂房5克　　　蛇舌草30克
半枝莲30克　　　炙甘草10克

14付,水煎服,煎服法同前。

中成药:加味西黄解毒胶囊　0.5克(2粒)　口服　3次/日

按:祛痰止咳,用旋覆花、海浮石。

2009年9月27日十诊

左侧乳腺癌术后近4年,放化疗后,纵隔及腋下可见淋巴结,第9肋骨转移。症见:咽痒,咳嗽,纳、眠可,二便调,舌淡红,苔薄白,脉沉细。证属肺肾不

足,邪热内蕴,续予养阴清肺、益肾壮骨法,自拟寄生肾气丸合百合固金汤化裁,处方:

桑寄生 15 克	牛膝 10 克	生熟地各 10 克	山茱萸 12 克
土茯苓 15 克	补骨脂 10 克	生龙牡各 15 克	百合 30 克
天麦冬各 12 克	桑叶 10 克	川贝母 10 克	龙胆草 10 克
绿萼梅 10 克	鼠妇 10 克	姜厚朴 10 克	白鲜皮 10 克
珍珠母 30 克	续断 15 克	蛇舌草 30 克	生甘草 10 克

14 付,水煎服,煎服法同前。

中成药:加味西黄解毒胶囊　0.5 克(2 粒)　口服　3 次/日

2009 年 12 月 27 日十一诊

左侧乳腺癌术后 4 年,放化疗后,纵隔及腋下可见淋巴结,骨转移。超声:右侧乳腺增生。复查肿瘤标记物正常。症见:咳嗽、咽痒好转,口干,纳、眠可,二便调,胃脘胀,腰部不适,舌淡红,苔薄白,脉沉细。证属肝郁脾虚,予丹栀逍遥散化裁,处方:

丹皮 10 克	栀子 10 克	柴胡 10 克	赤白芍各 15 克
炒白术 15 克	茯苓 15 克	石斛 15 克	天麦冬各 10 克
川贝母 10 克	鼠妇 10 克	路路通 10 克	王不留行 10 克
天花粉 10 克	莪术 10 克	珍珠母 30 克	炒杜仲 10 克
金荞麦 15 克	续断 10 克	佛手 10 克	蛇舌草 30 克
生甘草 10 克			

14 付,水煎服,煎服法同前。

中成药:加味西黄解毒胶囊　0.5 克(2 粒)　口服　3 次/日

2010 年 4 月 30 日十二诊

左侧乳腺癌术后近 4 年半,胸腹部 CT:纵隔及腋下淋巴结较前增大;右侧锁骨上淋巴结可见;胆囊结石;右肾囊肿。肿瘤标记物正常。症见:大便稍稀,晨起即便,胃脘不适,小便可,纳可,眠可,舌淡红,苔薄白,脉沉细。证属脾肾气虚,予香砂六君子汤合四神丸化裁,处方:

广木香 10 克	砂仁 6 克	陈皮 10 克	清半夏 10 克
太子参 15 克	茯苓 15 克	炒白术 15 克	莲子肉 10 克
肉豆蔻 10 克	补骨脂 10 克	五味子 10 克	生龙牡各 15 克
生蒲黄 10 克	露蜂房 5 克	佛手 10 克	绿萼梅 10 克
山慈菇 10 克	浙贝母 10 克	路路通 10 克	醋龟甲 10 克
醋鳖甲 10 克	蛇舌草 30 克	生甘草 10 克	

14 付,水煎服,煎服法同前。

中成药:加味西黄解毒胶囊 0.5 克(2 粒) 口服 3 次/日

按:晨起即便,类似于"五更泻",故加四神丸。

2010 年 5 月 23 日十三诊

左侧乳腺癌术后 4 年半,纵隔及腋下淋巴结增大,复查 CA 153 30.0U/ml↑(正常 <25.0U/ml),CEA 正常。症见:大便不成形,排不尽感,咳嗽,咳白黏痰,舌淡红,苔薄黄,脉沉细。证属肝郁脾虚,肺热未净,予小柴胡汤合逍遥散化裁,处方:

沙参 15 克	清半夏 10 克	黄芩 10 克	柴胡 10 克
赤白芍^各10 克	炒白术 15 克	茯苓 15 克	凌霄花 15 克
八月札 15 克	生龙牡^各15 克	山慈菇 10 克	五味子 10 克
穿山甲 6 克	醋鳖甲 15 克	莪术 10 克	焦楂榔^各10 克
草决明 10 克	浙贝母 10 克	百合 30 克	蛇舌草 30 克
半枝莲 30 克	生甘草 10 克		

14 付,水煎服,煎服法同前。

中成药:加味西黄解毒胶囊 0.5 克(2 粒) 口服 3 次/日

2010 年 8 月 31 日十四诊

左侧乳腺癌术后近 5 年。复查胸腹盆腔 CT:左锁骨下至左腋下多发淋巴结;胆囊结石;右肾囊肿;盆腔少量积液。肿瘤标记物正常。症见:手心烦热,口干,咳嗽稍减,舌淡红,苔薄黄,脉沉细。证属阴虚燥热,予知柏地黄丸化裁,处方:

知母 10 克	黄柏 10 克	生地黄 15 克	山茱萸 10 克
土茯苓 30 克	丹皮 10 克	山慈菇 10 克	浙贝母 10 克
僵蚕 10 克	鼠妇 10 克	九香虫 6 克	三七 5 克
夏枯草 10 克	莪术 10 克	生黄芪 30 克	苏木 5 克
珍珠母 30 克	合欢皮 30 克	绿萼梅 10 克	重楼 15 克
半枝莲 30 克	生甘草 10 克		

14 付,水煎服,煎服法同前。

中成药:加味西黄解毒胶囊 0.5 克(2 粒) 口服 3 次/日

按:鼠妇、僵蚕、九香虫抗肺转移;珍珠母、合欢皮可安神促睡眠。

2011 年 2 月 11 日十五诊

左侧乳腺癌术后 5 年余,左腋下淋巴结转移,化疗后缩小,左腋下淋巴结拟行进一步放疗。症见:口干,咳痰困难,舌淡苔薄白,脉沉细。属乳腺病灶放射治疗后所致放射性肺炎,肺热内蕴,予小柴胡汤化裁,处方:

柴胡 10 克	黄芩 10 克	清半夏 10 克	太子参 15 克
沙参 15 克	炒白术 15 克	土茯苓 30 克	生黄芪 30 克
苏木 6 克	浮萍 10 克	生龙牡^各 15 克	山慈菇 10 克
五味子 10 克	穿山甲 6 克	醋鳖甲 15 克	生蒲黄 10 克
露蜂房 5 克	天花粉 5 克	麦冬 12 克	石斛 10 克
蛇舌草 30 克	半枝莲 30 克	生甘草 10 克	

14 付,水煎服,煎服法同前。

中成药:加味西黄解毒胶囊　0.5 克(2 粒)　口服　3 次/日

2011 年 4 月 19 日十六诊

左侧乳腺癌术后近 5 年半,左腋下淋巴结转移,化疗 6 周后。症见:口干,舌淡,少苔,脉沉细。邪热未净,予竹叶石膏汤合四君子汤化裁,处方:

淡竹叶 10 克	生石膏 30 克	太子参 15 克	麦冬 12 克
清半夏 10 克	生薏苡仁 15 克	炒白术 15 克	土茯苓 30 克
生龙牡^各 15 克	山慈菇 10 克	五味子 10 克	穿山甲 6 克
醋鳖甲 10 克	绿萼梅 10 克	鹿含草 10 克	珍珠母 30 克
佛手 10 克	蛇舌草 30 克	半枝莲 30 克	生甘草 10 克

14 付,水煎服,煎服法同前。

中成药:加味西黄解毒胶囊　0.5 克(2 粒)　口服　3 次/日

2011 年 6 月 26 日十七诊

左侧乳腺癌术后 5 年半余,左腋下淋巴结转移,化疗 6 周期后。症见:头晕,阵发性虚汗,纳可,眠可,二便调,舌淡红,少苔,脉沉细。证属肝郁脾虚,予丹栀逍遥散合半夏天麻白术汤化裁,处方:

丹皮 10 克	栀子 10 克	柴胡 10 克	赤白芍^各 10 克
当归 15 克	炒白术 15 克	土茯苓 30 克	薄荷 8 克
生龙牡^各 15 克	山慈菇 10 克	五味子 6 克	生蒲黄 10 克
露蜂房 5 克	穿山甲 6 克	醋鳖甲 10 克	绿萼梅 10 克
天麻 12 克	清半夏 10 克	鹿含草 10 克	蛇舌草 30 克
半枝莲 30 克	生甘草 10 克		

14 付,水煎服,煎服法同前。

中成药:加味西黄解毒胶囊　0.5 克(2 粒)　口服　3 次/日

2012 年 1 月 17 日十八诊

左侧乳腺癌术后 6 年余,左腋下淋巴结转移,化疗后。症见:大便不畅,舌淡红胖,苔薄白,脉沉细。证属气血不足,予归脾汤化裁,处方:

生黄芪 30 克	制远志 10 克	龙眼肉 10 克	太子参 15 克
炒白术 15 克	土茯苓 30 克	广木香 10 克	炒枣仁 30 克
柏子仁 30 克	生龙牡^各 15 克	山慈菇 10 克	五味子 10 克
穿山甲 5 克	醋鳖甲 10 克	浙贝母 10 克	升麻 3 克
绿萼梅 10 克	蛇舌草 30 克	半枝莲 30 克	生甘草 10 克

14 付,水煎服,煎服法同前。

中成药:加味西黄解毒胶囊 0.5 克(2 粒) 口服 3 次/日

2012 年 4 月 29 日十九诊

左侧乳腺癌术后近 6 年半,左腋下淋巴结转移,化疗后。症见:烦躁、汗出,舌淡红,苔薄黄,脉沉细。证属肝郁脾虚,予丹栀逍遥散化裁,处方:

丹皮 10 克	栀子 10 克	柴胡 10 克	赤白芍^各 10 克
当归 15 克	炒白术 15 克	土茯苓 30 克	木蝴蝶 5 克
桔梗 10 克	生龙牡^各 15 克	山慈菇 10 克	五味子 10 克
穿山甲 6 克	醋鳖甲 10 克	夏枯草 10 克	三七 5 克
九香虫 6 克	绿萼梅 10 克	蛇舌草 30 克	半枝莲 30 克
生甘草 10 克			

14 付,水煎服,煎服法同前。

中成药:加味西黄解毒胶囊 0.5 克(2 粒) 口服 3 次/日

2012 年 7 月 11 日二十诊

左侧乳腺癌术后 6 年半余,左腋下淋巴结转移,化疗后。症见:胃脘不适,咳嗽,咳白黏痰,大便次数多,纳可,眠可,舌淡红,苔薄白,脉沉细。证属脾胃不和,予黄芪建中汤合四君子汤化裁,处方:

生黄芪 30 克	杭白芍 15 克	太子参 15 克	炒白术 15 克
土茯苓 30 克	生麦芽 30 克	鸡内金 30 克	炒莱菔子 10 克
代赭石 15 克	生蒲黄 10 克	露蜂房 5 克	生龙牡^各 15 克
山慈菇 9 克	五味子 5 克	穿山甲 6 克	醋鳖甲 10 克
珍珠母 30 克	桔梗 10 克	款冬花 10 克	芡实 10 克
路路通 10 克	蛇舌草 30 克	半枝莲 15 克	生甘草 10 克

14 付,水煎服,煎服法同前。

中成药:加味西黄解毒胶囊 0.5 克(2 粒) 口服 3 次/日

2012 年 12 月 26 日二十一诊

左侧乳腺癌术后 7 年,左腋下淋巴结转移,化疗后。近期复查超声:左腋下淋巴结较前有缩小。症见:小腹胀痛,小便少,无尿急、尿频,咳嗽,痰少,遇风加重,咽痒,纳、眠可,大便调,舌淡红,苔薄黄,脉沉细。证属肺热内蕴,予清燥救肺汤合小柴胡汤化裁,处方:

桑叶 10 克	枇杷叶 10 克	麦冬 10 克	沙参 10 克
黄芩 10 克	清半夏 10 克	柴胡 10 克	炒白术 15 克
土茯苓 30 克	山慈菇 10 克	五味子 10 克	生龙牡各 15 克
露蜂房 5 克	穿山甲 6 克	醋鳖甲 10 克	路路通 10 克
小茴香 9 克	荔枝核 10 克	桔梗 10 克	款冬花 10 克
浮萍 6 克	重楼 15 克	生甘草 10 克	

14 付,水煎服,煎服法同前。

中成药:加味西黄解毒胶囊 0.5 克(2 粒) 口服 3 次/日

按:该患者虽然有骨转移,但经中西医结合治疗仍存活 7 年余;尽管还伴有淋巴结转移,但经中西医结合治疗后淋巴结肿大较前缩小,提示治疗有效。故乳腺癌骨转移、淋巴结转移并不就意味着患者病情无转机,中西医相互配合、取长补短,对乳腺癌患者而言仍是十分有意义的。

病例39 卵巢癌术后,化疗后

闫某某,女,58 岁。基本病情:卵巢癌术后,化疗后。

2007 年 12 月 28 日初诊

卵巢癌术后 1 年余,化疗后,复查 CA 125 正常。症见:眠不实,胃怕凉,大便排不尽感,气短,舌胖,苔黄,脉沉细。证属化疗后气血不足,予归脾汤化裁,处方:

生黄芪 30 克	当归 15 克	太子参 15 克	沙参 15 克
生地黄 10 克	砂仁 10 克	炒枣仁 30 克	柏子仁 30 克
合欢皮 30 克	龙眼肉 10 克	生蒲黄 10 克	炒莱菔子 12 克
穿山甲 6 克	土鳖虫 5 克	天花粉 5 克	姜半夏 10 克
草决明 10 克	桑寄生 15 克	牛膝 10 克	水红花子 10 克
重楼 15 克	生甘草 10 克		

30 付,水煎服;每付药连续服用两日。煎服法:每剂药连煎 2 回,兑成 400ml 浓汁,分成 4 份,每日早、晚各服一次,每次 100ml。

中成药:芪珍胶囊 0.9 克(3 粒) 口服 3 次/日

按:患者卵巢癌术后、化疗后,一派中焦虚寒、气血不足之象,故予归脾汤化裁,补益气血、养心安神。

2008 年 3 月 28 日二诊

卵巢癌术后 1 年半,化疗 10 周期,复查 CA 125、CA 199 正常。白细胞 3.1 × 10^9/L。症见:上腹部不适,嗳气则舒,反酸,眠不佳,大便调,舌红胖,苔黄腻,脉沉细。证属脾肾亏虚、肝胃不和,予抑酸和胃、健脾益肾法调治,小陷胸汤合左金丸、四君子汤等化裁,处方:

瓜蒌皮 15 克	清半夏 10 克	黄连 10 克	吴茱萸 5 克
太子参 15 克	炒白术 15 克	土茯苓 30 克	桑寄生 15 克
桑螵蛸 10 克	露蜂房 5 克	莪术 10 克	三棱 6 克
穿山甲 6 克	小茴香 10 克	橘核 10 克	乌药 10 克
代赭石 15 克	鸡内金 30 克	生麦芽 30 克	焦槟榔 10 克
香橼 15 克	重楼 15 克	草河车 15 克	生甘草 10 克

30 付,水煎服,煎服法同前。

中成药:芪珍胶囊 0.9 克(3 粒) 口服 3 次/日

按:反酸、嗳气、上腹部不适,皆因肝胃郁热、胃失和降所致,故予小陷胸汤合左金丸清肝和胃、抑酸降逆;四君子汤健脾益气;桑寄生、桑螵蛸益肾;露蜂房取象比类抗肿瘤;莪术、三棱、茴香橘核丸理气消积;金麦代赭汤加焦槟榔、香橼健胃消食、理气消胀。

2008 年 6 月 21 日三诊

卵巢癌术后 1 年零 9 个月,化疗后,复查 CA 125、CA 199 正常。症见:上腹部不适,嗳气则舒,肠鸣,大便不尽感,烧心,消化不佳,舌红胖,苔黄腻,脉沉细。证属胃气不和,予旋覆代赭汤合左金丸化裁,处方:

旋覆花 10 克	代赭石 15 克	太子参 15 克	炒白术 15 克
土茯苓 30 克	黄连 10 克	吴茱萸 5 克	清半夏 10 克
生蒲黄 10 克	白芷 10 克	露蜂房 5 克	桃仁 10 克
莪术 10 克	三棱 10 克	穿山甲 6 克	焦槟榔^各 10 克
生麦芽 30 克	鸡内金 30 克	龙眼肉 10 克	合欢皮 30 克
半边莲 30 克	龙葵 30 克	炙甘草 10 克	

36 付,水煎服,煎服法同前。

中成药:芪珍胶囊 0.9 克(3 粒) 口服 3 次/日

按:胃脘不适,用"小胃方"保护胃黏膜;左金丸疏肝和胃、抑制胃酸;生麦芽、鸡内金、焦槟榔理气消食,促胃和降。

2008 年 10 月 14 日四诊

卵巢癌术后 2 年余,化疗后,复查 CA 125、CA 199 正常。白细胞 3.8 ×

10^9/L。症见:胃堵,嗳气,眠不实,反酸,舌红胖,苔黄腻,脉沉细。仍予健脾和胃、理气降逆等法调治,黄芪建中汤合旋覆代赭汤化裁,处方:

生黄芪30克	杭白芍15克	旋覆花10克	代赭石15克
太子参15克	姜半夏10克	郁金10克	沉香3克
香橼15克	苏梗10克	炒枣仁30克	柏子仁30克
莪术10克	三棱5克	川厚朴10克	土鳖虫6克
穿山甲6克	猪苓30克	草决明10克	鸡内金30克
生麦芽30克	半边莲30克	生甘草10克	

36付,水煎服,煎服法同前。

中成药:复方斑蝥胶囊 0.75克(3粒) 口服 2次/日

2009年3月6日五诊

卵巢癌术后2年半,化疗后,复查CEA、CA 125、CA 199正常。症见:胃脘不适,纳可,眠时好时差,二便调,时有烧心,舌胖红,苔黄,脉沉细。酸属肝,仍从疏肝健脾调治,予柴胡疏肝散合左金丸化裁,处方:

柴胡10克	杭白芍15克	川厚朴10克	桃仁8克
地龙10克	生黄芪30克	太子参15克	土茯苓30克
莪术10克	路路通10克	旋覆花10克	代赭石15克
土鳖虫6克	露蜂房5克	生蒲黄10克	白芷10克
制首乌15克	黄连10克	吴茱萸5克	合欢皮30克
穿山甲6克	半边莲30克	重楼15克	生甘草10克

36付,水煎服,煎服法同前。

中成药:复方斑蝥胶囊 0.75克(3粒) 口服 2次/日

按:用桃仁、地龙、土鳖虫之属,是为防止盆腔术后肠粘连。

2009年7月4日六诊

卵巢癌术后近3年,化疗后,2009年7月复查CA 125正常。症见:胃脘不适,痞满堵胀,反酸,睡眠较前好转,大便不畅,舌红胖,苔黄,脉沉细。证属肝胃不和,仍予左金丸合小陷胸汤、旋覆代赭汤化裁,处方:

瓜蒌皮15克	清半夏10克	黄连10克	吴茱萸5克
旋覆花10克	代赭石15克	太子参15克	炒白术15克
土茯苓15克	生蒲黄10克	露蜂房5克	莪术10克
焦楂榔^各12克	荷叶15克	鸡内金30克	生麦芽30克
桑螵蛸10克	牛膝10克	代代花10克	玫瑰花10克
蛇舌草30克	生甘草10克		

36 付,水煎服,煎服法同前。

中成药:复方斑蝥胶囊 0.75 克(3 粒) 口服 2 次/日

2010 年 3 月 13 日七诊

卵巢癌术后 3 年半,化疗后,复查 CA 125、CA 199 正常。近期确诊肩周炎,目前症见:眠差,入睡难,胃脘胀满较前有所减轻,大便不畅,偏干,舌红胖,苔少,脉沉细。证属脾虚气滞,予柴胡疏肝散合四君子汤化裁,处方:

柴胡 10 克	杭白芍 15 克	太子参 15 克	生白术 30 克
土茯苓 30 克	莪术 10 克	天花粉 10 克	苦参 10 克
小茴香 10 克	橘核 10 克	九香虫 6 克	土鳖虫 6 克
生黄芪 30 克	制首乌 15 克	生蒲黄 10 克	露蜂房 5 克
续断 15 克	桑寄生 15 克	代赭石 15 克	鸡内金 30 克
生麦芽 30 克	重楼 15 克	生甘草 10 克	

36 付,水煎服,煎服法同前。

中成药:复方斑蝥胶囊 0.75 克(3 粒) 口服 2 次/日

2011 年 4 月 16 日八诊

卵巢癌术后 4 年半,化疗后,复查 CEA、CA 125、CA 199 正常。症见:眠时好时差,睡不实,舌红胖,苔白,脉沉细。眠差不实,从心神不宁施治,予天王补心丹化裁,处方:

生地黄 15 克	沙参 15 克	太子参 15 克	炒枣仁 30 克
柏子仁 30 克	土茯苓 30 克	桔梗 10 克	麦冬 10 克
五味子 10 克	制远志 10 克	瓜蒌皮 15 克	清半夏 10 克
黄连 10 克	吴茱萸 5 克	穿山甲 6 克	醋鳖甲 15 克
生蒲黄 10 克	露蜂房 5 克	合欢皮 30 克	夜交藤 30 克
小茴香 10 克	橘核 10 克	蛇舌草 30 克	生甘草 10 克

30 付,水煎服,煎服法同前。

中成药:复方斑蝥胶囊 0.75 克(3 粒) 口服 2 次/日

按:虽调睡眠为主,仍需护胃,予左金丸、小陷胸汤等;兼顾盆腔结节用茴香橘核丸。

2011 年 9 月 25 日九诊

卵巢癌术后 5 年,化疗后,复查 CEA、CA 125、CA 199 正常。症见:胃脘胀气,烧心,鼻干,眠一般,便不净,纳可,舌淡,苔黄腻,脉沉细。证属肝胃不和,予辛开苦降法,以小陷胸汤合左金丸、半夏泻心汤化裁,处方:

瓜蒌皮15克	清半夏10克	黄连10克	吴茱萸5克
黄芩10克	干姜5克	苦参10克	莪术10克
天花粉10克	生蒲黄10克	露蜂房5克	穿山甲6克
醋鳖甲15克	地龙10克	三七5克	九香虫5克
绿萼梅10克	代赭石15克	鸡内金30克	生麦芽30克
焦楂榔各15克	重楼15克	生甘草10克	

30付,水煎服,煎服法同前。

中成药:复方斑蝥胶囊 0.75克(3粒) 口服 2次/日

2012年4月14日十诊

卵巢癌术后5年零7个月,化疗后,复查CEA、CA 125、CA 199正常。症见:呃逆,眠差,胃胀不适,舌淡胖,苔薄黄,脉沉细。仍以消化道症状为主,证属脾虚气滞,予香砂六君子汤合左金丸化裁,处方:

广木香10克	砂仁6克	太子参15克	炒白术15克
土茯苓30克	陈皮10克	清半夏10克	黄连10克
吴茱萸5克	瓜蒌皮15克	生蒲黄10克	露蜂房5克
炒杜仲10克	牛膝15克	桑寄生15克	穿山甲6克
醋鳖甲15克	合欢皮30克	灵磁石30克	天花粉10克
苦参10克	莪术10克	重楼15克	生甘草10克

24付,水煎服,煎服法同前。

2012年10月20日十一诊

卵巢癌术后6年余,化疗后,复查CEA、CA 125、CA 199正常。症见:尿不尽,偶有尿涩痛,睡眠欠佳,舌淡胖,苔白,脉沉细。气虚眠差,予归脾汤化裁,处方:

生黄芪30克	当归15克	龙眼肉10克	制远志10克
广木香10克	太子参15克	生白术30克	土茯苓30克
灵磁石30克	珍珠母30克	黄连10克	吴茱萸5克
瓜蒌皮15克	清半夏9克	生蒲黄10克	露蜂房5克
穿山甲6克	醋鳖甲15克	淡竹叶10克	莲子心3克
灵芝15克	白果6克	重楼15克	生甘草10克

24付,水煎服,煎服法同前。

按:尿涩痛,为小肠火,予"导赤散"意。

2013年4月16日十二诊

卵巢癌术后6年半,化疗后,复查CEA、CA 125、CA 199正常。症见:眠不

274

佳,入睡难,易醒,纳可,口气重,口干口苦,小便时有疼痛,尿不尽感,腰痛,舌红,苔少黄,脉沉细。少阳证见,予小柴胡汤,处方:

沙参15克	黄芩10克	清半夏10克	柴胡10克
生白术30克	白果10克	萆薢10克	苦参10克
天花粉10克	莪术10克	九香虫6克	灵磁石30克
炒枣仁30克	柏子仁30克	炒杜仲10克	鹿含草10克
淡竹叶10克	莲子心3克	穿山甲6克	醋鳖甲10克
重楼15克	生甘草10克		

24付,水煎服,煎服法同前。

中成药:芪珍胶囊 0.9克(3粒) 口服 3次/日

按:尿涩痛,予淡竹叶、莲子心;固肾涩尿,予白果、萆薢;眠差、入睡难,予灵磁石、炒枣仁、柏子仁;腰痛加炒杜仲、鹿含草。

2013年9月17日十三诊

卵巢癌术后7年,化疗后,复查CEA、CA 125、CA 199正常。症见:眠不安,烧心,口干,眼干,便不尽感,舌暗红,苔白,脉沉细。阴津虚损症状较重,予一贯煎合杞菊地黄丸、小柴胡汤意化裁,处方:

沙参15克	麦冬12克	当归15克	川楝子10克
枸杞子10克	生地黄12克	菊花10克	桑寄生10克
牛膝10克	鸡血藤30克	桑枝10克	柴胡10克
黄芩10克	清半夏10克	太子参15克	炒枣仁30克
珍珠母30克	灵磁石30克	合欢皮30克	穿山甲6克
醋鳖甲15克	重楼15克	生甘草10克	

24付,水煎服,煎服法同前。

中成药:复方斑蝥胶囊 0.75克(3粒) 口服 2次/日

2014年3月23日十四诊

卵巢癌术后7年半,化疗后,3月复查CEA、CA 125、CA 199正常。症见:口干口苦,两胁痛,胃怕凉,舌暗红,苔少,脉沉细。少阳证仍在,夹有胃寒,小柴胡汤合良附丸化裁,处方:

沙参15克	柴胡10克	黄芩10克	清半夏10克
太子参15克	茯苓15克	香附10克	元胡10克
高良姜5克	旋覆花10克	代赭石15克	鸡内金30克
生麦芽30克	生蒲黄10克	露蜂房5克	白及15克
穿山甲6克	醋鳖甲15克	玫瑰花10克	地龙10克

重楼 15 克　　　生甘草 10 克

24 付,水煎服,煎服法同前。

中成药:康力欣胶囊　1.5 克(3 粒)　口服　3 次/日

2014 年 9 月 14 日十五诊

卵巢癌术后 8 年,化疗后,复查超声及 CEA、CA 125、CA 199 正常。症见:口、咽、眼干,烧心,嗳气,饱胀感,脚麻,舌胖暗,苔少有裂纹,脉沉细。阴虚症状明显,天王补心丹合左金丸化裁,处方:

太子参 15 克	元参 10 克	沙参 15 克	天麦冬^各 10 克
石斛 15 克	鸡血藤 30 克	防风 10 克	全蝎 5 克
蜈蚣 2 条	牛膝 10 克	生麦芽 30 克	鸡内金 30 克
旋覆花 10 克	黄连 10 克	吴茱萸 6 克	炒莱菔子 10 克
煅瓦楞 15 克	郁金 15 克	穿山甲 6 克	醋鳖甲 15 克
莪术 10 克	苦参 10 克	重楼 15 克	生甘草 10 克

24 付,水煎服,煎服法同前。

中成药:康力欣胶囊　1.5 克(3 粒)　口服　3 次/日

按:卵巢是女性的性腺,即性激素分泌的器官,性激素具有维持女性性征的作用。孙桂芝教授认为女性激素具有"温柔涵养"的作用。卵巢手术后,性激素分泌量降低,就易出现"不温柔、难涵养"的证候,类似更年期综合征的表现。如果患者正好在更年期的年龄段上,这种证候就会表现得更为明显。常表现为肝气郁结、肝火易亢、心肝火盛而肝肾易亏;同时因为开腹手术,出现气血不足,后天滋养减少、肝脾不和、肝胃不和等现象。上述"温柔涵养"的功能当是"肝肾"所辖,故多从肝肾论治,有时肝火扰心或肝气乘脾会导致后天失养、气血亏虚,故心火旺、气血亏等引发的症状也会较为突出,临床常用方剂有丹栀逍遥散、小柴胡汤、归脾汤、天王补心丹、杞菊地黄丸、一贯煎等,这些方剂须注意随证施用。

病例 40　双侧卵巢癌术后化疗中

张某,女,49 岁。基本病情:双侧卵巢中-低分化浆液性乳头状囊腺癌术后,化疗中。

2009 年 10 月 26 日初诊

双卵巢癌术后,病理:中-低分化浆液性乳头状囊腺癌,淋巴结 1/34;化疗方案:多西他赛 + 奥沙利铂。超声:盆腔囊肿;肝多发囊肿;双乳腺增生。复查血常规:白细胞 3.0×10^9/L;肿瘤标记物:CA 125 403.0U/ml↑(正常 < 35.0U/

ml)。症见:左下肢浮肿,时有夜尿多,纳一般,眠不实,呕吐,便溏,舌红,苔少,脉细小滑。证属脾肾亏虚,气血不足,予八珍汤化裁,处方:

生黄芪30克	当归10克	杭白芍15克	生熟地^各10克
党参15克	炒白术15克	莲子肉10克	茯苓15克
桑寄生15克	桑螵蛸10克	砂仁10克	生蒲黄10克
露蜂房5克	小茴香10克	橘核10克	香附10克
泽泻30克	牛膝10克	合欢皮30克	龙葵30克
半边莲30克	炙甘草10克		

14付,水煎服;每付药连续服用两日。煎服法:每剂药连煎2回,兑成400ml浓汁,分成4份,每日早、晚各服一次,每次100ml。

中成药:复方斑蝥胶囊 0.75克(3粒) 口服 2次/日

按:化疗后,当先予补气养血、健脾益肾以扶正祛邪,使患者从化疗后的虚弱状态中逐渐恢复过来,再行其他相关治疗。方中桑螵蛸配合桑寄生等有助于益肾生髓;生蒲黄、露蜂房、茴香橘核丸等均为取象比类抗盆腔肿瘤药物。

2010年3月14日二诊

双卵巢癌术后,病理:中-低分化浆液性乳头状囊腺癌;化疗后。超声提示:盆腔囊肿;肝多发囊肿;双乳腺增生。症见:肝区疼痛,眠不实,梦多,舌红,苔少,脉细小滑。证属肝郁脾虚,予疏肝健脾法,丹栀逍遥散化裁,处方:

丹皮10克	栀子10克	柴胡10克	赤白芍^各10克
炒白术15克	土茯苓30克	炒枣仁30克	合欢皮30克
莪术10克	天花粉10克	苦参10克	生薏苡仁30克
穿山甲6克	郁金10克	川楝子10克	元胡10克
制首乌15克	苍术10克	黄柏10克	半边莲30克
蛇舌草30克	炙甘草10克		

14付,水煎服,煎服法同前。

中成药:复方斑蝥胶囊 0.75克(3粒) 口服 2次/日

2010年8月27日三诊

双卵巢癌术后,病理:中-低分化浆液性乳头状囊腺癌;化疗后。2010年7月复查 CA 125 8.2U/ml(正常<35.0U/ml),余正常;血常规示:白细胞3.64×10^9/L。症见:眠不安,纳可,偶有腹泻,舌淡胖,苔白,脉沉细。证属脾虚湿滞,予归脾汤合茴香橘核丸化裁,处方:

生黄芪30克	当归15克	炒白术15克	茯苓15克
广木香10克	制远志10克	炒枣仁30克	龙眼肉10克
小茴香10克	橘核10克	乌药10克	生蒲黄10克
露蜂房5克	苍术10克	黄柏10克	穿山甲6克
醋鳖甲10克	蛇舌草30克	半边莲30克	生甘草10克

14付,水煎服,煎服法同前。

中成药:复方斑蝥胶囊 0.75克(3粒) 口服 2次/日

2011年4月3日四诊

双卵巢癌术后,病理:中-低分化浆液性乳头状囊腺癌;化疗后。2011年3月复查CA 125 86.4U/ml↑(正常<35.0U/ml),余正常。症见:小腹坠胀,下肢轻度浮肿,舌淡胖,苔白,脉沉细。证属肝郁脾虚,予柴胡疏肝散合黄芪建中汤、茴香橘核丸化裁,处方:

柴胡10克	赤白芍^各10克	枳壳10克	川厚朴10克
地龙10克	九香虫6克	桃仁6克	水红花子10克
小茴香10克	橘核10克	穿山甲6克	醋鳖甲15克
生黄芪30克	猪苓30克	丝瓜络10克	路路通10克
泽泻30克	土鳖虫6克	半边莲30克	龙葵30克
蛇舌草30克	生甘草10克		

14付,水煎服,煎服法同前。

中成药:复方斑蝥胶囊 0.75克(3粒) 口服 2次/日

按:小腹坠胀,要考虑盆腔术后肠粘连可能,故予柴胡疏肝散配合地龙、桃仁、九香虫、水红花子、土鳖虫等理气活血、防治肠粘连;下肢肿胀考虑与淋巴回流不畅有关,加丝瓜络、路路通、猪苓、泽泻等通络除湿。

2011年6月4日五诊

双卵巢癌术后,病理:中-低分化浆液性乳头状囊腺癌;化疗后。复查CA 125 71.7U/ml↑(正常<35.0U/ml),余正常。症见:心烦急躁,小腹坠胀,眠差,舌淡,苔白,脉沉细。证属肝郁脾虚,予丹栀逍遥散合茴香橘核丸化裁,处方:

丹皮10克	栀子10克	柴胡10克	赤白芍^各12克
土茯苓30克	当归10克	土鳖虫6克	九香虫6克
地龙10克	僵蚕10克	鼠妇10克	生蒲黄10克
露蜂房5克	路路通10克	穿山甲6克	醋鳖甲20克
珍珠母30克	小茴香10克	橘核10克	荔枝核10克

278

草河车 15 克　　生甘草 10 克

14 付,水煎服,煎服法同前。

中成药:复方斑蝥胶囊　0.75 克(3 粒)　口服　2 次/日

2012 年 2 月 11 日六诊

双卵巢癌术后,病理:中-低分化浆液性乳头状囊腺癌;化疗后。复查 CA 125 39.1U/ml↑(正常<35.0U/ml),余正常。症见:肝区不适,急躁,舌淡胖,苔薄白,脉沉细小滑。证属肝郁脾虚,予逍遥散化裁,处方:

柴胡 10 克	赤白芍^各 12 克	土茯苓 30 克	炒白术 15 克
香附 10 克	元胡 15 克	土鳖虫 6 克	川厚朴 20 克
地龙 10 克	九香虫 6 克	生蒲黄 10 克	露蜂房 5 克
穿山甲 6 克	醋鳖甲 15 克	僵蚕 10 克	浙贝母 15 克
天花粉 10 克	苦参 10 克	莪术 9 克	代代花 10 克
玫瑰花 10 克	草河车 15 克	生甘草 9 克	

14 付,水煎服,煎服法同前。

中成药:复方斑蝥胶囊　0.75 克(3 粒)　口服　2 次/日

2012 年 4 月 1 日七诊

双卵巢癌术后,病理:中-低分化浆液性乳头状囊腺癌;化疗后。2012 年 3 月 12 日行脾转移灶手术切除,术后化疗已 1 周期。症见:一般情况尚可,仍心烦急躁,舌淡,苔薄白,脉沉细。证属肝郁脾虚,且开始再次化疗,予化疗减毒增效法,处方:

橘皮 10 克	竹茹 10 克	清半夏 10 克	补骨脂 10 克
丹皮 10 克	栀子 10 克	柴胡 10 克	赤白芍^各 12 克
当归 10 克	炒白术 15 克	土茯苓 30 克	桑螵蛸 10 克
制首乌 15 克	穿山甲 6 克	醋鳖甲 10 克	绿萼梅 10 克
地龙 10 克	三七 5 克	九香虫 5 克	代赭石 15 克
鸡内金 30 克	生麦芽 30 克	蛇舌草 30 克	生甘草 10 克

14 付,水煎服,煎服法同前。

中成药:复方斑蝥胶囊　0.75 克(3 粒)　口服　2 次/日

按:和胃止呕,用橘皮竹茹汤;心烦急躁,予丹栀逍遥散加绿萼梅;益肾养血,加桑螵蛸、制首乌;消食和胃,予金麦代赭汤;松解粘连,予地龙、三七、九香虫等。

2012 年 7 月 28 日八诊

双卵巢癌术后,病理:中-低分化浆液性乳头状囊腺癌;化疗后。2012 年 3

月发现脾转移切除,术后化疗6周期。现复查CA 125正常(正常<35.0U/ml)。症见:乏力,气短,肢麻,咳嗽少痰,咽痒,舌淡胖,苔薄黄,脉沉细。证属脾肾亏虚,兼有痰浊犯肺,予黄芪建中汤合四君子汤化裁,处方:

生黄芪30克	杭白芍15克	制首乌15克	太子参15克
炒白术15克	土茯苓30克	鸡血藤15克	防风10克
莪术10克	苦参10克	天花粉10克	穿山甲6克
醋鳖甲15克	山慈菇9克	五味子5克	全蝎5克
蜈蚣2条	浙贝母10克	桔梗10克	款冬花10克
木蝴蝶6克	重楼15克	生甘草10克	

14付,水煎服,煎服法同前。

中成药:复方斑蝥胶囊 0.75克(3粒) 口服 2次/日

按:化疗后乏力气短,予黄芪建中汤合四君子汤健脾益肾、补气养血;肢麻,予鸡血藤、防风、全蝎、蜈蚣等活血通络;干咳少痰、咽痒,加浙贝母、桔梗、款冬花、木蝴蝶宣肺化痰。

2012年12月2日九诊

双卵巢癌术后3年零8个月,病理:中-低分化浆液性乳头状囊腺癌;化疗后。2012年3月发现脾转移,行切除,术后化疗6周期。现复查CA 125正常(正常<35.0U/ml)。生化:尿酸高;超声:脂肪肝。症见:偶咳嗽,眠可,舌淡胖,苔薄少,脉沉细。证属脾虚肝郁,予归脾汤合丹栀逍遥散化裁,处方:

生黄芪30克	当归15克	炒枣仁30克	龙眼肉10克
广木香10克	制远志10克	炒白术15克	茯苓15克
丹皮10克	栀子10克	柴胡10克	赤白芍^各12克
三七6克	浮萍10克	穿山甲6克	醋鳖甲10克
川贝母10克	太子参15克	制首乌15克	蛇舌草30克
草河车15克	半枝莲30克	炙甘草10克	

14付,水煎服,煎服法同前。

中成药:复方斑蝥胶囊 0.75克(3粒) 口服 2次/日

2013年3月3日十诊

双卵巢癌术后4年余,病理:中-低分化浆液性乳头状囊腺癌;化疗后。2012年3月发现脾转移,行切除,术后化疗6周期。现复查CA 125正常(<35.0U/ml)。症见:口干口苦,口腔溃疡,乏力,便稀,舌淡胖,苔薄少,脉沉细。少阳证见,予小柴胡汤合四君子汤化裁,处方:

沙参15克	柴胡10克	黄芩10克	清半夏10克

炒白术 15 克	茯苓 15 克	淡竹叶 10 克	莲子心 3 克
生蒲黄 10 克	露蜂房 5 克	穿山甲 6 克	醋鳖甲 10 克
旱莲草 10 克	女贞子 10 克	苦参 10 克	莪术 10 克
生黄芪 30 克	制首乌 15 克	莲子肉 10 克	肉桂 5 克
玫瑰花 10 克	重楼 15 克	生甘草 10 克	

14 付,水煎服,煎服法同前。

中成药:复方斑蝥胶囊 0.75 克(3 粒) 口服 2 次/日

按: 口干口苦,小柴胡汤所主;口腔溃疡,加淡竹叶、莲子心;乏力,加生黄芪、制首乌;便稀,加莲子肉、肉桂。患者卵巢癌术后、化疗后,应该说治疗还是比较彻底的,但其后仍出现脾转移,再经手术切脾、化疗后,病情才较稳定,目前肿瘤标记物为正常范围,嘱续服汤药,定期复查。

病例41 右侧卵巢透明细胞癌术后

佟某,女,40 岁。基本病情:右侧卵巢透明细胞癌术后。

2009 年 10 月 23 日初诊

右侧卵巢癌术后 1 个月,病理:透明细胞癌,宫颈鳞状上皮轻度不典型增生,淋巴结 0/39。肿瘤标记物:CA 125 44.94U/ml↑(正常 < 35.0U/ml)。拟化疗。症见:一般情况可,舌淡红,苔薄白,脉沉细小滑。按化疗减毒增效处理,予归脾汤化裁,处方:

橘皮 10 克	竹茹 10 克	清半夏 10 克	枇杷叶 15 克
生黄芪 30 克	龙眼肉 10 克	制远志 10 克	广木香 10 克
茯苓 15 克	当归 15 克	炒枣仁 30 克	合欢皮 30 克
穿山甲 6 克	醋鳖甲 15 克	莪术 10 克	天花粉 10 克
三七 5 克	代赭石 15 克	鸡内金 30 克	生麦芽 30 克
鸡血藤 30 克	重楼 15 克	生甘草 10 克	

14 付,水煎服;每付药连续服用两日。煎服法:每剂药连煎 2 回,兑成400ml 浓汁,分成 4 份,每日早、晚各服一次,每次 100ml。

中成药:健脾益肾冲剂 20 克(2 小袋) 口服 2 次/日

按: 化疗时以和胃止呕、健胃消食、补气养血、宁心安神等为调理原则。本方中橘皮竹茹汤和胃止呕;归脾汤补气养血、宁心安神;金麦代赭汤健胃消食;莪术、天花粉为抗妇科肿瘤常用药对;三七促进术后切口恢复。

2010 年 4 月 15 日二诊

右侧卵巢癌术后 7 个月余,化疗后,病理:透明细胞癌,宫颈鳞状上皮不典型增生。2010年4月12日复查 CA 125 正常。症见:双下肢肿,胸闷气短,右下腹隐痛,舌淡,苔薄黄,脉沉细。证属肝郁脾虚,予疏肝解郁、健脾益肾、补气养血等为法,丹栀逍遥散合黄芪首乌汤化裁,处方:

丹皮10克	栀子10克	柴胡10克	赤白芍^各12克
炒白术15克	当归15克	生黄芪30克	制首乌15克
仙茅10克	仙灵脾10克	小茴香10克	橘核10克
穿山甲6克	醋鳖甲15克	地龙10克	九香虫5克
代赭石15克	鸡内金30克	生麦芽30克	绿萼梅10克
香橼15克	路路通10克	重楼15克	生甘草10克

14付,水煎服,煎服法同前。

中成药:复方斑蝥胶囊 0.75克(3粒) 口服 2次/日

按:下肢肿、下腹痛,皆因卵巢癌手术所致,淋巴结清扫后淋巴回流不畅则易腿肿;术后腹壁神经被切断、手术切口与腹壁粘连皆可引起腹痛。故加茴香橘核丸理气止痛,路路通、地龙、九香虫等通络止痛。

2010年5月23日三诊

右侧卵巢癌术后8个月,病理:透明细胞癌,宫颈鳞状上皮不典型增生。症见:双下肢肿,胸闷憋气,下腹部疼,纳可,眠可,二便可,双下肢沉,脚趾麻木,舌淡红胖,苔薄白,脉沉细。证属肝郁脾虚,仍予健脾益肾、扶正祛邪为法,二黄鸡枸汤合四君子汤化裁,处方:

生黄芪30克	黄精15克	鸡血藤30克	生地黄12克
山茱萸12克	土茯苓30克	太子参15克	炒白术15克
穿山甲6克	醋龟甲15克	橘核10克	小茴香10克
莪术10克	僵蚕10克	土鳖虫5克	天龙5克
补骨脂10克	肉豆蔻10克	吴茱萸5克	代赭石15克
生麦芽30克	蛇舌草30克	重楼15克	生甘草10克

14付,水煎服,煎服法同前。

中成药:复方斑蝥胶囊 0.75克(3粒) 口服 2次/日

按:下肢肿沉、下腹疼痛仍属术后并发症;脚趾麻木,则多与化疗药物(多为紫杉醇类)神经毒性有关。前者加茴香橘核丸、莪术等理气活血止痛;后者则在补气养血基础上加天龙、僵蚕、土鳖虫等虫类药物拔毒通络,同时嘱患者可用本方煎药之后的药渣再行煎水泡脚,以活血祛风、舒筋通络。

2010年10月12日四诊

右侧卵巢癌术后1年,病理:透明细胞癌,宫颈鳞状上皮不典型增生。症

见:口干咽干,头晕,胸胁胀满,右下腹疼痛,盗汗,潮热,舌淡红,苔黄,脉沉细。少阳证见,予小柴胡汤化裁,处方:

柴胡 10 克	黄芩 10 克	清半夏 10 克	太子参 15 克
炒白术 15 克	土茯苓 30 克	生蒲黄 10 克	露蜂房 5 克
穿山甲 6 克	醋鳖甲 10 克	小茴香 10 克	橘核 10 克
生黄芪 30 克	制首乌 15 克	地龙 10 克	三七 5 克
九香虫 5 克	苦参 10 克	天花粉 10 克	姜厚朴 10 克
浮小麦 30 克	大枣 5 枚	重楼 15 克	炙甘草 10 克

14 付,水煎服,煎服法同前。

中成药:复方斑蝥胶囊 0.75 克(3 粒) 口服 2 次/日

按:口干、咽干,头晕,胸胁胀满,右下腹疼痛,潮热盗汗,皆为肝经本经症状,故小柴胡汤化裁。方中尚有茴香橘核丸理气止痛;黄芪首乌汤健脾益肾;地龙、三七、九香虫等行气活血、通络拔毒;露蜂房配合生蒲黄取象比类治疗卵巢恶性肿瘤;甘麦大枣汤宁心止汗。

2011 年 1 月 11 日五诊

右侧卵巢癌术后 1 年余,病理:透明细胞癌,鳞状上皮不典型增生。超声:双侧乳腺增生。症见:胸闷,耳鸣,舌淡红,苔薄白,脉沉细。证属肝郁脾虚、脾肾两虚,予四逆散合四君子汤、黄芪首乌汤化裁,处方:

柴胡 10 克	杭白芍 15 克	枳壳 10 克	太子参 15 克
炒白术 15 克	土茯苓 30 克	桑椹 15 克	桑螵蛸 10 克
生蒲黄 10 克	露蜂房 5 克	穿山甲 6 克	醋鳖甲 15 克
绿萼梅 10 克	玫瑰花 10 克	三七 5 克	九香虫 5 克
生黄芪 30 克	制首乌 15 克	天龙 5 克	重楼 15 克
大枣 5 枚	浮小麦 30 克	半枝莲 30 克	炙甘草 10 克

14 付,水煎服,煎服法同前。

中成药:复方斑蝥胶囊 0.75 克(3 粒) 口服 2 次/日

按:胸闷除气血不足外,当有肝郁成分在;耳鸣则属肾虚。故用桑椹、桑螵蛸配合其他药物健脾益肾、补气养血,同时予露蜂房配合生蒲黄取象比类治疗卵巢恶性肿瘤;天龙、三七、九香虫等行气活血、通络拔毒。

2011 年 4 月 19 日六诊

右侧卵巢癌术后 1 年半,病理:透明细胞癌,鳞状上皮不典型增生。2011年 4 月复查超声、肿瘤标记物未见异常。症见:胸闷,气短,眠不安,偶有胃脘胀,下肢肿,舌淡红,苔薄白,脉沉细。证属心脾两虚,予黄芪首乌汤合天王补

心丹化裁,处方:

天麦冬^各10克	茯苓15克	桔梗10克	太子参15克
炒枣仁30克	柏子仁30克	当归15克	元参15克
制远志10克	五味子10克	地龙10克	珍珠母30克
生蒲黄10克	露蜂房5克	苦参10克	天花粉10克
穿山甲6克	醋鳖甲15克	莪术10克	生黄芪30克
制首乌15克	佛手15克	重楼15克	生甘草10克

14付,水煎服,煎服法同前。

中成药:复方斑蝥胶囊 0.75克(3粒) 口服 2次/日

按:胸闷气短,眠不安,予黄芪首乌汤合天王补心丹养心安神;珍珠母重镇安神、促进睡眠;胃胀,予佛手理气和胃;下肢肿,予地龙疏经通络利水。

2011年7月22日七诊

右侧卵巢癌术后1年零10个月,病理:透明细胞癌,鳞状上皮不典型增生。2011年7月复查CEA 5.12ng/ml↑(正常<5.0ng/ml),CA 199、CA 125正常。症见:餐后胃脘胀,眠差,入睡难,左侧胁肋部不适,纳可,二便调,舌淡红,苔薄黄,脉沉细。证属肝郁脾虚,予丹栀逍遥散化裁,处方:

丹皮10克	栀子10克	柴胡10克	赤白芍^各12克
当归15克	炒白术15克	土茯苓30克	生蒲黄10克
露蜂房5克	苦参10克	天花粉10克	莪术10克
穿山甲6克	醋鳖甲15克	绿萼梅10克	九香虫5克
土鳖虫5克	代赭石15克	鸡内金30克	生麦芽30克
珍珠母30克	重楼15克	生甘草10克	

14付,水煎服,煎服法同前。

中成药:复方斑蝥胶囊 0.75克(3粒) 口服 2次/日

按:餐后胃脘胀,当属消化不良所致,予金麦代赭汤健胃消食;入睡难,加珍珠母重镇安神。

2011年9月16日八诊

右侧卵巢癌术后2年,病理:透明细胞癌,鳞状上皮不典型增生。症见:胃脘不适,怕凉,易汗出,舌淡,苔薄白,脉沉细。证属脾胃虚寒,予归脾汤合良附丸化裁,处方:

生黄芪30克	当归15克	炒白术15克	土茯苓30克
广木香10克	制远志10克	炒枣仁30克	龙眼肉10克
生蒲黄10克	露蜂房5克	高良姜5克	香附10克

苦参 10 克	天花粉 10 克	莪术 10 克	穿山甲 6 克
醋鳖甲 15 克	三七 5 克	九香虫 5 克	仙茅 10 克
仙灵脾 10 克	绿萼梅 10 克	重楼 15 克	生甘草 10 克

14 付,水煎服,煎服法同前。

中成药:复方斑蝥胶囊 0.75 克(3 粒) 口服 2 次/日

2012 年 1 月 12 日九诊

右侧卵巢癌术后 2 年余,病理:透明细胞癌,2011 年 12 月复查 CEA 4.53ng/ml↑(正常 < 3.4ng/ml),CA 199 28.09U/ml↑(正常 < 27.0U/ml)。症见:心悸不适,眠差,双膝关节僵硬,活动不利,舌暗,苔薄白,脉沉细。证属心脾两虚、脾肾亏虚,予宁心安神、天王补心丹化裁,处方:

天麦冬各 10 克	茯苓 15 克	桔梗 10 克	太子参 15 克
炒枣仁 30 克	柏子仁 30 克	制远志 10 克	五味子 10 克
生蒲黄 10 克	露蜂房 5 克	炒杜仲 10 克	牛膝 10 克
鸡血藤 30 克	防风 10 克	骨碎补 10 克	鹿含草 10 克
穿山甲 6 克	醋鳖甲 15 克	绿萼梅 10 克	全蝎 5 克
旱莲草 10 克	女贞子 10 克	重楼 15 克	生甘草 10 克

14 付,水煎服,煎服法同前。

中成药:复方斑蝥胶囊 0.75 克(3 粒) 口服 2 次/日

按:双膝关节僵硬、活动不利,予炒杜仲、牛膝、鸡血藤、防风、骨碎补、鹿含草等配合全蝎补益肝肾、舒筋活络。

2012 年 4 月 8 日十诊

右侧卵巢癌术后 2 年半,病理:透明细胞癌,鳞状上皮不典型增生。2012 年 2 月 20 日复查 CA 199 28.38U/ml↑(正常 < 27.0U/ml),CEA、CA 125 正常。症见:乏力,眠差,舌淡红,苔薄黄,脉沉细。证属肝郁脾虚、心脾两虚,予丹栀逍遥散合黄芪首乌汤化裁,处方:

丹皮 10 克	栀子 10 克	柴胡 10 克	赤白芍各 12 克
当归 15 克	炒枣仁 30 克	小茴香 10 克	橘核 10 克
生黄芪 30 克	制首乌 15 克	穿山甲 6 克	醋鳖甲 15 克
生蒲黄 10 克	露蜂房 5 克	天花粉 10 克	苦参 10 克
地龙 10 克	三七 5 克	九香虫 6 克	合欢皮 30 克
珍珠母 30 克	重楼 15 克	生甘草 10 克	

14 付,水煎服,煎服法同前。

中成药:复方斑蝥胶囊 0.75 克(3 粒) 口服 2 次/日

按:予丹栀逍遥散化裁,加合欢皮、珍珠母疏肝解郁、重镇安神;乏力,加黄芪、首乌健脾益肾、补气养血。因肿瘤标志物变化并不是很明显,嘱患者宽心怡情,继服中药、定期复查。

2012年6月29日十一诊

右侧卵巢癌术后2年零9个月,病理:透明细胞癌,鳞状上皮不典型增生。复查超声:左肾囊肿。肿瘤标记物:CEA 9.48ng/ml↑(正常<5.0ng/ml)。症见:咽部不适,口干口苦,胃脘不适,舌暗,苔薄白,脉沉细。少阳证见,予小柴胡汤合四君子汤化裁,处方:

沙参15克	柴胡10克	黄芩10克	清半夏10克
太子参15克	炒白术15克	土茯苓30克	木蝴蝶8克
生蒲黄10克	露蜂房5克	穿山甲6克	醋鳖甲15克
苦参10克	天花粉10克	佛手10克	炒莱菔子10克
莪术10克	三七5克	九香虫5克	代代花15克
重楼15克	生甘草10克		

14付,水煎服,煎服法同前。

中成药:复方斑蝥胶囊 0.75克(3粒) 口服 2次/日

按:咽干、口干、口苦,小柴胡汤所主;胃脘不适,予"小胃方"加佛手、炒莱菔子、九香虫等理气和胃。

2012年10月26日十二诊

卵巢癌术后3年余,病理:透明细胞癌,鳞状上皮不典型增生。复查 CEA 10.01ng/ml↑(正常<5.0ng/ml)。症见:餐后腹胀,胸闷心悸,眠差,舌淡红,苔薄黄,脉沉细。证属肝郁脾虚,胸阳不展,予丹栀逍遥散合瓜蒌薤白半夏汤化裁,处方:

丹皮10克	栀子10克	柴胡10克	赤白芍各12克
薤白10克	瓜蒌皮15克	清半夏9克	炒莱菔子10克
九香虫6克	土鳖虫6克	合欢皮30克	炒枣仁30克
珍珠母30克	灵磁石30克	地龙10克	三七5克
穿山甲6克	醋鳖甲10克	生蒲黄10克	露蜂房5克
全蝎5克	焦楂榔各10克	重楼15克	生甘草10克

14付,水煎服,煎服法同前。

中成药:复方斑蝥胶囊 0.75克(3粒) 口服 2次/日

按:胸闷心悸,用瓜蒌薤白半夏汤宽胸通阳;餐后腹胀,用焦楂榔、炒莱菔子健胃消食、理气消胀;眠差予合欢皮、炒枣仁宁心安神,加珍珠母、灵磁石重镇安神;予地龙、三七、九香虫、土鳖虫、全蝎等活血通络、拔毒抗癌;露蜂房、生蒲黄取象比类以抗卵巢癌。

2013 年 1 月 20 日十三诊

右侧卵巢癌术后 3 年零 4 个月,病理:透明细胞癌,鳞状上皮不典型增生。2013 年 1 月 8 日复查 CEA 5.86ng/ml↑(正常 <5.0ng/ml),CA 724 255.7U/ml↑(正常 <8.2U/ml)。症见:口苦、口黏,胸闷气短,舌暗,苔薄黄微腻,脉沉细。少阳证见,予辛开苦降法,半夏泻心汤合瓜蒌薤白半夏汤化裁,处方:

黄芩 10 克	黄连 10 克	清半夏 10 克	干姜 5 克
太子参 15 克	炒白术 15 克	土茯苓 30 克	瓜蒌皮 15 克
薤白 10 克	生蒲黄 10 克	露蜂房 5 克	穿山甲 6 克
醋鳖甲 15 克	苦参 10 克	天花粉 10 克	莪术 10 克
代赭石 15 克	鸡内金 30 克	生麦芽 30 克	玫瑰花 10 克
蒲公英 15 克	重楼 15 克	生甘草 10 克	

14 付,水煎服,煎服法同前。

中成药:康力欣胶囊 1.5 克(3 粒) 口服 3 次/日

2013 年 7 月 2 日十四诊

右侧卵巢癌术后 3 年零 10 个月,病理:透明细胞癌,鳞状上皮不典型增生。2013 年 7 月复查 CEA 6.25ng/ml↑(正常 <5.0ng/ml)。症见:急躁,汗出多,恶风,舌暗,苔少,脉沉细。证属肝郁脾虚,予丹栀逍遥散合蠲痹汤化裁,处方:

丹皮 10 克	栀子 10 克	柴胡 10 克	赤白芍^各 12 克
当归 15 克	茯苓 15 克	炒白术 15 克	羌活 10 克
防风 10 克	生黄芪 30 克	露蜂房 5 克	穿山甲 6 克
醋鳖甲 15 克	莪术 10 克	苦参 10 克	天花粉 10 克
郁金 10 克	香附 10 克	旱莲草 10 克	女贞子 10 克
玫瑰花 10 克	三七 5 克	重楼 15 克	生甘草 10 克

14 付,水煎服,煎服法同前。

中成药:康力欣胶囊 1.5 克(3 粒) 口服 3 次/日

按:急躁用丹栀逍遥散;汗出多用玉屏风;恶风兼用蠲痹汤。

2013 年 12 月 14 日十五诊

右侧卵巢癌术后 4 年零 3 个月,病理:透明细胞癌,宫颈鳞状上皮细胞不典型增生。复查 CEA 6.49ng/ml↑(正常 <5.0ng/ml),CA 724 49.14U/ml↑

（正常＜8.2U/ml）。症见：胃脘胀，舌淡，苔薄白，脉沉细。证属脾虚气滞，予健脾理气，香砂六君子汤合归脾汤化裁，处方：

广木香10克	砂仁10克	陈皮10克	清半夏10克
太子参15克	炒白术15克	土茯苓30克	生黄芪30克
当归15克	龙眼肉10克	炒莱菔子10克	生麦芽30克
鸡内金30克	穿山甲6克	醋鳖甲15克	莪术10克
苦参10克	天花粉10克	天龙6克	僵蚕10克
全蝎5克	蜈蚣2条	蛇舌草30克	生甘草10克

14付，水煎服，煎服法同前。

中成药：康力欣胶囊 1.5克（3粒） 口服 3次/日

按：卵巢透明细胞癌是一种较为少见的卵巢上皮癌，发病率约占全部卵巢癌的5%～11%，该肿瘤对传统的化疗方案较为不敏感，预后较卵巢浆液性囊腺癌预后为差，故中西医治疗均较棘手。该患者术后、化疗后4年余，病情尚较稳定，虽曾一度肿瘤标记物波动范围较大，但其他理化检查尚未发现明确复发、转移迹象，故只要密切关注肿瘤标记物变化，及时行相关理化检查，随证调理，必要时中西医结合对症处置，仍可能获得长期缓解。

病例42 子宫内膜低分化癌术后，化疗后

张某某，女，48岁。基本病情：子宫内膜低分化癌术后，化疗后。

2009年12月22日初诊

子宫内膜癌术后10个月余，病理：低分化子宫内膜样癌，左侧卵巢及大网膜旁多处血管内可见瘤栓，淋巴结5/11；化疗（紫杉醇＋卡铂）8周期。目前一般情况可，眠稍差，舌淡胖，有齿痕，苔薄黄，脉沉细。证属脾虚气滞，予归脾汤化裁，处方：

生黄芪30克	土茯苓30克	赤白芍各12克	当归15克
广木香10克	制远志10克	炒枣仁30克	龙眼肉10克
炒白术15克	制首乌15克	天花粉15克	苦参10克
莪术10克	醋鳖甲15克	穿山甲6克	柏子仁30克
珍珠母30克	生蒲黄10克	露蜂房5克	九香虫5克
藤梨根15克	重楼15克	生甘草10克	

14付，水煎服；每付药连续服用两日。煎服法：每剂药连煎2回，兑成400ml浓汁，分成4份，每日早、晚各服一次，每次100ml。

中成药：复方斑蝥胶囊 0.75克（3粒） 口服 2次/日

按：患者子宫内膜癌术后、化疗后，属恢复期，当予扶正抗癌，以改善症状、提高生活质量、提高抵抗力，防止复发转移。故以归脾汤为主化裁，眠差予柏子仁、珍珠母等宁心安神；莪术、苦参、天花粉及重楼等解毒抗癌，露蜂房配生蒲黄取象比类抗子宫内膜癌；九香虫拔毒抗癌。

2010年3月22日二诊

子宫内膜癌术后1年余，病理：低分化内膜样癌，淋巴结5/11；化疗后。症见：出虚汗，眠差，手足麻木，舌红胖，苔少，脉沉细。仍属气血不足，归脾汤化裁，处方：

生黄芪30克	制远志10克	太子参15克	炒白术15克
土茯苓30克	补骨脂10克	龙眼肉10克	炒枣仁30克
山茱萸10克	浮小麦30克	制首乌15克	大枣5枚
绿萼梅10克	天花粉10克	苦参10克	穿山甲6克
防风10克	鸡血藤30克	重楼15克	炙甘草10克

14付，水煎服，煎服法同前。

中成药：复方斑蝥胶囊 0.75克(3粒) 口服 2次/日

按：《黄帝内经》中指出女性"七七"天癸竭，这是因为随着年龄的增长，雌激素分泌减少，患者容易出现类似更年期综合征的临床表现，而化疗后气血不足更容易促进这种临床表现的提前到来，故需予归脾汤补气养血；甘麦大枣汤宁心安神、固表止汗；鸡血藤、防风等活血通络。手足麻木通常是因为妇科肿瘤患者常用紫杉醇类抗肿瘤药，而该药有较明显神经毒性，故嘱患者可予药渣煎水足浴，以疏通经脉、减轻麻木。

2010年6月29日三诊

子宫内膜癌术后1年零4个月，病理：低分化内膜样癌，淋巴结5/11；化疗后。复查肿瘤标记物正常。症见：烦躁，汗出，纳可，眠可，二便调，舌红胖，苔少，脉沉细。证属肝郁脾虚，予丹栀逍遥散化裁，处方：

柴胡10克	赤白芍各12克	炒白术15克	土茯苓30克
当归10克	丹皮10克	栀子10克	佛手15克
龙眼肉10克	炒枣仁30克	珍珠母30克	仙茅10克
仙灵脾10克	穿山甲6克	醋龟甲15克	生黄芪30克
苏木5克	天花粉10克	苦参10克	生蒲黄10克
露蜂房5克	重楼15克	生甘草10克	

60付，水煎服，煎服法同前。

中成药：复方斑蝥胶囊 0.75克(3粒) 口服 2次/日

按：烦躁、汗出，是类似于更年期综合征的表现，故与丹栀逍遥散疏肝解郁、清心除烦；仙茅、仙灵脾为二仙汤，具有温肾摄汗作用；龙眼肉、炒枣仁、珍珠母养血宁心安神。

2011 年 1 月 18 日四诊

子宫内膜癌术后 1 年零 10 个月，病理：低分化内膜样癌，淋巴结 5/11；化疗后。复查肿瘤标记物正常。症见：纳可，眠可，二便调，舌淡胖，苔少，脉沉细。仍予疏肝健脾法，归脾汤合小柴胡汤化裁，处方：

生黄芪 30 克	当归 15 克	炒白术 15 克	土茯苓 30 克
广木香 10 克	制远志 10 克	炒枣仁 30 克	龙眼肉 10 克
柴胡 10 克	黄芩 10 克	清半夏 10 克	绿萼梅 15 克
生蒲黄 10 克	露蜂房 5 克	穿山甲 6 克	醋鳖甲 15 克
地龙 10 克	九香虫 6 克	苦参 10 克	莪术 10 克
天花粉 10 克	重楼 15 克	生甘草 10 克	

60 付，水煎服，煎服法同前。

中成药：复方斑蝥胶囊　0.75 克（3 粒）　口服　2 次/日

按：地龙、九香虫等可拔毒抗癌。

2011 年 8 月 16 日五诊

子宫内膜癌术后 2 年余，病理：低分化内膜样癌，淋巴结 5/11；化疗后。2011 年 8 月复查肿瘤标记物正常。症见：烦热，汗出，纳可，眠可，二便调，舌淡胖，苔少，脉沉细。证属肝郁脾虚，仍予疏肝健脾法，丹栀逍遥散合甘麦大枣汤化裁，处方：

丹皮 10 克	栀子 10 克	柴胡 10 克	赤白芍^各 12 克
当归 15 克	炒白术 15 克	土茯苓 30 可	生蒲黄 10 克
露蜂房 5 克	穿山甲 6 克	醋鳖甲 15 克	苦参 10 克
莪术 10 克	天花粉 10 克	仙茅 10 克	仙灵脾 10 克
绿萼梅 10 克	僵蚕 10 克	九香虫 5 克	三七 5 克
大枣 5 枚	浮小麦 30 克	重楼 15 克	炙甘草 10 克

80 付，水煎服，煎服法同前。

中成药：复方斑蝥胶囊　0.75 克（3 粒）　口服　2 次/日

2011 年 12 月 20 日六诊

子宫内膜癌术后 2 年零 9 个月，病理：低分化内膜样癌，淋巴结 5/11；化疗后。复查肿瘤标记物正常。症见：无特殊不适，舌淡胖，苔少，脉沉细。仍予疏

肝健脾法,归脾汤化裁,处方:

生黄芪30克	制远志10克	当归15克	土茯苓30克
龙眼肉10克	广木香10克	炒枣仁30克	柏子仁30克
天花粉10克	苦参10克	莪术10克	绿萼梅10克
栀子10克	代代花10克	穿山甲6克	醋鳖甲15克
代赭石15克	鸡内金30克	生麦芽30克	三七6克
地龙10克	九香虫5克	蛇舌草30克	生甘草10克

80付,水煎服,煎服法同前。

中成药:复方斑蝥胶囊 0.75克(3粒) 口服 2次/日

2013年1月8日七诊

子宫内膜癌术后,病理:低分化内膜样癌,淋巴结5/11;化疗后。2013年1月复查肿瘤标记物正常。症见:一般情况可,舌淡胖,苔少,脉沉细。仍用疏肝健脾法,丹栀逍遥散化裁,处方:

丹皮10克	栀子10克	柴胡10克	赤白芍^各12克
当归15克	炒白术15克	茯苓15克	生蒲黄10克
露蜂房5克	穿山甲6克	醋鳖甲15克	苦参10克
莪术10克	天花粉10克	土鳖虫6克	地龙10克
三七5克	九香虫5克	炒杜仲10克	牛膝10克
仙灵脾10克	仙茅10克	重楼15克	生甘草10克

40付,水煎服,煎服法同前。

中成药:复方斑蝥胶囊 0.75克(3粒) 口服 2次/日

按:妇女以肝为用,故妇科肿瘤多见"肝郁"证候;而脾胃为"气血之源",肾为"先天之本",故妇科肿瘤辨治过程中,往往从肝、脾、肾三脏着手为多。肝脏易亢易过、脾肾两脏易亏,故多从疏肝健脾、益肾养血等角度论治,在上述基础上根据病位不同,佐以不同的软坚解毒、抗癌散结之剂,这是妇科肿瘤辨治的一个总原则。

病例43 子宫内膜腺鳞混合癌术后,化疗中

姜某,女,63岁。基本病情:子宫内膜腺鳞混合癌术后,化疗中。

2008年10月28日初诊

子宫内膜癌术后1个月余,病理:腺鳞癌,淋巴结0/13。术后化疗(卡铂+多西他赛)1周期。症见:化疗反应明显,纳尚可,恶心,大便一日3次,不成形,舌淡红,苔薄白,脉沉细。证属脾虚,但化疗中,须予化疗减毒增效法,处方:

橘皮 10 克	竹茹 10 克	清半夏 10 克	太子参 15 克
炒白术 15 克	土茯苓 15 克	天花粉 10 克	苦参 10 克
败酱草 10 克	红藤 10 克	莪术 10 克	三棱 6 克
土鳖虫 5 克	小茴香 10 克	橘核 10 克	乌药 10 克
穿山甲 6 克	代赭石 15 克	鸡内金 30 克	生麦芽 30 克
香橼 15 克	玫瑰花 10 克	重楼 10 克	生甘草 10 克

15 付,水煎服;每付药连续服用两日。煎服法:每剂药连煎 2 回,兑成 400ml 浓汁,分成 4 份,每日早、晚各服一次,每次 100ml。

中成药:复方斑蝥胶囊 0.75 克(3 粒) 口服 2 次/日

按:化疗减毒增效,予橘皮竹茹汤和胃止呕;四君子汤健脾益气;苦参、天花粉、败酱草、红藤清热解毒;三棱、莪术、土鳖虫等行气活血、化瘀通络;茴香橘核丸治疗盆腔结节;金麦代赭汤健胃消食;香橼、玫瑰花疏肝理气。

2009 年 1 月 13 日二诊

子宫内膜癌术后 4 个月,病理:腺鳞癌,淋巴结 0/13。放化疗同步。症见:晨起有痰,时有恶心,纳不佳,无食欲,心悸,大便频,里急后重,舌暗淡红胖,苔薄白,脉沉细。现"放化同步"治疗中,仍须予减毒增效法,处方:

生熟地^各 10 克	生黄芪 30 克	杭白芍 15 克	当归 10 克
太子参 15 克	炒白术 15 克	茯苓 15 克	桑螵蛸 10 克
秦皮 10 克	广木香 10 克	黄连 10 克	焦槟榔 10 克
天花粉 10 克	苦参 15 克	炒槐花 10 克	地榆炭 10 克
儿茶 10 克	穿山甲 6 克	代赭石 15 克	鸡内金 30 克
生麦芽 30 克	阿胶珠 20 克	重楼 15 克	生甘草 10 克

15 付,水煎服,煎服法同前。

中成药:复方斑蝥胶囊 0.75 克(3 粒) 口服 2 次/日

按:化疗反应通常表现为恶心、呕吐、纳差等消化道症状,伴有骨髓抑制、白细胞降低;放疗反应则为放射性肠炎,出现大便频且里急后重,这是因为子宫后壁与直肠紧邻,放疗有时会造成放射性直肠炎而致肠黏膜充血水肿、损伤脱落,因而出现黏液便、里急后重、大便频且急迫。故予八珍汤为主配合桑螵蛸、阿胶珠等益气养血、补益脾肾;加芍药汤、槐花地榆汤清肠解毒;金麦代赭汤健胃消食。

2009 年 3 月 8 日三诊

子宫内膜癌术后半年,病理:腺鳞癌,淋巴结 0/13。放化疗同步,化疗 6 周期,放疗 25 次。症见:手术切口内及周边刺痛,时有窜痛,大便晨起即有,舌淡

红,苔薄白,脉沉细。放化疗后毒副作用渐渐缓解,则当予扶正抗癌法调治,逍遥散合黄芪首乌汤化裁,处方:

柴胡10克	赤白芍各12克	茯苓15克	炒白术15克
莲子肉12克	苦参10克	天花粉10克	莪术10克
三棱6克	穿山甲6克	生蒲黄10克	露蜂房5克
土鳖虫5克	生黄芪15克	制首乌15克	佛手15克
小茴香10克	橘核10克	儿茶10克	桑螵蛸10克
牛膝10克	重楼15克	半枝莲15克	生甘草10克

15付,水煎服,煎服法同前。

中成药:复方斑蝥胶囊 0.75克(3粒) 口服 2次/日

按:手术切口疼痛,予土鳖虫祛瘀生新、活血止痛,同时可对子宫内膜癌拔毒抗癌;露蜂房为取象比类抗子宫内膜癌;放射性肠炎在扶正基础上加儿茶等清热解毒。

2009 年 4 月 12 日四诊

子宫内膜癌术后半年余,病理:腺鳞癌,淋巴结0/13。放化疗后。复查 CA 125 40.21U/ml↑(正常 <35.0U/ml)。症见:大便2~3次/日,下肢肿,舌淡红,苔薄白,脉沉细。证属肝郁脾虚,续予逍遥散化裁,处方:

柴胡10克	赤白芍各12克	土茯苓30克	炒白术15克
莪术10克	三棱6克	路路通10克	丝瓜络10克
猪苓30克	橘核10克	荔枝核10克	地龙10克
天花粉10克	苦参10克	龙葵15克	天龙6克
露蜂房5克	生蒲黄10克	桑螵蛸10克	牛膝10克
泽泻15克	重楼15克	半边莲30克	生甘草10克

15付,水煎服,煎服法同前。

中成药:复方斑蝥胶囊 0.75克(3粒) 口服 2次/日

按:下肢肿往往是因盆腔手术、淋巴结清扫后淋巴回流不畅所致,故予地龙、天龙配合路路通、丝瓜络、猪苓、泽泻等通络除湿治疗。

2009 年 5 月 17 日五诊

子宫内膜癌术后8个月,病理:腺鳞癌,淋巴结0/13。放化疗后。复查 CA 125 37.88U/ml↑(正常 <35.0U/ml)。症见:下肢沉冷,会阴部肿胀,晨起大便稀,纳眠可,舌淡红,苔薄白,脉沉细。证属脾肾两虚、气化不行,故予健脾益肾法,黄芪建中汤合四君子汤、四神丸化裁,处方:

太子参15克	炒白术15克	茯苓15克	生黄芪30克

杭白芍 15 克	补骨脂 10 克	肉豆蔻 10 克	五味子 10 克
莲子肉 10 克	天花粉 10 克	苦参 10 克	桑螵蛸 10 克
牛膝 10 克	龙眼肉 10 克	生蒲黄 10 克	露蜂房 5 克
乌药 10 克	炒杜仲 10 克	代赭石 15 克	鸡内金 30 克
生麦芽 30 克	重楼 15 克	半边莲 30 克	生甘草 10 克

15 付,水煎服,煎服法同前。

中成药:复方斑蝥胶囊 0.75 克(3 粒) 口服 2 次/日

按:下肢沉冷、会阴部肿胀,是术后气血不畅、淋巴回流受阻所致,予补脾益肾、增强气化以疏通血脉。

2009 年 6 月 16 日六诊

子宫内膜癌术后 9 个月,病理:腺鳞癌,淋巴结 0/13。放化疗后。复查 CA 125 42.64U/ml↑(正常 <35.0U/ml)。超声:胆囊息肉;轻度脂肪肝;左肾囊肿;盆腔积液。症见:腰酸,纳一般,大便不规律,舌淡红胖,苔薄白,脉沉细。仍用健脾益肾法,予归脾汤合茴香橘核丸化裁,处方:

生黄芪 30 克	制远志 10 克	太子参 15 克	炒白术 15 克
土茯苓 30 克	莪术 10 克	天花粉 10 克	苦参 10 克
橘核 10 克	小茴香 10 克	乌药 10 克	生薏苡仁 30 克
龙葵 30 克	菖蒲 10 克	生蒲黄 10 克	露蜂房 5 克
代赭石 15 克	鸡内金 30 克	生麦芽 30 克	桑螵蛸 10 克
牛膝 10 克	蛇舌草 30 克	半边莲 30 克	生甘草 10 克

15 付,水煎服,煎服法同前。

中成药:复方斑蝥胶囊 0.75 克(3 粒) 口服 2 次/日

2009 年 7 月 19 日七诊

子宫内膜癌术后 10 个月,病理:腺鳞癌,淋巴结 0/13。放化疗后。复查 CA 125 正常。症见:活动多了以后小腹下皮肤肿胀,腰酸,舌淡红胖,苔薄白,脉沉细。续予健脾益肾法,逍遥散合茴香橘核丸、黄芪首乌汤化裁,处方:

柴胡 10 克	杭白芍 15 克	赤芍 10 克	炒白术 15 克
莲子肉 10 克	土茯苓 30 克	金荞麦 15 克	败酱草 10 克
苦参 15 克	生黄芪 30 克	制首乌 15 克	小茴香 12 克
橘核 10 克	龙葵 30 克	穿山甲 6 克	土鳖虫 5 克
鸡内金 30 克	续断 15 克	莪术 10 克	香橼 15 克
半边莲 30 克	蛇舌草 30 克	生甘草 10 克	

15 付,水煎服,煎服法同前。

中成药:复方斑蝥胶囊　0.75 克(3 粒)　口服　2 次/日

2009 年 8 月 23 日八诊

子宫内膜癌术后 11 个月,病理:腺鳞癌,淋巴结 0/13。放化疗后。复查 CA 125 正常。胸片:双肺纹理略增多。症见:大便前腹痛、肠鸣,便后缓解,外阴部轻度肿胀,时有阴道有分泌物,舌淡红胖,苔薄白,脉沉细。证属气血不足,予归脾汤化裁,处方:

生黄芪 30 克	杭白芍 15 克	制远志 10 克	太子参 15 克
炒白术 15 克	土茯苓 30 克	莪术 10 克	凌霄花 15 克
炒杜仲 10 克	桑螵蛸 10 克	丝瓜络 10 克	路路通 10 克
蒲公英 15 克	地丁 10 克	败酱草 10 克	苦参 10 克
天花粉 10 克	灵芝片 15 克	绿萼梅 10 克	乌药 10 克
重楼 15 克	蛇舌草 30 克	生甘草 10 克	

20 付,水煎服,煎服法同前。

中成药:复方斑蝥胶囊　0.75 克(3 粒)　口服　2 次/日

按:盆腔内手术后,有时会引起肠外壁与盆腔粘连,导致肠道蠕动不能向前正常延伸,因此出现大便前腹痛、肠鸣,排便后即可缓解。轻者不需特殊处理,重者须予松解粘连,甚至手术治疗。外阴部肿胀则是因为放疗后致皮肤、肌肉僵硬,淋巴回流不畅;合并盆腔感染时,可见阴道分泌物增多。故本次处方中用了莪术、丝瓜络、路路通等疏经活络;蒲公英、地丁、败酱草等清热解毒。

2009 年 9 月 29 日九诊

子宫内膜癌术后 1 年,病理:腺鳞癌,淋巴结 0/13。放化疗后。复查 CA 125 正常。超声:左肾囊肿;脂肪肝;胆囊息肉。阴道镜:阴道残端饱满;病理:未见癌细胞或上皮内瘤变细胞,中度炎症。症见:时有心悸,大便 2～3 次/日,成形,尿频,胃脘怕冷,舌淡红,苔薄白,脉沉细。证属肝郁脾虚,中焦虚寒,予逍遥散合良附丸化裁,处方:

柴胡 10 克	赤芍 10 克	杭白芍 15 克	炒白术 15 克
莲子肉 10 克	茯苓 15 克	高良姜 5 克	香附 10 克
桂枝 6 克	苦参 12 克	天花粉 10 克	穿山甲 6 克
太子参 15 克	麦冬 10 克	制远志 10 克	龙眼肉 10 克
合欢皮 30 克	连须 15 克	灵芝片 12 克	仙灵脾 10 克
天龙 5 克	焦楂榔^各 10 克	重楼 15 克	生甘草 10 克

30付,水煎服,煎服法同前。

中成药:复方斑蝥胶囊 0.75克(3粒) 口服 2次/日

按:心悸、大便次数多、尿频、胃脘怕冷,均属气血不足之象。

2009年11月29日十诊

子宫内膜癌术后1年零2个月,病理:腺鳞癌,淋巴结0/13。放化疗后。复查CA125正常。超声:左肾囊肿;脂肪肝;胆囊息肉。症见:胃脘胀,轻度疼痛,阴道分泌物多,腰痛不重,纳可,眠一般,舌淡红胖,苔薄白,脉沉细。胃不适,先调脾胃,予黄芪建中汤合四君子汤化裁,处方:

生黄芪30克	杭白芍15克	太子参15克	炒白术15克
土茯苓30克	生蒲黄10克	露蜂房5克	白芷10克
穿山甲6克	土鳖虫5克	九香虫5克	天龙6克
小茴香10克	橘核10克	荔枝核10克	香附10克
穿山龙5克	代赭石15克	鸡内金30克	生麦芽30克
天花粉10克	重楼15克	半枝莲30克	生甘草10克

30付,水煎服,煎服法同前。

中成药:消癌平滴丸 2.1克(6粒) 口服 3次/日

2010年1月10日十一诊

子宫内膜癌术后1年零4个月,病理:腺鳞癌,淋巴结0/13。放化疗后。复查CA125正常。症见:胃脘不适,时有呕吐,反酸烧心,舌淡红胖,苔薄白,脉沉细。证属肝郁脾虚、肝胃不和,继续调胃法,香砂六君子汤合小陷胸汤、左金丸化裁,处方:

太子参15克	炒白术15克	茯苓15克	砂仁10克
广木香10克	陈皮10克	佛手15克	瓜蒌皮15克
清半夏10克	黄连10克	吴茱萸5克	竹茹10克
代赭石15克	代代花10克	玫瑰花10克	穿山甲6克
醋龟甲15克	川楝子6克	枳壳10克	柴胡10克
杭白芍15克	生麦芽30克	重楼15克	生甘草10克

15付,水煎服,煎服法同前。

中成药:消癌平滴丸 2.1克(6粒) 口服 3次/日

2010年2月28日十二诊

子宫内膜癌术后1年零5个月,病理:腺鳞癌,淋巴结0/13。放化疗后。复查CA125正常。B超、CT未见异常。症见:胃脘不适,怕冷,反酸烧心,舌淡

红,苔黄,脉沉细。仍证属肝郁脾虚、肝胃不和,予小陷胸汤合左金丸、良附丸、黄芪首乌汤化裁,处方:

瓜蒌皮 15 克	清半夏 10 克	黄连 10 克	吴茱萸 5 克
高良姜 5 克	香附 10 克	穿山龙 5 克	小茴香 10 克
橘核 10 克	乌药 10 克	生蒲黄 10 克	露蜂房 5 克
生黄芪 30 克	制首乌 15 克	穿山甲 6 克	醋鳖甲 15 克
天花粉 15 克	苦参 10 克	地龙 10 克	九香虫 5 克
炒槐花 10 克	儿茶 10 克	重楼 15 克	生甘草 10 克

15 付,水煎服,煎服法同前。

中成药:消癌平滴丸 2.1 克(6 粒) 口服 3 次/日

2010 年 5 月 16 日十三诊

子宫内膜癌术后 1 年零 8 个月,病理:腺鳞癌,淋巴结 0/13。放化疗后。症见:关节酸痛,畏寒,腰酸,纳眠可,肠鸣,大便里急后重,舌淡红,苔黄,脉沉细。肾虚夹肠风热毒,予自拟寄生肾气丸合芍药汤化裁,处方:

桑寄生 15 克	牛膝 10 克	生熟地各 10 克	当归 10 克
杭白芍 15 克	砂仁 10 克	川芎 10 克	防风 10 克
穿山甲 6 克	丝瓜络 10 克	天龙 6 克	炒杜仲 10 克
生蒲黄 10 克	露蜂房 5 克	白芷 10 克	九香虫 6 克
红藤 10 克	秦皮 10 克	黄连 10 克	吴茱萸 5 克
地榆炭 10 克	重楼 15 克	半枝莲 30 克	生甘草 10 克

15 付,水煎服,煎服法同前。

中成药:消癌平滴丸 2.1 克(6 粒) 口服 3 次/日

按:腰酸、关节酸痛,予自拟寄生肾气丸补益肝肾、强筋健骨,加川芎、防风、丝瓜络、天龙、九香虫等祛风通络止痛;大便有里急后重感,考虑既往有放疗史,可能与放射性肠炎有关,予秦皮、黄连、地榆炭等清肠解毒。

2010 年 8 月 29 日十四诊

子宫内膜癌术后 1 年零 11 个月,病理:腺鳞癌,淋巴结 0/13。放化疗后。症见:二便不适,胃脘胀,舌淡红,苔黄,脉沉细。肝郁脾虚夹肠风热毒,予丹栀逍遥散合黄芪首乌汤化裁,处方:

丹皮 10 克	栀子 10 克	柴胡 10 克	赤白芍各 12 克
当归 15 克	炒白术 15 克	生蒲黄 10 克	露蜂房 5 克
穿山甲 6 克	醋鳖甲 15 克	白果 6 克	草薢 10 克
瞿麦 10 克	小茴香 10 克	乌药 10 克	橘核 10 克

土鳖虫 5 克	地龙 10 克	儿茶 6 克	九香虫 5 克
生黄芪 30 克	制首乌 15 克	重楼 15 克	生甘草 10 克

15 付,水煎服,煎服法同前。

中成药:消癌平滴丸 2.1 克(6 粒) 口服 3 次/日

按:大小便不适与盆腔放疗有一定关系,予白果、萆薢、瞿麦固涩缩尿;茴香橘核丸理气消胀、软坚散结;儿茶清肠解毒;胃脘胀予九香虫、土鳖虫等活血理气。

2010 年 11 月 21 日十五诊

子宫内膜癌术后 2 年余,病理:腺鳞癌,淋巴结 0/13。放化疗后。复查 CA125 正常。症见:胃脘胀,偶腹泻,夜尿多,每晚 3 次,舌淡红,苔黄,脉沉细。辨证同前,予逍遥散合黄芪首乌汤化裁,处方:

柴胡 10 克	枳壳 10 克	杭白芍 15 克	太子参 15 克
炒白术 15 克	土茯苓 30 克	生黄芪 30 克	制首乌 15 克
生蒲黄 10 克	露蜂房 5 克	白芷 10 克	血余炭 10 克
莲须 10 克	鹿角霜 30 克	穿山甲 6 克	醋鳖甲 15 克
小茴香 10 克	橘核 10 克	地龙 10 克	九香虫 5 克
佛手 15 克	芡实 10 克	重楼 15 克	生甘草 10 克

15 付,水煎服,煎服法同前。

中成药:消癌平滴丸 2.1 克(6 粒) 口服 3 次/日

按:胃脘胀,加佛手、九香虫理气;腹泻,加芡实涩肠止泻;夜尿多,加鹿角霜、莲须固肾缩尿;地龙等通络拔毒。

2011 年 2 月 20 日十六诊

子宫内膜癌术后 2 年零 5 个月,病理:腺鳞癌,淋巴结 0/13。放化疗后。复查 CA125 正常。症见:便时腹痛,舌胖,苔薄白,脉沉细。辨证同前,予归脾汤化裁,处方:

生黄芪 30 克	杭白芍 15 克	当归 15 克	炒白术 15 克
土茯苓 30 克	广木香 10 克	制远志 10 克	炒枣仁 30 克
龙眼肉 10 克	生蒲黄 10 克	露蜂房 5 克	穿山甲 6 克
醋鳖甲 15 克	苦参 10 克	莪术 10 克	白头翁 10 克
天龙 5 克	地龙 10 克	三七 5 克	九香虫 5 克
莲须 10 克	鹿角霜 30 克	重楼 15 克	生甘草 10 克

15 付,水煎服,煎服法同前。

中成药:消癌平滴丸 2.1 克(6 粒) 口服 3 次/日

按:便时腹痛,考虑与肠粘连有关,予天龙、地龙、三七、九香虫等活血通络止痛。

2011 年 5 月 20 日十七诊

子宫内膜癌术后 2 年零 8 个月,病理:腺鳞癌,淋巴结 0/13。放化疗后。复查 CA125 正常。症见:胁肋疼痛,汗出多,腿疼,舌淡红,苔薄黄,脉沉细。辨证同前,予丹栀逍遥散化裁,处方:

丹皮 10 克	栀子 10 克	柴胡 10 克	赤白芍各 12 克
当归 15 克	炒白术 15 克	土茯苓 30 克	生蒲黄 10 克
露蜂房 5 克	苦参 10 克	天花粉 10 克	莪术 10 克
穿山甲 6 克	醋鳖甲 15 克	地龙 10 克	九香虫 5 克
三七 5 克	鸡血藤 30 克	防风 10 克	路路通 10 克
浮萍 10 克	香附 10 克	重楼 15 克	生甘草 10 克

20 付,水煎服,煎服法同前。

中成药:消癌平滴丸 2.1 克(6 粒) 口服 3 次/日

按:胁肋疼痛、汗出多,考虑肝火,予丹栀逍遥散清肝健脾、补气养血调治;腿痛,加鸡血藤、防风、路路通、地龙、三七、九香虫等通经止痛。

2011 年 10 月 29 日十八诊

子宫内膜癌术后 3 年余,病理:腺鳞癌,淋巴结 0/13。放化疗后。超声:脂肪肝。症见:夜尿多,眠欠佳,余一般情况可,舌淡红胖,苔薄黄,脉沉细。证属肾虚夹湿热,予知柏地黄丸合四君子汤化裁,处方:

知母 10 克	黄柏 10 克	生地黄 15 克	山萸肉 12 克
山药 20 克	土茯苓 30 克	太子参 15 克	炒白术 15 克
穿山甲 6 克	醋鳖甲 15 克	生蒲黄 10 克	露蜂房 5 克
荷叶 15 克	焦楂榔各 10 克	天花粉 10 克	苦参 10 克
厚朴 15 克	地龙 10 克	九香虫 5 克	鹿角霜 30 克
合欢皮 30 克	夜交藤 30 克	重楼 15 克	生甘草 10 克

40 付,水煎服,煎服法同前。

中成药:消癌平滴丸 2.1 克(6 粒) 口服 3 次/日

按:夜尿多,予鹿角霜益肾固摄;眠欠佳,予合欢皮、夜交藤疏肝解郁、养心安神;脂肪肝,予荷叶、焦楂榔等疏肝降脂。

2012 年 4 月 14 日十九诊

子宫内膜癌术后 3 年半,病理:腺鳞癌,淋巴结 0/13。放化疗后。超声:脂肪肝。症见:右胁下不适,胃脘胀,反酸烧心,舌淡红胖,苔薄白,脉沉细。证属

肝胃不和,予小陷胸汤合左金丸、柴胡疏肝散化裁,处方:

瓜蒌皮 15 克	黄连 10 克	吴茱萸 5 克	清半夏 10 克
柴胡 10 克	杭白芍 15 克	厚朴 15 克	枳壳 15 克
广木香 10 克	香附 10 克	元胡 10 克	陈皮 10 克
穿山甲 6 克	醋鳖甲 15 克	天龙 6 克	僵蚕 10 克
天花粉 15 克	苦参 10 克	鸡内金 30 克	生麦芽 30 克
焦楂榔^各 10 克	莪术 10 克	重楼 15 克	生甘草 10 克

40 付,水煎服,煎服法同前。

中成药:复方斑蝥胶囊 0.75 克(3 粒) 口服 2 次/日

2012 年 10 月 20 日二十诊

子宫内膜癌术后 4 年,病理:腺鳞癌,淋巴结 0/13。放化疗后。复查 CA125 正常。症见:乏力,入眠差,舌淡胖,苔薄,脉沉细。证属气血不足、心神不宁,予归脾汤化裁,处方:

生黄芪 30 克	当归 15 克	龙眼肉 10 克	制远志 10 克
广木香 10 克	太子参 15 克	炒白术 15 克	土茯苓 30 克
生蒲黄 10 克	露蜂房 5 克	天龙 6 克	僵蚕 10 克
郁金 10 克	焦楂榔^各 10 克	穿山甲 6 克	醋鳖甲 15 克
莪术 10 克	苦参 10 克	天花粉 10 克	绿萼梅 10 克
凌霄花 15 克	重楼 15 克	半枝莲 15 克	生甘草 10 克

40 付,水煎服,煎服法同前。

中成药:复方斑蝥胶囊 0.75 克(3 粒) 口服 2 次/日

2013 年 4 月 20 日二十一诊

子宫内膜癌术后 4 年半,病理:腺鳞癌,淋巴结 0/13。放化疗后。复查 CA125 正常。超声:脂肪肝。症见:右胁肋疼,舌淡胖,苔薄,脉沉细。证属肝郁脾虚,续予归脾汤化裁,处方:

生黄芪 30 克	当归 15 克	龙眼肉 10 克	制远志 10 克
广木香 10 克	砂仁 10 克	太子参 15 克	土茯苓 30 克
生白术 40 克	地龙 10 克	防风 10 克	牛膝 10 克
生蒲黄 10 克	露蜂房 5 克	玫瑰花 15 克	代代花 15 克
天龙 6 克	僵蚕 10 克	穿山甲 6 克	醋鳖甲 15 克
莪术 10 克	苦参 10 克	重楼 15 克	生甘草 10 克

40 付,水煎服,煎服法同前。

按:子宫内膜腺鳞癌较为少见,因含有腺癌和鳞癌两种成分,所以可行放化疗治疗。放化疗后的毒副作用有所不同,化疗后主要损伤脾肾,导致纳差、恶心、食欲不振、骨髓抑制等;放疗则损伤肠黏膜而致放射性肠炎,出现腹泻黏液便、里急后重等不适。两者分别予健脾益肾、益气养血、和胃降逆、健胃消食,及清肠解毒等处理而缓解。此后主要针对预防复发、转移,而予扶正祛邪,改善症状、提高生活质量、增强机体免疫力,从而抑制肿瘤复发、转移。

病例44 低分化子宫内膜癌(部分伴有间质肉瘤分化)术后,化疗后

袁某某,女,70岁。基本病情:低分化子宫内膜癌(部分伴有间质肉瘤分化)术后,化疗后。

2009年7月12日初诊

子宫内膜癌术后6个月,病理:低分化子宫内膜癌,部分伴有间质肉瘤分化,广泛累及双侧卵巢、宫旁组织、子宫表面及阑尾系膜。术后化疗6周期。复查超声提示:肝回声稍强;胆囊结石;右肾轻度积水。肿瘤标记物:CEA 7.1ng/ml↑(正常<5.0ng/ml),CA199 53.0U/ml↑(正常<37.0U/ml),CA125正常。症见:口干口苦,手足麻木,流清涕,乏力,纳可,大便调,舌红,苔少、薄黄,脉沉细。少阳证见,予小柴胡汤合丹栀逍遥散、黄芪首乌汤化裁,处方:

沙参15克	黄芩15克	清半夏10克	柴胡10克
赤芍12克	浮萍10克	丹皮10克	栀子10克
炒白术15克	土茯苓30克	生黄芪30克	制首乌15克
代赭石15克	鸡内金30克	生麦芽30克	莪术10克
穿山甲6克	醋鳖甲15克	败酱草12克	红藤15克
蛇舌草30克	草河车15克	生甘草10克	

14付,水煎服;每付药连续服用两日。煎服法:每剂药连煎2回,兑成400ml浓汁,分成4份,每日早、晚各服一次,每次100ml。

中成药:消癌平片 0.96克(3粒) 口服 3次/日

按:口干口苦,属小柴胡汤证;手足麻木、流清涕、乏力,表明患者气血亏虚。故用小柴胡汤合丹栀逍遥散清肝利胆,"泻"中亦含有"补"意;黄芪首乌汤则健脾益肾、补气养血,扶正抗癌。

2009年9月14日二诊

子宫内膜癌术后8个月,多发盆腔转移,化疗后。复查生化:尿素氮7.93mmol/L↑(正常<7.14mmol/L)。症见:气短,纳欠佳,眠可,二便调,舌

红,苔少,脉沉细。证属脾肾两虚,予六味地黄丸合二至丸化裁,处方:

生熟地^各10克	山茱萸12克	山药20克	丹皮10克
泽泻15克	土茯苓30克	女贞子10克	旱莲草15克
红藤15克	败酱草12克	穿山甲6克	醋鳖甲15克
莪术10克	山慈菇10克	小茴香10克	代赭石15克
生麦芽30克	鸡内金30克	生蒲黄10克	露蜂房5克
蛇舌草30克	半边莲15克	生甘草10克	

14付,水煎服,煎服法同前。

中成药:消癌平片 0.96克(3粒) 口服 3次/日

按:盆腔转移,予小茴香、山慈菇软坚散结;露蜂房、生蒲黄为取象比类抗子宫内膜癌;金麦代赭汤为健胃消食、促进滋阴药物运化。

2009年11月9日三诊

子宫内膜癌术后10个月,2009年10月复查CA199 39.5U/ml↑(正常<37.0U/ml),CEA、CA125正常。超声:轻度脂肪肝;胆囊结石。症见:化疗后乏力,眠差,纳可,大便不成形,日行3次,气短,舌红,苔薄少,脉沉细。证属脾肾两虚,予补益脾肾法,黄芪首乌汤合六味地黄丸化裁,处方:

生黄芪30克	制首乌15克	杭白芍15克	当归10克
生地黄10克	山茱萸12克	山药20克	土茯苓30克
柴胡10克	香附10克	小茴香10克	橘核10克
荔枝核10克	全蝎5克	土鳖虫6克	牛膝10克
天花粉10克	苦参10克	醋鳖甲10克	醋龟甲10克
合欢皮30克	夜交藤30克	半边莲15克	生甘草10克

14付,水煎服,煎服法同前。

中成药:消癌平片 0.96克(3粒) 口服 3次/日

按:肿瘤标记物升高,予全蝎、土鳖虫等拔毒抗癌。

2010年2月3日四诊

子宫内膜癌术后1年余,化疗后。症见:急躁易怒,口眼干涩,舌红,苔薄少而黄,脉沉细。证属肝火上炎,予丹栀逍遥散合知柏地黄丸化裁,处方:

丹皮10克	栀子10克	柴胡10克	当归10克
杭白芍15克	知母10克	黄柏10克	土茯苓30克
生地黄10克	麦冬10克	五味子10克	苦参10克
穿山甲6克	醋鳖甲10克	土鳖虫6克	石斛15克
莪术10克	佛手10克	代赭石15克	太子参15克

制首乌 15 克　　蛇舌草 30 克　　　半边莲 30 克　　　生甘草 10 克

14 付,水煎服,煎服法同前。

中成药:消癌平片　0.96 克(3 粒)　口服　3 次/日

按:肝经有热,丹栀逍遥散化裁;舌红苔少,示阴虚,故予知柏地黄丸;口眼干涩,予石斛(古有"石斛夜光丸"治疗眼疾)。

2010 年 8 月 9 日五诊

子宫内膜癌术后 1 年半余,复查肿瘤标记物正常。症见:口干口苦,舌红,苔少而干燥,脉沉细。少阳证见,予清热养阴法,小柴胡汤合玉女煎化裁,处方:

醋柴胡 10 克	黄芩 10 克	太子参 15 克	清半夏 10 克
玉竹 15 克	女贞子 15 克	生石膏 30 克	生熟地^各 10 克
知母 10 克	元参 10 克	麦冬 10 克	天花粉 10 克
苦参 10 克	小茴香 10 克	荔枝核 10 克	橘核 10 克
乌药 10 克	香附 10 克	穿山甲 6 克	炒白术 15 克
茯苓 15 克	蛇舌草 30 克	半枝莲 30 克	生甘草 10 克

14 付,水煎服,煎服法同前。

中成药:消癌平片　0.96 克(3 粒)　口服　3 次/日

按:口干口苦,小柴胡汤证;舌红苔少而燥,示阴虚,故予玉女煎合增液汤。

2010 年 11 月 18 日六诊

子宫内膜癌术后近 2 年,近期未复查。症见:双下肢无力,眠差,时有口干,纳可,二便调,舌淡红,苔薄白,脉沉细。仍予健脾益肾、益气养阴法,予归脾汤合二至丸化裁,处方:

生黄芪 30 克	制远志 10 克	太子参 15 克	炒白术 15 克
茯苓 15 克	当归 10 克	龙眼肉 10 克	炒枣仁 30 克
广木香 10 克	女贞子 15 克	旱莲草 15 克	天花粉 10 克
莪术 10 克	苦参 10 克	穿山甲 6 克	土鳖虫 6 克
合欢皮 30 克	夜交藤 30 克	半枝莲 30 克	蛇舌草 30 克
生甘草 10 克			

14 付,水煎服,煎服法同前。

中成药:消癌平片　0.96 克(3 粒)　口服　3 次/日

2011 年 5 月 23 日七诊

子宫内膜癌术后 2 年余,2011 年 5 月复查肿瘤标记物未见异常。症见:干

咳少痰,急躁易怒,两胁胀痛,舌淡红,苔薄白,脉沉细。证属肝肺郁热,予清燥救肺汤合丹栀逍遥散化裁,处方:

沙参15克	麦冬12克	生石膏30克	桑叶10克
枇杷叶15克	浙贝母10克	桔梗10克	杏仁10克
丹皮10克	栀子10克	柴胡10克	当归15克
生白术30克	土茯苓30克	生地黄30克	莪术10克
苦参10克	天花粉10克	穿山甲6克	醋鳖甲10克
蛇舌草30克	半枝莲30克	生甘草10克	

14付,水煎服,煎服法同前。

中成药:消癌平片　0.96克(3粒)　口服　3次/日

按:干咳痰少,属肺燥津亏;急躁易怒、两胁胀痛为肝火。

2011年11月23日八诊

子宫内膜癌术后近3年,2011年10月29日复查肿瘤标记物正常,超声提示:轻度脂肪肝;胆囊结石。症见:气短,乏力,干咳无痰,眠差,入睡难,纳可,小腹下坠感,二便调,闻水声则尿急,时有口干,舌淡红,苔薄白,脉沉细。证属脾肾两虚,治当予健脾益肾法,四君子汤合麦味地黄丸化裁,处方:

熟地黄10克	山茱萸10克	山药30克	泽泻30克
丹皮10克	土茯苓30克	麦冬10克	五味子10克
太子参30克	生白术30克	小茴香10克	橘核10克
荔枝核10克	乌药10克	穿山甲6克	醋鳖甲10克
生蒲黄10克	露蜂房5克	补骨脂10克	炒杜仲10克
灵磁石30克	蜈蚣2条	草河车15克	生甘草10克

14付,水煎服,煎服法同前。

中成药:消癌平片　0.96克(3粒)　口服　3次/日

2012年4月23日九诊

子宫内膜癌术后近3年半,症见:周身乏力,胸闷气短,偶有干咳,纳可,眠差,不易入睡,二便调,舌尖干红,苔薄少,脉沉细。证属脾肾亏虚,续予健脾益肾法调治,黄芪首乌汤合知柏地黄丸化裁,处方:

知母10克	黄柏10克	生地黄12克	山茱萸10克
山药30克	丹皮10克	土茯苓30克	晚蚕沙30克
皂刺10克	生黄芪30克	制首乌15克	玉竹15克
麦冬10克	石斛15克	生蒲黄10克	露蜂房5克
山慈菇10克	五味子5克	灵磁石30克	天花粉10克

土鳖虫5克　　　蛇舌草30克　　　半枝莲15克　　　生甘草10克

14付,水煎服,煎服法同前。

中成药:消癌平片　0.96克(3粒)　口服　3次/日

按:患者子宫内膜癌伴间质肉瘤分化,对放化疗敏感性相对较差,且有盆腔广泛浸润,属预后较差者。好在术后、化疗后病情一直较为稳定,通过中药调理,将肿瘤标记物恢复正常并稳定至术后3年余,实属来之不易,嘱患者仍当定期复查,发现问题及时处理。

病例45　子宫内膜高分化腺癌(少部分有黏液分泌)术后,"放化同步"治疗中

廖某某,女,42岁。基本病情:子宫内膜高分化腺癌(少部分有黏液分泌)术后,"放化同步"治疗中。

2007年1月22日初诊

子宫内膜癌术后半年余,病理:高分化腺癌,少部分有黏液分泌,主要位于内膜层,部分浸润浅肌层,淋巴结0/38,腹腔冲洗液可见少量疑似癌细胞。放化同步治疗,方案为环磷酰胺+卡铂→多西他赛+卡铂。现复查CA125正常;肝功、生化正常。腹部超声:脂肪肝。症见:下肢酸软,活动多则腰酸,舌暗红,苔薄白,脉沉细。属放化疗后气血不足,予补气养血,归脾汤化裁,处方:

生黄芪30克　　　远志10克　　　太子参15克　　　炒白术15克
土茯苓30克　　　龙眼肉10克　　炒枣仁30克　　　绿萼梅10克
天花粉8克　　　 苦参10克　　　 莪术10克　　　　炮山甲10克
佛手15克　　　　焦楂榔[各]10克　川断15克　　　　炒杜仲10克
川芎10克　　　　代赭石15克　　　生麦芽30克　　　鸡内金30克
蛇舌草30克　　　重楼15克　　　　生甘草10克

14付,水煎服;每付药连续服用两日。煎服法:每剂药连煎2回,兑成400ml浓汁,分成4份,每日早、晚各服一次,每次100ml。

中成药:加味西黄解毒胶囊　0.5克(2粒)　口服　3次/日

按:患者术后放化疗已结束,症见下肢酸软、活动多则腰酸,实为脾肾两虚之证,故以归脾汤加川断、杜仲等补脾益肾、填精生髓;绿萼梅疏肝解郁;莪术、苦参、天花粉消积散结;炮山甲软坚散结;佛手、焦山楂、焦槟榔、代赭石、鸡内金、生麦芽调理胃气;蛇舌草、重楼解毒抗癌;川芎活血通络;生甘草调和诸药。

2007年6月13日二诊

子宫内膜高分化腺癌术后1年,少部分有黏液分泌,放化疗后。症见:皮

肤时有发红、瘙痒,纳可,眠可,舌暗红,苔薄白,脉沉细。证属脾肾不足,血热生风,继续予健脾益肾法,香砂六君子汤化裁,处方:

太子参 15 克	炒白术 15 克	茯苓 15 克	砂仁 8 克
广木香 10 克	生地黄 10 克	川芎 10 克	浮萍 12 克
防风 10 克	天花粉 6 克	苦参 10 克	香橼 15 克
佛手 15 克	蝉蜕 5 克	生麦芽 30 克	焦楂榔^各 10 克
蛇舌草 30 克	半枝莲 15 克	炙甘草 10 克	

14 付,水煎服,煎服法同前。

中成药:加味西黄解毒胶囊　0.5 克(2 粒)　口服　3 次/日

按:皮肤时有发红、瘙痒,系患者皮肤过敏所致,方中以浮萍、防风、蝉蜕等祛风止痒;主要治疗方向仍在健脾益肾、补气养血、解毒抗癌上。

2007 年 11 月 28 日三诊

子宫内膜高分化腺癌术后近 1 年半,少部分有黏液分泌,放化疗后。症见:腰酸,纳可,眠可,阴道分泌物不多,舌淡红,少苔,脉沉细结代。证属脾肾不足,气阴两虚,仍宜健脾益肾法,予生脉饮合黄芪首乌汤化裁,处方:

太子参 15 克	麦冬 10 克	五味子 10 克	川芎 10 克
炒白术 15 克	茯苓 15 克	生黄芪 30 克	杭白芍 15 克
制首乌 15 克	苦参 10 克	天花粉 6 克	炮山甲 8 克
土鳖虫 6 克	合欢皮 30 克	鸡血藤 30 克	浮萍 12 克
防风 10 克	焦楂榔^各 10 克	炒杜仲 15 克	草河车 15 克
蛇舌草 30 克	生甘草 10 克		

14 付,水煎服,煎服法同前。

中成药:加味西黄解毒胶囊　0.5 克(2 粒)　口服　3 次/日

按:患者子宫内膜癌伴有少部分黏液分泌,提示有腹腔粘连可能,故予土鳖虫活血通络、拔毒抗癌。

2008 年 5 月 14 日四诊

子宫内膜高分化腺癌术后 2 年,少部分有黏液分泌,放化疗后。复查肿瘤标志物正常。超声:脂肪肝。症见:晨起口干口苦,眠不实,梦多,腰酸,舌淡红,苔薄黄,脉沉细。少阳证见,予小柴胡汤合丹栀逍遥散、归脾汤化裁,处方:

太子参 15 克	黄芩 10 克	清半夏 10 克	丹皮 10 克
炒山栀 10 克	炒柴胡 10 克	赤白芍^各 10 克	炒白术 15 克
茯苓 15 克	当归 10 克	生黄芪 30 克	远志 10 克
炒枣仁 30 克	柏子仁 30 克	合欢皮 30 克	补骨脂 10 克

炒杜仲 15 克　　焦山楂 10 克　　焦神曲 30 克　　莪术 10 克
天花粉 8 克　　醋鳖甲 10 克　　草河车 15 克　　生甘草 10 克

14 付,水煎服,煎服法同前。

中成药:加味西黄解毒胶囊　0.5 克(2 粒)　口服　3 次/日

2008 年 7 月 18 日五诊

子宫内膜高分化腺癌术后 2 年余,少部分有黏液分泌,放化疗后。症见:睡眠较前改善,皮肤易过敏起红疹,小腹坠胀,尿频,无尿急、尿痛,纳可,便调,舌淡红,少苔,脉沉细。证属脾肾不足,仍予健脾益肾法,二黄鸡枸汤化裁,处方:

生黄芪 30 克　　黄精 15 克　　　鸡血藤 15 克　　枸杞子 15 克
生熟地^各 15 克　山萸肉 15 克　　穿山甲 6 克　　　醋鳖甲 15 克
天花粉 10 克　　莪术 8 克　　　合欢皮 30 克　　珍珠母 30 克
绿萼梅 10 克　　浮萍 10 克　　　赤芍 10 克　　　防风 10 克
橘核 10 克　　　小茴香 10 克　　莲须 15 克　　　瞿麦 15 克
草薢 15 克　　　草河车 15 克　　蛇舌草 30 克　　炙甘草 10 克

14 付,水煎服,煎服法同前。

中成药:加味西黄解毒胶囊　0.5 克(2 粒)　口服　3 次/日

按:皮肤易过敏起红疹,属血热生风,予浮萍、赤芍、防风等治疗;小腹坠胀,予茴香橘核丸;小便频属肾虚,予莲须、瞿麦、草薢固肾缩尿;予合欢皮、珍珠母安神、促睡眠。

2008 年 12 月 24 日六诊

子宫内膜高分化腺癌术后 2 年半,放化疗后。症见:潮热汗出,眠不实,多梦,纳可,大便调,舌淡红,苔薄黄,脉沉细。证属肝郁脾虚,予丹栀逍遥散化裁,处方:

丹皮 10 克　　　栀子 10 克　　　柴胡 10 克　　　赤白芍^各 10 克
沙参 15 克　　　茯苓 15 克　　　清半夏 10 克　　仙灵脾 10 克
仙茅 10 克　　　合欢皮 30 克　　当归 10 克　　　败酱草 30 克
苦参 10 克　　　天花粉 10 克　　覆盆子 10 克　　炒杜仲 10 克
炒枣仁 30 克　　佛手 15 克　　　玫瑰花 10 克　　草河车 15 克
半边莲 30 克　　生甘草 10 克

14 付,水煎服,煎服法同前。

中成药:加味西黄解毒胶囊　0.5 克(2 粒)　口服　3 次/日

按:肝火扰心,予丹栀逍遥散化裁。

2009 年 3 月 2 日七诊

子宫内膜高分化腺癌术后近 3 年,放化疗后,近期复查肿瘤标记物正常。症见:纳可,眠不实,多梦,大便调,小便尿不尽感,舌淡胖,苔薄白,脉沉细。证属心脾两虚,予归脾汤化裁,处方:

生黄芪 30 克	制远志 10 克	太子参 15 克	炒白术 15 克
土茯苓 30 克	龙眼肉 10 克	炒枣仁 30 克	柏子仁 30 克
绿萼梅 10 克	玫瑰花 10 克	灵芝片 10 克	穿山甲 6 克
天花粉 10 克	苦参 10 克	莪术 10 克	三棱 6 克
橘核 10 克	乌药 10 克	当归 10 克	合欢皮 30 克
蛇舌草 30 克	草河车 15 克	炙甘草 10 克	

14 付,水煎服,煎服法同前。

中成药:加味西黄解毒胶囊 0.5 克(2 粒) 口服 3 次/日

按:气血亏虚而心神不宁者,以归脾汤化裁,适当疏肝健脾、益气养血、宁心安神;小便尿不尽,予灵芝片固肾缩尿。

2009 年 6 月 3 日八诊

子宫内膜高分化腺癌术后 3 年,放化疗后,近期未复查。症见:自觉喉中有痰,可咳出,痰量少色黄,纳可,眠可,二便正常,舌淡胖,苔薄黄,脉沉细。证属肝郁脾虚,夹有肺热,予丹栀逍遥散化裁,兼顾清肺化痰,处方:

柴胡 10 克	赤白芍^各 10 克	炒白术 15 克	土茯苓 30 克
当归 10 克	丹皮 10 克	栀子 10 克	鸡血藤 30 克
香附 10 克	穿山龙 5 克	百合 30 克	枇杷叶 10 克
款冬花 15 克	桔梗 10 克	穿山甲 6 克	生山楂 10 克
荷叶 10 克	半边莲 30 克	蛇舌草 30 克	炙甘草 10 克

14 付,水煎服,煎服法同前。

中成药:加味西黄解毒胶囊 0.5 克(2 粒) 口服 3 次/日

2009 年 10 月 19 日九诊

子宫内膜高分化腺癌术后近 3 年半,放化疗后,2009 年 6 月复查肿瘤标记物正常,超声:左肾盂旁囊肿,同前相仿;盆腔积液,5.3cm×1.8cm。症见:大便不成形,纳眠可,自觉喉中有痰,可咳出,舌淡胖,苔薄白,脉沉细。辨证同前,续予逍遥散化裁,处方:

柴胡 10 克	赤白芍^各 10 克	炒白术 15 克	土茯苓 30 克
山药 20 克	莲子肉 10 克	太子参 15 克	天花粉 10 克
龙葵 30 克	苦参 10 克	生薏苡仁 15 克	苍术 9 克

黄柏 10 克	小茴香 10 克	橘核 10 克	荔枝核 10 克
穿山甲 9 克	合欢皮 30 克	土鳖虫 6 克	焦山楂 10 克
半边莲 30 克	半枝莲 30 克	炙甘草 10 克	

14 付,水煎服,煎服法同前。

中成药:加味西黄解毒胶囊　0.5 克(2 粒)　口服　3 次/日

按:盆腔积液,予龙葵、生薏苡仁、苍术、黄柏等利湿祛浊。

2009 年 12 月 16 日十诊

子宫内膜高分化腺癌术后 3 年半,放化疗后,2009 年 12 月复查肿瘤标记物正常,超声:脂肪肝;左肾盂旁囊肿,同前相仿。症见:近日感冒后鼻流清涕,咽干口苦,反酸,乏力,纳眠可,舌淡胖,苔薄白,脉沉细小弦。少阳证见,予小柴胡汤合左金丸、黄芪首乌汤化裁,处方:

太子参 15 克	黄芩 10 克	清半夏 9 克	柴胡 10 克
黄连 10 克	吴茱萸 5 克	当归 10 克	苍术 10 克
黄柏 10 克	生薏苡仁 15 克	龙葵 30 克	仙茅 10 克
仙灵脾 10 克	败酱草 10 克	天花粉 10 克	苦参 10 克
九香虫 5 克	焦楂榔^各 10 克	生黄芪 30 克	制首乌 15 克
草河车 15 克	生甘草 10 克		

14 付,水煎服,煎服法同前。

中成药:加味西黄解毒胶囊　0.5 克(2 粒)　口服　3 次/日

按:口苦咽干,予小柴胡汤;反酸,予左金丸;扶正予黄芪首乌汤;拔毒抗癌用九香虫。

2010 年 4 月 28 日十一诊

子宫内膜高分化腺癌术后近 4 年,放化疗后,近期未复查肿瘤标记物。超声:左肾囊肿;脂肪肝。症见:大便日行 4 次,不成形,舌淡胖,苔薄白,脉细数。证属脾虚湿阻,予健脾化湿法,香砂六君子汤合黄芪首乌汤化裁,处方:

太子参 15 克	炒白术 15 克	土茯苓 30 克	广木香 9 克
砂仁 10 克	陈皮 10 克	佛手 15 克	莲子肉 10 克
补骨脂 9 克	五味子 9 克	水红花子 10 克	九香虫 6 克
地龙 6 克	生黄芪 30 克	苏木 6 克	制首乌 15 克
芡实 10 克	天花粉 10 克	苦参 10 克	穿山甲 6 克
代代花 10 克	草河车 15 克	半枝莲 30 克	炙甘草 10 克

14 付,水煎服,煎服法同前。

中成药:加味西黄解毒胶囊　0.5 克(2 粒)　口服　3 次/日

2010年9月26日十二诊

子宫内膜高分化腺癌术后4年余,放化疗后,超声提示:盆腔积液。肿瘤标记物正常。症见:纳可,二便调,眠可,自觉无不适,舌淡,苔白腻,脉沉细滑。湿浊未化,予逍遥散合二妙丸化裁,处方:

柴胡10克	杭白芍15克	赤芍10克	炒白术15克
土茯苓30克	当归10克	黄柏10克	苍术10克
橘核10克	乌药9克	荔枝核10克	苦参10克
天花粉10克	莪术9克	穿山甲6克	土鳖虫6克
炒杜仲10克	蛇舌草30克	半边莲30克	生甘草9克

14付,水煎服,煎服法同前。

中成药:加味西黄解毒胶囊 0.5克(2粒) 口服 3次/日

2011年2月23日十三诊

子宫内膜高分化腺癌术后4年半余,放化疗后。2011年1月行右肺中叶肿物切除,术后病理:中分化腺癌浸润,乳腺浸润性导管癌Ⅱ级,淋巴结0/21,行保乳术后化疗1周期。症见:气短,乏力,饮食、睡眠可,无明显不适,纳可,眠可,大便时干时稀,小便调,舌暗红,苔薄少,脉沉细小弦。证属脾肾亏虚,予健脾益肾法调治,黄芪首乌汤合麦味地黄丸化裁,处方:

天麦冬^各10克	五味子10克	炒黄柏10克	知母10克
生地黄10克	山萸肉10克	土茯苓10克	女贞子10克
生龙牡^各15克	山慈菇9克	浙贝母10克	炮山甲6克
鳖甲10克	生黄芪30克	制首乌10克	莪术10克
土鳖虫6克	九香虫6克	僵蚕10克	绿萼梅10克
蛇舌草30克	半枝莲15克	炙甘草10克	

14付,水煎服,煎服法同前。

中成药:加味西黄解毒胶囊 0.5克(2粒) 口服 3次/日

按:以麦味地黄丸加生黄芪、首乌健脾益肾,生龙牡、山慈菇、浙贝母、炮山甲、鳖甲等软坚散结;莪术、土鳖虫、九香虫、僵蚕、绿萼梅等理气活血;蛇舌草、半枝莲解毒抗癌;甘草调和诸药。

2011年5月4日十四诊

子宫内膜癌术后近5年,乳腺癌肺转移术后4个月,化疗4次。复查肿瘤标志物:CA199 406.0U/ml↑(正常<37.0U/ml);CA125 86.42U/ml↑(正常<35.0U/ml)。胸部CT:右肺门、纵隔多发淋巴结,考虑转移。症见:饮食无味,时有腹胀,舌暗红,苔薄黄,脉沉细。证属肝郁脾虚,予逍遥散化裁,处方:

炒柴胡 10 克	杭白芍 15 克	炒白术 15 克	茯苓 15 克
炒枳壳 10 克	天花粉 10 克	苦参 10 克	生龙牡^各 15 克
山慈菇 9 克	五味子 5 克	炮山甲 6 克	鳖甲 10 克
九香虫 6 克	浮萍 10 克	僵蚕 10 克	鼠妇 10 克
代赭石 15 克	鸡内金 30 克	生麦芽 30 克	炒莱菔子 15 克
莪术 10 克	半边莲 15 克	草河车 15 克	炙甘草 10 克

14 付,水煎服,煎服法同前。

中成药:加味西黄解毒胶囊 0.5 克(2 粒) 口服 3 次/日

按:饮食无味,时有腹胀,是肝郁脾虚所致,故以逍遥散加炒枳壳等疏肝健脾;代赭石、鸡内金、生麦芽、炒莱菔子调理胃气、促进食欲;乳腺癌肺转移,予浮萍、鼠妇、僵蚕、九香虫等宣肺拔毒、抗癌散结。

2011 年 7 月 25 日十五诊

子宫内膜癌术后 5 年余;乳腺癌肺转移术后半年余,化疗 5 次。复查肿瘤标志物:CA199 410.0U/ml↑(正常<37.0U/ml);CA125 110.0U/ml↑(正常<35.0U/ml)。胸部 CT:右肺门多发淋巴结,大部分较前增大;左腹股沟多个小淋巴结;盆底少量积液。症见:大便溏,矢气多,无特殊不适感,舌淡暗胖,苔薄黄,脉沉细。辨证同前,仍予疏肝健脾,丹栀逍遥散化裁,处方:

丹皮 10 克	炒栀子 10 克	炒柴胡 10 克	茯苓 15 克
炒白术 15 克	杭白芍 15 克	当归 15 克	炮山甲 6 克
鳖甲 10 克	生蒲黄^包 10 克	露蜂房 5 克	鼠妇 10 克
僵蚕 10 克	土鳖虫 5 克	全蝎 5 克	莪术 10 克
代赭石 15 克	鸡内金 30 克	生麦芽 30 克	炒莱菔子 10 克
肉桂 5 克	防风 10 克	草河车 15 克	生甘草 10 克

14 付,水煎服,煎服法同前。

中成药:加味西黄解毒胶囊 0.5 克(2 粒) 口服 3 次/日

按:便溏为脾肾不足所致,苔黄为肝经郁热。故以丹栀逍遥散疏肝清热、健脾养血,加肉桂、防风益肾暖脾、除湿止泻。

2011 年 8 月 31 日十六诊

子宫内膜癌术后 5 年余;乳腺癌肺转移术后 7 个月,目前化疗中。胸部CT:右肺门、纵隔多发淋巴结。脑 MRI:右顶叶小缺血灶。复查肿瘤标记物:CA199 215.0U/ml↑(正常<37.0U/ml);CA125 126.0U/ml↑(正常<35.0U/ml)。症见:咽痒干咳,有痰,色白,大便不成形,舌淡暗,苔白,脉沉细。证属脾气亏虚、风燥犯肺,予清燥救肺汤合玉屏风散化裁,处方:

桑叶 10 克	枇杷叶 10 克	麦冬 10 克	沙参 10 克
木蝴蝶 6 克	桔梗 10 克	款冬花 10 克	生黄芪 30 克
防风 10 克	炒白术 15 克	炮山甲 6 克	鳖甲 10 克
天花粉 10 克	苦参 6 克	浮萍 10 克	九香虫 6 克
代赭石 15 克	鸡内金 30 克	生麦芽 30 克	炒莱菔子 10 克
半边莲 30 克	半枝莲 15 克	生甘草 10 克	

14 付,水煎服,煎服法同前。

中成药:加味西黄解毒胶囊 0.5 克(2 粒) 口服 3 次/日

按:咽痒干咳,属肺燥,故予清燥救肺汤化裁,加木蝴蝶、桔梗、浮萍、款冬花等宣肺止咳;玉屏风散益肺固表。

2011 年 11 月 23 日十七诊

子宫内膜癌术后 5 年半;乳腺癌肺转移术后 10 个月,放化疗后。症见:咽部少量白色黏痰,无咽干,偶有干咳,胁肋部胀感,食欲尚可,小便可,大便偏稀,不成形,入睡略感困难,无明显心烦,舌淡红,苔薄白,脉沉细。证属心脾两虚,予补益气阴、宁心安神,天王补心丹化裁,处方:

天麦冬各 12 克	茯苓 15 克	桔梗 10 克	太子参 15 克
炒枣仁 30 克	柏子仁 30 克	制远志 10 克	五味子 6 克
小茴香 10 克	乌药 10 克	穿山甲 6 克	醋鳖甲 10 克
生蒲黄 10 克	露蜂房 5 克	莪术 10 克	苦参 10 克
枇杷叶 10 克	川贝母 10 克	代赭石 15 克	鸡内金 30 克
生麦芽 30 克	蛇舌草 30 克	半枝莲 30 克	生甘草 10 克

14 付,水煎服,煎服法同前。

中成药:加味西黄解毒胶囊 0.5 克(2 粒) 口服 3 次/日

2012 年 1 月 18 日十八诊

子宫内膜癌术后 6 年半;乳腺癌肺转移术后 1 年,放化疗后。复查肿瘤标记物正常。胸部 CT:右肺门、纵隔多发淋巴结转移。血常规:白细胞 $3.63 \times 10^9/L$。超声:盆底积液。症见:咳嗽,咯白黏痰,纳可,眠差,入睡难,大便可,时有咳嗽时尿失禁,舌胖,苔薄,脉沉细。证属肺燥痰郁、心脾两虚,予清燥救肺汤合归脾汤化裁,处方:

生石膏 30 克	桑叶 10 克	麦冬 12 克	枇杷叶 10 克
生黄芪 30 克	龙眼肉 10 克	制远志 10 克	当归 10 克
广木香 10 克	生龙牡各 15 克	山慈菇 10 克	五味子 5 克
穿山甲 6 克	醋鳖甲 10 克	露蜂房 5 克	生蒲黄 10 克

代赭石 15 克	生麦芽 30 克	鸡内金 30 克	鸡血藤 15 克
蛇舌草 30 克	半枝莲 15 克	龙葵 15 克	生甘草 10 克

14 付,水煎服,煎服法同前。

中成药:加味西黄解毒胶囊 0.5 克(2 粒) 口服 3 次/日

按:咳嗽痰黏,予清燥救肺汤清肺生津;气血不足而失眠,予归脾汤益气养血、宁心安神;乳腺癌肺转移,予生龙牡、山慈菇、露蜂房等抗癌软坚。

2012 年 3 月 28 日十九诊

子宫内膜癌术后近 6 年;乳腺癌肺转移术后 1 年余,右肺门、纵隔多发淋巴结转移,放疗结束。复查肿瘤标记物正常;胸部 CT:右肺门、纵隔多发淋巴结较前变化不大。生化:甘油三酯 1.83mmol/L。血常规:白细胞 3.63×10^9/L。超声:盆腔少量积液。症见:干咳,乏力,手指麻木,舌暗胖,苔薄白,脉沉细。辨证同前,续予养阴清肺调治,清燥救肺汤合百合固金汤化裁,处方:

沙参 15 克	麦门冬 10 克	桑叶 10 克	枇杷叶 10 克
生石膏 30 克	百合 30 克	生熟地^各 10 克	元参 15 克
桔梗 10 克	僵蚕 10 克	地龙 10 克	炮山甲 8 克
鳖甲 15 克	生蒲黄^各 10 克	露蜂房 5 克	浙贝母 15 克
生黄芪 30 克	制首乌 15 克	山慈菇 10 克	五味子 10 克
生麦芽 30 克	草河车 15 克	蛇舌草 30 克	生甘草 10 克

14 付,水煎服,煎服法同前。

中成药:加味西黄解毒胶囊 0.5 克(2 粒) 口服 3 次/日

按:乳腺癌放疗后易形成放射性肺炎,证属热邪伤阴,故仍以清燥救肺汤合百合固金汤养阴清肺、固本逐邪。患者先后两个不同系统的原发病灶发生癌变,但均能手术切除并行放化疗治疗,得益于患者年轻、体质较好,但不能说没有中药"保驾护航"的功劳。在中药的调治下,一方面子宫内膜病灶得以稳定,另一方面患者生活质量得到保证、体质维护较好,为第二处原发灶手术切除并为放化疗打下基础。故总的来说,中西医结合治疗是该类患者最佳诊疗模式。

病例46 宫颈癌术后、放化疗后,肺转移切除术后

毛某某,女,34 岁。基本病情:宫颈癌术后、放化疗后,肺转移切除术后。

2004 年 2 月 20 日初诊

患者 2002 年 7 月行宫颈癌手术,术后病理为Ⅰa 期,化疗 1 周期,放疗后。2002 年 11 月发现肺转移,2002 年 12 月行肺转移灶手术切除,术后未放化疗。

目前复查病情稳定,胸 X 线片正常。症见:纳可,眠可,大便调,舌淡红,苔薄白,脉沉细。证属肝郁脾虚,予逍遥散合四君子汤化裁,处方:

柴胡 10 克	杭白芍 15 克	炒白术 15 克	土茯苓 30 克
僵蚕 10 克	天龙 6 克	九香虫 10 克	浙贝母 10 克
红藤 15 克	凌霄花 15 克	藤梨根 15 克	金荞麦 30 克
蒲公英 15 克	莲子肉 10 克	太子参 15 克	鸡内金 30 克
生麦芽 30 克	焦楂榔^各 10 克	蛇舌草 30 克	半枝莲 30 克
炙甘草 10 克			

15 付,水煎服;每付药连续服用两日。煎服法:每剂药连煎 2 回,兑成 400ml 浓汁,分成 4 份,每日早、晚各服一次,每次 100ml。

按:妇科疾病多从"肝经"论治,本例患者舌淡红、苔薄白,一般情况尚可,故选逍遥散化裁,以疏肝健脾、益气养血、扶正祛邪。其中天龙、僵蚕是孙桂芝教授治疗鳞癌的药对;浙贝母、金荞麦、九香虫等则是针对肺转移灶清肺解毒、软坚散结的药物。

2004 年 6 月 15 日二诊

宫颈癌术后近 2 年,肺转移术后 1 年半余,复查宫腔镜:子宫颈非典型增生,表面光滑。症见:分泌物不多,舌淡红,苔薄白,脉沉细。辨证同前,仍以逍遥散化裁,处方:

柴胡 10 克	赤白芍^各 10 克	炒白术 15 克	土茯苓 15 克
莪术 8 克	苦参 12 克	天花粉 10 克	白鲜皮 10 克
冬凌草 15 克	绿萼梅 10 克	生黄芪 30 克	蒲公英 10 克
生薏苡仁 15 克	生麦芽 30 克	僵蚕 10 克	半枝莲 15 克
蛇舌草 30 克	草河车 15 克	炙甘草 10 克	

30 付,水煎服,煎服法同前。

按:莪术、苦参、天花粉是孙桂芝教授治疗妇科肿瘤时的常用药对,具有活血消癥、解毒抗癌的作用。

2004 年 9 月 5 日三诊

宫颈癌术后 2 年零 2 个月,肺转移术后 1 年零 10 个月。症见:一般情况可,时有急躁,舌淡红,苔薄白,脉沉细。辨证同前,予六君子汤合丹栀逍遥散化裁,处方:

太子参 15 克	炒白术 15 克	茯苓 15 克	陈皮 10 克
清半夏 10 克	丹皮 10 克	栀子 10 克	天花粉 10 克
苦参 12 克	莪术 8 克	生山楂 8 克	白鲜皮 10 克

金荞麦 15 克	草河车 15 克	夏枯草 12 克	山豆根 6 克
生麦芽 30 克	白英 15 克	蛇莓 10 克	蛇舌草 30 克
炙甘草 10 克			

30 付,水煎服,煎服法同前。

2004 年 10 月 30 日四诊

宫颈癌术后 2 年零 3 个月,肺转移术后 1 年零 11 个月。症见:大便日行 2 次,质偏稀,舌淡红,苔薄白,脉沉细。证属脾虚生湿,予健脾化湿法,黄芪建中汤合香砂六君子汤化裁,处方:

生黄芪 30 克	杭白芍 15 克	砂仁 10 克	太子参 15 克
炒白术 15 克	土茯苓 30 克	莲子肉 12 克	生薏苡仁 20 克
凌霄花 15 克	穿山甲 6 克	苦参 15 克	天花粉 10 克
白鲜皮 10 克	蒲公英 10 克	绿萼梅 10 克	首乌藤 15 克
金樱子 10 克	决明子 10 克	佛手 10 克	生麦芽 30 克
鸡内金 30 克	蛇舌草 30 克	生甘草 10 克	

30 付,水煎服,煎服法同前。

2005 年 3 月 4 日五诊

宫颈癌术后 2 年零 8 个月,肺转移术后 2 年零 4 个月。症见:一般情况可,无明显症状,舌淡红,苔薄黄,脉沉细。证属肝郁脾虚,予丹栀逍遥散化裁,处方:

丹皮 10 克	栀子 10 克	龙胆草 10 克	柴胡 10 克
天花粉 10 克	苦参 10 克	莪术 8 克	蒲公英 10 克
天龙 6 克	百合 15 克	浙贝母 10 克	焦神曲 30 克
生黄芪 30 克	草河车 15 克	败酱草 15 克	红藤 10 克
白英 15 克	蛇舌草 15 克	炙甘草 10 克	

30 付,水煎服,煎服法同前。

2005 年 7 月 26 日六诊

宫颈癌术后 3 年,肺转移术后 2 年零 8 个月,复查肿瘤标记物未见异常。症见:偶有头晕,一般情况可,舌淡红,苔薄白,脉沉细。辨证同前,予丹栀逍遥散合半夏天麻白术汤化裁,处方:

沙参 15 克	炒白术 15 克	土茯苓 30 克	柴胡 10 克
栀子 10 克	败酱草 12 克	白鲜皮 12 克	土鳖虫 6 克
浙贝母 10 克	百合 30 克	薏苡仁 30 克	金荞麦 30 克

天麻 10 克	清半夏 10 克	葛根 15 克	穿山甲 6 克
蛇舌草 30 克	天花粉 10 克	生麦芽 30 克	苦参 12 克
草河车 15 克	炙甘草 10 克		

15 付,水煎服,煎服法同前。

2005 年 9 月 3 日七诊

宫颈癌术后 3 年零 2 个月,肺转移术后 2 年零 10 个月,复查宫腔镜:子宫颈非典型增生。症见:大便 2~3 次/日,质偏稀,余无异常,舌淡红,苔薄白,脉沉细。证属脾肾两虚,予补益脾肾,四君子汤合四神丸化裁,处方:

太子参 15 克	炒白术 15 克	茯苓 15 克	莲子肉 12 克
补骨脂 10 克	肉豆蔻 10 克	僵蚕 10 克	浙贝母 10 克
天花粉 12 克	山慈菇 10 克	鼠妇 8 克	金荞麦 30 克
绿萼梅 10 克	败酱草 12 克	牛膝 10 克	生黄芪 30 克
紫草 10 克	桑寄生 15 克	蛇舌草 30 克	草河车 15 克
重楼 15 克	炙甘草 10 克		

15 付,水煎服,煎服法同前。

按:宫颈癌肺转移,故予鼠妇、僵蚕、浙贝母、金荞麦等抗肺转移。

2006 年 1 月 6 日八诊

宫颈癌术后 3 年半,肺转移术后 3 年零 2 个月,目前病情稳定。症见:纳可,眠可,大便调,舌淡红,苔薄黄,脉沉细。证属肝郁脾虚,予丹栀逍遥散合百合固金汤化裁,处方:

丹皮 10 克	栀子 10 克	柴胡 10 克	赤白芍^各 12 克
炒白术 15 克	土茯苓 30 克	生熟地^各 10 克	百合 30 克
莪术 10 克	九香虫 10 克	僵蚕 10 克	白鲜皮 15 克
败酱草 12 克	紫草 10 克	生黄芪 30 克	草河车 15 克
蛇舌草 30 克	炙甘草 10 克		

15 付,水煎服,煎服法同前。

按:僵蚕、九香虫既可抗肺转移,又具有拔毒抗癌作用。

2006 年 8 月 6 日九诊

宫颈癌术后 4 年零 1 个月,肺转移术后 3 年零 9 个月,病情稳定。症见:时有胸闷,无咳嗽,纳可,眠可,大便调,舌淡红,苔薄黄,脉沉细。证属肝郁脾虚、肺津不足,仍予丹栀逍遥散合百合固金汤化裁,处方:

丹皮 10 克	栀子 10 克	柴胡 10 克	赤白芍^各 12 克
炒白术 15 克	土茯苓 30 克	生熟地^各 10 克	百合 30 克
枇杷叶 15 克	九香虫 10 克	僵蚕 10 克	浙贝母 10 克
败酱草 12 克	紫草 10 克	生黄芪 30 克	草河车 15 克
夏枯草 15 克	炙甘草 10 克		

15 付,水煎服,煎服法同前。

2007 年 3 月 9 日十诊

宫颈癌术后 4 年零 8 个月,肺转移术后 4 年零 4 个月,病情稳定。症见:纳可,眠可,二便调,舌淡红,苔薄黄,脉沉细。辨证同前,仍予丹栀逍遥散合百合固金汤化裁,处方:

丹皮 10 克	栀子 10 克	柴胡 10 克	赤白芍^各 15 克
炒白术 15 克	土茯苓 30 克	白鲜皮 10 克	沙参 10 克
生熟地^各 10 克	百合 15 克	浙贝母 10 克	佛手 15 克
焦三仙^各 15 克	僵蚕 10 克	合欢皮 30 克	续断 15 克
鼠妇 10 克	蛇舌草 30 克	草河车 15 克	生甘草 10 克

14 付,水煎服,煎服法同前。

按: 尽管患者宫颈癌术后病理为Ⅰa期,但4个月后仍出现肺转移,表明当时血液中可能仍有残存的肿瘤细胞,继而通过血液转移进入肺内扎根生长,因此对于年轻患者、分化程度较低的宫颈癌仍应保持一定程度的警惕;发现肺转移后患者即行肺转移灶手术切除,但术后并未行放化疗,此时血液中还有无肿瘤细胞残存,仍不可预测。故而理应坚持中医药治疗。好在此后定期复查,均未见复发和转移,病情稳定,毋庸讳言,中医药在其中发挥了其应有的扶正抗癌作用。

病例47 阴道癌双肺转移,放化疗中

王某某,女,72 岁。基本病情:阴道癌双肺转移,放化疗中。

2012 年 11 月 25 日初诊

发现阴道癌 9 个月,合并双肺转移;未手术,放疗 25 次,化疗(紫杉醇 + 卡铂)5 周期。目前化疗尚有一个周期未完成,复查血常规示白细胞下降。症见:恶心、纳差,口腔溃疡,舌质淡,苔薄白,脉沉细。属化疗毒副反应,当予减毒增效法,处方:

橘皮 10 克	竹茹 10 克	清半夏 10 克	枇杷叶 15 克
生黄芪 30 克	当归 15 克	阿胶珠 20 克	杭白芍 15 克
太子参 15 克	生白术 30 克	土茯苓 30 克	生麦芽 30 克

鸡内金 30 克	代赭石 15 克	天龙 6 克	僵蚕 10 克
穿山甲 6 克	醋鳖甲 15 克	鼠妇 10 克	桑螵蛸 10 克
桑椹 30 克	淡竹叶 10 克	莲子心 3 克	生甘草 10 克

7 付,水煎服;每付药连续服用两日。煎服法:每剂药连煎 2 回,兑成 400ml 浓汁,分成 4 份,每日早、晚各服一次,每次 100ml。

中成药:健脾益肾颗粒 10 克(1 小包) 口服 2 次/日

按:患者化疗中,故予减毒增效法:橘皮竹茹汤和胃止呕;八珍汤配以阿胶珠、桑螵蛸、桑椹等健脾益肾、补气养血;金麦代赭汤健胃消食;淡竹叶、莲子心清心除烦、治疗口腔溃疡。其中天龙、僵蚕可抗鳞癌;患者合并肺转移,鼠妇配僵蚕也有抗肺转移瘤作用。

2013 年 3 月 16 日二诊

发现阴道癌 1 年零 1 个月,合并双肺转移;未手术,放化疗后。症见:急躁易怒,胃脘不适,眠差,口干,舌质淡,苔薄黄,脉沉细。证属肝胃不和、气血不足,予丹栀逍遥散合黄芪首乌汤化裁,处方:

丹皮 10 克	栀子 10 克	柴胡 10 克	炒白术 15 克
土茯苓 30 克	当归 15 克	杭白芍 15 克	莪术 10 克
苦参 10 克	天花粉 10 克	穿山甲 6 克	醋鳖甲 15 克
天龙 5 克	僵蚕 10 克	生蒲黄 10 克	露蜂房 5 克
生麦芽 30 克	鸡内金 30 克	代赭石 15 克	生黄芪 30 克
制首乌 15 克	灵磁石 30 克	重楼 15 克	生甘草 10 克

15 付,水煎服,煎服法同前。

按:胃脘不适,加"小胃方"合用金麦代赭汤,以健胃消食、保护胃黏膜;眠差加灵磁石;口干加玉竹。

2013 年 7 月 20 日三诊

发现阴道癌 1 年零 5 个月,合并双肺转移;未手术,放化疗后。症见:眠欠佳,口干,右腿乏力,舌质淡,苔薄黄,脉沉细。辨证同前,予益气养血、宁心安神法,归脾汤化裁,处方:

生黄芪 30 克	当归 15 克	龙眼肉 10 克	制远志 10 克
太子参 15 克	炒白术 15 克	土茯苓 30 克	灵磁石 30 克
珍珠母 30 克	石斛 15 克	玉竹 15 克	鸡血藤 30 克
牛膝 10 克	莪术 10 克	苦参 10 克	露蜂房 5 克
生蒲黄 10 克	生麦芽 30 克	鸡内金 30 克	代赭石 15 克
天龙 5 克	僵蚕 10 克	半枝莲 15 克	生甘草 10 克

15付,水煎服,煎服法同前。

2013年9月14日四诊

发现阴道癌1年零7个月,合并双肺转移;未手术,放化疗后。复查SCC 7.5ng/dl↑(正常<1.5ng/dl)。症见:低热,舌质淡,苔薄黄腻,脉沉细小弦。证属肝郁夹湿,予丹栀逍遥散合三仁汤化裁,处方:

丹皮10克	栀子10克	柴胡10克	炒白术15克
土茯苓30克	当归15克	杭白芍15克	生薏苡仁15克
滑石10克	杏仁10克	白豆蔻10克	鼠妇10克
金荞麦15克	醋鳖甲15克	穿山甲6克	灵磁石30克
莪术10克	苦参10克	天花粉10克	地骨皮15克
青蒿15克	重楼15克	半枝莲15克	生甘草10克

15付,水煎服,煎服法同前。

2013年11月30日五诊

发现阴道癌1年零9个月,合并双肺转移;未手术,放化疗后。现复查肿瘤标记物未见异常。症见:心悸,眠差,纳一般,尿频,大便不适,舌质淡,苔薄黄腻,脉沉细小弦。证属湿浊未化、心脾两虚,予天王补心丹合三仁汤化裁,处方:

太子参15克	元参10克	沙参10克	天麦冬各10克
生薏苡仁15克	杏仁10克	白豆蔻10克	清半夏10克
穿山甲6克	醋鳖甲15克	莪术10克	苦参10克
天花粉10克	浮萍15克	鼠妇10克	生麦芽30克
鸡内金30克	代赭石15克	灵磁石30克	白头翁10克
白果6克	草薢10克	半枝莲15克	生甘草10克

15付,水煎服,煎服法同前。

按:患者阴道癌行放化疗后,因阴道前方为尿道、后方为肠道,故放射线治疗时可能损伤尿道和肠道黏膜,致其充血水肿而见尿频急、大便紧迫等不适症状,故予白果、草薢利尿通淋、固肾缩尿;白头翁清肠解毒。

2014年3月1日六诊

发现阴道癌2年零1个月,合并双肺转移;未手术,放化疗后。症见:烦躁易怒,乏力,舌质淡,苔黄腻,脉沉细。证属肝郁夹湿热,予三仁汤合丹栀逍遥散、小柴胡汤化裁,处方:

生薏苡仁15克	杏仁10克	白豆蔻10克	清半夏10克
滑石10克	丹皮10克	栀子10克	柴胡10克

黄芩 10 克	生黄芪 30 克	制首乌 15 克	穿山甲 6 克
醋鳖甲 15 克	莪术 10 克	苦参 10 克	天龙 5 克
僵蚕 10 克	淡竹叶 10 克	莲子心 3 克	灵磁石 30 克
珍珠母 30 克	蛇舌草 30 克	生甘草 10 克	

15 付,水煎服,煎服法同前。

按:因"肾开窍于二阴","肝经绕阴器",故阴道癌多从肝肾入手论治。本例患者急躁易怒,属肝火;同时伴有气血不足而乏力之证候。故以三仁汤化湿醒脾;丹栀逍遥散合小柴胡汤清肝泻火,黄芪首乌汤健脾益肾、扶正解毒。

2014 年 5 月 24 日七诊

发现阴道癌 2 年零 3 个月,合并双肺转移;未手术,放化疗后。近期未复查。症见:眠差,舌质淡胖,苔黄厚腻,脉沉细。辨证同前,予三仁汤合丹栀逍遥散化裁,处方:

生薏苡仁 15 克	杏仁 10 克	白豆蔻 10 克	黄芩 10 克
丹皮 10 克	栀子 10 克	柴胡 10 克	藿佩^各 10 克
知母 10 克	黄柏 10 克	山茱萸 10 克	生黄芪 30 克
穿山甲 6 克	醋鳖甲 15 克	莪术 10 克	苦参 10 克
天龙 5 克	淡竹叶 10 克	莲子心 3 克	灵磁石 30 克
生麦芽 30 克	鸡内金 30 克	蛇舌草 30 克	生甘草 10 克

15 付,水煎服,煎服法同前。

2014 年 8 月 23 日八诊

发现阴道癌 2 年零 6 个月,合并双肺转移;未手术,放化疗后。症见:乏力,干咳,尿失禁,舌质淡,苔黄腻,脉沉细。证属湿热未化、脾肾两虚,予黄芪首乌汤合四君子汤化裁,处方:

藿佩^各 10 克	滑石 10 克	清半夏 10 克	生黄芪 30 克
制首乌 15 克	太子参 15 克	炒白术 15 克	土茯苓 30 克
鼠妇 10 克	僵蚕 10 克	白果 6 克	鹿角霜 30 克
穿山甲 6 克	醋鳖甲 15 克	苍术 10 克	黄柏 10 克
路路通 10 克	丝瓜络 15 克	生麦芽 30 克	鸡内金 30 克
代赭石 15 克	灵磁石 30 克	半边莲 30 克	生甘草 10 克

15 付,水煎服,煎服法同前。

按:尿失禁为肾气虚所致,予鹿角霜、白果等益肾缩尿。

2014年10月12日九诊

发现阴道癌2年零8个月,合并双肺转移;未手术,放化疗后。症见:小腹坠胀,舌质淡,苔少,脉沉细。证属中气虚陷,予茴香橘核丸合补中益气汤化裁,处方:

小茴香10克	乌药10克	橘核10克	荔枝核10克
淡竹叶10克	生黄芪30克	当归15克	柴胡10克
橘皮10克	升麻5克	太子参15克	炒白术15克
生蒲黄10克	露蜂房5克	穿山甲6克	醋鳖甲15克
地龙10克	三七5克	浮萍10克	百合30克
佛手10克	珍珠母30克	重楼15克	生甘草10克

15付,水煎服,煎服法同前。

中成药:芪珍胶囊 0.9克(3粒) 口服 3次/日

按:小腹坠胀,以茴香橘核丸加地龙、三七理气活血;珍珠母重镇安神;百合、浮萍等益肺抗转移。

2014年12月13日十诊

发现阴道癌2年零10个月,合并双肺转移;未手术,放化疗后。复查超声:左肾缺如;右肾盂轻度积水;膀胱壁增厚;阴道前壁实性占位病变,大小约4.6cm×3.6cm×3.1cm。症见:乏力,汗出多,纳差,胃痛,舌胖,苔黄厚腻,脉沉细。证属湿热内蕴、脾肾不足,予三仁汤合知柏地黄丸化裁,处方:

杏仁10克	白豆蔻10克	滑石10克	生薏苡仁15克
苍术10克	黄柏10克	熟地黄10克	山茱萸10克
山药30克	土茯苓30克	泽泻30克	穿山甲6克
白及15克	浮萍15克	路路通10克	炒莱菔子10克
浮小麦30克	生麦芽10克	鸡内金30克	旋覆花10克
生黄芪30克	半边莲30克	重楼15克	生甘草10克

15付,水煎服,煎服法同前。

中成药:芪珍胶囊 0.9克(3粒) 口服 3次/日

2015年2月7日十一诊

发现阴道癌3年,合并双肺转移;未手术,放化疗后。近期未复查。症见:偶有胃堵,其他症状较前改善,舌胖,苔薄黄腻,脉沉细。辨证同前,效不更方,续予三仁汤合知柏地黄丸化裁,处方:

杏仁10克	白豆蔻10克	滑石10克	生薏苡仁15克
苍术10克	黄柏10克	熟地黄10克	山茱萸10克

山药 30 克	土茯苓 30 克	泽泻 30 克	穿山甲 6 克
小茴香 15 克	橘核 15 克	路路通 10 克	炒莱菔子 10 克
浮小麦 30 克	生麦芽 10 克	鸡内金 30 克	旋覆花 10 克
生黄芪 30 克	半边莲 30 克	重楼 15 克	生甘草 10 克

15 付,水煎服,煎服法同前。

中成药:芪珍胶囊　0.9 克(3 粒)　口服　3 次/日

按:阴道癌多数鳞癌,放化疗效果较好。本例患者放化疗后,主要重点在于防治其复发、转移。故在健脾益肾基础上予以解毒抗癌、软坚散结法等,目前病情尚较稳定,仍当继续服药及定期复查,发现问题及时处理,中西医结合以期获得更好疗效。

病例48　右侧脑胶质分化不良性星形细胞瘤术后,放疗后

庄某,女,25 岁。**基本病情:**右侧脑胶质分化不良性星形细胞瘤术后,放疗后。

2010 年 1 月 23 日初诊

右侧脑胶质瘤术后 2 个月,病理:分化不良性星形细胞瘤;放疗结束,拟口服替莫唑胺。症见:时有头晕,记忆力减退,失眠,舌红,苔薄少,脉沉细。证属肝肾不足、虚风内动,予杞菊地黄丸合半夏天麻白术汤、加味慈桃丸化裁,处方:

枸杞子 15 克	菊花 10 克	生熟地^各 10 克	茯苓 15 克
山药 30 克	山茱萸 12 克	泽泻 30 克	天麻 10 克
清半夏 10 克	炒白术 15 克	僵蚕 10 克	全蝎 5 克
蜈蚣 2 条	山慈菇 10 克	五味子 10 克	生蒲黄 10 克
露蜂房 5 克	穿山甲 6 克	醋鳖甲 15 克	猪苓 30 克
生黄芪 30 克	制首乌 15 克	蛇舌草 30 克	生甘草 10 克

30 付,水煎服;每付药连续服用两日。煎服法:每剂药连煎 2 回,兑成 400ml 浓汁,分成 4 份,每日早、晚各服一次,每次 100ml。

中成药:芪珍胶囊　0.9 克(3 粒)　口服　3 次/日

按:孙桂芝教授治疗脑瘤,扶正祛邪以"益肾"为本,故以杞菊地黄丸为主扶正;半夏天麻白术汤化痰开窍、息风止眩;加味慈桃丸(主药包括山慈菇、核桃肉、全蝎、蜈蚣、小白花蛇等)软坚散结。方中全蝎、蜈蚣、僵蚕等有助于息风解痉,防治抽搐;山慈菇、五味子软坚散结;生蒲黄、露蜂房解毒抗癌。

2010 年 3 月 20 日二诊

右侧脑胶质瘤术后 4 个月,病理:分化不良性星形细胞瘤,放疗后。症见:3

天前发热,咽痛,舌红,苔薄少,脉沉细。余热未净,予竹叶石膏汤合半夏天麻白术汤、加味慈桃丸化裁,处方:

淡竹叶 10 克	生石膏 30 克	沙参 15 克	麦冬 10 克
清半夏 10 克	牛蒡子 15 克	锦灯笼 3 克	黄芩 10 克
石斛 15 克	桑叶 10 克	知母 10 克	鳖甲 15 克
山慈姑 10 克	浙贝母 10 克	桑椹 30 克	三七 5 克
天麻 10 克	陈皮 10 克	竹茹 10 克	枇杷叶 10 克
猪苓 30 克	泽泻 15 克	生甘草 10 克	

30 付,水煎服,煎服法同前。

中成药:芪珍胶囊 0.9 克(3 粒) 口服 3 次/日

按:竹叶石膏汤是治疗热病后期的方药之一。

2010 年 4 月 20 日三诊

右侧脑胶质瘤术后 5 个月,病理:分化不良性星形细胞瘤,放疗后,化疗 5 周期。症见:晨起恶心,咽干,舌淡,苔薄白微腻,脉沉细。证属肝肾不足、风痰内扰,予杞菊地黄丸合加味慈桃丸化裁,处方:

枸杞子 15 克	菊花 10 克	生熟地各 10 克	山茱萸 10 克
山药 20 克	茯苓 15 克	猪苓 30 克	泽泻 30 克
生蒲黄 10 克	露蜂房 5 克	天麻 10 克	浙贝母 10 克
山慈姑 10 克	地龙 10 克	穿山甲 6 克	醋鳖甲 15 克
补骨脂 10 克	全蝎 5 克	蜈蚣 3 条	三七 5 克
麦冬 12 克	天花粉 10 克	重楼 15 克	生甘草 10 克

30 付,水煎服,煎服法同前。

中成药:芪珍胶囊 0.9 克(3 粒) 口服 3 次/日

2010 年 5 月 28 日四诊

右侧脑胶质瘤术后 6 个月,病理:分化不良性星形细胞瘤,放化疗后。症见:恶心呕吐好转,一般情况可,舌淡,苔薄白,脉沉细。风痰未净,予半夏天麻白术汤合自拟寄生肾气丸、加味慈桃丸化裁,处方:

天麻 10 克	清半夏 10 克	炒白术 15 克	桑寄生 10 克
牛膝 10 克	生熟地各 10 克	山茱萸 10 克	土茯苓 30 克
山药 20 克	生蒲黄 10 克	露蜂房 5 克	僵蚕 10 克
三七 5 克	鼠妇 10 克	全蝎 5 克	蜈蚣 3 条
浙贝母 10 克	山慈姑 10 克	穿山甲 6 克	醋鳖甲 15 克
地龙 10 克	重楼 15 克	生甘草 10 克	

20 付,水煎服,煎服法同前。

中成药:芪珍胶囊 0.9 克(3 粒) 口服 3 次/日

2010 年 7 月 30 日五诊

右侧脑胶质瘤术后 8 个月,病理:分化不良性星形细胞瘤,放化疗后。症见:偶尔头晕,余一般情况可,舌淡,苔薄白,脉沉细。辨证同前,续予半夏天麻白术汤合自拟寄生肾气丸化裁,处方:

桑寄生 10 克	牛膝 10 克	生熟地^各 10 克	山茱萸 12 克
山药 30 克	清半夏 10 克	炒白术 15 克	天麻 10 克
九香虫 5 克	生蒲黄 10 克	露蜂房 5 克	全蝎 5 克
蜈蚣 3 条	穿山甲 6 克	醋鳖甲 15 克	三七 5 克
生黄芪 30 克	苏木 6 克	制首乌 15 克	地龙 5 克
桑螵蛸 10 克	重楼 15 克	生甘草 10 克	

20 付,水煎服,煎服法同前。

中成药:芪珍胶囊 0.9 克(3 粒) 口服 3 次/日

2010 年 9 月 10 日六诊

右侧脑胶质瘤术后 10 个月,病理:分化不良性星形细胞瘤,放化疗后。症见:咽干,时有流涕,恶风,时有头晕,诉与休息不好有关,舌淡,苔薄白,脉沉细。证属肝肾不足、风痰内扰,续予自拟寄生肾气丸合加味慈桃丸化裁,处方:

桑寄生 10 克	牛膝 10 克	山药 30 克	生熟地^各 10 克
山茱萸 12 克	土茯苓 30 克	蝉蜕 3 克	防风 10 克
浮萍 10 克	天麦冬^各 12 克	石斛 10 克	穿山甲 6 克
醋鳖甲 15 克	全蝎 5 克	蜈蚣 3 条	天龙 5 克
地龙 10 克	三七 5 克	九香虫 5 克	生黄芪 30 克
制首乌 15 克	山慈菇 10 克	重楼 15 克	生甘草 10 克

30 付,水煎服,煎服法同前。

中成药:芪珍胶囊 0.9 克(3 粒) 口服 3 次/日

按:咽干、时有流涕、恶风,与过敏有关,予浮萍、防风、蝉蜕等祛风止痒;全蝎、蜈蚣、天龙、地龙、三七、九香虫等活血通络、拔毒抗癌、息风解痉。

2010 年 11 月 5 日七诊

右侧脑胶质瘤术后 1 年,病理:分化不良性星形细胞瘤,放化疗后。症见:偶头晕,眼睑动,其他情况可,舌淡胖,苔薄白,脉沉细。属气血不足,证属风痰内扰,予归脾汤合半夏天麻白术汤化裁,处方:

生黄芪30克	当归15克	生白术15克	土茯苓30克
广木香10克	制远志10克	炒枣仁30克	龙眼肉10克
生蒲黄10克	露蜂房5克	穿山甲6克	醋鳖甲15克
全蝎5克	蜈蚣3条	地龙10克	三七5克
九香虫5克	天麻10克	清半夏10克	桑椹30克
厚朴15克	制首乌15克	重楼15克	生甘草10克

30付,水煎服,煎服法同前。

中成药:芪珍胶囊 0.9克(3粒) 口服 3次/日

2011年1月11日八诊

右侧脑胶质瘤术后1年零2个月,病理:分化不良性星形细胞瘤,放化疗后。症见:一般情况可,舌淡胖,苔薄白,脉沉细。续予自拟寄生肾气丸合天王补心丹化裁,处方:

桑寄生10克	牛膝10克	生熟地^各12克	山茱萸12克
山药20克	土茯苓30克	丹皮10克	泽泻30克
山慈菇10克	五味子6克	制远志10克	天麦冬^各10克
当归15克	炒枣仁30克	柏子仁30克	僵蚕10克
全蝎5克	蜈蚣2条	穿山甲6克	厚朴10克
重楼15克	生甘草10克		

30付,水煎服,煎服法同前。

中成药:芪珍胶囊 0.9克(3粒) 口服 3次/日

2011年3月13日九诊

右侧脑胶质瘤术后1年零4个月,病理:分化不良性星形细胞瘤,放化疗后。症见:偶有癫痫发作,余一般情况可,舌淡胖,苔薄白,脉沉细。证属风痰内动,予息风解痉,天麻钩藤汤合杞菊地黄丸化裁,处方:

天麻10克	钩藤10克	菊花10克	桑寄生10克
牛膝10克	枸杞子15克	生地黄12克	山茱萸10克
山药20克	丹皮10克	泽泻30克	生蒲黄10克
露蜂房5克	穿山甲6克	醋鳖甲15克	全蝎5克
蜈蚣3条	地龙10克	三七5克	九香虫5克
佛手10克	珍珠母30克	重楼15克	生甘草10克

30付,水煎服,煎服法同前。

中成药:芪珍胶囊 0.9克(3粒) 口服 3次/日

2011 年 5 月 14 日十诊

右侧脑胶质瘤术后 1 年零 6 个月,病理:分化不良性星形细胞瘤,放化疗后。症见:偶有头痛,胃脘怕凉,舌淡胖,苔薄白腻,脉沉细。属中焦湿阻,予三仁汤合良附丸、加味慈桃丸化裁,处方:

杏仁 10 克	生薏苡仁 30 克	白豆蔻 10 克	厚朴 10 克
清半夏 10 克	高良姜 6 克	香附 10 克	菊花 15 克
枸杞子 10 克	桑螵蛸 10 克	僵蚕 10 克	地龙 10 克
九香虫 6 克	穿山甲 6 克	醋鳖甲 15 克	全蝎 5 克
蜈蚣 3 条	山慈菇 10 克	五味子 5 克	三七 5 克
生黄芪 30 克	制首乌 15 克	重楼 15 克	炙甘草 10 克

30 付,水煎服,煎服法同前。

中成药:芪珍胶囊 0.9 克(3 粒) 口服 3 次/日

2011 年 7 月 16 日十一诊

右侧脑胶质瘤术后 1 年零 8 个月余,病理:分化不良性星形细胞瘤,放化疗后。症见:口苦咽干,流涕,舌淡胖,苔薄黄微腻,脉沉细。少阳证见,予小柴胡汤化裁,处方:

柴胡 10 克	清半夏 10 克	黄芩 12 克	藿香 15 克
佩兰 15 克	僵蚕 10 克	地龙 10 克	菊花 15 克
双花 20 克	穿山甲 6 克	醋鳖甲 10 克	醋龟甲 10 克
全蝎 5 克	蜈蚣 3 条	小白花蛇 1 条	生蒲黄 10 克
露蜂房 5 克	三七 6 克	猪苓 30 克	蛇舌草 30 克
半边莲 30 克	重楼 15 克	生甘草 10 克	

30 付,水煎服,煎服法同前。

中成药:芪珍胶囊 0.9 克(3 粒) 口服 3 次/日

按:孙桂芝教授认为小白花蛇对脑瘤效力较高,但其药价比较贵,配合全蝎、蜈蚣、僵蚕、地龙、山慈菇、露蜂房等,组成"加味慈桃丸",其中核桃仁的取用,当将有皮(硬皮)核桃用火钳夹住,置火上烤成焦黄色,再置凉之后,剥去硬皮取肉食用,每日一个即可,这样处理的原因是将核桃皮中所含油脂逼入核桃仁,再予食用,可起到益智补脑的作用。

2011 年 9 月 10 日十二诊

右侧脑胶质瘤术后 1 年零 10 个月余,病理:分化不良性星形细胞瘤;放化疗后。症见:月经量少,眠差,易醒,舌淡胖,苔薄白,脉沉细。证属脾肾不足、气血亏虚,予健脾益肾,黄芪首乌汤合杞菊地黄丸、加味慈桃丸化裁,处方:

枸杞子 15 克	菊花 10 克	生熟地^各 12 克	山茱萸 10 克
山药 20 克	土茯苓 30 克	桑螵蛸 10 克	桑椹 10 克
山慈菇 10 克	五味子 5 克	全蝎 5 克	蜈蚣 3 条
小白花蛇 1 条	三七 5 克	浙贝母 15 克	穿山甲 6 克
醋鳖甲 15 克	生黄芪 30 克	苏木 5 克	地龙 5 克
生蒲黄 10 克	露蜂房 5 克	半边莲 30 克	生甘草 10 克

30 付,水煎服,煎服法同前。

中成药:芪珍胶囊 0.9 克(3 粒) 口服 3 次/日

按:桑椹、桑螵蛸配合杞菊地黄丸益肾健脑;全蝎、蜈蚣、小白花蛇、地龙、山慈菇、露蜂房等软坚散结、拔毒抗癌、息风解痉。

2011 年 10 月 14 日十三诊

右侧脑胶质瘤术后 1 年零 11 个月余,病理:分化不良性星形细胞瘤,放化疗后。症见:头晕,困重,舌淡胖,苔白腻,脉沉细。证属湿浊中阻,三仁汤合黄芪首乌汤、六味地黄丸化裁,处方:

白豆蔻 10 克	杏仁 10 克	清半夏 10 克	生薏苡仁 15 克
厚朴 10 克	淡竹叶 10 克	滑石 10 克	生黄芪 30 克
制首乌 15 克	山茱萸 10 克	山药 20 克	生熟地^各 12 克
猪苓 30 克	泽泻 30 克	穿山甲 6 克	醋鳖甲 15 克
生蒲黄 10 克	露蜂房 5 克	天麻 10 克	葛根 15 克
全蝎 5 克	蜈蚣 2 条	重楼 15 克	生甘草 10 克

10 付,水煎服,煎服法同前。

中成药:芪珍胶囊 0.9 克(3 粒) 口服 3 次/日

2011 年 12 月 2 日十四诊

右侧脑胶质瘤术后 2 年零 1 个月余,病理:分化不良性星形细胞瘤,放化疗后。症见:头晕,困重,口腔溃疡,舌淡胖,苔薄黄,脉沉细。湿浊未净,脾肾亏虚,予知柏地黄丸合黄芪首乌汤化裁,处方:

知母 10 克	黄柏 10 克	制首乌 15 克	生黄芪 30 克
桑椹 15 克	桑螵蛸 10 克	生熟地^各 10 克	山茱萸 10 克
山药 20 克	丹皮 10 克	泽泻 30 克	土茯苓 30 克
生蒲黄 10 克	露蜂房 5 克	穿山甲 6 克	醋鳖甲 15 克
醋龟甲 15 克	全蝎 5 克	蜈蚣 3 条	三七 5 克
九香虫 5 克	莲子心 3 克	重楼 15 克	生甘草 10 克

40 付,水煎服,煎服法同前。

中成药:芪珍胶囊　0.9 克(3 粒)　口服　3 次/日

按:头昏困重,多因脑水肿所致,故用泽泻利水消肿、引导水饮下行;口腔溃疡属心火,故加淡竹叶、莲子心。

2012 年 2 月 18 日十五诊

右侧脑胶质瘤术后 2 年零 3 个月余,病理:分化不良性星形细胞瘤,放化疗后。症见:右腿麻木,舌淡胖,苔薄白,脉沉细。属气血不足,肢体失养,予归脾汤合加味慈桃丸化裁,处方:

太子参 15 克	土茯苓 30 克	炒白术 15 克	生黄芪 30 克
制远志 15 克	当归 15 克	龙眼肉 10 克	广木香 10 克
三七 6 克	浙贝母 15 克	山慈菇 10 克	五味子 5 克
穿山甲 6 克	醋鳖甲 15 克	生蒲黄 10 克	露蜂房 5 克
地龙 10 克	九香虫 6 克	全蝎 5 克	蜈蚣 3 条
牛膝 20 克	猪苓 30 克	重楼 15 克	生甘草 10 克

40 付,水煎服,煎服法同前。

中成药:芪珍胶囊　0.9 克(3 粒)　口服　3 次/日

2012 年 5 月 19 日十五诊

右侧脑胶质瘤术后 2 年零 6 个月,病理:分化不良性星形细胞瘤,放化疗后。症见:胃脘怕凉,舌淡胖,苔薄白,脉沉细。证属脾肾不足,夹有胃寒,予黄芪首乌汤、良附丸合六味地黄丸、加味慈桃丸化裁,处方:

生黄芪 30 克	制首乌 15 克	高良姜 5 克	香附 10 克
桑椹 10 克	桑螵蛸 10 克	熟地黄 10 克	山茱萸 10 克
山药 30 克	土茯苓 30 克	泽泻 30 克	丹皮 10 克
全蝎 5 克	蜈蚣 2 条克	九香虫 6 克	土鳖虫 6 克
山慈菇 10 克	五味子 5 克	生蒲黄 10 克	露蜂房 5 克
穿山甲 6 克	醋鳖甲 15 克	蛇舌草 30 克	生甘草 10 克

40 付,水煎服,煎服法同前。

中成药:芪珍胶囊　0.9 克(3 粒)　口服　3 次/日

2012 年 9 月 1 日十六诊

右侧脑胶质瘤术后 2 年零 10 个月,病理:分化不良性星形细胞瘤,放化疗后。症见:头晕,眼睑瞤动,干咳,无痰,眠欠佳,舌淡胖,苔薄白,脉沉细。证属肝肾不足,虚风内动,予麦味地黄丸合当归补血汤、加味慈桃丸化裁,处方:

麦冬 10 克	五味子 10 克	熟地黄 15 克	山茱萸 10 克
山药 30 克	土茯苓 30 克	泽泻 30 克	丹皮 10 克
生黄芪 30 克	当归 15 克	生蒲黄 10 克	露蜂房 5 克
山慈菇 10 克	三七 5 克	全蝎 5 克	蜈蚣 2 条
九香虫 6 克	土鳖虫 6 克	高良姜 6 克	香附 10 克
穿山甲 6 克	醋鳖甲 15 克	蛇舌草 30 克	生甘草 10 克

40 付,水煎服,煎服法同前。

中成药:芪珍胶囊 0.9 克(3 粒) 口服 3 次/日

2013 年 1 月 19 日十七诊

右侧脑胶质瘤术后 3 年零 2 个月,病理:分化不良性星形细胞瘤,放化疗后。症见:轻度抽搐,脑水肿,舌淡胖,苔薄黄,脉沉细。证属虚风内动,痰浊内扰,予息风化痰、开窍醒神,半夏天麻白术汤合加味慈桃丸化裁,处方:

天麻 10 克	清半夏 10 克	生白术 30 克	小白花蛇 1 条
全蝎 5 克	蜈蚣 2 条	地龙 10 克	穿山甲 6 克
醋鳖甲 15 克	山慈菇 10 克	五味子 5 克	三七 6 克
露蜂房 5 克	生蒲黄 10 克	桑椹 30 克	桑螵蛸 10 克
川芎 10 克	蔓荆子 10 克	藁本 10 克	生黄芪 30 克
苏木 6 克	半枝莲 15 克	重楼 15 克	生甘草 10 克

40 付,水煎服,煎服法同前。

中成药:芪珍胶囊 0.9 克(3 粒) 口服 3 次/日

按:患者属分化不良性星形细胞瘤,行放化疗后易出现脑水肿及继发性癫痫,属中医肝肾不足、肝阳化风、挟痰上扰清窍之证,往往需行息风化痰、镇静解痉等治疗,故半夏天麻白术汤往往是在出现脑水肿征象时即用,即头颅 CT 或 MRI 见脑水肿时就应加用,不待出现抽搐就应"未病先防",方能获效。虫类药物亦具有息风解痉等作用,在脑胶质瘤的治疗过程中往往是必备之品,作用不可小觑。

病例49　巨细胞脑胶质母细胞瘤术后

刘某,女,57 岁。基本病情:巨细胞脑胶质母细胞瘤术后。

2010 年 2 月 26 日初诊

巨细胞脑胶质母细胞瘤Ⅳ级术后 1 个月,拟放疗。症见:头晕,恶心,咽痒,舌淡红,苔薄白,脉沉细。证属肝肾不足,风痰上扰,予半夏天麻白术汤合杞菊地黄丸、加味慈桃丸化裁,处方:

清半夏10克	天麻10克	炒白术15克	浮萍10克
枸杞子15克	菊花10克	生熟地各12克	山茱萸10克
山慈菇10克	僵蚕10克	浙贝母10克	生蒲黄10克
露蜂房5克	三七5克	全蝎5克	蜈蚣3条
泽泻30克	猪苓30克	穿山甲6克	醋鳖甲10克
生黄芪30克	苏木6克	重楼15克	生甘草10克

20付,水煎服;每付药连续服用两日。煎服法:每剂药连煎2回,兑成400ml浓汁,分成4份,每日早、晚各服一次,每次100ml。

中成药:芪珍胶囊 0.9克(3粒) 口服 3次/日

按:脑瘤从"肾"论治,故以杞菊地黄丸为扶正基本方;加半夏天麻白术汤息风化痰;加味慈桃丸软坚散结。

2010年3月18日二诊

巨细胞脑胶质母细胞瘤Ⅳ级术后2个月,放疗中。症见:仍头晕,偶有嗳气,舌淡红,苔薄白,脉沉细。证属肝肾不足,风痰上扰,续予半夏天麻白术汤合杞菊地黄丸、加味慈桃丸化裁,处方:

清半夏10克	天麻10克	炒白术15克	浮萍10克
枸杞子15克	菊花10克	山茱萸10克	生熟地各12克
山慈菇10克	僵蚕10克	浙贝母10克	生蒲黄10克
露蜂房5克	三七5克	全蝎5克	蜈蚣3条
泽泻30克	猪苓30克	穿山甲6克	醋鳖甲10克
生黄芪30克	枳壳10克	重楼15克	生甘草10克

20付,水煎服,煎服法同前。

中成药:芪珍胶囊 0.9克(3粒) 口服 3次/日

按:前方加香橼、枳壳等理气和胃。

2010年4月17日三诊

巨细胞脑胶质母细胞瘤Ⅳ级术后3个月,放疗中。症见:无特殊不适,纳可,眠可,二便调,舌淡红,苔薄白,脉沉细。予麦味地黄丸合半夏天麻白术汤、加味慈桃丸化裁,处方:

麦冬10克	五味子10克	山茱萸10克	生熟地各10克
土茯苓30克	丹皮10克	泽泻30克	生黄芪30克
制首乌15克	清半夏10克	天麻10克	炒白术15克
山慈菇10克	生蒲黄10克	露蜂房5克	全蝎5克
蜈蚣3条	三七5克	穿山甲6克	醋鳖甲15克

猪苓 30 克	重楼 15 克	半边莲 30 克	生甘草 10 克

30 付,水煎服,煎服法同前。

中成药:芪珍胶囊　0.9 克(3 粒)　口服　3 次/日

按:一般情况好,因"肾主髓",脑髓亦为肾所主,故补脑当健肾,肾足则脑髓生,正气盛则邪不可干。

2010 年 5 月 20 日四诊

巨细胞脑胶质母细胞瘤Ⅳ级术后 4 个月,放疗中。症见:汗出多,大便次数多,舌淡红,苔薄白,脉沉细。仍予麦味地黄丸合半夏天麻白术汤、加味慈桃丸化裁,处方:

麦冬 10 克	五味子 10 克	山茱萸 10 克	生熟地^各 10 克
土茯苓 30 克	丹皮 10 克	泽泻 30 克	生黄芪 30 克
制首乌 15 克	清半夏 10 克	天麻 10 克	炒白术 15 克
山慈菇 10 克	生蒲黄 10 克	露蜂房 5 克	全蝎 5 克
蜈蚣 3 条	三七 5 克	穿山甲 6 克	醋鳖甲 15 克
猪苓 30 克	浮小麦 30 克	重楼 15 克	生甘草 10 克

30 付,水煎服,煎服法同前。

中成药:芪珍胶囊　0.9 克(3 粒)　口服　3 次/日

按:汗出多,加浮小麦收敛;大便频,加猪苓、泽泻利小便实大便。

2010 年 6 月 26 日五诊

巨细胞脑胶质母细胞瘤Ⅳ级术后 5 个月,放疗结束。口服替莫唑胺。症见:口干,无头痛、头晕,舌淡红,苔薄白,脉沉细。予杞菊地黄丸合半夏天麻白术汤化裁,处方:

枸杞子 15 克	菊花 10 克	生熟地^各 10 克	山茱萸 10 克
山药 30 克	泽泻 30 克	穿山甲 6 克	醋鳖甲 15 克
僵蚕 10 克	生蒲黄 10 克	露蜂房 5 克	全蝎 5 克
蜈蚣 3 条	三七 5 克	清半夏 10 克	天麻 10 克
炒白术 15 克	葛根 15 克	生黄芪 30 克	猪苓 30 克
半边莲 30 克	重楼 15 克	生甘草 10 克	

40 付,水煎服,煎服法同前。

中成药:芪珍胶囊　0.9 克(3 粒)　口服　3 次/日

2010 年 11 月 6 日六诊

巨细胞脑胶质母细胞瘤Ⅳ级术后 10 个月,放疗后。症见:乏力,头痛,恶心,纳可,眠可,二便调,舌淡红,苔薄白,脉沉细。证属肝肾不足,风痰上扰,予麦味地黄丸合半夏天麻白术汤、加味慈桃丸化裁,处方:

天麦冬^各10克	五味子10克	生地黄15克	山茱萸12克
山药20克	丹皮10克	泽泻30克	山慈菇10克
穿山甲6克	醋鳖甲15克	生蒲黄10克	露蜂房5克
全蝎5克	蜈蚣3条	清半夏10克	天麻10克
炒白术15克	葛根15克	川芎10克	防风10克
生黄芪30克	猪苓30克	半边莲30克	生甘草10克

15付,水煎服,煎服法同前。

中成药:芪珍胶囊 0.9克(3粒) 口服 3次/日

按:头晕、头痛、恶心,当虑颅内压升高所致,故加猪苓、泽泻利水彻饮,降低颅内压。另嘱家属如缓解不明显,可于当地医院行甘露醇脱水护脑治疗。

2011年3月5日七诊

巨细胞脑胶质母细胞瘤Ⅳ级术后1年零2个月,放疗后。症见:头晕,心悸,纳可,眠一般,舌淡红,苔薄白,脉沉细。证属心肝两虚,虚风内扰,予天王补心丹合天麻钩藤饮、加味慈桃丸化裁,处方:

天麦冬^各10克	生地黄15克	制首乌15克	沙参15克
太子参15克	五味子10克	茯苓15克	制远志10克
天麻10克	钩藤15克	山慈菇10克	浙贝母10克
僵蚕10克	九香虫6克	桑椹15克	桑螵蛸10克
穿山甲6克	醋鳖甲10克	三七5克	泽泻30克
蜈蚣3条	天龙6克	重楼15克	生甘草10克

15付,水煎服,煎服法同前。

中成药:芪珍胶囊 0.9克(3粒) 口服 3次/日

按:心主神志,故心与脑也有密切关系。天王补心丹主补益心之气阴,有助于醒脑安神。

2011年5月29日八诊

巨细胞脑胶质母细胞瘤Ⅳ级术后1年零4个月,放疗后。症见:无头晕,纳可,眠可,偶心烦,舌淡红,苔薄白,脉沉细。证属肝肾亏虚,心火上扰,予杞菊地黄丸化裁,处方:

枸杞子15克	菊花15克	麦冬12克	五味子10克
山茱萸12克	土茯苓30克	天麻10克	僵蚕10克

九香虫6克	桑椹15克	生蒲黄10克	露蜂房5克
浙贝母10克	全蝎5克	蜈蚣3条	穿山甲6克
醋鳖甲15克	绿萼梅10克	珍珠母30克	三七5克
猪苓30克	泽泻30克	重楼15克	炙甘草10克

15付,水煎服,煎服法同前。

中成药:芪珍胶囊 0.9克(3粒) 口服 3次/日

2011年8月27日九诊

巨细胞脑胶质母细胞瘤Ⅳ级术后1年零7个月,放疗后。症见:病情稳定,无特殊不适,眠欠佳,入睡难,纳可,二便可,舌淡红,苔薄白,脉沉细。辨证同前,予杞菊地黄丸合加味慈桃丸化裁,处方:

枸杞子15克	菊花15克	生熟地^各15克	山药20克
山茱萸12克	土茯苓30克	穿山甲6克	醋鳖甲15克
桑椹30克	桑螵蛸10克	山慈菇10克	五味子10克
生蒲黄10克	露蜂房5克	浙贝母10克	全蝎5克
蜈蚣3条	三七5克	僵蚕10克	地龙10克
蛇舌草30克	半边莲30克	重楼15克	生甘草10克

15付,水煎服,煎服法同前。

中成药:芪珍胶囊 0.9克(3粒) 口服 3次/日

2011年12月3日十诊

巨细胞脑胶质母细胞瘤Ⅳ级术后1年零11个月,放疗后。复查稳定。症见:入睡难,纳可,舌淡红,苔薄白,脉沉细。证属气阴两虚,心肾不交,予天王补心丹合加味慈桃丸化裁,处方:

生地黄15克	太子参15克	元参15克	沙参15克
桔梗10克	制远志10克	炒枣仁30克	当归10克
五味子10克	天门冬^各10克	三七6克	莪术10克
穿山甲6克	醋鳖甲15克	山慈菇10克	生蒲黄10克
露蜂房5克	全蝎5克	蜈蚣2条	僵蚕10克
地龙10克	蛇舌草30克	重楼15克	生甘草10克

15付,水煎服,煎服法同前。

中成药:芪珍胶囊 0.9克(3粒) 口服 3次/日

按:气阴两虚而失眠者,天王补心丹正合其用。

2012年5月12日十一诊

巨细胞脑胶质母细胞瘤Ⅳ级术后2年零4个月,放疗后。复查稳定。症见:舌淡红,苔薄黄,脉沉细小数。予六味地黄丸合黄芪首乌汤、加味慈桃丸化裁,处方:

生熟地^各10克	山萸黄10克	山药30克	土茯苓30克
泽泻30克	丹皮10克	桑椹30克	桑螵蛸10克
山慈菇10克	五味子10克	生蒲黄10克	露蜂房5克
穿山甲6克	醋鳖甲15克	全蝎5克	蜈蚣3条
僵蚕10克	九香虫6克	生黄芪30克	制首乌15克
蛇舌草30克	重楼15克	生甘草10克	

15付,水煎服,煎服法同前。

中成药:芪珍胶囊　0.9克(3粒)　口服　3次/日

2012年11月25日十二诊

巨细胞脑胶质母细胞瘤Ⅳ级术后2年零10个月,放疗后。复查头颅CT:左侧顶枕叶有规则片状信号异常区,余未见异常。症见:头晕,舌淡红,苔薄黄,脉沉细小数。证属虚风内动,予半夏天麻白术汤合杞菊地黄丸、加味慈桃丸化裁,处方:

天麻10克	清半夏10克	炒白术15克	全蝎5克
蜈蚣2条	僵蚕10克	地龙10克	小白花蛇1条
三七6克	山慈菇10克	五味子10克	猪苓30克
泽泻30克	菊花10克	枸杞子10克	熟地黄10克
山萸黄10克	山药30克	穿山甲6克	醋鳖甲15克
珍珠母30克	炒枣仁30克	重楼15克	生甘草10克

15付,水煎服,煎服法同前。

中成药:芪珍胶囊　0.9克(3粒)　口服　3次/日

按:头晕为肝风内动,故以半夏天麻白术汤息风、杞菊地黄丸滋养肝肾、加味慈桃丸软坚散结。胶质母细胞瘤属神经中枢恶性肿瘤,预后较差,但患者经中西医结合治疗,病情较为稳定。仍需继续治疗及定期复查,必要时仍当中西医结合对症处理,以期取得长期疗效。

病例50　髓母细胞瘤术后,放化疗后

崔某,男,18岁。基本病情:髓母细胞瘤术后,放化疗后。

2011年2月27日初诊

颅内第四脑室占位术后10个月,病理:小圆细胞浸润性髓母细胞瘤;行放

化疗后。症见:视物重影,便秘,舌淡,苔腻,脉沉细。证属肾精亏虚,邪毒内扰,予益肾软坚法,知柏地黄丸合加味慈桃丸化裁,处方:

天麻10克	清半夏10克	生白术40克	山慈菇10克
知母10克	黄柏10克	生地30克	山萸肉10克
山药20克	丹皮10克	泽泻30克	僵蚕10克
浙贝母10克	全蝎5克	蜈蚣3条	猪苓30克
穿山甲6克	醋鳖甲15克	代赭石15克	鸡内金30克
生麦芽30克	三七5克	重楼15克	生甘草10克

15付,水煎服;每付药连续服用两日。煎服法:每剂药连煎2回,兑成400ml浓汁,分成4份,每日早、晚各服一次,每次100ml。

中成药:芪珍胶囊 0.9克(3粒) 口服 3次/日

按:孙桂芝教授认为,颅内肿瘤当从"肾"论治;这是因为"肾主髓",脑髓病变也属肾系病变,故扶正当从"肾"选药。是以本例选方从知柏地黄丸入手。而"加味慈桃丸"是多年精选的对颅内肿瘤具有抑制作用的有效方剂。故知柏地黄丸合"加味慈桃丸",具有扶正祛邪、解毒抗癌之作用。颅内肿瘤放疗后,多有脑水肿、颅内压升高的情况,严重时可引起继发性癫痫、抽搐,故选用半夏天麻白术汤化裁,可以起到平肝息风、化痰开窍、利水消肿的作用,从而缓解颅内压升高和脑水肿,减轻抽搐等症状。

2011年3月29日二诊

颅内第四脑室占位术后11个月,病理:小圆细胞浸润性髓母细胞瘤;放化疗后。症见:视物重影,下肢乏力,舌淡红,苔薄白,脉沉细。证属脾肾不足,仍予益肾填精、软坚散结法,黄芪首乌汤合六味地黄丸、加味慈桃丸化裁,处方:

生黄芪30克	制首乌15克	桑椹15克	桑螵蛸10克
生地12克	山萸肉10克	山药20克	土茯苓30克
生蒲黄10克	露蜂房5克	穿山甲6克	醋鳖甲15克
全蝎5克	蜈蚣3条	山慈菇10克	五味子5克
三七5克	九香虫5克	牛膝10克	代赭石15克
鸡内金30克	生麦芽30克	重楼15克	生甘草10克

15付,水煎服,煎服法同前。

中成药:芪珍胶囊 0.9克(3粒) 口服 3次/日

2011年4月29日三诊

颅内第四脑室占位术后1年,病理:小圆细胞浸润性髓母细胞瘤;放化疗后。症见:眼睛畏强光,视物重影,纳食一般,眠可,舌淡红,苔薄白,脉沉细。

证属肝肾两虚,予杞菊地黄丸合半夏天麻白术汤、加味慈桃丸化裁,处方:

菊花10克	枸杞子15克	生地10克	山萸肉12克
山药30克	天麻10克	清半夏10克	僵蚕10克
九香虫6克	生蒲黄10克	露蜂房5克	三七5克
地龙10克	全蝎5克	蜈蚣3条	穿山甲6克
醋鳖甲15克	山慈菇10克	五味子6克	生黄芪30克
炒白术15克	防风10克	重楼15克	生甘草10克

15付,水煎服,煎服法同前。

中成药:芪珍胶囊 0.9克(3粒) 口服 3次/日

2011年5月29日四诊

颅内第四脑室占位术后1年零1个月,病理:小圆细胞浸润性髓母细胞瘤;放化疗后。症见:畏光,头晕,下肢无力,舌淡红,苔薄白,脉沉细。证属肝肾亏虚,虚风内扰,予半夏天麻白术汤合四君子汤化裁,处方:

天麻10克	清半夏10克	炒白术15克	太子参15克
土茯苓30克	生蒲黄10克	露蜂房5克	全蝎5克
蜈蚣3条	地龙10克	穿山甲6克	醋鳖甲15克
三七5克	九香虫6克	僵蚕10克	菊花10克
石斛10克	桑椹15克	桑螵蛸10克	香橼15克
佛手10克	重楼15克	生甘草10克	

15付,水煎服,煎服法同前。

中成药:芪珍胶囊 0.9克(3粒) 口服 3次/日

2011年7月3日五诊

颅内第四脑室占位术后1年零3个月,病理:小圆细胞浸润性髓母细胞瘤;放化疗后。症见:一般情况可,舌淡红,苔薄白,脉沉细。仍予益肾软坚法,自拟寄生肾气丸化裁,处方:

桑寄生10克	牛膝10克	生地12克	山萸肉10克
山药20克	土茯苓30克	猪苓30克	泽泻30克
生蒲黄10克	露蜂房5克	穿山甲6克	醋鳖甲15克
全蝎5克	蜈蚣3条	地龙10克	三七5克
九香虫6克	川厚朴15克	生麦芽30克	代赭石15克
鸡内金30克	重楼15克	生甘草10克	

15付,水煎服,煎服法同前。

中成药:芪珍胶囊 0.9克(3粒) 口服 3次/日

2011 年 8 月 2 日六诊

颅内第四脑室占位术后 1 年零 4 个月,病理:小圆细胞浸润性髓母细胞瘤;放化疗后。症见:下肢无力,舌淡胖,苔薄白,脉沉细。证属肝肾不足、气血亏虚,予杞菊地黄丸合半夏天麻白术汤、加味慈桃丸化裁,处方:

天麻 10 克	炒白术 15 克	清半夏 10 克	枸杞子 15 克
菊花 10 克	生熟地^各 12 克	山萸肉 10 克	山药 20 克
丹皮 10 克	土茯苓 30 克	泽泻 30 克	山慈菇 10 克
生蒲黄 10 克	露蜂房 5 克	穿山甲 6 克	醋鳖甲 15 克
浙贝母 10 克	全蝎 5 克	蜈蚣 3 条	焦楂榔^各 10 克
三七 5 克	九香虫 5 克	蛇舌草 30 克	生甘草 10 克

15 付,水煎服,煎服法同前。

中成药:芪珍胶囊　0.9 克(3 粒)　口服　3 次/日

2011 年 9 月 2 日七诊

颅内第四脑室占位术后 1 年零 5 个月,病理:小圆细胞浸润性髓母细胞瘤;放化疗后。症见:头晕,下肢无力,舌淡胖,苔薄白,脉沉细。证属肝肾不足,气血亏虚,虚风内扰,予麦味地黄丸合半夏天麻白术汤、加味慈桃丸化裁,处方:

天麻 10 克	炒白术 15 克	清半夏 10 克	僵蚕 10 克
生黄芪 30 克	制首乌 15 克	麦冬 12 克	五味子 10 克
生熟地^各 12 克	山萸肉 10 克	山药 20 克	丹皮 10 克
土茯苓 30 克	山慈菇 10 克	生蒲黄 10 克	露蜂房 5 克
穿山甲 6 克	醋鳖甲 15 克	浙贝母 10 克	全蝎 5 克
蜈蚣 3 条	焦楂榔^各 10 克	蛇舌草 30 克	生甘草 10 克

20 付,水煎服,煎服法同前。

中成药:芪珍胶囊　0.9 克(3 粒)　口服　3 次/日

2011 年 10 月 11 日八诊

颅内第四脑室占位术后 1 年零 6 个月,病理:小圆细胞浸润性髓母细胞瘤;放化疗后。症见:下肢乏力,舌淡,苔薄黄,脉沉细。辨证同前,予黄芪首乌汤合知柏地黄丸、加味慈桃丸化裁,处方:

知母 10 克	黄柏 10 克	桑寄生 10 克	牛膝 10 克
生黄芪 30 克	制首乌 15 克	生熟地^各 12 克	山萸肉 10 克
山药 20 克	土茯苓 30 克	猪苓 30 克	泽泻 30 克
生蒲黄 10 克	露蜂房 5 克	天麻 10 克	全蝎 5 克

蜈蚣 3 条	穿山甲 6 克	醋鳖甲 15 克	山慈菇 10 克
五味子 6 克	浙贝母 15 克	重楼 15 克	生甘草 10 克

15 付,水煎服,煎服法同前。

中成药:芪珍胶囊　0.9 克(3 粒)　口服　3 次/日

2011 年 11 月 11 日九诊

颅内第四脑室占位术后 1 年零 7 个月,病理:小圆细胞浸润性髓母细胞瘤;放化疗后。症见:偶头晕、头痛,恶心,下肢乏力,二便可,舌淡红,苔薄黄,脉沉细。证属风痰内扰,脾肾不足,予半夏天麻白术汤合知柏地黄丸、加味慈桃丸化裁,处方:

天麻 10 克	清半夏 10 克	炒白术 15 克	全蝎 5 克
蜈蚣 3 条	生蒲黄 10 克	露蜂房 5 克	知母 10 克
黄柏 10 克	生熟地^各 12 克	山萸肉 10 克	山药 20 克
猪苓 30 克	泽泻 30 克	穿山甲 6 克	醋鳖甲 15 克
代赭石 15 克	鸡内金 30 克	生麦芽 30 克	地龙 10 克
三七 5 克	九香虫 5 克	重楼 15 克	生甘草 10 克

15 付,水煎服,煎服法同前。

中成药:芪珍胶囊　0.9 克(3 粒)　口服　3 次/日

按:放疗后仅见头晕多属轻者,重则伴有头晕胀痛、恶心呕吐,表明颅内压较高,当行甘露醇脱水治疗。故头晕出现疼痛,即应以半夏天麻白术汤为主,加猪苓、泽泻等利水彻饮,减轻颅内压和脑水肿。

2012 年 1 月 10 日十诊

颅内第四脑室占位术后 1 年零 9 个月,病理:小圆细胞浸润性髓母细胞瘤;放化疗后。症见:下肢乏力,舌暗红,苔黄,脉沉细。证属风痰内扰,脾肾不足,夹有化热,以知柏地黄丸合加味慈桃丸化裁,处方:

知母 10 克	黄柏 10 克	生熟地^各 12 克	山萸肉 10 克
山药 20 克	丹皮 10 克	泽泻 30 克	土茯苓 30 克
猪苓 30 克	桑寄生 10 克	牛膝 10 克	生蒲黄 10 克
露蜂房 5 克	山慈菇 10 克	穿山甲 6 克	醋鳖甲 15 克
全蝎 5 克	蜈蚣 3 条	地龙 10 克	生黄芪 30 克
制首乌 15 克	三七 5 克	重楼 15 克	生甘草 10 克

15 付,水煎服,煎服法同前。

中成药:芪珍胶囊　0.9 克(3 粒)　口服　3 次/日

按:下肢乏力,可仿补阳还五汤之意治疗,故用黄芪首乌汤加地龙等益气活血、疏通脉络。

2012年7月10日十一诊

颅内第四脑室占位术后2年零3个月,病理:小圆细胞浸润性髓母细胞瘤;放化疗后。症见:下肢乏力,眠欠佳,舌淡红,苔薄白,脉沉细。证属肝脾肾不足,予杞菊地黄丸合逍遥散化裁,处方:

菊花10克	枸杞子15克	生地10克	山萸肉12克
山药30克	丹皮10克	土茯苓30克	泽泻30克
柴胡10克	赤白芍^各12克	炒白术15克	生蒲黄10克
露蜂房5克	珍珠母30克	灵磁石30克	穿山甲6克
醋鳖甲15克	全蝎5克	蜈蚣3条	地龙10克
九香虫6克	牛膝10克	重楼15克	生甘草10克

15付,水煎服,煎服法同前。

中成药:芪珍胶囊 0.9克(3粒) 口服 3次/日

2012年9月23日十二诊

颅内第四脑室占位术后2年零5个月,病理:小圆细胞浸润性髓母细胞瘤;放化疗后。症见:头晕,舌暗红,苔薄白,脉沉细。证属肝脾肾不足,虚风内扰,予半夏天麻白术汤合自拟寄生肾气丸、加味慈桃丸化裁,处方:

天麻10克	清半夏10克	炒白术15克	猪苓30克
泽泻30克	桑寄生10克	牛膝10克	生地10克
丹皮10克	山萸肉12克	山药30克	生蒲黄10克
露蜂房5克	穿山甲6克	醋鳖甲15克	僵蚕10克
山慈菇10克	五味子10克	珍珠母30克	地龙10克
全蝎5克	蜈蚣3条	蛇舌草30克	生甘草10克

15付,水煎服,煎服法同前。

中成药:芪珍胶囊 0.9克(3粒) 口服 3次/日

2012年10月10日十三诊

颅内第四脑室占位术后2年零6个月,病理:小圆细胞浸润性髓母细胞瘤;放化疗后。症见:时有急躁,时有鼻出血,量少,纳可,舌暗红,苔薄黄,脉沉细。属肝火过亢,予丹栀逍遥散合杞菊地黄丸、加味慈桃丸化裁,处方:

丹皮10克	栀子10克	柴胡10克	杭白芍15克
绿萼梅10克	枸杞子10克	菊花10克	生熟地^各12克
山萸肉10克	山药20克	泽泻15克	茯苓15克

桑椹 15 克	桑螵蛸 10 克	生蒲黄 10 克	露蜂房 5 克
山慈菇 10 克	穿山甲 6 克	醋鳖甲 15 克	全蝎 5 克
蜈蚣 3 条	三七 5 克	重楼 15 克	生甘草 10 克

15 付,水煎服,煎服法同前。

中成药:芪珍胶囊 0.9 克(3 粒) 口服 3 次/日

2013 年 1 月 12 日十四诊

颅内第四脑室占位术后 2 年零 9 个月,病理:小圆细胞浸润性髓母细胞瘤;放化疗后。头颅 MRI:小脑蚓部轻度水肿。症见:嗳气,舌淡红胖,苔薄黄,脉沉细。予杞菊地黄丸合加味慈桃丸化裁,处方:

菊花 10 克	枸杞子 15 克	生熟地^各 10 克	山萸肉 10 克
山药 30 克	土茯苓 30 克	泽泻 30 克	丹皮 10 克
猪苓 30 克	全蝎 5 克	蜈蚣 2 条	僵蚕 10 克
地龙 10 克	三七 5 克	生蒲黄 10 克	露蜂房 5 克
山慈菇 10 克	五味子 5 克	生麦芽 30 克	鸡内金 30 克
代赭石 15 克	醋鳖甲 10 克	重楼 15 克	生甘草 10 克

15 付,水煎服,煎服法同前。

中成药:芪珍胶囊 0.9 克(3 粒) 口服 3 次/日

按:嗳气加生麦芽、鸡内金、代赭石等调理胃气。

2013 年 4 月 13 日十五诊

颅内第四脑室占位术后 3 年整,病理:小圆细胞浸润性髓母细胞瘤;放化疗后。症见:一般情况可,双下肢乏力,情绪不稳定,易生气,舌淡红胖,苔根部黄腻,脉沉细。证属肝郁化火,脾肾不足,予知柏地黄丸合加味慈桃丸化裁,处方:

知母 10 克	黄柏 10 克	生熟地^各 10 克	山萸肉 10 克
山药 30 克	土茯苓 30 克	泽泻 30 克	丹皮 10 克
猪苓 30 克	生黄芪 30 克	苏木 6 克	全蝎 5 克
蜈蚣 2 条	僵蚕 10 克	地龙 10 克	生蒲黄 10 克
露蜂房 5 克	山慈菇 10 克	五味子 5 克	穿山甲 6 克
醋鳖甲 15 克	玫瑰花 15 克	重楼 15 克	生甘草 10 克

15 付,水煎服,煎服法同前。

中成药:芪珍胶囊 0.9 克(3 粒) 口服 3 次/日

按:髓母细胞瘤属于颅内恶性肿瘤,预后较差,多发生于青少年。放疗后易损伤脑细胞,引起脑水肿、颅内压升高,故需甘露醇等脱水护脑治疗。于中医而言,则属热毒伤脑,引起风痰内蕴,蒙蔽清窍,故常需予半夏天麻白术汤化裁或天麻钩藤饮化裁治疗。

病例51　胸腺瘤(侵犯左上肺)术后,放疗后

莫某某,女,54岁。基本病情:胸腺瘤(侵犯左上肺)术后,放疗后。

2007年3月21日初诊

前纵隔占位手术后3个月余,病理:胸腺瘤,B2/B2型,侵犯左上肺,淋巴结0/9;放疗后。PET/CT提示:左下肺斑片影;左胸腔积液;心包少量积液;纵隔淋巴结肿大;肝囊肿。症见:胸闷,气短,乏力,舌红,苔少,脉沉细。证属脾肾亏虚、气阴不足、胸阳不振,予宽胸通阳、健脾益肾法调治,瓜蒌薤白半夏汤合麦味地黄丸、当归补血汤化裁,处方:

瓜蒌皮15克	薤白10克	清半夏10克	猪苓15克
生黄芪30克	当归10克	麦冬10克	五味子10克
生熟地各10克	山茱萸12克	山药20克	茯苓15克
穿山甲6克	醋鳖甲15克	莪术8克	生白术15克
菊花15克	枸杞子15克	桑椹30克	僵蚕10克
鸡内金30克	生麦芽30克	蛇舌草30克	炙甘草10克

15付,水煎服;每付药连续服用两日。煎服法:每剂药连煎2回,兑成400ml浓汁,分成4份,每日早、晚各服一次,每次100ml。

中成药:加味西黄解毒胶囊　0.5克(2粒)　口服　3次/日

按:患者总体表现为心肺气虚、胸阳不展,故在麦味地黄丸基础上,合用瓜蒌薤白半夏汤、当归补血汤化裁,以补益心肺、宽胸通阳;僵蚕通络拔毒。

2007年4月18日二诊

前纵隔胸腺瘤术后4个月,病理:胸腺瘤,B2/B2型,侵犯左上肺,淋巴结0/9;放疗后。症见:胸闷,气短,咳嗽不重,重症肌无力,舌红胖,苔少,脉沉细。据统计,约有15%～25%胸腺瘤患者可伴有重症肌无力,是其最严重的并发症之一,常可因呼吸肌疲劳、呼吸衰竭致死;此外,放射治疗常损伤邻近肺叶及心包膜,可出现放射性肺炎、放射性心包炎,而出现咳嗽、气短、胸闷、心包积液等,这也是放疗的严重并发症之一,重者亦易发生呼吸衰竭和心功能衰竭而致死。本例患者诸症可能与此有关。总的来看,尚不属最严重者,治当仍予健脾益肾、宽胸通阳法,予瓜蒌薤白半夏汤合黄芪建中汤、六味地黄丸化裁,处方:

瓜蒌皮 15 克	薤白 10 克	清半夏 10 克	生黄芪 30 克
当归 10 克	杭白芍 15 克	生熟地^{各} 12 克	山茱萸 15 克
山药 20 克	夏枯草 15 克	醋鳖甲 15 克	穿山甲 6 克
鼠妇 10 克	僵蚕 10 克	桑螵蛸 10 克	续断 15 克
鸡内金 30 克	生麦芽 30 克	苏木 6 克	炒枣仁 30 克
草河车 15 克	蛇舌草 30 克	炙甘草 10 克	

14 付,水煎服,煎服法同前。

中成药:加味西黄解毒胶囊 0.5 克(2 粒) 口服 3 次/日

按:放疗后胸闷气短、咳嗽,应与放射性肺炎、放射性心包炎有关,故继予宽胸通阳法;鼠妇、僵蚕拔毒抗癌。

2007 年 5 月 23 日三诊

前纵隔胸腺瘤术后 5 个月,侵犯左上肺,放疗后。近期复查超声:左侧胸腔可探及无回声区最深约 2.5cm,左侧胸腔少量积液。症见:活动后气短,时有胸闷,舌红胖,苔少,脉沉细。诸症虽在,但胸腔积液只有少量,业已见效,故续予健脾益肾、宽胸通阳法,予瓜蒌薤白半夏汤合黄芪建中汤、六味地黄丸化裁,处方:

瓜蒌皮 15 克	薤白 10 克	清半夏 10 克	生黄芪 30 克
杭白芍 15 克	生熟地^{各} 12 克	山茱萸 15 克	山药 20 克
夏枯草 15 克	醋鳖甲 15 克	穿山甲 6 克	鼠妇 10 克
僵蚕 10 克	桑螵蛸 10 克	续断 15 克	鸡内金 30 克
生麦芽 30 克	炒枣仁 30 克	葶苈子 15 克	猪苓 30 克
草河车 15 克	蛇舌草 30 克	炙甘草 10 克	

12 付,水煎服,煎服法同前。

中成药:加味西黄解毒胶囊 0.5 克(2 粒) 口服 3 次/日

按:胸腔积液,予瓜蒌薤白半夏汤加葶苈子、猪苓泻肺利水;气短、胸闷予黄芪建中汤健脾补肺;六味地黄丸益肾固本。

2007 年 6 月 13 日四诊

胸腺瘤术后 6 个月,侵犯左上肺,放疗后。近期复查超声:左侧胸腔可探及无回声区最深约 1.7cm,示左侧胸腔少量积液。症见:咽痒,咳嗽频作,无痰,咽喉部拥堵感,气喘,乏力,视物不佳,舌红胖,苔少,脉沉细。证属气阴两虚,予生脉饮合六味地黄丸化裁,处方:

麦冬 10 克	沙参 15 克	五味子 10 克	生熟地^{各} 12 克
山茱萸 15 克	土茯苓 30 克	山药 20 克	丹皮 10 克

生黄芪 30 克	浙贝母 15 克	醋鳖甲 15 克	穿山甲 6 克
葶苈子 15 克	大枣 5 枚	猪苓 15 克	天花粉 10 克
山慈菇 10 克	鼠妇 10 克	鸡内金 30 克	生麦芽 30 克
菊花 15 克	石斛 15 克	蛇舌草 30 克	生甘草 10 克

15 付,水煎服,煎服法同前。

中成药:加味西黄解毒胶囊　0.5 克(2 粒)　口服　3 次/日

2007 年 7 月 25 日五诊

胸腺瘤术后 7 个月,侵犯左上肺,放疗后。复查胸部 CT:左前纵隔少许积液及软组织增厚,同前大致相仿;左侧胸腔积液及心包积液,较前增多;左侧纵隔旁出现条索影及实变影,考虑为炎症。症见:咳嗽,无痰,咽喉部时有黏痰,胸闷,舌红胖,苔少,脉沉细。继续予宽胸通阳、健脾益肾、利水除饮法,瓜蒌薤白半夏汤合防己黄芪汤化裁,处方:

瓜蒌皮 15 克	薤白 10 克	花椒目 5 克	清半夏 10 克
汉防己 10 克	生黄芪 30 克	紫草根 10 克	沙参 15 克
生地黄 10 克	川贝母 10 克	菊花 15 克	葛根 15 克
猪苓 30 克	泽泻 30 克	穿山甲 6 克	醋鳖甲 15 克
葶苈子 15 克	大枣 5 枚	厚朴 10 克	香橼 15 克
鸡内金 30 克	生麦芽 30 克	半边莲 30 克	生甘草 10 克

14 付,水煎服,煎服法同前。

中成药:加味西黄解毒胶囊　0.5 克(2 粒)　口服　3 次/日

按:胸腔积液和心包积液分属悬饮和支饮范畴,但本质皆在于胸阳不振、水饮上凌,故予瓜蒌、薤白、花椒目、防己、黄芪、猪苓、泽泻等宽胸利水。

2007 年 9 月 24 日六诊

胸腺瘤术后 9 个月,放疗后。复查胸腔超声:胸水 6cm。症见:胸闷,气短,憋气,咳嗽,少痰,时有咽喉部不适,舌红胖,苔少,脉沉细。继续予宽胸通阳法,瓜蒌薤白半夏汤合黄芪建中汤、葶苈大枣汤等化裁,处方:

瓜蒌皮 15 克	薤白 10 克	清半夏 10 克	生黄芪 30 克
杭白芍 15 克	砂仁 10 克	广木香 10 克	沙参 15 克
当归 10 克	穿山甲 6 克	醋龟甲 15 克	猪苓 30 克
葶苈子 15 克	大枣 5 枚	泽泻 30 克	土茯苓 30 克
生薏苡仁 30 克	醋鳖甲 15 克	生麦芽 30 克	代赭石 15 克
莪术 10 克	煅瓦楞 15 克	半边莲 30 克	生甘草 10 克

14 付,水煎服,煎服法同前。

中成药:加味西黄解毒胶囊 0.5克(2粒) 口服 3次/日

2007年11月26日七诊

胸腺瘤术后11个月,放疗后。症见:胸闷,气短,咳嗽,少痰,舌红胖,苔少,脉沉细。证属肺肾两虚,予麦味地黄丸合百合固金汤化裁,处方:

麦冬10克	五味子10克	桑寄生15克	牛膝10克
生熟地^各10克	土茯苓30克	山药20克	百合30克
川贝母10克	杏仁10克	沙参15克	炒枣仁30克
柏子仁30克	莪术10克	穿山甲6克	珍珠母30克
葶苈子15克	大枣5枚	猪苓30克	川芎10克
半边莲30克	蛇舌草30克	炙甘草10克	

14付,水煎服,煎服法同前。

中成药:加味西黄解毒胶囊 0.5克(2粒) 口服 3次/日

2007年12月26日八诊

胸腺瘤术后1年,放疗后,复查胸腔超声:胸水3.5cm。症见:半月前感冒后引起肺部感染,抗炎治疗后,现仍咳嗽,咳白黏痰,胸闷,气短,口干,大便调,舌红胖,苔少,脉沉细。证属气阴两虚,胸阳不展,予宽胸通阳、益气养阴法,瓜蒌薤白半夏汤合生脉饮化裁,处方:

瓜蒌皮15克	薤白10克	清半夏10克	沙参15克
天麦冬^各10克	五味子10克	生黄芪30克	玉竹12克
醋鳖甲15克	醋龟甲15克	石斛15克	菖蒲10克
川芎10克	猪苓30克	莪术8克	代赭石15克
鸡内金30克	香橼15克	半边莲30克	生甘草10克

14付,水煎服,煎服法同前。

中成药:加味西黄解毒胶囊 0.5克(2粒) 口服 3次/日

2008年2月20日九诊

胸腺瘤术后1年零2个月,放疗后。症见:胸闷,气短,偶有咳嗽,纳可,重症肌无力,夜寐欠安,双目干涩,头痛,大便调,舌红胖,苔少,脉沉细。证属肝肾亏虚,气机不畅,予杞菊地黄丸合旋覆代赭汤化裁,处方:

菊花15克	枸杞子15克	麦冬10克	五味子10克
生地黄10克	山茱萸12克	土茯苓15克	山药20克
旋覆花10克	代赭石15克	太子参15克	炒白术15克
莪术10克	穿山甲6克	醋鳖甲15克	浙贝母10克

生黄芪30克　　　丹皮10克　　　　焦楂榔^各10克　　　草河车15克

蛇舌草30克　　　生甘草10克

14付,水煎服,煎服法同前。

中成药:加味西黄解毒胶囊　0.5克(2粒)　口服　3次/日

2008年3月26日十诊

胸腺瘤术后1年零3个月,放疗后。复查胸腔超声:胸水4cm。症见:胸闷,气短,偶有咳嗽,无痰,偏头疼,入睡难,头胀,咽痒,舌红胖,苔少,脉沉细。证属肺肾两虚,肝火偏亢,予益肺养阴法,处方:

沙参15克　　　元参10克　　　桑叶10克　　　枇杷叶10克

射干10克　　　橘红5克　　　生地黄10克　　　生黄芪30克

炒白术15克　　　炒枣仁30克　　　柏子仁30克　　　当归10克

鼠妇8克　　　露蜂房5克　　　穿山甲6克　　　醋鳖甲15克

九香虫5克　　　鸡内金30克　　　猪苓30克　　　苏木10克

半边莲30克　　　草河车15克　　　生甘草10克

14付,水煎服,煎服法同前。

中成药:加味西黄解毒胶囊　0.5克(2粒)　口服　3次/日

按:胸腺瘤抗癌解毒法类似于肺癌用法,可以鼠妇、九香虫、露蜂房等解毒抗癌。

2008年5月21日十一诊

胸腺瘤术后1年零5个月,放疗后。复查胸部CT:左前纵隔及左侧叶间胸膜包裹性积液,较前略增多;左侧胸腔积液,较前减少;左肺纵隔新出类结节影,大小约0.6cm×0.3cm,边缘较模糊;心包积液;胃壁呈溃疡改变。症见:胸闷,气短,眼干,咳嗽,眠一般,舌红胖,苔少,脉沉细。证属气阴两虚,饮停胸胁,继续予宽胸通阳、利水逐饮法,瓜蒌薤白半夏汤合葶苈大枣汤、生脉饮等化裁,处方:

瓜蒌皮15克　　　花椒目6克　　　薤白10克　　　清半夏10克

葶苈子15克　　　大枣5枚　　　猪苓30克　　　泽泻30克

沙参15克　　　麦冬10克　　　五味子10克　　　焦楂榔^各10克

莪术10克　　　制首乌15克　　　生黄芪30克　　　生薏苡仁30克

僵蚕10克　　　穿山甲6克　　　鸡内金30克　　　生麦芽30克

合欢皮30克　　　珍珠母30克　　　草河车15克　　　生甘草10克

14付,水煎服,煎服法同前。

中成药:加味西黄解毒胶囊　0.5克(2粒)　口服　3次/日

2008 年 6 月 18 日十二诊

胸腺瘤术后 1 年半,放疗后。1 个月前抽取左侧胸腔积液 100ml。症见:咽痒,干咳,纳后腹胀,心悸,眠差,便少,日行 1~2 次。舌红胖,苔少,脉沉细。证属肺燥饮停,兼有气阴两虚,予瓜蒌薤白半夏汤合清燥救肺汤、二黄鸡枸汤化裁,处方:

沙参 15 克	桑叶 10 克	麦冬 10 克	生石膏 30 克
百合 30 克	五味子 10 克	瓜蒌皮 15 克	薤白 10 克
清半夏 10 克	桑螵蛸 10 克	桑椹 30 克	生黄芪 30 克
黄精 15 克	醋鳖甲 15 克	醋龟甲 15 克	浙贝母 10 克
枇杷叶 15 克	猪苓 30 克	鸡内金 30 克	地龙 10 克
生麦芽 30 克	白果 6 克	半边莲 30 克	生甘草 10 克

14 付,水煎服,煎服法同前。

中成药:加味西黄解毒胶囊 0.5 克(2 粒) 口服 3 次/日

2008 年 8 月 11 日十三诊

胸腺瘤术后 1 年零 8 个月,放疗后。1 个月前抽取左侧胸腔积液 100ml。症见:头晕,胸闷,舌红胖,苔少,脉沉细。证属饮停胸胁,气阴两虚,予宽胸通阳、健脾益肾法,瓜蒌薤白半夏汤合补中益气丸等化裁,处方:

瓜蒌皮 15 克	薤白 10 克	清半夏 10 克	三七 5 克
生黄芪 30 克	太子参 15 克	炒白术 15 克	升麻 3 克
陈皮 10 克	醋柴胡 10 克	当归 10 克	山药 20 克
黄精 15 克	麦冬 10 克	五味子 10 克	醋鳖甲 15 克
醋龟甲 15 克	女贞子 15 克	枸杞子 15 克	代赭石 15 克
鸡内金 30 克	生麦芽 30 克	蛇舌草 30 克	生甘草 10 克

14 付,水煎服,煎服法同前。

中成药:加味西黄解毒胶囊 0.5 克(2 粒) 口服 3 次/日

2008 年 11 月 17 日十四诊

胸腺瘤术后 1 年零 11 个月,放疗后。症见:胸闷,左胁部疼痛,易生气,头晕,纳可,大便无规律,时干时稀,小便频,次多量少,双腿发软,舌红胖,苔少,脉沉细。辨证同前,续予宽胸通阳、健脾益肾法,处方:

瓜蒌皮 15 克	花椒目 5 克	猪苓 30 克	汉防己 6 克
生黄芪 30 克	炒白术 15 克	沙参 15 克	麦冬 10 克
山药 20 克	炒枣仁 30 克	合欢皮 30 克	珍珠母 30 克
菊花 10 克	天麻 10 克	葛根 15 克	清半夏 10 克

桑螵蛸10克	桑椹30克	穿山甲6克	莪术10克
浙贝母10克	草河车15克	生甘草10克	

14付,水煎服,煎服法同前。

中成药:加味西黄解毒胶囊 0.5克(2粒) 口服 3次/日

2009年3月16日十五诊

胸腺瘤术后2年零3个月,放疗后。近期复查肿瘤标记物正常。血常规:白细胞$3.0 \times 10^9/L$。症见:自觉胸闷,潮热,汗出,时有心悸,纳可,大便可,小便频,眠差,舌红胖,苔少,脉沉细。证属脾肾亏虚,气血不足,予麦味地黄丸合归脾汤化裁,处方:

麦冬10克	五味子10克	生地黄10克	山茱萸12克
山药20克	茯苓15克	桑椹30克	桑螵蛸10克
沙参15克	生黄芪30克	炒枣仁30克	合欢皮30克
仙茅10克	仙灵脾10克	穿山甲6克	制远志10克
草薢10克	白果6克	绿萼梅10克	三七3克
羌独活各10克	蛇舌草30克	生甘草10克	

14付,水煎服,煎服法同前。

中成药:加味西黄解毒胶囊 0.5克(2粒) 口服 3次/日

2009年7月27日十六诊

胸腺瘤术后2年零7个月,放疗后。2009年7月复查超声:左侧胸腔少量积液,1.7cm;心包积液;左颈部多发淋巴结肿大,最大$1.2cm \times 0.7cm$。症见:胸闷,憋气,干咳,纳可,眠差,入睡难,小便灼热感,量少,大便可,舌红胖,苔少,脉沉细。证属气阴两虚,饮停胸胁,予六味地黄丸合二黄鸡枸汤、葶苈大枣汤化裁,处方:

生熟地各10克	山茱萸15克	茯苓15克	山药20克
生黄芪30克	黄精15克	女贞子15克	制首乌15克
炒枣仁30克	柏子仁30克	猪苓30克	泽泻30克
葶苈子15克	大枣20克	穿山甲6克	醋鳖甲10克
醋龟甲10克	桔梗10克	款冬花10克	僵蚕10克
天花粉6克	半边莲30克	半枝莲30克	炙甘草10克

14付,水煎服,煎服法同前。

中成药:参莲胶囊 1.5克(3粒) 口服 3次/日

2010 年 1 月 6 日十七诊

胸腺瘤术后 3 年余,放疗后。复查超声:胸腔少量积液;左颈部多发淋巴结肿大。症见:重症肌无力,口干、咽干、舌干痛,近期烘热汗出,烦躁,干咳,眠差,小便量少,舌红胖,苔少,有裂纹,脉沉细。证属气阴两虚,饮停胸胁,予瓜蒌薤白半夏汤合二黄鸡枸汤、麦味地黄丸化裁,处方:

瓜蒌皮 15 克	清半夏 9 克	薤白 10 克	生黄芪 30 克
黄精 15 克	鸡血藤 30 克	麦冬 15 克	五味子 9 克
生熟地^各 10 克	山茱萸 12 克	山药 20 克	阿胶珠 20 克
醋鳖甲 10 克	醋龟甲 10 克	桑椹 30 克	桑螵蛸 10 克
桔梗 9 克	款冬花 10 克	代赭石 15 克	鸡内金 30 克
石斛 15 克	天花粉 10 克	蛇舌草 30 克	生甘草 9 克

14 付,水煎服,煎服法同前。

中成药:参莲胶囊 1.5 克(3 粒) 口服 3 次/日

按:胸腺瘤最常见的合并症是重症肌无力,故往往需要配合健脾益肾、宽胸通阳等法,方中阿胶珠、桑椹、桑螵蛸配合二黄鸡枸汤、麦味地黄丸等健脾益肾;金麦代赭汤促进滋养药物消化吸收。

2010 年 5 月 20 日十八诊

胸腺瘤术后 3 年零 5 个月,放疗后;现发现右侧胸膜转移,拟再次放疗。症见:右侧胸腔积液,胸闷,眠差,纳可,大便不畅,舌红胖,苔少,有裂纹,脉沉细。证属气阴两虚,饮停胸胁,予瓜蒌薤白半夏汤合麦味地黄丸化裁,处方:

瓜蒌皮 15 克	清半夏 9 克	薤白 10 克	麦冬 10 克
五味子 9 克	生熟地^各 10 克	山茱萸 12 克	土茯苓 30 克
桑螵蛸 10 克	桑椹 30 克	穿山甲 6 克	醋鳖甲 10 克
生黄芪 30 克	鸡血藤 30 克	阿胶珠 20 克	天花粉 10 克
元参 10 克	浮萍 12 克	地龙 6 克	陈皮 9 克
竹茹 9 克	蛇舌草 30 克	半枝莲 30 克	生甘草 9 克

14 付,水煎服,煎服法同前。

2010 年 7 月 19 日十九诊

胸腺瘤术后 3 年零 7 个月,放疗后;右侧胸膜转移,继行放疗后。复查心脏超声:心包积液中-大量。症见:咳嗽,有痰,不易咳出,白黏痰,胸闷,气短,大便不成形,舌暗红,少苔,口腔溃疡,纳差,舌淡红,脉沉细。辨证同前,予宽胸通阳利水、健脾益肾清心法,处方:

太子参 15 克	天门冬 各 10 克	五味子 9 克	瓜蒌皮 15 克
清半夏 9 克	黄连 10 克	生地黄 10 克	丹皮 10 克
石斛 15 克	穿山甲 6 克	醋鳖甲 10 克	猪苓 30 克
泽泻 30 克	葶苈子 15 克	大枣 20 克	代赭石 15 克
鸡内金 30 克	生麦芽 30 克	三七 5 克	淡竹叶 9 克
莲子心 3 克	地龙 6 克	蛇舌草 30 克	生甘草 9 克

14 付,水煎服,煎服法同前。

2010 年 8 月 26 日二十诊

胸腺瘤术后 3 年零 8 个月,放疗后;右侧胸膜转移,继行放疗后(于 2010 年 6 月 27 日结束)。心脏超声:心包积液较前减少。症见:胃脘时有胀满,咽痒、咳嗽,口干唇燥,目干涩,大便不尽感,成形,小便调,纳可,舌红,少苔,脉沉细。证属脾虚气滞、肺燥津伤,予麦味地黄丸合黄芪首乌汤化裁,处方:

麦冬 10 克	五味子 9 克	生熟地 各 10 克	山茱萸 12 克
山药 20 克	生黄芪 30 克	制首乌 15 克	玉竹 15 克
女贞子 15 克	醋柴胡 10 克	杭白芍 15 克	枳壳 10 克
姜厚朴 9 克	九香虫 6 克	地龙 6 克	桔梗 9 克
款冬花 10 克	木蝴蝶 5 克	石斛 10 克	醋鳖甲 10 克
醋龟甲 10 克	合欢皮 30 克	蛇舌草 30 克	生甘草 10 克

14 付,水煎服,煎服法同前。

2010 年 11 月 3 日二十一诊

胸腺瘤术后 3 年零 11 个月,放疗后;右侧胸膜转移,继行放疗后半年。10 月 27 日复查胸部 CT:胸膜转移灶无明显变化;心包积液明显减少。症见:心悸,乏力,眠差,纳可,二便可,舌红,少苔,脉沉细。续予麦味地黄丸合黄芪首乌汤化裁,处方:

麦冬 10 克	五味子 9 克	生地黄 10 克	山茱萸 12 克
山药 20 克	茯苓 15 克	生黄芪 30 克	制首乌 15 克
醋龟甲 10 克	穿山甲 6 克	瓜蒌皮 15 克	清半夏 9 克
薤白 10 克	玉竹 15 克	合欢皮 30 克	夜交藤 30 克
天花粉 5 克	元参 5 克	三七 6 克	蛇舌草 30 克
半枝莲 30 克	生甘草 9 克		

14 付,水煎服,煎服法同前。

2011 年 3 月 24 日二十二诊

胸腺瘤术后 4 年零 3 个月,放疗后;右侧胸膜转移 10 个月,放疗后。2011 年 3 月 22 日胸部 CT:右前外侧胸膜转移瘤,最大 2.0cm;左侧胸膜不规则增厚,部分区域呈结节状;左锁骨上多发淋巴结。症见:头晕,胸闷,纳可,眠一般,二便调,气短,心悸,潮热,左胸部疼痛,乏力,舌红,少苔,脉沉细。证属气阴两虚,胸阳不振,予瓜蒌薤白半夏汤合六味地黄丸、二黄鸡枸汤化裁,处方:

瓜蒌皮 15 克	清半夏 9 克	薤白 10 克	生地黄 20 克
山茱萸 12 克	山药 20 克	石斛 15 克	生黄芪 30 克
女贞子 15 克	黄精 15 克	鸡血藤 30 克	桑螵蛸 10 克
僵蚕 10 克	鼠妇 10 克	穿山甲 6 克	醋鳖甲 10 克
生蒲黄 10 克	露蜂房 5 克	三七 6 克	仙鹤草 15 克
玫瑰花 15 克	半边莲 30 克	生甘草 10 克	

14 付,水煎服,煎服法同前。

2011 年 7 月 28 日二十三诊

胸腺瘤术后 4 年半,放疗后;右侧胸膜转移 1 年零 2 个月,放疗后;左锁骨上多发淋巴结。症见:咽干,咽痒,乏力,双眼干涩,头晕,胸闷,纳可,眠差,大便溏,小便可,舌红,少苔,脉沉细。证属肝肾阴虚,脾肾不足,予小柴胡汤合杞菊地黄丸化裁,处方:

柴胡 10 克	清半夏 9 克	黄芩 12 克	沙参 15 克
枸杞子 15 克	菊花 15 克	山茱萸 12 克	生熟地^各 12 克
山药 20 克	穿山甲 6 克	醋鳖甲 10 克	三七 6 克
僵蚕 10 克	鼠妇 10 克	九香虫 6 克	瓜蒌皮 15 克
薤白 10 克	石斛 10 克	黄精 15 克	天花粉 10 克
炒枣仁 30 克	炒扁豆 15 克	草河车 15 克	生甘草 10 克

14 付,水煎服,煎服法同前。

2011 年 11 月 3 日二十四诊

胸腺瘤术后 4 年零 11 个月,放疗后;右侧胸膜转移 1 年半,放疗后;左锁骨上多发淋巴结。症见:头晕,周身乏力,四肢末端发凉,眠差,入睡难,梦多,血脂高,咽干,有不适感,胸闷,憋气,纳可,大便无力排出,每天 1 次,质黏,小便可,双眼干涩,视物模糊,时有干咳,舌红,少苔,脉沉细。证属肺肾阴虚、胸阳不展,予清燥救肺汤合瓜蒌薤白半夏汤、知柏地黄丸化裁,处方:

沙参 15 克	桑叶 10 克	枇杷叶 10 克	生石膏 30 克
天门冬^各 10 克	瓜蒌皮 15 克	清半夏 9 克	薤白 10 克

九香虫 6 克	僵蚕 10 克	醋鳖甲 15 克	穿山甲 6 克
石斛 15 克	生地黄 15 克	山茱萸 12 克	知母 10 克
黄柏 10 克	地龙 10 克	全蝎 5 克	菊花 15 克
枸杞子 15 克	珍珠母 30 克	草河车 15 克	生甘草 10 克

14 付,水煎服,煎服法同前。

2012 年 5 月 2 日二十五诊

胸腺瘤术后近 5 年半,放疗后;右侧胸膜转移 2 年,放疗后;左锁骨上多发淋巴结。2012 年 4 月 10 日胸部 CT:左侧锁骨上多个小淋巴结;右上颈部小淋巴结;左侧少量胸腔积液;心包少量积液。症见:双眼干涩,口干,气短,乏力,头晕,纳可,眠差,入睡难,小腹胀,矢气多,大便排解无力,2 日一行,小便可,舌红,少苔,脉沉细。证属肺燥津伤,饮停胸胁,脾肾亏虚,予瓜蒌薤白椒目汤合千金苇茎汤、百合固金汤化裁,处方:

瓜蒌皮 15 克	薤白 10 克	花椒目 6 克	猪苓 30 克
枸杞子 10 克	菊花 10 克	石斛 10 克	芦根 30 克
生薏苡仁 15 克	杏仁 10 克	冬瓜仁 15 克	金荞麦 15 克
百合 30 克	生熟地^各 10 克	生蒲黄 10 克	露蜂房 5 克
生黄芪 30 克	制首乌 15 克	生白术 30 克	升麻 3 克
穿山甲 6 克	蛇舌草 30 克	生甘草 10 克	

14 付,水煎服,煎服法同前。

中成药:康力欣胶囊 1.5 克(3 粒) 口服 3 次/日

2012 年 11 月 7 日二十六诊

胸腺瘤术后近 6 年,右侧胸膜转移 2 年半,放疗后。近期复查胸部 CT:右前外侧胸膜转移瘤,较前增大,3.0cm×2.2cm;左胸膜不规则增厚伴胸腔少量积液;心包少量积液。症见:胸闷,咳嗽,无痰,咽痒,咽干,双眼干涩,周身乏力,头晕,眠差,心悸,纳可,反酸,二便调,舌红,少苔,脉沉细。辨证同前,予瓜蒌薤白椒目汤合清燥救肺汤、六味地黄丸化裁,处方:

瓜蒌皮 15 克	薤白 10 克	花椒目 6 克	猪苓 30 克
黄连 10 克	吴茱萸 6 克	桑叶 10 克	枇杷叶 10 克
麦冬 10 克	沙参 10 克	生石膏 30 克	生熟地^各 10 克
山茱萸 10 克	山药 30 克	醋鳖甲 10 克	穿山甲 6 克
浙贝母 15 克	鼠妇 10 克	生黄芪 30 克	生白术 30 克
珍珠母 30 克	蛇舌草 30 克	生甘草 10 克	

14 付,水煎服,煎服法同前。

中成药:加味西黄解毒胶囊 0.5克(2粒) 口服 3次/日

2012年12月27日二十七诊

胸腺瘤术后6年,右侧胸膜转移放疗后2年半;2012年10月再次发现右侧胸膜转移,行放疗16次;现白细胞降低。症见:乏力,胸闷憋气,双眼干涩模糊,口干,时有干咳,眠差,入睡难,头晕,恶心,纳食不香,阵发汗出,二便调,时有腹胀,舌红,少苔,脉沉细。辨证同前,予瓜蒌薤白椒目汤合清燥救肺汤、百合固金汤、知柏地黄丸化裁,处方:

瓜蒌皮15克	薤白10克	花椒目6克	猪苓30克
枸杞子10克	菊花10克	沙参10克	桑叶10克
枇杷叶10克	麦冬10克	生石膏30克	生熟地各10克
知母10克	黄柏10克	百合30克	醋鳖甲10克
穿山甲6克	生麦芽30克	鸡内金30克	代赭石15克
生黄芪30克	灵磁石30克	重楼15克	生甘草10克

14付,水煎服,煎服法同前。

中成药:康力欣胶囊 1.5克(3粒) 口服 3次/日

按:患者胸膜瘤术后6年,放疗后,两次胸膜转移,反复胸腔积液、心包积液,故中医治疗始终未脱离"宽胸通阳利水"法的支持;同时扶正始终贯彻"健脾益肾"法,使得正气生化有源而不绝,故患者能承受反复西医相关治疗。由此可见,中西医结合,减毒增效,改善症状,提高患者生活质量,有助于提高疗效、延长患者寿命。

病例52　纵隔及颈部霍奇金淋巴瘤化疗后,放疗中

关某某,男,20岁。基本病情:纵隔、颈部霍奇金淋巴瘤化疗后,放疗中。

2010年12月12日初诊

发现纵隔、颈部霍奇金淋巴瘤9个月,化疗8周期,放疗1次。症见:口干,一般情况可,咳嗽,舌暗,苔黑黄腻,脉沉细。证属湿热内蕴,予三仁汤合知柏地黄丸化裁,处方:

白豆蔻10克	杏仁10克	姜厚朴15克	生薏苡仁15克
清半夏10克	淡竹叶10克	知母10克	黄柏10克
生地黄12克	山萸肉10克	山药20克	土茯苓30克
生蒲黄10克	露蜂房5克	石斛15克	天花粉10克
穿山甲6克	醋鳖甲15克	代赭石15克	鸡内金30克
生麦芽30克	佛手10克	重楼15克	生甘草10克

45 付,水煎服;每付药连续服用两日。煎服法:每剂药连煎 2 回,兑成 400ml 浓汁,分成 4 份,每日早、晚各服一次,每次 100ml。

中成药:小金胶囊 1.8 克(6 粒) 口服 2 次/日

按:孙桂芝教授辨治恶性淋巴瘤,从"益肾"扶正入手,而患者舌苔黑黄而腻,属湿热内蕴之象,故以三仁汤清化湿热,加知柏地黄丸滋肾扶正,同时予金麦代赭汤、佛手、"小胃方"等调理胃气。

2011 年 2 月 25 日二诊

发现纵隔、颈部霍奇金淋巴瘤 11 个月,化疗 8 周期,放疗 20 次。症见:口干,一般情况可,舌淡胖,苔腻,脉沉细。湿浊未净,续予三仁汤合麦味地黄丸化裁,处方:

白豆蔻 10 克	杏仁 10 克	姜厚朴 15 克	生薏苡仁 15 克
清半夏 10 克	淡竹叶 10 克	橘皮 10 克	太子参 15 克
炒白术 15 克	土茯苓 30 克	麦冬 12 克	五味子 10 克
生地黄 12 克	山萸肉 10 克	山药 20 克	生蒲黄 10 克
露蜂房 5 克	穿山甲 6 克	醋鳖甲 10 克	生龙牡各 15 克
山慈菇 10 克	浙贝母 10 克	重楼 15 克	生甘草 10 克

60 付,水煎服,煎服法同前。

中成药:小金胶囊 1.8 克(6 粒) 口服 2 次/日

按:湿浊生于中焦,故用四君子健脾;淋巴瘤则续予益肾扶正、解毒抗癌治疗;软坚散结用生龙牡、山慈菇、露蜂房、浙贝母等。

2011 年 6 月 10 日三诊

发现纵隔、颈部霍奇金淋巴瘤 1 年零 3 个月,放化后。复查肿瘤标记物未见异常。症见:一般情况可,舌红,苔白,脉沉细。湿浊已去,当益肾固本,续予知柏地黄丸化裁,处方:

藿香 10 克	佩兰 10 克	滑石 10 克	知母 10 克
黄柏 10 克	生熟地各 12 克	山萸肉 10 克	山药 20 克
土茯苓 30 克	丹皮 10 克	泽泻 30 克	生蒲黄 10 克
露蜂房 5 克	穿山甲 6 克	醋鳖甲 15 克	九香虫 5 克
干蟾皮 5 克	女贞子 10 克	杜仲 10 克	山慈菇 10 克
姜厚朴 15 克	重楼 15 克	生甘草 10 克	

60 付,水煎服,煎服法同前。

中成药:小金胶囊 1.8 克(6 粒) 口服 2 次/日

按:中焦予芳化醒脾;淋巴瘤续行益肾解毒;九香虫、干蟾皮等拔毒抗癌。

2011 年 11 月 13 日四诊

发现纵隔、颈部霍奇金淋巴瘤 1 年零 8 个月余,放化后。症见:病情稳定,舌红,苔薄黄腻,脉沉细。证属湿浊内生,续予三仁汤合六味地黄丸化裁,处方:

白豆蔻 10 克	杏仁 10 克	淡竹叶 10 克	生薏苡仁 15 克
清半夏 10 克	生熟地^各 12 克	山萸肉 15 克	茯苓 15 克
山药 20 克	生龙牡^各 15 克	山慈菇 10 克	五味子 6 克
穿山甲 6 克	生黄芪 30 克	醋鳖甲 10 克	醋龟甲 10 克
生蒲黄 10 克	露蜂房 5 克	白芷 10 克	砂仁 6 克
炒杜仲 10 克	桑螵蛸 10 克	重楼 15 克	生甘草 10 克

60 付,水煎服,煎服法同前。

中成药:小金胶囊 1.8 克(6 粒) 口服 2 次/日

2012 年 2 月 21 日五诊

发现纵隔、颈部霍奇金淋巴瘤 1 年零 11 个月余,放化后。复查肿瘤标记物未见异常。症见:一般情况可,舌淡,苔薄黄腻,脉沉细。续予知柏地黄丸化裁,处方:

藿香 10 克	佩兰 10 克	知母 10 克	黄柏 10 克
生地黄 12 克	山萸肉 10 克	山药 20 克	土茯苓 30 克
丹皮 10 克	泽泻 30 克	生蒲黄 10 克	露蜂房 5 克
穿山甲 6 克	醋鳖甲 15 克	桑椹 15 克	桑螵蛸 10 克
三七 5 克	九香虫 5 克	山慈菇 10 克	五味子 6 克
夏枯草 10 克	绿萼梅 10 克	重楼 15 克	生甘草 10 克

90 付,水煎服,煎服法同前。

中成药:小金胶囊 1.8 克(6 粒) 口服 2 次/日

按:中焦湿浊未化,续予藿香、佩兰芳化。

2012 年 8 月 3 日六诊

发现纵隔、颈部霍奇金淋巴瘤 2 年零 5 个月余,放化后。复查肿瘤标记物未见异常。症见:一般情况可,舌淡,苔薄少,脉沉细。舌质转淡,予知柏地黄丸合黄芪首乌汤化裁,处方:

知母 10 克	黄柏 10 克	山萸肉 10 克	山药 20 克
生熟地^各 12 克	茯苓 15 克	泽泻 30 克	丹皮 10 克
生龙牡^各 15 克	山慈菇 10 克	五味子 6 克	穿山甲 6 克
醋鳖甲 10 克	生蒲黄 10 克	露蜂房 5 克	九香虫 5 克

| 夏枯草 10 克 | 浙贝母 10 克 | 生黄芪 30 克 | 制首乌 15 克 |
| 桑螵蛸 10 克 | 桑椹 15 克 | 重楼 15 克 | 生甘草 10 克 |

100 付,水煎服,煎服法同前。

中成药:小金胶囊 1.8 克(6 粒) 口服 2 次/日

按:苔腻渐化,予健脾以杜绝生湿之源。

2013 年 3 月 9 日七诊

纵隔、颈部霍奇金淋巴瘤发现 3 年,放化后。症见:一般情况可,舌淡,苔白腻,脉沉细。湿浊内生,予三仁汤合香砂六君子汤、自拟寄生肾气丸化裁,处方:

白豆蔻 10 克	杏仁 10 克	清半夏 10 克	生薏苡仁 15 克
陈皮 10 克	广木香 10 克	砂仁 10 克	太子参 15 克
炒白术 15 克	土茯苓 30 克	生黄芪 30 克	苏木 6 克
熟地黄 10 克	山萸肉 10 克	山药 30 克	露蜂房 5 克
生蒲黄 10 克	穿山甲 6 克	醋鳖甲 15 克	夏枯草 15 克
浙贝母 15 克	山慈菇 10 克	重楼 15 克	生甘草 10 克

100 付,水煎服,煎服法同前。

中成药:小金胶囊 1.8 克(6 粒) 口服 2 次/日

按:舌苔复腻,续予三仁汤化湿醒脾;并予香砂六君子汤健脾理气、化湿和胃;淋巴瘤以自拟寄生肾气丸益肾解毒。

2013 年 12 月 14 日八诊

发现纵隔、颈部霍奇金淋巴瘤 3 年零 9 个月,放化后。复查超声:脂肪肝;生化:肝功能指标稍高。症见:时发荨麻疹,舌淡红,苔薄白,脉沉细。证属脾肾亏虚,血热生风,予健脾益肾法,四君子汤合六味地黄丸化裁,处方:

太子参 15 克	炒白术 15 克	熟地黄 10 克	山萸肉 10 克
土茯苓 30 克	山药 30 克	泽泻 30 克	丹皮 10 克
醋鳖甲 15 克	穿山甲 6 克	全蝎 5 克	蜈蚣 2 条
浮萍 15 克	地肤子 15 克	防风 10 克	山慈菇 10 克
五味子 10 克	玫瑰花 15 克	生蒲黄 10 克	露蜂房 5 克
续断 15 克	炒杜仲 15 克	半枝莲 15 克	生甘草 10 克

25 付,水煎服,煎服法同前。

中成药:小金胶囊 1.8 克(6 粒) 口服 2 次/日

按:荨麻疹予以浮萍、地肤子、防风等祛风止痒。霍奇金淋巴瘤(HL)是恶性淋巴瘤的一种独特类型,关键在于其瘤体中含有一种独特的瘤巨细胞,即Reed - Sternberg 细胞(R-S 细胞)。典型的 R-S 细胞是一种双核或多核瘤巨细胞,可以为双叶或多叶状,染色质常围绕核膜聚集成堆,核膜厚。核中央有一大的嗜酸性核仁,直径 3~4μm,周围有一透明晕。最典型的 R-S 细胞的双核面对面排列,都有嗜酸性核仁,形似镜中之影,形成所谓的"镜影细胞",这种细胞在诊断此病上具有重要意义,故称为诊断性 R-S 细胞。HL 是青年人最常见的恶性肿瘤之一。病变主要发生在淋巴结,以颈部淋巴结和锁骨上淋巴结最为常见,其次是纵隔、腹膜后、主动脉旁淋巴结。病变多从一个或一组淋巴结开始,逐渐由邻近的淋巴结向远处扩散。至晚期,可以侵犯血管,累及肝、脾、骨髓和消化道等处。随着化疗药物的发展,HL 的预后与以往相比有了显著改善,其中以淋巴细胞为主型的预后最好,5 年生存率为 94.3%;而淋巴细胞耗竭型最差,5 年生存率仅为 27.4%;结节硬化及混合细胞型在两者之间。总体而言,HL 患者 Ⅰ 期 5 年生存率为 92.5%;Ⅱ 期为 86.3%;Ⅲ 期为 69.5%;Ⅳ 期为 31.9%;有全身症状者较无全身症状预后为差;儿童及老年人预后一般比中青年为差;女性治疗后较男性预后为好。本例为青年患者,放化疗后一直病情较为稳定,中药主要起到改善症状、提高生活质量的作用,当然也有一定的扶正祛邪、防止复发转移的作用。

病例53 扁桃体非霍奇金淋巴瘤术后,放化疗后

吕某某,女,38 岁。基本病情:扁桃体非霍奇金淋巴瘤术后,放化疗后。

2010 年 3 月 31 日初诊

扁桃体非霍奇金淋巴瘤术后近 1 年,病理:弥漫性大 B 细胞淋巴瘤;术后化疗 6 周期,放疗后。复查 B 超:甲状腺左叶结节;双颈淋巴结肿大。症见:咽干、痛,进食半流食,舌红,苔少,脉沉细。证属风热犯肺,肾精亏虚,予凉血祛风、清咽利喉治疗,处方:

生地黄 10 克	丹皮 10 克	赤芍 10 克	防风 10 克
浮萍 12 克	地肤子 10 克	白鲜皮 15 克	蝉蜕 6 克
麦冬 15 克	石斛 15 克	山豆根 5 克	射干 9 克
浙贝母 10 克	僵蚕 9 克	穿山甲 6 克	醋鳖甲 10 克
夏枯草 15 克	生蒲黄 10 克	白芷 10 克	露蜂房 5 克
醋龟甲 10 克	天花粉 10 克	蛇舌草 30 克	生甘草 9 克

14 付,水煎服;每付药连续服用两日。煎服法:每剂药连煎 2 回,兑成400ml 浓汁,分成 4 份,每日早、晚各服一次,每次 100ml。

中成药:软坚消瘤片 1.0 克(4 片) 口服 3 次/日

按:扁桃体非霍奇金淋巴瘤放疗后,损伤咽喉黏膜,出现局部充血、水肿、黏膜损伤剥脱等,故需予凉血祛风、清咽利喉等治疗;其中生地黄、丹皮、赤芍、防风、浮萍、地肤子、白鲜皮、蝉蜕等凉血祛风,麦冬、石斛、山豆根、射干、天花粉等清咽利喉、生津解毒;浙贝母、僵蚕、夏枯草等软坚散结;生蒲黄、白芷、露蜂房修复黏膜。

2010 年 12 月 27 日二诊

扁桃体非霍奇金淋巴瘤术后 1 年半,病理:弥漫性大 B 细胞淋巴瘤;术后化疗 6 周期,放疗后。复查 B 超:甲状腺左叶结节。症见:头晕,便稀,舌红,苔少,脉沉细。证属脾肾亏虚,予麦味地黄丸合归脾汤化裁,处方:

麦冬 10 克	五味子 9 克	生地黄 10 克	山茱萸 12 克
山药 20 克	丹皮 10 克	生黄芪 30 克	制远志 10 克
太子参 15 克	炒白术 15 克	茯苓 15 克	当归 10 克
龙眼肉 10 克	广木香 9 克	穿山甲 6 克	醋鳖甲 10 克
山慈菇 9 克	天花粉 9 克	石斛 15 克	阿胶珠 20 克
肉桂 5 克	防风 10 克	蛇舌草 30 克	生甘草 10 克

14 付,水煎服,煎服法同前。

中成药:软坚消瘤片　1.0 克(4 片)　口服　3 次/日

按:便稀,予肉桂、防风燥湿。

2011 年 4 月 21 日三诊

扁桃体非霍奇金淋巴瘤术后近 2 年,病理:弥漫性大 B 细胞淋巴瘤;术后化疗 6 周期,放疗后。症见:颈部后侧皮疹,停经半年后又来月经,口干,急躁易怒,犯困,咽干,舌红,苔少,脉沉细。证属肝肾不足,肝火上炎,予小柴胡汤合知柏地黄丸化裁,处方:

知母 10 克	黄柏 10 克	生地黄 20 克	山茱萸 12 克
山药 20 克	柴胡 10 克	黄芩 10 克	清半夏 10 克
穿山甲 6 克	醋鳖甲 15 克	浙贝母 10 克	夏枯草 15 克
僵蚕 10 克	鼠妇 10 克	九香虫 6 克	生龙牡^各 15 克
石斛 15 克	天花粉 10 克	八月札 15 克	凌霄花 15 克
蛇舌草 30 克	半枝莲 30 克	生甘草 10 克	

14 付,水煎服,煎服法同前。

中成药:软坚消瘤片　1.0 克(4 片)　口服　3 次/日

按:扁桃体非霍奇金淋巴瘤予鼠妇、僵蚕、九香虫轻清上浮,拔毒抗癌;浙贝母、夏枯草、生龙牡软坚散结。

2011年10月20日四诊

扁桃体非霍奇金淋巴瘤术后2年半,病理:弥漫性大B细胞淋巴瘤;术后化疗6周期,放疗后。复查B超:双侧颈部、锁骨上下窝、腋窝、腹股沟淋巴结稍大。腹部CT:胆囊结石。症见:月经后期,淋漓不净,口干,双眼干涩,后腰部及大腿部发凉,纳可,眠可,二便调,舌红,苔少,脉沉细。辨证同前,予杞菊地黄丸合黄芪首乌汤化裁,处方:

菊花10克	枸杞子15克	生地黄20克	山茱萸12克
生黄芪30克	制首乌15克	穿山甲6克	醋鳖甲10克
生蒲黄10克	露蜂房5克	浙贝母15克	生龙骨15克
生牡蛎15克	元参15克	黄精15克	桑螵蛸10克
鸡血藤30克	桂枝6克	牛膝20克	炒杜仲15克
蛇舌草30克	半枝莲30克	生甘草9克	

14付,水煎服,煎服法同前。

中成药:软坚消瘤片 1.0克(4片) 口服 3次/日

2012年3月1日五诊

扁桃体非霍奇金淋巴瘤术后近3年,病理:弥漫性大B细胞淋巴瘤;术后化疗6周期,放疗后。症见:口干,乏力,咽中有痰,咳出呈灰白色,月经不调,纳眠可,二便调,偶头晕,舌红,苔少,脉沉细。辨证同前,予四君子汤合麦味地黄丸化裁,处方:

太子参15克	炒白术15克	土茯苓30克	枸杞子10克
女贞子10克	麦冬10克	五味子5克	生熟地^各10克
山药30克	山茱萸10克	丹皮10克	百合30克
木蝴蝶6克	蝉蜕6克	浙贝母10克	僵蚕10克
山慈菇9克	夏枯草10克	穿山甲6克	醋鳖甲10克
蛇舌草30克	半枝莲15克	生甘草10克	

14付,水煎服,煎服法同前。

中成药:软坚消瘤片 1.0克(4片) 口服 3次/日

按:患者口干、咽中有痰,咳出灰白色,考虑为慢性咽炎所致,予木蝴蝶、蝉蜕、僵蚕配合百合、浙贝母等祛风化痰、润肺止咳。

2012年8月18日六诊

扁桃体非霍奇金淋巴瘤术后3年余,病理:弥漫性大B细胞淋巴瘤;术后化疗6周期,放疗后。近期未复查。症见:疲乏,易困,少气,口干,纳眠可,二便调,眼干,舌红,苔少,脉沉细。证属脾肾两虚,肝肾不足,予二黄鸡枸汤合麦

味地黄丸化裁,处方:

麦冬 10 克	五味子 5 克	生熟地^各 15 克	山茱萸 10 克

麦冬 10 克	五味子 5 克	生熟地各 15 克	山茱萸 10 克
山药 30 克	丹皮 10 克	土茯苓 30 克	泽泻 15 克
生黄芪 30 克	黄精 15 克	枸杞子 15 克	女贞子 10 克
鸡血藤 15 克	生龙骨 15 克	生牡蛎 15 克	山慈菇 10 克
浙贝母 15 克	夏枯草 15 克	鹿含草 15 克	牛膝 10 克
穿山甲 6 克	醋鳖甲 10 克	蛇舌草 30 克	生甘草 10 克

14 付,水煎服,煎服法同前。

中成药:软坚消瘤片 1.0 克(4 片) 口服 3 次/日

按:扁桃体非霍奇金淋巴瘤仍从"益肾"扶正入手;放疗后咽部黏膜损伤修复需予清咽利喉等对症处理。

病例 54 鼻腔 NK/T 淋巴瘤化放疗后复发,再行放疗后

赵某某,女,34 岁。基本病情:鼻腔 NK/T 淋巴瘤化放疗后复发,再行放疗后。

2010 年 5 月 24 日初诊

患者 2009 年 3 月右侧鼻腔流脓涕带血,镜检发现鼻腔肿物,活检病理提示:淋巴结外 NK/T 淋巴瘤。2009 年 3 月—5 月予 CHOP 方案化疗 4 周期,2009 年 4 月 24 日—6 月 4 日予以局部放疗 56Gy,复查肿物缩小。2009 年 6 月—8 月予 ESHAP 方案化疗 3 周期,评价疗效为 CR。2009 年 10 月出现声音嘶哑,服中药 1 个月后好转,但仍有声嘶,后间断服用中药。2009 年 11 月声音嘶哑逐渐加重,2010 年 7 月渐至不能说话,进食尚可。行鼻咽镜检示:右侧声带及悬雍垂背面新生物。当地予以抗炎对症治疗效果不佳,近半个月来出现左眼部肿胀。就诊时发现鼻腔 NK/T 淋巴瘤 1 年余,化疗后复发,继而再行放疗,现已结束 20 天。症见:自觉乏力,纳差,口渴,二便调,咽痛,口苦,舌红,苔黄腻,脉弦细。据舌脉症,患者属湿热内蕴,故予三仁汤合小柴胡汤化裁,以和胃化湿、护肝解毒,处方:

白豆蔻 10 克	杏仁 10 克	生薏苡仁 15 克	川厚朴 10 克
清半夏 10 克	淡竹叶 10 克	浮萍 12 克	天花粉 10 克
山豆根 10 克	木蝴蝶 6 克	浙贝母 10 克	僵蚕 10 克
石斛 15 克	醋鳖甲 10 克	醋龟甲 10 克	莪术 10 克
天麦冬^各 10 克	柴胡 10 克	黄芩 10 克	莲子肉 10 克
石韦 10 克	蛇舌草 30 克	生甘草 10 克	

14 付,水煎服;每付药连续服用两日。煎服法:每剂药连煎 2 回,兑成400ml 浓汁,分成 4 份,每日早、晚各服一次,每次 100ml。

中成药:加味西黄解毒胶囊 0.5克(2粒) 口服 3次/日

按:鼻咽部乃至口咽部、喉咽部经放射线照射而腺体萎缩、黏膜充血水肿,故易出现口干、咽痛;消化道因化疗而脾胃受损,水液运化不力而出现乏力、纳差、舌苔黄腻。故用三仁汤宣化湿热,开胃醒脾;小柴胡汤配合天花粉、山豆根、木蝴蝶、石斛、天麦冬等解毒生津、利咽喉;僵蚕等通络拔毒。

2010年6月7日二诊

发现鼻腔NK/T淋巴瘤1年零3个月,化疗后;复发1个月余,继行放疗,已结束。症见:自觉纳差,双目黏,二便可,舌淡红,苔薄白腻,脉沉细。湿浊未净,续予化湿和胃、益肾解毒,三仁汤合六味地黄丸化裁,处方:

藿香15克	佩兰10克	杏仁10克	生薏苡仁15克
生熟地各10克	山茱萸12克	山药20克	土茯苓30克
生龙牡各15克	山慈菇10克	浙贝母10克	穿山甲6克
天麦冬各10克	僵蚕10克	鼠妇10克	醋鳖甲10克
生蒲黄10克	露蜂房5克	蛇舌草30克	半枝莲30克
生甘草10克			

14付,水煎服,煎服法同前。

中成药:加味西黄解毒胶囊 0.5克(2粒) 口服 3次/日

按:恶性淋巴瘤始终当以"益肾解毒"法施治,在三仁汤宣化湿热的基础上,加六味地黄丸益肾扶正,生龙牡、山慈菇、浙贝母软坚散结,蛇舌草、半枝莲解毒抗癌;僵蚕、鼠妇、露蜂房等质轻气扬,可上达鼻咽,起到清宣通窍、拔毒抗癌之功效。

2010年7月26日三诊

发现鼻腔NK/T淋巴瘤1年零4个月,化疗后;复发2个月余,继而进行放疗,现已放疗结束,再次化疗4周期(环磷酰胺+吉西他滨)。症见:自觉鼻干,月经不规律,四肢怕凉,纳可,眠可,二便可,舌淡,苔白腻,脉沉细。湿浊未净,予化湿健脾,三仁汤合黄芪桂枝五物汤化裁,处方:

白豆蔻10克	生薏苡仁15克	杏仁10克	川厚朴10克
淡竹叶10克	鹅不食草10克	卷柏10克	仙鹤草15克
僵蚕10克	鼠妇10克	穿山甲6克	醋鳖甲10克
天龙5克	蒲黄炭10克	侧柏炭10克	生黄芪30克
桂枝5克	土茯苓30克	夏枯草15克	生龙牡各15克
地龙10克	草河车15克	半枝莲30克	生甘草10克

14付,水煎服,煎服法同前。

中成药:加味西黄解毒胶囊　0.5克(2粒)　口服　3次/日

按:黄芪桂枝五物汤为气血不足、皮肤不仁所设,本患者乃是因化疗后气血不足所致四肢怕凉,故用之以益气活血、温通四末;鼠妇、僵蚕、天龙、地龙等拔毒抗癌;生龙牡、夏枯草解毒软坚。

2010年8月23日四诊

发现鼻腔NK/T淋巴瘤1年零5个月余,化疗后;复发3个月,放化疗后。7月26日复查头颅、颈部、胸部CT:与之前病灶比较有所好转。症见:自觉鼻干,流黄涕,月经已净,纳可,二便调,眠可,舌淡红,苔薄黄微腻,脉沉细。湿浊仍未去净,续予化湿醒脾、清热解毒,处方:

藿香15克	佩兰10克	淡竹叶10克	生石膏30克
鹅不食草10克	夏枯草15克	生龙牡^各15克	山豆根5克
穿山甲6克	醋鳖甲10克	僵蚕10克	鼠妇10克
九香虫6克	天龙5克	天麦冬^各10克	石斛15克
天花粉10克	醋龟甲10克	旱莲草10克	半枝莲30克
蛇舌草30克	生甘草10克		

14付,水煎服,煎服法同前。

中成药:加味西黄解毒胶囊　0.5克(2粒)　口服　3次/日

按:鼻干流黄涕,是因为鼻咽部放疗后鼻黏膜腺体损伤,免疫力下降,易合并感染所致。故在宣化湿热、醒脾开胃基础上,加用山豆根、夏枯草、天麦冬、石斛、天花粉等解毒生津。

2010年10月24日五诊

发现鼻腔NK/T淋巴瘤1年零7个月余,化疗后;复发5个月,放化疗结束。症见:鼻干较前好转,颈部不适,纳可,二便调,眠差,舌淡红,苔薄黄,脉沉细。证属肾虚夹热,予知柏地黄丸合蠲痹汤化裁,处方:

知母10克	黄柏10克	生地黄10克	山茱萸12克
丹皮10克	土茯苓30克	麦冬10克	五味子10克
葛根15克	羌活10克	防风10克	姜黄5克
穿山甲6克	山慈菇10克	僵蚕10克	生龙牡^各15克
合欢皮30克	夏枯草15克	卷柏10克	鹅不食草10克
蛇舌草30克	半枝莲30克	生甘草10克	

14付,水煎服,煎服法同前。

中成药:加味西黄解毒胶囊　0.5克(2粒)　口服　3次/日

按:淋巴瘤治本在"肾",故用知柏地黄丸;颈部不适,加蠲痹汤和葛根以祛风通络。

2010 年 11 月 15 日六诊

发现鼻腔 NK/T 淋巴瘤 1 年零 8 个月,化疗后;复发半年,放化疗后。2010 年 11 月 10 日胸腹部 CT 提示:双颈部多发小淋巴结;腹膜后数个小淋巴结。生化:谷丙转氨酶 235U/L,谷草转氨酶 119U/L。症见:无明显不适,饮食、睡眠正常,二便调。续予清热生津法调治,五味消毒饮化裁,处方:

菊花 15 克	金银花 15 克	蒲公英 10 克	苦地丁 10 克
败酱草 15 克	麦冬 10 克	天花粉 10 克	茵陈蒿 15 克
山豆根 10 克	木蝴蝶 10 克	卷柏 15 克	鹅不食草 15 克
夏枯草 15 克	山慈菇 10 克	五味子 5 克	穿山甲 6 克
僵蚕 10 克	鼠妇 10 克	蛇舌草 30 克	半枝莲 15 克
生甘草 10 克			

14 付,水煎服,煎服法同前。

中成药:加味西黄解毒胶囊 0.5 克(2 粒) 口服 3 次/日

按:仍依鼻咽部放疗后调治,因为放射线损伤鼻黏膜腺体后,造成难以恢复的腺体分泌减少、黏膜干燥、局部防护力下降,易合并细菌感染,故以五味消毒饮化裁;同时肝功能异常,予解毒护肝法,加败酱草、茵陈蒿等。

2010 年 12 月 15 日七诊

发现鼻腔 NK/T 淋巴瘤 1 年零 9 个月余,化疗后;复发 7 个月,化疗后。生化:谷丙转氨酶 97.7U/L,谷草转氨酶 91.1U/L。症见:无明显不适,饮食、睡眠正常,二便调,舌红,苔白厚,脉沉细。证属湿毒内蕴,续予利湿解毒护肝法,处方:

茵陈蒿 30 克	栀子 10 克	板蓝根 10 克	大青叶 10 克
五味子 10 克	败酱草 10 克	女贞子 10 克	穿山甲 6 克
醋鳖甲 10 克	僵蚕 10 克	生龙牡^各 15 克	郁金 10 克
川楝子 10 克	知母 10 克	黄柏 10 克	生蒲黄 10 克
露蜂房 5 克	白芷 10 克	代赭石 15 克	鸡内金 30 克
生麦芽 30 克	蛇舌草 30 克	半枝莲 30 克	生甘草 10 克

14 付,水煎服,煎服法同前。

中成药:加味西黄解毒胶囊 0.5 克(2 粒) 口服 3 次/日

按:方中仍含知柏地黄丸之意,同时予茵陈蒿汤护肝降酶;金麦代赭汤合"小胃方"健胃消食、保护胃黏膜。

2011年1月17日八诊

发现鼻腔NK/T淋巴瘤1年零10个月,化疗后;复发8个月,放化疗后。近期复查胸部CT及肿瘤标记物正常。症见:阵发心前区不适,月经量少,但持续时间长,乏力,舌红,苔少,脉沉细。证属气阴两虚,因肺开窍于鼻,故予清燥救肺汤合生脉饮化裁,处方:

沙参15克	桑叶10克	枇杷叶15克	麦冬10克
生石膏30克	桔梗10克	款冬花10克	山豆根5克
牛蒡子10克	生龙牡^各15克	山慈菇10克	五味子5克
穿山甲6克	醋鳖甲15克	夏枯草15克	天冬10克
金银花15克	菊花15克	白茅根30克	太子参15克
生黄芪30克	蛇舌草30克	半枝莲30克	生甘草10克

14付,水煎服,煎服法同前。

中成药:加味西黄解毒胶囊 0.5克(2粒) 口服 3次/日

按:患者气阴两虚,鼻咽部为肺所开"窍",故可用清燥救肺汤合生脉饮化裁;同时加生黄芪加强补益心肺。

2011年4月18日九诊

发现鼻腔NK/T淋巴瘤2年余,化疗后;复发11个月,放化疗后。症见:眠差,纳可,二便调,流涕带血丝,乏力,易感冒,月经尚可,舌红,苔白,脉沉细。仍属气阴两虚证,天王补心丸合二黄鸡枸汤化裁,处方:

柏子仁30克	炒枣仁30克	天冬10克	麦冬10克
生地黄10克	当归10克	元参10克	沙参10克
生龙牡^各15克	五味子10克	茯苓10克	制远志10克
生黄芪30克	山慈菇10克	浙贝母10克	夏枯草10克
醋龟甲10克	醋鳖甲10克	白豆蔻10克	生薏苡仁15克
浮萍10克	防风10克	半枝莲15克	生甘草10克

14付,水煎服,煎服法同前。

中成药:加味西黄解毒胶囊 0.5克(2粒) 口服 3次/日

按:气阴两虚而失眠,以天王补心丹合宜;气血不足而乏力、易感冒,故加黄芪、浮萍、防风;舌苔白,故加白豆蔻、生薏苡仁宣化湿浊。

2011年5月18日十诊

发现鼻腔NK/T淋巴瘤2年零3个月余,化疗后;复发1年,放化疗后。5月16日复查鼻咽CT未见异常病灶。症见:无特殊不适,舌淡红,苔薄黄,脉沉细。"效不更方",续以前法调治,处方:

柏子仁 30 克	酸枣仁 30 克	麦冬 10 克	天冬 10 克
生地黄 10 克	当归 10 克	沙参 10 克	元参 10 克
桔梗 10 克	五味子 10 克	土茯苓 30 克	制远志 10 克
浙贝母 10 克	山豆根 10 克	卷柏 10 克	鹅不食草 10 克
僵蚕 10 克	九香虫 6 克	穿山甲 6 克	醋鳖甲 10 克
生黄芪 30 克	蛇舌草 30 克	生甘草 10 克	

14 付,水煎服,煎服法同前。

中成药:加味西黄解毒胶囊　0.5 克(2 粒)　口服　3 次/日

2011 年 7 月 27 日十一诊

发现鼻腔 NK/T 淋巴瘤 2 年零 4 个月,化疗后;复发 1 年零 2 个月,放化疗后。症见:右侧后背部劳累后不适,纳可,眠差,梦多,眠浅,二便调,双下肢皮肤瘙痒,舌淡红,苔白,脉沉细。证属脾肾不足,湿浊泛溢肌肤,予知柏地黄丸化裁,处方:

知母 10 克	黄柏 10 克	生地黄 10 克	山茱萸 10 克
山药 20 克	丹皮 10 克	泽泻 15 克	茯苓 15 克
生龙牡^各 15 克	山慈菇 10 克	五味子 10 克	穿山甲 6 克
醋龟甲 10 克	桑寄生 10 克	桑螵蛸 10 克	牛膝 10 克
焦楂榔^各 10 克	白鲜皮 10 克	地肤子 10 克	合欢皮 30 克
珍珠母 30 克	蛇舌草 30 克	生甘草 10 克	

14 付,水煎服,煎服法同前。

中成药:加味西黄解毒胶囊　0.5 克(2 粒)　口服　3 次/日

按:六味地黄丸组方为三补三泻,略偏于补。故以知柏地黄丸为主加桑寄生、桑螵蛸,仍基本补泻平衡;眠差梦多,加合欢皮、珍珠母;肤痒,加白鲜皮、地肤子解毒利湿;健胃消食,加焦山楂、焦槟榔。

2011 年 9 月 17 日十二诊

发现鼻腔 NK/T 淋巴瘤 2 年半,化疗后;复发 1 年零 4 个月,继而放化疗后。症见:性情急躁,鼻腔易出血,色鲜红,量少,咽干,有少量黄痰,月经不调,舌淡红,苔薄黄,脉沉细。证属肝火上炎,予丹栀逍遥散化裁,处方:

丹皮 10 克	栀子 10 克	柴胡 10 克	薄荷 10 克
杭白芍 15 克	当归 10 克	茯苓 15 克	炒白术 15 克
生龙牡^各 15 克	浙贝母 10 克	川贝母 10 克	山慈菇 10 克
五味子 6 克	沙参 15 克	桑叶 10 克	僵蚕 10 克
太子参 15 克	生黄芪 30 克	陈皮 10 克	清半夏 10 克

蛇舌草30克	半枝莲15克	生甘草10克	

14付,水煎服,煎服法同前。

中成药:加味西黄解毒胶囊 0.5克(2粒) 口服 3次/日

按:性情急躁、月经不调,故改用丹栀逍遥散;其中鼻腔出血,可予桑叶、薄荷、栀子、丹皮、沙参等清热凉血止血、生津润燥;痰色黄加浙贝母、川贝母、陈皮、半夏等以助清化。

2011年12月14日十三诊

发现鼻腔NK/T淋巴瘤2年零9个月,化疗后;复发1年零7个月,放化疗后。2011年12月复查盆腔CT:①宫颈上方子宫后壁低密度灶,边缘欠清,可能为肌瘤;②双颈部、腹膜后及肠系膜根部数个小淋巴结。贫血四项示:缺铁性贫血。症见:崩漏,余无不适,舌淡,苔薄白,脉沉细。证属气血不足,失于固摄,予补益气血,二黄鸡枸汤化裁,处方:

生黄芪30克	黄精15克	鸡血藤15克	枸杞子10克
女贞子10克	阿胶珠20克	白及10克	鹅不食草10克
夏枯草10克	生龙牡各15克	山慈菇10克	五味子10克
卷柏10克	穿山甲6克	醋鳖甲10克	僵蚕10克
蒲黄炭10克	露蜂房5克	血余炭10克	茯苓15克
三七6克	桂枝6克	蛇舌草30克	生甘草10克

14付,水煎服,煎服法同前。

中成药:加味西黄解毒胶囊 0.5克(2粒) 口服 3次/日

按:患者缺铁性贫血,予阿胶珠配合二黄鸡枸汤健脾益肾、补气养血;止血有白及、三七等;子宫肌瘤则按"桂枝茯苓丸"意处置。

2012年1月4日十四诊

发现鼻腔NK/T淋巴瘤2年零10个月,化疗后;复发1年零8个月,放化疗后。2011年12月23日查乙肝五项提示:"大三阳"。症见:时有流鼻血,时有口干口苦,肝区时有不适,崩漏,纳眠可,二便调,易生气,舌淡,苔薄黄,脉沉细。少阳证见,予疏肝清热、益气养血,小柴胡汤合二黄鸡枸汤化裁,处方:

柴胡10克	黄芩10克	清半夏10克	太子参15克
生黄芪30克	黄精15克	鸡血藤15克	枸杞子10克
女贞子10克	生龙牡各15克	山慈菇10克	五味子5克
花蕊石10克	血余炭10克	夏枯草10克	穿山甲6克
醋鳖甲10克	僵蚕10克	三七6克	九香虫6克
半枝莲15克	蛇舌草30克	生甘草10克	

14 付,水煎服,煎服法同前。

中成药:加味西黄解毒胶囊 0.5 克(2 粒) 口服 3 次/日

按:"大三阳"、鼻衄、崩漏,当考虑是否有肝性凝血功能下降,故当清肝止血,同时予健脾益肾、补气养血,标本兼顾。小柴胡汤不仅可以疏肝清热,同时具有"上焦得通,津液得下"之作用,可以调节水液分布;此外尚可用于"热入血室"之证,故可用于调经。另外加了"二黄鸡枸汤"相配合,有助于健脾益肾、补气养血、滋阴凉血。

2012 年 2 月 27 日十五诊

发现鼻腔 NK/T 淋巴瘤 2 年零 11 个月,化疗后;复发 1 年零 9 个月,再行放化疗后。症见:一般情况可,无特殊不适,舌红胖,苔薄黄,脉沉细。予知柏地黄丸化裁,处方:

知母 10 克	黄柏 10 克	熟地黄 10 克	山茱萸 10 克
山药 30 克	泽泻 15 克	丹皮 10 克	土茯苓 30 克
浙贝母 10 克	夏枯草 10 克	醋龟甲 10 克	醋鳖甲 10 克
山慈菇 10 克	五味子 5 克	麦冬 10 克	僵蚕 10 克
三七 6 克	九香虫 6 克	土鳖虫 6 克	全蝎 5 克
蛇舌草 30 克	半枝莲 15 克	白茅根 30 克	生甘草 10 克

14 付,水煎服,煎服法同前。

中成药:加味西黄解毒胶囊 0.5 克(2 粒) 口服 3 次/日

2012 年 6 月 1 日十六诊

发现鼻腔 NK/T 淋巴瘤 3 年零 3 个月,化疗后;复发 2 年零 1 个月,再次放化疗后。症见:一般情况可,无明显不适,舌红,苔腻,脉沉细。属湿热内蕴,予三仁汤合知柏地黄丸化裁,处方:

杏仁 10 克	白豆蔻 10 克	滑石 10 克	生薏苡仁 15 克
清半夏 10 克	知母 10 克	黄柏 10 克	熟地黄 10 克
山茱萸 10 克	山药 30 克	生黄芪 30 克	苏木 6 克
浙贝母 10 克	穿山甲 6 克	醋鳖甲 10 克	九香虫 6 克
夏枯草 10 克	山慈菇 10 克	五味子 5 克	三七 5 克
蛇舌草 30 克	半枝莲 15 克	生甘草 10 克	

14 付,水煎服,煎服法同前。

中成药:加味西黄解毒胶囊 0.5 克(2 粒) 口服 3 次/日

按:孙桂芝教授认为脾虚为湿浊内生之本,故清化湿热中不妨酌加益气以适当健脾。

2012年8月9日十七诊

发现鼻腔 NK/T 淋巴瘤 3 年零 5 个月,化疗后;复发 1 年零 3 个月,继而再行放化疗后。近期未复查。症见:鼻干,月经先期 2 次,约 15 天一次,余无不适,舌胖,苔黄腻,脉沉细。湿热未净,予三仁汤合麦味地黄丸化裁,处方:

杏仁 10 克	白豆蔻 10 克	滑石 10 克	生薏苡仁 15 克
清半夏 10 克	麦冬 10 克	五味子 5 克	生熟地各 10 克
山茱萸 10 克	山药 30 克	土茯苓 30 克	桑叶 10 克
枇杷叶 10 克	沙参 15 克	生石膏 30 克	金银花 10 克
穿山甲 6 克	醋鳖甲 10 克	生黄芪 30 克	制首乌 15 克
全蝎 5 克	僵蚕 10 克	蛇舌草 30 克	生甘草 10 克

14 付,水煎服,煎服法同前。

中成药:加味西黄解毒胶囊 0.5 克(2 粒) 口服 3 次/日

按:尽管以三仁汤合麦味地黄丸为主化裁,方中仍蕴含着清燥救肺汤和黄芪首乌汤以清热生津、滋润鼻咽、健脾化湿祛浊之意。

2012年11月9日十八诊

发现鼻腔 NK/T 淋巴瘤 3 年零 8 个月,化疗后;复发 2 年半,继而再次放化疗后。症见:一般情况可,月经正常,舌胖大,苔白腻,脉沉细。湿热好转,但未去净,予三仁汤合麦味地黄丸化裁,处方:

杏仁 10 克	白豆蔻 10 克	清半夏 10 克	生薏苡仁 15 克
砂仁 5 克	广木香 10 克	陈皮 10 克	太子参 15 克
炒白术 15 克	土茯苓 30 克	麦冬 10 克	五味子 5 克
熟地黄 10 克	山茱萸 10 克	山药 30 克	泽泻 30 克
穿山甲 6 克	醋鳖甲 10 克	全蝎 5 克	僵蚕 10 克
蛇舌草 30 克	重楼 15 克	生甘草 10 克	

14 付,水煎服,煎服法同前。

中成药:加味西黄解毒胶囊 0.5 克(2 粒) 口服 3 次/日

按:苔腻不化,责之脾胃不健,故加香砂六君子汤以健脾化湿之意。

2013年3月14日十九诊

发现鼻腔 NK/T 淋巴瘤 4 年,化疗后;复发 2 年零 10 个月,继而再行放化疗后。症见:易感冒,咽痛,咳嗽,咳痰带血丝,脓涕,纳眠可,痛经,月经有块色深,二便调,舌苔黄腻,脉沉细。证属热邪犯肺,湿浊未净,予清燥救肺汤合三仁汤化裁,处方:

桑叶10克	枇杷叶10克	麦冬10克	沙参10克
生石膏30克	金银花10克	连翘10克	辛夷花10克
鱼腥草15克	木蝴蝶6克	山豆根6克	穿山甲6克
醋鳖甲10克	浙贝母10克	夏枯草10克	仙鹤草15克
蒲黄炭10克	露蜂房5克	白豆蔻10克	杏仁10克
生薏苡仁15克	半枝莲15克	重楼15克	生甘草10克

14付,水煎服,煎服法同前。

中成药:加味西黄解毒胶囊 0.5克(2粒) 口服 3次/日

按: 易感冒、咳嗽、咽痛、鼻流脓涕,皆因鼻咽部放疗后热毒损伤、腐血败肉所致,故需解毒生津法治疗;但同时有湿浊不化,仍需三仁汤宣化湿浊、醒脾开胃。

2013年8月14日二十诊

发现鼻腔NK/T淋巴瘤4年零5个月,化疗后;复发3年零3个月,继而再行放化疗后。症见:鼻腔脓鼻涕,不能从鼻腔排出而从口腔排出,晨起口苦,月经色黑,经期长至约2周,周期紊乱,眠可,纳可,二便调,右侧腰背部酸困,舌淡红,苔薄黄,脉沉细。少阳证见,予小柴胡汤合清燥救肺汤化裁,处方:

柴胡10克	黄芩10克	清半夏10克	太子参15克
桑叶10克	枇杷叶10克	麦冬10克	沙参10克
生石膏30克	辛夷花10克	苍耳子5克	穿山甲6克
醋鳖甲10克	生龙牡各15克	浙贝母15克	夏枯草10克
山慈菇10克	五味子5克	僵蚕10克	藿香10克
佩兰10克	重楼15克	蛇舌草30克	生甘草10克

14付,水煎服,煎服法同前。

中成药:加味西黄解毒胶囊 0.5克(2粒) 口服 3次/日

按: 鼻流脓涕,晨起口苦,为机体上部热盛之征;月经期延长,周期紊乱,属热入血室以及气血失调的征象;故以小柴胡汤清上部热及血室之热,以清燥救肺汤润燥生津;山慈菇、生龙牡、浙贝母、夏枯草等软坚散结;藿香、佩兰醒脾化湿。鼻咽NK/T淋巴瘤是预后较差的恶性淋巴瘤,患者化疗后曾有复发,再行放化疗后,在中西医结合治疗基础上获得了较长的生存期,实为不易,故仍当继续调理、定期复查,按时就诊。

病例55 背部恶性梭形细胞肉瘤术后、放疗后,复发再次手术后

舒某某,男,62岁。基本病情:背部恶性梭形细胞肉瘤术后、放疗后,复发

再次手术后。

2011 年 8 月 15 日初诊

左侧背部恶性梭形细胞肉瘤术后 11 个月,放疗 28 次;2011 年 4 月复发,再次手术。症见:一般情况可,舌淡红,苔薄白,脉弦细。证属正气亏虚,予四君子汤化裁,处方:

太子参 15 克	炒白术 15 克	茯苓 15 克	陈皮 10 克
生薏苡仁 15 克	炒扁豆 10 克	莪术 10 克	僵蚕 10 克
九香虫 6 克	穿山甲 6 克	醋鳖甲 10 克	地龙 6 克
土鳖虫 6 克	生蒲黄 10 克	露蜂房 5 克	浙贝母 10 克
生黄芪 30 克	苏木 6 克	丝瓜络 10 克	王不留行 10 克
路路通 10 克	半边莲 30 克	半枝莲 30 克	生甘草 10 克

14 付,水煎服;每付药连续服用两日。煎服法:每剂药连煎 2 回,兑成 400ml 浓汁,分成 4 份,每日早、晚各服一次,每次 100ml。

中成药:加味西黄解毒胶囊　0.5 克(2 粒)　口服　3 次/日

按:肉瘤属中胚层恶性肿瘤,一般对放化疗均不甚敏感,孙桂芝教授认为"脾主肌肉",故治疗肉瘤扶正主要从"脾"论治,且当予虫类药物如地龙、土鳖虫等搜剔经络、拔毒抗癌;肉瘤较易发生肺转移,故未病先防,加僵蚕、九香虫、生蒲黄、露蜂房等。

2011 年 11 月 10 日二诊

左侧背部恶性梭形细胞肉瘤术后 1 年零 8 个月,放疗 28 次;2011 年 4 月复发,再次手术。症见:双下肢无力,余无不适,舌淡红,苔薄白,脉弦细。证属气虚,予四君子汤合黄芪建中汤化裁,处方:

太子参 15 克	炒白术 15 克	土茯苓 30 克	杭白芍 15 克
生黄芪 30 克	桑螵蛸 10 克	女贞子 10 克	枸杞子 15 克
九香虫 5 克	土鳖虫 6 克	僵蚕 10 克	全蝎 5 克
蜈蚣 2 条	穿山甲 6 克	醋鳖甲 10 克	生蒲黄 10 克
露蜂房 5 克	炒杜仲 10 克	续断 15 克	牛膝 15 克
浮萍 10 克	蛇舌草 30 克	半枝莲 30 克	生甘草 9 克

14 付,水煎服,煎服法同前。

中成药:加味西黄解毒胶囊　0.5 克(2 粒)　口服　3 次/日

按:双下肢无力,属脾肾亏虚,故予补益脾肾法;强化通络解毒,加用全蝎、蜈蚣、土鳖虫。

2012 年 4 月 12 日三诊

左侧背部恶性梭形细胞肉瘤术后 2 年零 1 个月,放疗 28 次;2011 年 4 月复发,再次手术。症见:无明显不适,舌淡红,苔薄白,脉弦细。予香砂六君子汤合黄芪首乌汤化裁,处方:

广木香 10 克	砂仁 10 克	太子参 15 克	炒白术 15 克
土茯苓 30 克	生黄芪 30 克	制首乌 15 克	当归 10 克
杭白芍 15 克	枸杞子 15 克	女贞子 10 克	全蝎 5 克
蜈蚣 2 条	土鳖虫 6 克	九香虫 5 克	僵蚕 10 克
穿山甲 6 克	醋鳖甲 10 克	蛇舌草 30 克	半枝莲 30 克
生甘草 9 克			

14 付,水煎服,煎服法同前。

中成药:加味西黄解毒胶囊 0.5 克(2 粒) 口服 3 次/日

2012 年 9 月 26 日四诊

左侧背部恶性梭形细胞肉瘤术后 2 年半,放疗 28 次;2011 年 4 月复发,再次手术。症见:纳可,眠可,二便调,舌红,苔薄少,脉弦细。证属气阴两虚,予健脾益肾法,四君子汤合麦味地黄丸化裁,处方:

麦冬 10 克	五味子 9 克	生熟地各 10 克	山萸肉 10 克
山药 20 克	丹皮 10 克	泽泻 15 克	土茯苓 30 克
太子参 15 克	炒白术 15 克	穿山甲 6 克	醋鳖甲 15 克
莪术 10 克	九香虫 6 克	山慈菇 10 克	全蝎 5 克
蜈蚣 2 条	蛇舌草 30 克	草河车 15 克	半枝莲 15 克
夏枯草 15 克	生甘草 10 克		

14 付,水煎服,煎服法同前。

中成药:加味西黄解毒胶囊 0.5 克(2 粒) 口服 3 次/日

2013 年 1 月 17 日五诊

左侧背部恶性梭形细胞肉瘤术后 2 年零 10 个月,放疗 28 次;2011 年 4 月复发,再次手术。症见:纳可,眠可,二便调,舌淡红,苔薄白,脉弦细。予香砂六君子汤合黄芪建中汤化裁,处方:

广木香 10 克	砂仁 6 克	陈皮 10 克	清半夏 9 克
太子参 15 克	炒白术 15 克	土茯苓 30 克	生黄芪 30 克
杭白芍 15 克	全蝎 5 克	蜈蚣 2 条	土鳖虫 6 克
僵蚕 10 克	地龙 10 克	穿山甲 6 克	醋鳖甲 15 克
生麦芽 30 克	鸡内金 30 克	代赭石 15 克	半枝莲 15 克

重楼 15 克　　　生甘草 10 克

14 付,水煎服,煎服法同前。

中成药:加味西黄解毒胶囊　0.5 克(2 粒)　口服　3 次/日

2013 年 6 月 13 日六诊

左侧背部恶性梭形细胞肉瘤术后 3 年零 3 个月,放疗 28 次;2011 年 4 月复发,再次手术。症见:纳可,眠可,二便调,舌淡红,苔薄白,脉弦细。予黄芪建中汤合四君子汤化裁,处方:

生黄芪 30 克	杭白芍 15 克	制首乌 15 克	太子参 15 克
炒白术 15 克	土茯苓 30 克	穿山甲 6 克	醋鳖甲 10 克
全蝎 5 克	蜈蚣 2 条	土鳖虫 6 克	九香虫 6 克
生蒲黄 10 克	露蜂房 5 克	浮萍 10 克	金荞麦 15 克
三七 6 克	生麦芽 30 克	鸡内金 30 克	代赭石 15 克
浙贝母 15 克	生龙牡^各 15 克	半枝莲 15 克	重楼 15 克
生甘草 10 克			

14 付,水煎服,煎服法同前。

中成药:加味西黄解毒胶囊　0.5 克(2 粒)　口服　3 次/日

按:该患者为背部恶性梭形细胞肉瘤,从病史来看,该病已复发过一次,再次手术后仍不能保证不会复发,故须予以中药扶正祛邪、抗复发转移治疗。从目前治疗情况来看,治疗尚属满意,但仍须注意复查,发现问题及时对症处理,中西医结合有望提高疗效,延长寿命。

病例 56　右侧腘窝黏液性脂肪肉瘤术后

葛某,女,66 岁。基本病情:右侧腘窝黏液性脂肪肉瘤术后。

2011 年 7 月 20 日初诊

右侧腘窝黏液性脂肪肉瘤术后 4 个月,未行放化疗。2011 年 6 月查血常规:白细胞 2.66×10^9/L。症见:腹股沟有一肿块,右下肢水肿,麻木,右膝关节以下紧张感,纳眠可,二便调,舌红,苔少,脉沉细。证属肾精亏虚、骨髓失养,予麦味地黄丸化裁,处方:

麦冬 10 克	五味子 10 克	桑寄生 15 克	炒杜仲 10 克
生熟地^各 12 克	山茱萸 15 克	丹皮 10 克	山药 30 克
泽泻 15 克	鹿含草 15 克	透骨草 15 克	补骨脂 15 克
穿山甲 6 克	醋鳖甲 10 克	全蝎 5 克	地龙 10 克
莪术 10 克	桃仁 5 克	牛膝 15 克	生蒲黄 10 克

露蜂房 5 克　　　蛇舌草 30 克　　　草河车 15 克　　　生甘草 10 克

14 付,水煎服;每付药连续服用两日。煎服法:每剂药连煎 2 回,兑成 400ml 浓汁,分成 4 份,每日早、晚各服一次,每次 100ml。

中成药:健脾益肾颗粒　20 克(2 小包)　口服　2 次/日

按: 脂肪肉瘤属难治性疾病,放化疗效果均不佳,且患者已有白细胞降低,不符合放化疗适应证,故只能先予中药调治。考虑“肾主骨髓”,而骨髓造血,故白细胞降低当先予“补肾”。是以用地黄丸类方剂益肾生髓以扶正固本,配合全蝎、地龙与莪术、桃仁等活血软坚抗肿瘤为治。

2011 年 12 月 12 日二诊

右侧腘窝黏液性脂肪肉瘤术后 9 个月,未行放化疗。症见:右下肢肿胀,弹性差,按之凹陷,有麻木感,睡眠可,大便调,舌红,苔薄少,脉沉细。证属气阴两虚,故予健脾益肾法调治,知柏地黄丸合四君子汤化裁,处方:

知母 10 克	黄柏 10 克	生熟地各 12 克	山药 30 克
山茱萸 15 克	茯苓 15 克	丹皮 10 克	泽泻 15 克
太子参 15 克	炒白术 15 克	陈皮 10 克	莪术 10 克
小茴香 10 克	橘核 10 克	荔枝核 10 克	穿山甲 6 克
九香虫 6 克	土鳖虫 6 克	牛膝 10 克	路路通 10 克
猪苓 30 克	龙葵 30 克	半边莲 15 克	生甘草 10 克

14 付,水煎服,煎服法同前。

中成药:健脾益肾颗粒　20 克(2 小包)　口服　2 次/日
　　　　加味西黄解毒胶囊　0.5 克(2 粒)　口服　3 次/日

按: 右下肢肿胀与腹股沟肿块压迫有一定关系,故予茴香橘核丸加九香虫、土鳖虫、牛膝、路路通等软坚散结、疏通经络。

2012 年 5 月 16 日三诊

右侧腘窝黏液性脂肪肉瘤术后 1 年零 2 个月,未行放化疗。症见:右下肢肿胀,弹性差,按之凹陷,有麻木感,纳眠可,二便调,舌尖红,苔薄少而干,脉沉细。证属脾肾不足,仍予健脾益肾法调治,黄芪首乌汤合四君子汤、知柏地黄丸化裁,处方:

生黄芪 30 克	制首乌 15 克	太子参 15 克	炒白术 15 克
土茯苓 30 克	知母 10 克	黄柏 10 克	生地黄 12 克
山茱萸 10 克	泽泻 30 克	丹皮 10 克	全蝎 5 克
蜈蚣 2 条	九香虫 6 克	桑寄生 10 克	牛膝 10 克
路路通 10 克	丝瓜络 10 克	龙葵 30 克	猪苓 30 克

| 穿山甲 6 克 | 醋鳖甲 15 克 | 半边莲 15 克 | 生甘草 10 克 |

14 付,水煎服,煎服法同前。

中成药:健脾益肾颗粒 20 克(2 小包) 口服 2 次/日

加味西黄解毒胶囊 0.5 克(2 粒) 口服 3 次/日

按:仍用全蝎、蜈蚣、九香虫配合路路通、丝瓜络通络散结。

2012 年 11 月 1 日四诊

右侧腘窝黏液性脂肪肉瘤术后,第一次手术为 2011 年 3 月,第二次手术为 2012 年 6 月,未行放化疗。2012 年 9 月 6 日复查胸部 CT 示:双肺多发类圆形结节,较前有所增大,考虑转移。症见:右膝关节发紧,屈伸不利,余无不适,舌红,苔干剥脱,脉沉细。证属脾肾亏虚,阴虚为主,予黄芪建中汤合麦味地黄丸化裁,处方:

生黄芪 30 克	杭白芍 15 克	麦冬 15 克	五味子 5 克
生地黄 10 克	山茱萸 10 克	山药 30 克	女贞子 15 克
枸杞子 10 克	穿山甲 6 克	醋鳖甲 15 克	浮萍 5 克
鼠妇 10 克	僵蚕 10 克	九香虫 6 克	三七 6 克
土鳖虫 6 克	牛膝 10 克	炒杜仲 15 克	路路通 10 克
蛇舌草 30 克	半边莲 30 克	生甘草 10 克	

14 付,水煎服,煎服法同前。

中成药:加味西黄解毒胶囊 0.5 克(2 粒) 口服 3 次/日

按:双肺结节不除外转移可能,故予麦味地黄丸、黄芪建中汤兼顾肺、脾、肾之正气;予浮萍、鼠妇、僵蚕、九香虫抗肺转移;土鳖虫配合牛膝、路路通等抗腹股沟淋巴结转移。

2013 年 3 月 6 日五诊

右侧腘窝黏液性脂肪肉瘤术后 2 年,再次术后 9 个月,未行放化疗。复查血常规:白细胞 3.86×10^9/L。症见:右下肢麻木肿胀,屈伸不利,腰酸,难以伸直,纳眠可,二便调,舌红,苔白,脉沉细。予香砂六君子汤化裁,处方:

太子参 15 克	炒白术 15 克	土茯苓 30 克	广木香 10 克
砂仁 6 克	陈皮 10 克	清半夏 9 克	穿山甲 6 克
醋鳖甲 15 克	醋龟甲 15 克	路路通 10 克	莪术 10 克
地龙 10 克	全蝎 5 克	蜈蚣 2 条	炒杜仲 10 克
续断 10 克	生龙牡[各] 15 克	浙贝母 15 克	鹿含草 15 克
重楼 15 克	蛇舌草 30 克	半边莲 30 克	生甘草 10 克

14 付,水煎服,煎服法同前。

中成药:加味西黄解毒胶囊 0.5 克(2 粒) 口服 3 次/日

按:处方兼顾腹股沟淋巴结之疏通、肺内结节之软化。

2013 年 8 月 1 日六诊

右侧腘窝黏液性脂肪肉瘤术后 2 年零 5 个月,再次术后 1 年零 2 个月,未行放化疗。症见:眠差,入睡难,易醒,心悸,纳可,口腔易起疱,口黏,二便调,舌红,苔光剥而少,脉沉细。证属气阴两虚、心火亢盛,予天王补心丹合导赤散化裁,处方:

太子参15 克	元参10 克	沙参10 克	天麦冬^各10 克
灵磁石30 克	珍珠母30 克	炒枣仁15 克	柏子仁15 克
淡竹叶10 克	莲子心3 克	通草6 克	生地黄10 克
全蝎5 克	蜈蚣2 条	生蒲黄10 克	露蜂房5 克
穿山甲6 克	醋鳖甲15 克	生麦芽30 克	鸡内金30 克
百合30 克	浮萍10 克	鼠妇10 克	旋覆花10 克
海浮石10 克	半枝莲15 克	重楼15 克	生甘草10 克

14 付,水煎服,煎服法同前。

中成药:加味西黄解毒胶囊 0.5 克(2 粒) 口服 3 次/日

按:口腔起疱,属中医"心火"范畴,故用天王补心丹合导赤散以补益气阴、清心泻火。从根本上来说,脂肪肉瘤属于难治性恶性肿瘤,对放化疗均不敏感,且本例患者已有白细胞降低,无法序贯放化疗,故只能予以中草药健脾益肾、扶正固本为主,兼以活血通络、软坚散结等法调治,目前病情尚无急剧变化,临床上亦以"求稳"为主,故需续服中药、定期复查,发现问题及时对症处理,中西医结合治疗。

病例57 左足内踝下方跟骨外侧多形性横纹肌肉瘤 2 次复发手术后,肺转移

马某某,女,49 岁。基本病情:左足内踝下方跟骨外侧多形性横纹肌肉瘤 2 次复发手术后,肺转移。

2012 年 6 月 17 日初诊

患者 7 年前曾行左足内踝下方跟骨外侧多形性横纹肌肉瘤手术切除,术后有 2 次复发,最近一次为手术后 1 个月即发现肺转移,尚未征求西医进一步诊疗意见。症见:左足疼痛,舌淡暗,苔白,脉沉细。证属脾肾不足,予健脾益肾法调治,蠲痹汤合四君子汤化裁,处方:

羌独活^各 10 克	防风 10 克	炒杜仲 10 克	牛膝 10 克
桑寄生 10 克	萆薢 5 克	细辛 3 克	元胡 10 克
太子参 15 克	炒白术 15 克	土茯苓 30 克	生蒲黄 10 克
露蜂房 5 克	穿山甲 6 克	醋鳖甲 15 克	土鳖虫 6 克
僵蚕 10 克	鼠妇 10 克	三七 5 克	九香虫 6 克
代代花 10 克	全蝎 5 克	重楼 15 克	生甘草 10 克

30付,水煎服;每付药连续服用两日。煎服法:每剂药连煎2回,兑成400ml浓汁,分成4份,每日早、晚各服一次,每次100ml。

中成药:清肺散结丸 3克 口服 2次/日

按:中医认为"脾主肌肉、四肢""肾主骨",而本例患者病理诊断为肉瘤,病位在跟骨外侧,故当以"健脾益肾"法扶正抗癌。因左足疼痛,故予蠲痹汤配合土鳖虫、全蝎等益气活血、通络止痛;肺转移,故予生蒲黄、露蜂房取象比类抗肿瘤,鼠妇、僵蚕、九香虫等拔毒抗癌。

2012 年 8 月 11 日二诊

患者7年前首次手术切除左足内踝下方跟骨外侧多形性横纹肌肉瘤,术后先后2次复发,最近一次术后3个月,发现肺转移,正行化疗中。症见:恶心,纳差,乏力,二便尚可,眠可,舌淡暗,苔白,脉沉细。因化疗中出现毒副反应,故予减毒增效法,处方:

橘皮 10 克	竹茹 10 克	清半夏 10 克	枇杷叶 15 克
补骨脂 10 克	生黄芪 30 克	杭白芍 15 克	太子参 15 克
炒白术 15 克	土茯苓 30 克	桑寄生 15 克	牛膝 10 克
穿山甲 6 克	醋鳖甲 15 克	当归 15 克	阿胶珠 15 克
全蝎 5 克	蜈蚣 2 条	代赭石 15 克	生麦芽 30 克
鸡内金 30 克	蛇舌草 30 克	重楼 15 克	生甘草 10 克

30付,水煎服,煎服法同前。

中成药:芪珍胶囊 0.9克(3粒) 口服 3次/日

按:橘皮竹茹汤和胃止呕;八珍汤加阿胶益气养血;桑寄生、牛膝益肾壮骨;金麦代赭汤健胃消食;虫类药全蝎、蜈蚣等通络拔毒。

2012 年 10 月 27 日三诊

左足内踝下方跟骨外侧多形性横纹肌肉瘤术后7年余,2次复发,最近一次手术后5个月,发现肺转移,行化疗5周期,目前仍化疗中。症见:恶心,干哕,纳差,舌淡胖,苔剥,脉沉细。仍予化疗减毒增效法,处方:

橘皮 10 克	竹茹 10 克	清半夏 10 克	枇杷叶 15 克
补骨脂 10 克	生黄芪 30 克	制首乌 15 克	当归 15 克
杭白芍 15 克	阿胶珠 15 克	太子参 15 克	生白术 30 克
土茯苓 30 克	桑椹 30 克	桑螵蛸 10 克	穿山甲 6 克
醋鳖甲 15 克	代赭石 15 克	生麦芽 30 克	鸡内金 30 克
全蝎 5 克	蜈蚣 2 条	重楼 15 克	生甘草 10 克

30 付,水煎服,煎服法同前。

中成药:芪珍胶囊　0.9 克(3 粒)　口服　3 次/日

按:除用阿胶补血外,加桑椹、桑螵蛸益肾生髓。

2012 年 12 月 22 日四诊

左足内踝下方跟骨外侧多形性横纹肌肉瘤术后 7 年半,术后先后 2 次复发,最近一次术后 7 个月,发现肺转移,化疗 6 周期,方案为:表柔比星 + 环磷酰胺 +5- 氟尿嘧啶。2012 年 12 月 5 日复查胸部 CT:两肺病灶未见明显进展。腹部超声示:脂肪肝。目前化疗已完成。症见:乏力,余一般情况尚可,舌淡胖,苔裂纹,脉沉细。化疗常损伤脾肾,致气血不足,故继续予补气养血法调治,八珍汤化裁,处方:

生黄芪 30 克	杭白芍 15 克	制首乌 15 克	太子参 15 克
炒白术 15 克	土茯苓 30 克	生蒲黄 10 克	露蜂房 5 克
知母 10 克	生山楂 10 克	荷叶 10 克	木蝴蝶 6 克
穿山甲 6 克	醋龟甲 15 克	醋鳖甲 15 克	鼠妇 10 克
僵蚕 10 克	九香虫 6 克	土鳖虫 6 克	三七 5 克
浮萍 6 克	重楼 15 克	半枝莲 15 克	生甘草 10 克

30 付,水煎服,煎服法同前。

中成药:芪珍胶囊　0.9 克(3 粒)　口服　3 次/日

2013 年 3 月 2 日五诊

左足内踝下方跟骨外侧多形性横纹肌肉瘤术后 7 年半余,术后复发 2 次,最近一次术后 10 个月,发现肺转移并化疗 6 周期。症见:肩背部酸痛,纳食一般,舌淡胖,苔裂纹,脉沉细。证属气血不足,脉络失养,予益气养血、通络止痛法,蠲痹汤合四君子汤化裁,处方:

羌活 10 克	防风 10 克	当归 15 克	杭白芍 15 克
生黄芪 30 克	太子参 15 克	炒白术 15 克	葛根 15 克
全蝎 5 克	蜈蚣 2 条	穿山甲 6 克	醋鳖甲 15 克
鼠妇 10 克	僵蚕 10 克	金荞麦 15 克	浙贝母 10 克

露蜂房 5 克	生蒲黄 10 克	代赭石 15 克	鸡内金 30 克
生麦芽 30 克	半枝莲 15 克	重楼 15 克	生甘草 10 克

30 付,水煎服,煎服法同前。

中成药:芪珍胶囊　0.9 克(3 粒)　口服　3 次/日

2013 年 5 月 11 日六诊

左足内踝下方跟骨外侧多形性横纹肌肉瘤术后近 8 年,术后复发 2 次,最近一次术后 1 年,发现肺转移并化疗 6 周期。目前白细胞降低,余一般情况可,舌淡胖,苔裂纹,脉沉细。证属脾肾不足,气血亏虚,予健脾益肾、补气养血法调治,八珍汤合六味地黄丸化裁,处方:

生黄芪 30 克	杭白芍 15 克	制首乌 15 克	太子参 15 克
炒白术 15 克	土茯苓 30 克	熟地黄 10 克	山茱萸 10 克
山药 30 克	浮萍 10 克	金荞麦 15 克	鼠妇 10 克
僵蚕 10 克	九香虫 6 克	穿山甲 6 克	醋鳖甲 15 克
生蒲黄 10 克	露蜂房 5 克	生麦芽 30 克	鸡内金 30 克
代赭石 15 克	半枝莲 15 克	重楼 15 克	生甘草 10 克

30 付,水煎服,煎服法同前。

中成药:芪珍胶囊　0.9 克(3 粒)　口服　3 次/日

2013 年 7 月 6 日七诊

左足内踝下方跟骨外侧多形性横纹肌肉瘤术后 8 年,术后曾 2 次复发,最近一次手术后 1 年零 2 个月,发现肺转移并化疗 6 周期。现复查血常规正常。症见:干咳无痰,舌淡胖,苔裂纹,脉沉细。干咳多肺燥,故予润肺化痰、健脾益肾法调治,清燥救肺汤合黄芪建中汤、四君子汤化裁,处方:

桑叶 10 克	枇杷叶 10 克	麦冬 15 克	沙参 15 克
生石膏 30 克	百合 30 克	杭白芍 15 克	生黄芪 30 克
太子参 15 克	炒白术 15 克	土茯苓 30 克	穿山甲 6 克
醋鳖甲 15 克	醋龟甲 15 克	浮萍 10 克	金荞麦 15 克
鼠妇 10 克	九香虫 6 克	全蝎 5 克	蜈蚣 2 条
鸡内金 30 克	半枝莲 15 克	重楼 15 克	生甘草 10 克

30 付,水煎服,煎服法同前。

中成药:芪珍胶囊　0.9 克(3 粒)　口服　3 次/日

2013 年 9 月 14 日八诊

左足内踝下方跟骨外侧多形性横纹肌肉瘤术后 8 年余,术后 2 次复发,最近一次术后 1 年零 4 个月,发现肺转移并化疗 6 周期。复查胸部 CT:胸腔积液少量。症见:大便干,余一般情况可,舌淡胖,苔裂纹,脉沉细。证属脾肾亏虚,饮停胸胁,予健脾益肾法合宽胸通阳利水法调治,瓜蒌薤白椒目汤合黄芪首乌汤化裁,处方:

瓜蒌皮 15 克	薤白 10 克	花椒目 6 克	猪苓 30 克
泽泻 30 克	葶苈子 10 克	大枣 5 枚	半边莲 30 克
龙葵 30 克	百合 30 克	生熟地各 15 克	太子参 15 克
生白术 30 克	升麻 3 克	生黄芪 30 克	制首乌 15 克
穿山甲 6 克	醋鳖甲 15 克	浮萍 10 克	金荞麦 15 克
蜈蚣 2 条	鼠妇 10 克	重楼 15 克	生甘草 10 克

30 付,水煎服,煎服法同前。

中成药:芪珍胶囊 0.9 克(3 粒) 口服 3 次/日

2014 年 1 月 19 日九诊

左足内踝下方跟骨外侧多形性横纹肌肉瘤术后 8 年半,术后 2 次复发,最近一次术后 1 年零 8 个月,肺转移化疗后。症见:胸闷,憋气,家属咨询取药。辨证同前,继续予宽胸通阳利水法调治,瓜蒌薤白椒目汤合防己黄芪汤化裁,处方:

瓜蒌皮 15 克	清半夏 10 克	薤白 10 克	花椒目 6 克
泽泻 30 克	猪苓 30 克	生黄芪 30 克	汉防己 10 克
葶苈子 10 克	大枣 5 枚	穿山甲 6 克	醋鳖甲 15 克
地龙 10 克	鱼腥草 30 克	百合 30 克	浙贝母 10 克
生蒲黄 10 克	露蜂房 5 克	鸡内金 30 克	生麦芽 30 克
代赭石 15 克	龙葵 30 克	半边莲 30 克	生甘草 10 克

30 付,水煎服,煎服法同前。

中成药:芪珍胶囊 0.9 克(3 粒) 口服 3 次/日

2014 年 3 月 22 日十诊

左足内踝下方跟骨外侧多形性横纹肌肉瘤 8 年半余,术后 2 次复发,最近一次手术后 1 年零 10 个月,肺转移化疗后。复查胸部 CT:右胸腔积液;血常规:白细胞降低。症见:一般情况可,舌淡,苔少,脉沉细。续予瓜蒌薤白椒目汤合防己黄芪汤化裁,处方:

瓜蒌皮 15 克	薤白 10 克	花椒目 6 克	葶苈子 10 克
大枣 5 枚	半边莲 30 克	龙葵 30 克	生黄芪 30 克
汉防己 10 克	当归 15 克	阿胶珠 20 克	浮萍 15 克

鼠妇 10 克	僵蚕 10 克	穿山甲 6 克	醋鳖甲 15 克
全蝎 5 克	蜈蚣 2 条	地龙 10 克	牛膝 10 克
山慈菇 10 克	蛇舌草 30 克	重楼 15 克	生甘草 10 克

40 付,水煎服,煎服法同前。

中成药:芪珍胶囊　0.9 克(3 粒)　口服　3 次/日

2014 年 5 月 17 日十一诊

左足内踝下方跟骨外侧多形性横纹肌肉瘤近 9 年,术后 2 次复发,最近一次术后 2 年,肺转移化疗后。复查胸部 CT:右胸腔积液。一般情况可,舌淡,苔少,脉沉细。仍予瓜蒌薤白椒目汤合防己黄芪汤化裁,处方:

瓜蒌皮 15 克	薤白 10 克	花椒目 6 克	葶苈子 10 克
大枣 5 枚	猪苓 30 克	泽泻 30 克	半边莲 30 克
龙葵 30 克	蒲公英 15 克	鱼腥草 15 克	生黄芪 30 克
汉防己 10 克	当归 15 克	浮萍 15 克	鼠妇 10 克
僵蚕 10 克	穿山甲 6 克	醋鳖甲 15 克	全蝎 5 克
蜈蚣 2 条	山慈菇 10 克	五味子 5 克	生甘草 10 克

40 付,水煎服,煎服法同前。

中成药:芪珍胶囊　0.9 克(3 粒)　口服　3 次/日

2014 年 8 月 2 日十二诊

左足内踝下方跟骨外侧多形性横纹肌肉瘤术后 9 年余,术后 2 次复发,最近一次手术后 2 年零 3 个月,肺转移化疗后。复查胸部 CT:右胸腔积液稍减少,余变化不大。症见:一般情况可,舌淡,苔白,脉沉细。效不更其法,续予瓜蒌薤白椒目汤合防己黄芪汤化裁,处方:

瓜蒌皮 15 克	薤白 10 克	花椒目 6 克	葶苈子 10 克
大枣 5 枚	猪苓 30 克	泽泻 30 克	半边莲 30 克
龙葵 30 克	蒲公英 15 克	鱼腥草 15 克	生黄芪 30 克
汉防己 10 克	当归 15 克	浮萍 15 克	鼠妇 10 克
僵蚕 10 克	穿山甲 6 克	醋鳖甲 15 克	山慈菇 10 克
五味子 5 克	路路通 10 克	丝瓜络 10 克	生甘草 10 克

40 付,水煎服,煎服法同前。

中成药:芪珍胶囊　0.9 克(3 粒)　口服　3 次/日

2014 年 11 月 1 日十三诊

左足内踝下方跟骨外侧多形性横纹肌肉瘤术后近 9 年半,术后 2 次复发,最近一次手术后2年零6个月,肺转移化疗后。复查胸部CT:右胸腔积液较前稍减少,余变化不大。症见:自觉胸闷憋气,气短,偶有咳血,舌淡,苔白,脉沉细。辨证同前,仍予瓜蒌薤白椒目汤合黄芪首乌汤化裁,处方:

生黄芪30克	制首乌15克	猪苓30克	泽泻30克
瓜蒌皮15克	薤白10克	花椒目6克	葶苈子10克
白及15克	三七6克	穿山甲6克	醋鳖甲15克
鼠妇10克	僵蚕10克	全蝎5克	蜈蚣2条
山慈菇10克	五味子5克	诃子肉10克	旋覆花10克
海浮石10克	蛇舌草30克	生甘草10克	

50付,水煎服,煎服法同前。

中成药:芪珍胶囊 0.9克(3粒) 口服 3次/日

按:横纹肌肉瘤术后反复发作、合并肺部转移,病情较为严重,且其对放化疗均不敏感,故治疗颇有难度、预后不佳。好在中医药可从脾肾论治改善症状、提高机体抵抗力,故中西医结合效果较单纯西医药治疗效果为好。患者仍当坚持治疗,定期复查,发现问题及时处理,方可带瘤生存、延长寿命。

病例58 阴道壁恶性黑色素瘤术后,化疗后

张某某,女,71岁。基本病情:阴道壁恶性黑色素瘤术后,化疗后。

2009年6月24日初诊

阴道壁恶性黑色素瘤术后7个月,化疗4周期后(达卡巴嗪+长春新碱+顺铂)。既往左侧乳腺癌术后近6年,具体病理诊断及治疗情况描述不详。症见:无特殊不适,纳眠可,二便调,左腿静脉曲张,舌红,苔白,脉沉细。证属肾精不足,气阴两虚,予生脉饮合麦味地黄丸化裁,处方:

天麦冬^各10克	太子参15克	五味子10克	山茱萸12克
生地黄10克	土茯苓30克	天花粉10克	桑螵蛸10克
桑椹30克	牛膝10克	桑寄生15克	苦参10克
穿山甲6克	山慈菇10克	生蒲黄10克	露蜂房5克
灵芝10克	代赭石15克	鸡内金30克	生麦芽30克
蛇舌草30克	生甘草10克		

14付,水煎服;每付药连续服用两日。煎服法:每剂药连煎2回,兑成400ml浓汁,分成4份,每日早、晚各服一次,每次100ml。

中成药:消癌平片 1.28克(4粒) 口服 3次/日

按:中医认为,人体"黑"色沉着于皮肤或黏膜,主要由于两种原因形成:其一是"肾主黑",多因肾气亏虚,不能制约水气,水气上泛于皮肤、黏膜而发黑

色;其二是"火之极为黑",多因心火过重,熏灼皮肤、黏膜而发黑。因此,孙桂芝教授认为,恶性黑色素瘤当从"心""肾"论治,主要治法为"泻南补北"法,多以生脉饮合六味地黄丸类方化裁。本例患者初诊方剂即为生脉饮合麦味地黄丸,另以穿山甲、露蜂房、山慈菇等软坚散结;金麦代赭汤健胃消食。

2009 年 11 月 25 日二诊

阴道壁恶性黑色素瘤术后 1 年余,化疗后;复查胸腹及盆腔 CT 示:宫颈、盆腔转移? 右侧前第 2 肋骨转移? 生化:谷丙转氨酶 78.4U/L。症见:口干口苦,舌红,苔黄腻,脉弦滑。少阳证见,夹有湿热,予小柴胡汤合三仁汤、生脉饮化裁,处方:

柴胡 10 克	黄芩 10 克	清半夏 10 克	太子参 15 克
白豆蔻 10 克	杏仁 10 克	生薏苡仁 15 克	滑石粉 10 克
天麦冬^各 10 克	五味子 10 克	补骨脂 10 克	续断 15 克
透骨草 15 克	醋鳖甲 15 克	醋龟甲 15 克	莲子肉 10 克
苍术 10 克	黄柏 10 克	橘核 10 克	乌药 10 克
焦楂榔^各 10 克	蛇舌草 30 克	半枝莲 30 克	生甘草 10 克

14 付,水煎服,煎服法同前。

中成药:消癌平片 1.28 克(4 粒) 口服 3 次/日

按: 在小柴胡汤合三仁汤、生脉饮基础上,加补骨脂、续断、透骨草益肾壮骨;茴香橘核丸治疗盆腔结节。

2010 年 5 月 26 日三诊

阴道壁恶性黑色素瘤术后 1 年半,化疗后;宫颈、盆腔转移? 右侧前第 2 肋骨转移? 症见:口干不苦,夜尿多,舌淡胖,苔薄白,脉沉细。湿浊已化,脾肾不足,予麦味地黄丸合四君子汤化裁,处方:

麦冬 10 克	五味子 10 克	生熟地^各 10 克	山茱萸 12 克
山药 20 克	土茯苓 30 克	丹皮 10 克	太子参 15 克
炒白术 15 克	桑椹 30 克	桑螵蛸 10 克	莲子肉 10 克
莲须 10 克	鹿角霜 30 克	补骨脂 10 克	生薏苡仁 15 克
生蒲黄 10 克	露蜂房 5 克	醋鳖甲 10 克	醋龟甲 10 克
灵芝 15 克	蛇舌草 30 克	半枝莲 30 克	生甘草 10 克

14 付,水煎服,煎服法同前。

中成药:消癌平片 1.28 克(4 粒) 口服 3 次/日

按: 夜尿多,属肾气虚,故予鹿角霜、莲须、桑椹、桑螵蛸、灵芝等固肾缩尿;不除外骨转移,加补骨脂等益肾壮骨。

2010 年 10 月 28 日四诊

阴道壁恶性黑色素瘤术后近 2 年,化疗后;复查胸部 CT:肺内可见转移结节。症见:胸闷憋气,夜尿 3 次,眠好转,舌淡红,苔薄白,脉沉细小弦。证属气阴两虚,胸阳不展,予瓜蒌薤白半夏汤合生脉饮化裁,处方:

瓜蒌皮 15 克	清半夏 10 克	薤白 10 克	党参 15 克
天麦冬各 10 克	五味子 10 克	僵蚕 10 克	鼠妇 10 克
穿山甲 6 克	醋鳖甲 15 克	莪术 10 克	山慈菇 10 克
浙贝母 10 克	绿萼梅 10 克	白果 6 克	鹿角霜 30 克
莲须 15 克	肉桂 5 克	露蜂房 5 克	生蒲黄 10 克
蛇舌草 30 克	半枝莲 30 克	生甘草 10 克	

14 付,水煎服,煎服法同前。

中成药:消癌平片 1.28 克(4 粒) 口服 3 次/日

按:夜尿多,属肾气亏虚,加鹿角霜、白果、莲须、肉桂;基于恶性黑色素瘤与乳腺癌不同的生物学特性,患者肺转移灶考虑与乳腺癌相关性大,予鼠妇、僵蚕、浙贝母、露蜂房等抗癌散结。

2011 年 5 月 9 日五诊

阴道壁恶性黑色素瘤术后 2 年半余;乳腺癌术后,化疗后。近期复查肿瘤标记物未见异常。症见:胃脘不适,心悸,肛门口有异物感(痔疮),纳可,大便调,舌淡胖,苔薄白,脉弦数。证属气阴不足,予生脉饮合归脾汤化裁,处方:

太子参 15 克	麦冬 10 克	五味子 10 克	生黄芪 30 克
炒白术 15 克	茯苓 15 克	制远志 10 克	生龙牡各 15 克
广木香 10 克	酸枣仁 30 克	龙眼肉 10 克	露蜂房 5 克
蒲黄 10 克	鼠妇 10 克	九香虫 6 克	山慈菇 10 克
地榆炭 10 克	炒槐花 10 克	路路通 10 克	王不留行 10 克
穿山甲 6 克	蛇舌草 30 克	草河车 15 克	生甘草 10 克

14 付,水煎服,煎服法同前。

中成药:加味西黄解毒胶囊 0.5 克(2 粒) 口服 3 次/日

按:胃脘不适、心悸,予归脾汤养胃宁心;痔疮,予地榆炭、炒槐花清解肠风。

2011 年 11 月 9 日六诊

阴道壁恶性黑色素瘤术后近 3 年;右侧乳腺癌术后 8 年,2010 年 6 月发现肺转移,化疗 2 周期。症见:咽干,咳嗽,舌暗,苔黄,脉沉细。证属肺燥津亏,予清燥救肺汤合百合固金汤化裁,处方:

沙参 15 克	麦冬 12 克	桑叶 10 克	菊花 10 克
木蝴蝶 8 克	百合 30 克	生熟地^各 12 克	元参 10 克
川贝母 10 克	浙贝母 10 克	桔梗 10 克	僵蚕 10 克
鼠妇 10 克	生龙牡^各 15 克	山慈菇 10 克	五味子 10 克
桑椹 15 克	桑螵蛸 10 克	补骨脂 10 克	穿山甲 6 克
醋鳖甲 10 克	绿萼梅 10 克	蛇舌草 30 克	生甘草 10 克

14 付,水煎服,煎服法同前。

中成药:加味西黄解毒胶囊 0.5 克(2 粒) 口服 3 次/日

按:虽因咽干、咳嗽而以治肺为主,但方中实际上仍暗含生脉饮和六味地黄丸的元素。

2012 年 5 月 9 日七诊

阴道壁恶性黑色素瘤术后 3 年半余;右侧乳腺癌术后 8 年余,2010 年 6 月发现肺转移,化疗 2 周期。症见:右腹部及腰部带状疱疹,全身多发风疹,纳眠可,二便调,舌尖红,苔黄腻,脉沉细。证属肾精亏虚,湿浊蕴毒,予知柏地黄丸化裁,处方:

知母 10 克	黄柏 10 克	生熟地^各 10 克	山茱萸 10 克
山药 30 克	土茯苓 30 克	炒白术 15 克	生黄芪 30 克
太子参 15 克	制首乌 15 克	赤芍 10 克	地肤子 15 克
白鲜皮 10 克	防风 10 克	浮萍 6 克	蝉蜕 6 克
穿山甲 6 克	醋鳖甲 10 克	灵芝 15 克	浙贝母 10 克
金荞麦 15 克	蛇舌草 30 克	半枝莲 30 克	生甘草 10 克

14 付,水煎服,煎服法同前。

中成药:加味西黄解毒胶囊 0.5 克(2 粒) 口服 3 次/日

按:皮肤带状疱疹及风疹,予赤芍、地肤子、白鲜皮、防风、浮萍、蝉蜕等凉血祛风、燥湿止痒;乳腺癌肺内转移,予浮萍、金荞麦、浙贝母等肃肺解毒、软坚散结。本例患者为乳腺癌和恶性黑色素瘤两种原发性恶性肿瘤,临床较为少见,中药治疗始终坚持扶正抗癌的原则,时时以扶正为念,获得较为长期的缓解。

病例 59 背部恶性黑色素瘤术后,肝转移术后、生物治疗后

李某某,女,61 岁。**基本病情**:背部恶性黑色素瘤术后,肝转移术后、生物治疗后。

2006 年 8 月 8 日初诊

患者于 1998 年 12 月曾行背部恶性黑色素瘤手术切除,术后一直病情稳定。2006 年 6 月 13 日于北京某医院剖腹探查 + 肝左叶肿物剥离,术后病理回报:恶性黑色素瘤左肝转移。遂行生物治疗。复查生化:谷丙转氨酶 79U/L,钾离子 3.32mol/L。症见:纳不佳,恶心,矢气多,手术切口发紧,舌红,苔少,脉沉细。证属气阴两虚,予益肾健脾法调治,生脉饮合六味地黄丸化裁,处方:

太子参 15 克	麦冬 10 克	五味子 10 克	山萸肉 10 克
生熟地^各 10 克	茯苓 15 克	杭白芍 15 克	制首乌 15 克
生黄芪 30 克	炒白术 15 克	醋鳖甲 15 克	凌霄花 15 克
浙贝母 10 克	夏枯草 10 克	代赭石 15 克	鸡内金 30 克
生麦芽 30 克	桑椹 30 克	桑螵蛸 10 克	蛇舌草 30 克
炙甘草 10 克			

14 付,水煎服;每付药连续服用两日。煎服法:每剂药连煎 2 回,兑成 400ml 浓汁,分成 4 份,每日早、晚各服一次,每次 100ml。

中成药:健脾益肾冲剂　10 克(1 小包)　口服　2 次/日

按:孙桂芝教授认为"肾主黑",恶性黑色素瘤主要从"肾"论治,而生脉饮合六味地黄丸属"泻南补北(泻心补肾)"法,是治疗恶性黑色素瘤的主要治法之一。只要肾气健旺、正气充足,则邪不能为害。是以据证分析,证属"气阴两虚",而予益肾健脾法调治。

2006 年 10 月 13 日二诊

背部恶性黑色素瘤术后近 8 年,肝左叶肿物剥离术后 4 个月。顺铂化疗后,干扰素治疗中。复查血常规:白细胞 2.8×10^9/L。症见:恶心,纳差,往来寒热,四肢麻木,大便一日 1～2 次,舌红,苔少,脉沉细。目前患者化疗中,当予减毒增效法调治,处方:

陈皮 10 克	竹茹 10 克	枇杷叶 15 克	清半夏 10 克
麦冬 10 克	五味子 10 克	生熟地^各 10 克	山萸肉 10 克
土茯苓 30 克	山慈菇 10 克	制首乌 15 克	醋龟甲 15 克
桑螵蛸 10 克	枸杞子 15 克	柴胡 10 克	杭白芍 15 克
代赭石 15 克	鸡内金 30 克	鸡血藤 30 克	生麦芽 30 克
蛇舌草 30 克	草河车 15 克	炙甘草 10 克	

14 付,水煎服,煎服法同前。

中成药:健脾益肾冲剂　10 克(1 小包)　口服　2 次/日

按:化疗中减毒增效,予橘皮竹茹汤和胃止呕;麦味地黄丸益肾扶正;金麦代赭汤健胃消食;桑螵蛸、首乌、枸杞子、杭白芍、鸡血藤等养血生血。

2006 年 11 月 20 日三诊

背部恶性黑色素瘤术后近 8 年,肝左叶肿物剥离术后 5 个月。顺铂化疗后,干扰素治疗中。复查血常规:白细胞 $2.91 \times 10^9/L$。症见:咳嗽,痰黏,自汗,纳不佳,恶心,乏力,气短,口干,大便日行一次,舌红,苔少,脉沉细。化疗后,本虚之证属气阴两虚,当予益气养阴、健脾益肾法为主调治,四君子汤合生脉饮、六味地黄丸化裁,处方:

沙参 15 克	麦冬 10 克	五味子 10 克	生地黄 10 克
山萸肉 12 克	山药 20 克	茯苓 15 克	炒白术 15 克
生黄芪 30 克	当归 8 克	阿胶珠 30 克	鸡血藤 30 克
枸杞子 15 克	桑椹 30 克	凌霄花 15 克	藤梨根 15 克
醋鳖甲 15 克	旋覆花 10 克	代赭石 15 克	海浮石 10 克
焦三仙^各 15 克	草河车 15 克	蛇舌草 15 克	炙甘草 10 克

14 付,水煎服,煎服法同前。

中成药:金龙胶囊 0.75 克(3 粒) 口服 3 次/日

按:患者白细胞仍低,予当归补血汤加阿胶等补血生血;咳嗽、痰黏,加旋覆花、海浮石化痰止咳;纳差加焦三仙;镇吐用代赭石。

2007 年 2 月 5 日四诊

背部恶性黑色素瘤术后 8 年余,肝左叶肿物剥离术后 8 个月。顺铂化疗后,干扰素治疗中。症见:自汗,舌红,苔少,脉沉细。证属气阴两虚,予生脉饮合六味地黄丸、甘麦大枣汤化裁,处方:

生熟地^各 12 克	山萸肉 15 克	土茯苓 30 克	山药 20 克
生黄芪 30 克	制首乌 15 克	浮小麦 30 克	麻黄根 6 克
五味子 10 克	太子参 15 克	枸杞子 15 克	炒白术 15 克
防风 10 克	醋龟甲 15 克	凌霄花 15 克	姜厚朴 10 克
代赭石 15 克	鸡内金 30 克	生麦芽 30 克	地龙 6 克
大枣 5 枚	蛇舌草 30 克	炙甘草 10 克	

14 付,水煎服,煎服法同前。

中成药:金龙胶囊 0.75 克(3 粒) 口服 3 次/日

按:方中除生脉饮、六味地黄丸、甘麦大枣汤外,尚暗含玉屏风散、金麦代赭汤,总属益气养阴、健脾益肾之法。

2007 年 4 月 2 日五诊

背部恶性黑色素瘤术后 8 年余,肝左叶肿物剥离术后 10 个月。顺铂化疗后,干扰素治疗中。复查血常规:白细胞 $3.66 \times 10^9/L$;复查肝功能正常。症

见:纳不香,时有恶心,自汗,舌红,苔少,脉沉细。化疗毒副作用,证属气血不足,胃失和降,予八珍汤合橘皮竹茹汤化裁,处方:

生黄芪30克	生熟地^各12克	山萸肉10克	杭白芍15克
当归10克	太子参15克	炒白术15克	茯苓15克
桑椹30克	凌霄花15克	麦冬10克	五味子10克
制首乌15克	穿山甲6克	醋龟甲10克	藤梨根15克
陈皮10克	竹茹10克	枇杷叶15克	百合30克
焦楂榔^各10克	蛇舌草30克	生甘草10克	

14付,水煎服,煎服法同前。

中成药:金龙胶囊 0.75克(3粒) 口服 3次/日

按:因患者多次复查白细胞均低于正常水平,抵抗力降低,故急需益气养血法调治,乃改为八珍汤化裁。

2007年7月4日六诊

背部恶性黑色素瘤术后8年零7个月,肝左叶肿物剥离术后1年零1个月。顺铂化疗后,干扰素治疗中。症见:食欲差,肌肉酸痛,乏力,善太息,大便可,舌红胖,苔少,脉沉细。证属气血不足,续予益气养血法,归脾汤化裁,处方:

生黄芪30克	制远志10克	沙参15克	炒白术15克
茯苓15克	龙眼肉10克	炒枣仁30克	制首乌15克
天麦冬^各10克	五味子10克	醋鳖甲15克	穿山甲6克
凌霄花15克	藤梨根15克	代赭石15克	鸡内金30克
生麦芽30克	焦楂榔^各10克	当归10克	桑寄生15克
牛膝10克	蛇舌草30克	炙甘草10克	

14付,水煎服,煎服法同前。

中成药:金龙胶囊 0.75克(3粒) 口服 3次/日

2007年9月3日七诊

背部恶性黑色素瘤术后8年零9个月,肝左叶肿物剥离术后1年零3个月。顺铂化疗后,干扰素治疗中。症见:感冒后咽部不适,大便不畅,眠不佳,时有右胁痛,舌红,苔少,脉沉细。证属气阴两虚,肝气郁滞,续予生脉饮合归脾汤化裁,处方:

太子参15克	麦冬10克	五味子10克	炒白术15克
茯苓15克	山萸肉15克	生黄芪30克	合欢皮30克
炒枣仁30克	柏子仁30克	杭白芍15克	制首乌15克

补骨脂 10 克	醋龟甲 15 克	穿山甲 6 克	代赭石 15 克
鸡内金 30 克	生麦芽 30 克	佛手 15 克	姜厚朴 10 克
广木香 10 克	蛇舌草 30 克	炙甘草 10 克	

14 付,水煎服,煎服法同前。

中成药:金龙胶囊 0.75 克(3 粒) 口服 3 次/日

按:右胁痛、肝左叶肿物剥离术后,予佛手、厚朴疏肝理气止痛。

2007 年 12 月 17 日八诊

背部恶性黑色素瘤术后 9 年,肝左叶肿物剥离术后 1 年零 6 个月。顺铂化疗后,干扰素治疗中。症见:肌肉酸痛,下肢发紧,舌红,苔少,脉沉细。证属气阴两虚,予生脉饮合自拟寄生肾气丸化裁,处方:

太子参 15 克	麦冬 10 克	五味子 10 克	炒白术 15 克
茯苓 15 克	桑寄生 15 克	牛膝 10 克	鸡血藤 30 克
山萸肉 12 克	制首乌 15 克	生蒲黄 10 克	白芷 10 克
代赭石 15 克	鸡内金 30 克	生麦芽 30 克	补骨脂 10 克
醋鳖甲 15 克	穿山甲 6 克	凌霄花 15 克	姜厚朴 10 克
草河车 15 克	蛇舌草 30 克	生甘草 10 克	

14 付,水煎服,煎服法同前。

中成药:金龙胶囊 0.75 克(3 粒) 口服 3 次/日

按:桑寄生、牛膝可引药下行。

2008 年 2 月 18 日九诊

背部恶性黑色素瘤术后 9 年零 2 个月,肝左叶肿物剥离术后 1 年零 8 个月;化疗、生物治疗后。淋巴结超声:双腋下淋巴结可见,最大者 1.0cm × 0.6cm。症见:大便不畅,纳可,眠可,舌红,苔少,脉沉细。证属气阴两虚,予黄芪首乌汤合生脉饮、六味地黄丸化裁,处方:

生黄芪 30 克	制首乌 15 克	沙参 15 克	天麦冬各 10 克
五味子 10 克	生熟地各 12 克	山萸肉 10 克	夏枯草 15 克
山慈菇 10 克	穿山甲 6 克	醋鳖甲 15 克	金荞麦 15 克
绿萼梅 10 克	佛手 15 克	旋覆花 10 克	焦楂榔各 10 克
女贞子 10 克	草河车 15 克	蛇舌草 30 克	生甘草 10 克

14 付,水煎服,煎服法同前。

中成药:金龙胶囊 0.75 克(3 粒) 口服 3 次/日

2008 年 5 月 28 日十诊

背部恶性黑色素瘤术后 9 年零 5 个月,肝左叶肿物剥离术后 1 年零 11 个月;化疗、生物治疗后。4 月复查:CA242 26.21U/ml↑(正常<20.0U/ml),余正常。胸部 CT 示:右上肺小结节同前。症见:大便无力排解,时有腹胀,舌红胖,苔少,脉沉细。仍属气阴两虚,夹脾虚气滞,予黄芪首乌汤合生脉饮化裁,处方:

生黄芪 30 克	制首乌 15 克	桑椹 15 克	桑螵蛸 10 克
太子参 15 克	麦冬 10 克	五味子 10 克	百合 30 克
浙贝母 10 克	醋鳖甲 15 克	八月札 15 克	凌霄花 15 克
生蒲黄 10 克	露蜂房 5 克	白芷 10 克	小茴香 10 克
橘核 10 克	乌药 10 克	桃仁 6 克	炒莱菔子 10 克
蛇舌草 30 克	草河车 15 克	生甘草 10 克	

14 付,水煎服,煎服法同前。

中成药:金龙胶囊 0.75 克(3 粒) 口服 3 次/日

按:腹胀、大便无力,属腑气虚滞,故予健脾益肾同时加炒莱菔子、茴香、橘核、乌药等理气消胀。

2008 年 8 月 6 日十一诊

背部恶性黑色素瘤术后 9 年零 8 个月,肝左叶肿物剥离术后 2 年零 2 个月;化疗、生物治疗后,白细胞降低。症见:干咳、少痰,大便不畅,舌红胖,苔少,脉沉细。证属气阴两虚,予生脉饮合当归补血汤化裁,处方:

沙参 15 克	麦冬 10 克	五味子 10 克	生熟地^各 10 克
杭白芍 15 克	制首乌 15 克	桑椹 30 克	桑螵蛸 10 克
生黄芪 30 克	当归 10 克	生白术 30 克	升麻 3 克
浙贝母 10 克	百合 30 克	桔梗 10 克	僵蚕 10 克
穿山甲 6 克	醋鳖甲 15 克	凌霄花 15 克	知母 10 克
草河车 15 克	半枝莲 15 克	生甘草 10 克	

14 付,水煎服,煎服法同前。

中成药:金龙胶囊 0.75 克(3 粒) 口服 3 次/日

2008 年 10 月 8 日十二诊

背部恶性黑色素瘤术后 9 年零 10 个月,肝左叶肿物剥离术后 2 年零 4 个月;化疗、生物治疗后。复查胸部 CT:①右肝条形低密度影,术后改变;②胆囊结石;③右肺尖胸膜下小结节;④纵隔多发淋巴结,部分钙化;⑤主肺动脉增宽,提示肺动脉高压;⑥胸 7 椎体内低密度影。症见:咳嗽,痰白质黏而少,自

汗,食欲尚可,眠可,大便稍干,舌红胖,苔少,脉沉细。仍属气阴两虚证,予生脉饮合百合固金汤化裁,处方:

太子参15克	天麦冬各10克	五味子10克	制首乌15克
炒白术15克	生薏苡仁15克	莲子肉10克	金荞麦15克
百合30克	浙贝母10克	桑椹30克	桑螵蛸10克
穿山甲6克	醋鳖甲15克	露蜂房5克	生黄芪30克
山萸肉12克	浮小麦30克	枇杷叶15克	桔梗10克
草河车15克	蛇舌草30克	生甘草10克	

14付,水煎服,煎服法同前。

中成药:金龙胶囊 0.75克(3粒) 口服 3次/日

按:右侧胸膜下小结节,予百合固金汤益肺软坚。

2009年1月21日十三诊

背部恶性黑色素瘤术后10年,肝左叶肿物剥离术后2年零7个月;化疗、生物治疗后。近期未复查。症见:口干,自汗,无咳嗽,纳可,眠差,二便调,舌红胖,苔少,脉沉细。证属气阴两虚,予六味地黄丸合生脉饮化裁,处方:

麦冬10克	五味子10克	生地黄10克	山萸肉10克
土茯苓15克	山药20克	太子参15克	合欢皮30克
炒枣仁30克	柏子仁30克	桑椹15克	制首乌15克
醋鳖甲15克	穿山甲6克	生黄芪30克	生白术15克
防风10克	浮小麦30克	鼠妇10克	九香虫5克
蛇舌草30克	草河车15克	生甘草10克	

14付,水煎服,煎服法同前。

中成药:金龙胶囊 0.75克(3粒) 口服 3次/日

按:自汗,加玉屏风散、浮小麦等;防治肺转移,加鼠妇、九香虫。

2009年6月12日十四诊

背部恶性黑色素瘤术后10年零6个月,肝左叶肿物剥离术后3年;化疗、生物治疗后。血脂高,白细胞降低。症见:一般情况可,舌淡红,苔薄白,脉沉细。予生脉饮合八珍汤化裁,处方:

太子参15克	炒白术15克	茯苓15克	当归10克
五味子5克	生熟地各10克	生黄芪30克	杭白芍15克
天麦冬各10克	焦楂榔各10克	制首乌15克	生蒲黄10克
露蜂房5克	桑螵蛸10克	金荞麦15克	山药20克
浙贝母10克	百合30克	灵芝片15克	穿山甲6克

藤梨根15克	鸡内金30克	半枝莲15克	生甘草10克

14付,水煎服,煎服法同前。

中成药:金龙胶囊 0.75克(3粒) 口服 3次/日

按:白细胞低,予健脾益肾法,促进骨髓造血;血脂高,焦山楂、焦槟榔、制首乌等正好有降脂作用;防治肺转移,予百合、浙贝母、金荞麦、生蒲黄、露蜂房等软坚解毒。

2009年7月15日十五诊

背部恶性黑色素瘤术后10年零7个月,肝左叶肿物剥离术后3年零1个月;化疗、生物治疗后。4月复查胸部CT:胸膜下结节同前;纵隔多发淋巴。症见:晨起有痰,不易咳出,舌淡红,苔薄白,脉沉细。仍予益气养阴,黄芪首乌汤合生脉饮化裁,处方:

生黄芪30克	制首乌15克	桑椹30克	灵芝片15克
太子参15克	天麦冬^各10克	五味子10克	藤梨根15克
金荞麦15克	生蒲黄10克	露蜂房5克	醋鳖甲10克
穿山甲6克	夏枯草15克	山慈菇10克	枇杷叶15克
百合30克	三七5克	代赭石15克	鸡内金30克
生麦芽30克	半枝莲30克	生甘草10克	

14付,水煎服,煎服法同前。

中成药:金龙胶囊 0.75克(3粒) 口服 3次/日

按:胸膜下结节,与益肺软坚,加百合、枇杷叶、生蒲黄、露蜂房等;左肝转移,予藤梨根、夏枯草等清肝解毒。

2009年9月28日十六诊

背部恶性黑色素瘤术后10年零9个月,肝左叶肿物剥离术后3年零3个月;化疗、生物治疗后。近期未复查。症见:多汗,咽干,晨起少痰,纳眠可,二便调,舌淡红,苔薄白,脉沉细。证属气阴两虚,予生脉饮合黄芪首乌汤化裁,处方:

生黄芪30克	制首乌15克	炒杜仲10克	桑寄生15克
山萸肉12克	五味子10克	太子参15克	天麦冬^各10克
麻黄根10克	石斛15克	吴茱萸5克	桂枝3克
续断10克	醋鳖甲10克	醋龟甲10克	藤梨根15克
凌霄花15克	浮小麦30克	大枣20克	蛇舌草30克
炙甘草10克			

14付,水煎服,煎服法同前。

中成药:金龙胶囊　0.75克(3粒)　口服　3次/日

按: 多汗,加甘麦大枣汤。

2009年12月30日十七诊

背部恶性黑色素瘤术后11年,肝左叶肿物剥离术后3年零6个月;化疗、生物治疗后。2009年10月复查胸部CT:右肺尖胸膜下小结节;纵隔多发小淋巴结。症见:身热,多汗,纳可,入睡难,舌红,苔少,脉沉细。证属气阴两虚,予麦味地黄丸合二黄鸡枸汤化裁,处方:

麦冬10克	五味子10克	生熟地各10克	山萸肉12克
山药20克	茯苓15克	生黄芪30克	黄精15克
枸杞子15克	灵芝片15克	莲子肉10克	石斛15克
浮小麦30克	麻黄根10克	金荞麦15克	醋鳖甲10克
醋龟甲10克	灵磁石30克	小茴香10克	橘核10克
蛇舌草30克	草河车15克	炙甘草10克	

14付,水煎服,煎服法同前。

中成药:参莲胶囊　1.5克(3粒)　口服　3次/日

按: 二黄鸡枸汤仍为益气生血法,针对增强骨髓造血功能而设。

2010年3月31日十八诊

背部恶性黑色素瘤术后11年零3个月,肝左叶肿物剥离术后3年零9个月;化疗、生物治疗后。近期行干扰素治疗中,白细胞降低。症见:乏力,口苦,纳可,眠可,二便可,舌淡红,苔薄白,脉沉细。证属气阴两虚,夹有郁热,予自拟寄生肾气丸合生脉饮化裁,处方:

桑寄生15克	牛膝10克	山萸肉12克	生熟地各10克
土茯苓30克	丹皮10克	山药20克	泽泻30克
枸杞子15克	五味子10克	太子参15克	天麦冬各10克
浙贝母10克	山慈菇10克	穿山甲6克	醋鳖甲10克
青蒿30克	僵蚕10克	鼠妇10克	天花粉10克
蛇舌草30克	生甘草10克		

14付,水煎服,煎服法同前。

中成药:参莲胶囊　1.5克(3粒)　口服　3次/日

2010年11月10日十九诊

背部恶性黑色素瘤术后11年零11个月,肝左叶肿物剥离术后4年零5个月;化疗、生物治疗后。复查血常规:白细胞$3.5×10^9$/L。PET/CT示:双肺门及纵隔可见高代谢结节,考虑为炎性淋巴结;余未见异常。症见:口腔溃疡,舌淡红,苔薄白,脉沉细。证属心火亢盛,肾精亏虚,予六味地黄丸合生脉饮化裁,处方:

生地黄 10 克	山萸肉 12 克	山药 20 克	丹皮 10 克
土茯苓 30 克	淡竹叶 10 克	莲子心 3 克	生薏苡仁 15 克
太子参 15 克	麦冬 10 克	五味子 10 克	醋鳖甲 10 克
醋龟甲 10 克	穿山甲 6 克	生黄芪 30 克	制首乌 15 克
桑椹 30 克	浮萍 12 克	蛇舌草 30 克	半枝莲 30 克
生甘草 10 克			

14 付,水煎服,煎服法同前。

中成药:金龙胶囊 0.75 克(3 粒) 口服 3 次/日

按:口腔溃疡予淡竹叶、莲子心清心泻火。

2011 年 5 月 11 日二十诊

背部恶性黑色素瘤术后 12 年零 5 个月,肝左叶肿物剥离术后 4 年零 11 个月;化疗、生物治疗后。5 月 5 日复查胸部 CT:右肺小结节;双肺门及纵隔小淋巴结;肺动脉增宽;肝方叶稍高密度影。症见:腹胀,一般情况可,舌淡红,苔薄白,脉沉细。予麦味地黄丸化裁,处方:

麦冬 12 克	五味子 10 克	生地黄 12 克	山萸肉 12 克
山药 20 克	土茯苓 30 克	生蒲黄 10 克	露蜂房 5 克
穿山甲 6 克	醋鳖甲 10 克	藤梨根 15 克	金荞麦 15 克
僵蚕 10 克	鼠妇 10 克	地龙 10 克	三七 5 克
九香虫 5 克	炒杜仲 10 克	牛膝 10 克	厚朴 15 克
生黄芪 30 克	蛇舌草 30 克	半枝莲 30 克	生甘草 10 克

14 付,水煎服,煎服法同前。

中成药:金龙胶囊 0.75 克(3 粒) 口服 3 次/日

按:腹胀多属腑气虚滞,故用黄芪补气、厚朴消导;既往有肝转移史,故予藤梨根、金荞麦防治肝转移;用生蒲黄、露蜂房、鼠妇、僵蚕、九香虫、地龙等防治肺转移。

2011 年 11 月 28 日二十一诊

背部恶性黑色素瘤术后 12 年零 11 个月,肝左叶肿物剥离术后 5 年零 5 个月;化疗、生物治疗后。复查 PET/CT 示:右咽部炎性改变;右肺中叶及下叶微小结节;胆结石;胸腰椎骨质增生。症见:胃脘部痞满不适,伴有呃逆、反酸,纳可,矢气增多,冬季鼻流清涕,精神、睡眠可,二便调,舌淡红,苔薄白,脉沉细。气阴两虚基础上,出现肝胃不和,予生脉饮合六味地黄丸化裁,处方：

瓜蒌皮 15 克	清半夏 10 克	黄连 10 克	吴茱萸 5 克
黄芩 10 克	干姜 6 克	沙参 15 克	麦冬 12 克
五味子 6 克	山萸肉 10 克	山药 20 克	生熟地^各 12 克
生蒲黄 10 克	露蜂房 5 克	穿山甲 6 克	醋鳖甲 10 克
代赭石 15 克	鸡内金 30 克	生麦芽 30 克	炒莱菔子 15 克
生黄芪 30 克	蛇舌草 30 克	半枝莲 30 克	生甘草 10 克

14 付，水煎服，煎服法同前。

中成药：金龙胶囊 0.75 克(3 粒) 口服 3 次/日

按：反酸，予小陷胸汤合左金丸；呃逆、胃胀，予半夏泻心汤辛开苦降；配金麦代赭汤和炒莱菔子理气消胀、健胃消食。

2012 年 5 月 28 日二十二诊

背部恶性黑色素瘤术后 13 年零 5 个月，肝左叶肿物剥离术后 5 年零 11 个月；化疗、生物治疗后。胸片：双肺纹理增重。超声：胆囊多发结石。近期因大便稀，伴肠鸣矢气，行肠镜检查，未见异常。症见：纳眠可，小便正常，咳嗽痰多，舌淡嫩有裂纹，苔少，脉沉细。证属气阴两虚，夹脾虚泄泻，予健脾止泻，黄芪建中汤合香砂六君子汤化裁，处方：

生黄芪 30 克	杭白芍 15 克	太子参 15 克	炒白术 15 克
土茯苓 30 克	广木香 10 克	砂仁 6 克	陈皮 10 克
厚朴 10 克	肉桂 5 克	防风 10 克	莲子肉 10 克
芡实 10 克	枳壳 10 克	穿山甲 6 克	醋鳖甲 10 克
旋覆花 10 克	九香虫 6 克	土鳖虫 6 克	炒莱菔子 10 克
海浮石 10 克	蛇舌草 30 克	半枝莲 15 克	生甘草 10 克

14 付，水煎服，煎服法同前。

中成药：金龙胶囊 0.75 克(3 粒) 口服 3 次/日

按：其中用肉桂、防风、莲子肉、芡实健脾益肾、祛风胜湿、收涩止泻；厚朴、陈皮、枳壳、木香、砂仁等芳香燥湿、行气醒脾；旋覆花、海浮石、炒莱菔子化痰止咳。

2012 年 11 月 7 日二十三诊

背部恶性黑色素瘤术后 13 年零 11 个月，肝左叶肿物剥离术后 6 年零 5 个月；化疗、生物治疗后。症见：痰多，腰背发紧，纳可，眠可，舌淡，苔薄，脉沉细。辨证同前，予自拟寄生肾气丸合生脉饮化裁，处方：

桑寄生 15 克	牛膝 10 克	熟地黄 10 克	山萸肉 10 克
山药 30 克	土茯苓 30 克	泽泻 30 克	丹皮 10 克
太子参 15 克	麦冬 10 克	五味子 5 克	鹿含草 15 克
穿山甲 6 克	醋鳖甲 10 克	生黄芪 30 克	炒白术 15 克
防风 10 克	全蝎 5 克	蜈蚣 2 条	炒杜仲 10 克
续断 10 克	蛇舌草 30 克	半枝莲 15 克	生甘草 10 克

14 付,水煎服,煎服法同前。

中成药:金龙胶囊 0.75 克(3 粒) 口服 3 次/日

按:痰多,从脾为"生痰之源""气血生化之源"来理解,本质上仍属脾虚和气虚,故依健脾祛风之法,加用玉屏风散;同时腰背发紧予全蝎、蜈蚣配防风、杜仲、续断等益肾温阳、舒筋通络、祛风散寒。孙桂芝教授认为恶性黑色素瘤治当从心、肾施治,正治之法是"生脉饮合六味地黄丸"类药物治疗,故处方紧扣生脉饮和六味地黄丸为基本方,其他药物随证调整和变化。

病例60 骨巨细胞瘤术后、化疗后,肺及右侧胸壁骨骼肌转移再次手术及化疗后

徐某某,男,64 岁。基本病情:骨巨细胞瘤术后、化疗后,肺及右侧胸壁骨骼肌转移再次手术及化疗后。

2011 年 11 月 9 日初诊

患者诉 10 余年前曾患骨巨细胞瘤,详情已描述不清;现左腿胫骨肿瘤术后 2 年零 3 个月,病理:骨巨细胞瘤;先后共化疗 25 次。2010 年 7 月首次发现肺转移,病理:梭形细胞瘤;再行化疗 3 次。2011 年 4 月再次发现肺转移和右胸壁骨骼肌转移,行手术切除,病理:梭形细胞恶性肿瘤;再次行化疗后。既往有肺栓塞、血小板减少病史。症见:肠鸣音亢进,饥饿时感恶心,纳眠可,二便调,晨起咯黄痰,舌淡胖,苔薄,脉沉细。证属脾虚肺热,予健脾清肺法调治,千金苇茎汤合四君子汤化裁,处方:

芦根 30 克	冬瓜仁 15 克	桃仁 6 克	生薏苡仁 15 克
鱼腥草 15 克	地龙 10 克	太子参 15 克	炒白术 15 克
生黄芪 30 克	陈皮 15 克	鹿含草 10 克	骨碎补 10 克
炒杜仲 15 克	桑螵蛸 10 克	穿山甲 6 克	醋鳖甲 15 克
鼠妇 10 克	僵蚕 10 克	九香虫 6 克	全蝎 5 克
蜈蚣 2 条	半枝莲 30 克	草河车 15 克	生甘草 10 克

14 付,水煎服;每付药连续服用两日。煎服法:每剂药连煎 2 回,兑成 400ml 浓汁,分成 4 份,每日早、晚各服一次,每次 100ml。

中成药:加味西黄解毒胶囊　0.5克(2粒)　口服　3次/日

按:中医认为"肾主骨",故骨恶性肿瘤当从"肾"论治。但患者目前因化疗而损伤脾胃,使得脾胃不和而有肠鸣、恶心诸症,当先予"健脾和胃",使"有胃气则生";而患者有咳嗽、咳痰症状,且痰为黄色,提示肺中蕴热,故整体而言,当先予"健脾清肺"以平和诸症,而后缓图扶正祛邪之法。是以先用千金苇茎汤合四君子汤化裁,方中同时也予炒杜仲、桑螵蛸、骨碎补、鹿含草等益肾壮骨;鼠妇、僵蚕、九香虫等抗肺转移;全蝎、蜈蚣、地龙等通络拔毒;陈皮健脾燥湿、理气和胃。

2012年2月29日二诊

左腿胫骨骨巨细胞瘤术后2年半,肺转移、右胸壁骨骼肌转移术后,化疗后。近期复查白细胞降低;胸腹部CT示:右肺可疑病灶;脂肪肝。肝功能异常。症见:周身瘙痒,多发皮疹,双眼干涩,遇凉风流清涕,脾气急躁,痔疮,偶便鲜血,眠差易醒,纳可,舌胖,苔白腻,脉沉细。证属脾虚湿阻,予三仁汤合香砂六君子汤化裁,处方:

杏仁10克	白豆蔻10克	滑石10克	生薏苡仁15克
广木香10克	砂仁10克	陈皮10克	清半夏10克
太子参15克	生白术30克	土茯苓30克	枸杞子15克
野菊花10克	浮萍6克	赤芍10克	地肤子10克
穿山甲6克	僵蚕10克	九香虫6克	鹿含草15克
玫瑰花10克	地榆炭10克	蛇舌草30克	生甘草10克

14付,水煎服,煎服法同前。

中成药:加味西黄解毒胶囊　0.5克(2粒)　口服　3次/日

按:舌苔白腻,提示脾虚湿阻,故先用三仁汤化湿醒脾,加香砂六君子汤健脾理气、燥湿和胃;眼干涩,予枸杞子、野菊花清肝明目;脾气急躁,加玫瑰花疏肝解郁;痔疮出血,加地榆炭;肤痒、皮疹,加浮萍、赤芍、地肤子等凉血透疹、祛风止痒;鹿含草益肾壮骨;右肺有可疑病灶,予僵蚕、九香虫抗癌拔毒。

2012年8月13日三诊

左腿胫骨骨巨细胞瘤术后已3年,肺转移、右胸壁骨骼肌转移术后,化疗后。症见:一般情况好,咽中有异物感,舌胖,苔白腻,脉沉细。仍属脾虚湿阻,予三仁汤合香砂六君子汤化裁,处方:

杏仁10克	白豆蔻10克	砂仁10克	生薏苡仁15克
广木香10克	太子参15克	炒白术15克	土茯苓30克
桑叶10克	枇杷叶10克	麦冬10克	沙参10克

生石膏 30 克	穿山甲 6 克	醋鳖甲 10 克	鼠妇 10 克
九香虫 6 克	木蝴蝶 6 克	生蒲黄 10 克	露蜂房 5 克
补骨脂 10 克	鹿含草 15 克	蛇舌草 30 克	生甘草 10 克

14 付,水煎服,煎服法同前。

中成药:加味西黄解毒胶囊　0.5 克(2 粒)　口服　3 次/日

按:咽中有异物感,多因慢性咽喉炎、喉咽部淋巴滤泡增生所致,故加清燥救肺汤、木蝴蝶等清肺润燥;予鼠妇、九香虫、生蒲黄、露蜂房抗肺转移;益肾壮骨仍用鹿含草、补骨脂等。

2013 年 2 月 27 日四诊

左腿胫骨骨巨细胞瘤术后 3 年半,肺转移、右胸壁骨骼肌转移术后,化疗后。近期复查 CT、骨扫描、血常规、生化均未见特殊变化。症见:眠不实,手足心热,性情急躁,纳可,二便调,舌胖,苔白腻,脉沉细。仍属脾肾不足、湿浊未化之证,兼有肝郁化火,予健脾益肾、疏肝解郁法调治,四君子汤为主化裁,处方:

太子参 15 克	炒白术 15 克	茯苓 15 克	枸杞子 15 克
女贞子 10 克	补骨脂 10 克	鹿含草 15 克	桑螵蛸 10 克
骨碎补 10 克	穿山甲 6 克	醋鳖甲 10 克	鼠妇 10 克
僵蚕 10 克	九香虫 6 克	浮萍 5 克	皂刺 5 克
桃仁 5 克	三七 6 克	玫瑰花 10 克	代代花 10 克
蛇舌草 30 克	重楼 15 克	生甘草 10 克	

14 付,水煎服,煎服法同前。

中成药:加味西黄解毒胶囊　0.5 克(2 粒)　口服　3 次/日

按:抗肺转移,用浮萍、鼠妇、僵蚕、九香虫;益肾壮骨,用补骨脂、鹿含草、桑螵蛸、骨碎补等。

2013 年 7 月 24 日五诊

左腿胫骨骨巨细胞瘤术后近 4 年,肺转移、右胸壁骨骼肌转移术后,化疗后。近期复查胸腹部 CT 未见异常变化。症见:感冒后咽痛,干咳,口干,易怒,耳鸣,二便调,纳眠可,舌胖淡,苔白腻,脉沉细。证属肝(胆)火上炎,予小柴胡汤合丹栀逍遥散化裁,处方:

柴胡 10 克	黄芩 10 克	清半夏 10 克	太子参 15 克
丹皮 10 克	栀子 10 克	杭白芍 15 克	当归 15 克
土茯苓 30 克	炒白术 15 克	鹿含草 15 克	补骨脂 10 克
骨碎补 10 克	穿山甲 6 克	醋鳖甲 10 克	灵磁石 30 克

| 桑椹30克 | 桑螵蛸10克 | 浙贝母15克 | 野菊花10克 |
| 蝉蜕6克 | 浮萍10克 | 重楼15克 | 生甘草10克 |

14付,水煎服,煎服法同前。

中成药:加味西黄解毒胶囊 0.5克(2粒) 口服 3次/日

按:咽痛、干咳,加浮萍、蝉蜕、浙贝母、野菊花清咽利喉、润肺止咳。患者10余年前曾患骨巨细胞瘤,约4年前胫骨再发骨巨细胞瘤,遂行手术切除,2年半前再次发现肺转移及胸壁骨骼肌转移,并再次手术切除、化疗。据病史分析,患者正气亏虚、脾肾不足,故骨巨细胞瘤反复发作,且发生其他部位转移。因此,治疗重点在于"健脾益肾"以扶正健骨,改善体质,提高抗病能力,所谓"正气存内,邪不可干",故治疗中始终贯彻健脾和胃、益肾壮骨等根本大法,在此基础上予以解毒抗癌、软坚散结等法抑制肿瘤复发和转移,取得了一定效果,但仍应定期复查,续服中药调理。

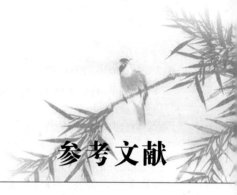

参考文献

[1] 谢静萍,鲁静.血肉有情之品临症妙用浅识[J].中华中医药学刊,2004,22(4):694-694.

[2] 余新建,陈素红,吕圭源.龟甲"滋阴补肾"药效相关研究概况[J].当代医学,2009,15(10):15-17.

[3] 法京,王明艳,贾敏,等.鳖甲龟板的抗突变效应[J].中国海洋药物,1996,15(2):27-29.

[4] 李春,陈兰,黎晖,等.龟板有效成分抗紫外线损伤所致的胎鼠表皮干细胞的凋亡[J].解剖学研究,2010,32(3):165-168.

[5] 李熙灿,谢学明,黄春花,等.龟板醇提物对大鼠骨髓间充质干细胞氧化损伤的修复及其抗脂质过氧化作用[J].中草药,2007,38(7):1043-1046.

[6] 姚世勇.鳖甲煎丸加减治疗原发性肝癌54例[J].辽宁中医药大学学报,2009,11(6):161-162.

[7] 王丹,艾华.鳖甲煎丸化裁对肝癌22荷瘤小鼠抗肿瘤作用的实验研究[J].中华中医药学刊,2007,25(3):582-584.

[8] 张绪慧,梁磊,蔡长青,等.鳖甲煎丸对H22荷瘤小鼠肿瘤血管抑制作用的研究[J].山东中医杂志,2010,29(5):330-331.

[9] 王慧铭,孙炜,黄素霞,等.鳖甲多糖抗肿瘤免疫调节作用及其机理的研究[J].浙江中医药大学学报,2006,30(4):347-349.

[10] 张月英,张维东.柞蚕雄蛾抗肿瘤作用研究[J].国际肿瘤学杂志,2006,33(11):819-821.

[11] 张俊平,张维东,张月英,等.柞蚕雄蛾提取液抗肿瘤作用及其对大鼠免疫状态的影响的初步研究[J].中国医药导刊,2009,11(6):1017-1019.

[12] 朱晏伟,高虹,姜维洁,等.五味活血化瘀中药对SPC-A-1细胞凋亡影响的研究[J].中华中医药学刊,2004,22(7):1268-1269.

[13] 辛先贵,刘军,时彦,等.露蜂房蛋白对白血病HL-60细胞影响的实验研究[J].山东中医杂志,2007,26(3):181-184.

[14] 时彦,张圣明,张雪莉.露蜂房纯化蛋白对急性髓系白血病患者骨髓细胞的影响[J].中国药理学通报,2007,23(5):685-687.

[15] 吕江明,田贵菊.不同煅制程度的血余炭的止血作用研究[J].黑龙江中医药.1992,(4):47-48.

[16] 戴洪修,周建雄,刘卫红,等.中药血余炭作为血管栓塞剂的实验研究[J].中国微循

环, 2006, 10(4):282-285.

[17] 汤钊猷.现代肿瘤学[M].2版.上海:上海医科大学出版社, 2000:704-713.

[18] 陈谦,连小云,张晓智,等.蟾皮、全蝎、蜂房对小鼠前胃癌及癌前病变的干预试验研究.陕西中医, 2003, 24(1):84-86.

[19] 杨秀伟,徐波,冉福香,等.11种香豆素类化合物对人膀胱癌细胞 E-J 细胞株生长抑制活性的筛选[J].中西医结合学报, 2007, 5(1):56.

[20] 杨秀伟,徐波,冉福香,等.40种香豆素类化合物对人表皮癌细胞系 A432 细胞株和人乳腺癌细胞系 BCAP 细胞株增殖抑制活性的筛选[J].中国现代中药, 2006, 8(12):9.

[21] 杨秀伟,徐波,冉福香,等.40种香豆素类化合物对人胃癌细胞 BGC 和人肝癌细胞株 BEL-7402 细胞生长抑制活性的筛选[J].中国现代中药, 2006, 8(11):7.

[22] 王茵萍,邹移海,潘华峰,等.活血化瘀防治胃癌的效应与抗新生血管生成的关系[J].中国中西医结合消化杂志, 2005, 13(3):187-188.

[23] 文红梅,王业盈,彭国平,等.HPLC 法测定蒲黄中总黄酮的含量[J].现代中药研究与实践, 2006, 20(3):410-441.

[24] 陈才法,缪进,李景辉,等.蒲黄水提物对小鼠 Lewis 肺癌的抑制作用[J].解放军药学学报, 2008, 24(3):193-195.

[25] Chung S, Park S, Yang CH. Unsaturated fatty acids bind Myc-Max transcription factor and inhibit Myc-Max-DNA complex formation[J]. Cancer Lett, 2002, 188(1-2):153.

[26] 杨金霞,王学美.壁虎治疗肿瘤的研究进展[J].世界华人消化杂志, 2006, 14(24):2428.

[27] 王晓兰,王淑英,王建刚.壁虎醇提物对人食管鳞癌细胞 EC9706 的作用和体内抗肿瘤活性[J].中国中药杂志,2010,35(16):2175-2177.

[28] 张飞春,李中信,杜文平.守宫抗肿瘤研究进展[J].河北中医,2009.31(1):144-145.

[29] 宋景,赵启韬,高鹏,等.天龙核苷体外抗肿瘤作用的研究[J].中国医药指南,2012, 10(13):80-82.

[30] 黄海英,彭新君,彭延古.僵蚕的现代研究进展[J].湖南中医学院学报,2003, 23(4):62-63.

[31] 毛宏德.白僵蛹中白僵菌素的分离和鉴定[J].中草药,1985, 7:5-6.

[32] 韩献萍,彭朝晖.柞蚕杀菌肽 D 对宫颈癌 SiHa 细胞生长的损伤作用[J].肿瘤,1995, 15(6):472.

[33] 凌斌勋,孟庆龄.柞蚕抗菌肽对人鼻咽癌细胞 CNE2 骨架的作用[J].南京军医学院学报,2003, 25(1):1-3.

[34] 姚善业,张一雄.大剂量单味鼠妇止肝癌剧痛 6 例[J].云南中医杂志,1986, 7(5):33.

[35] 范钦,魏辉,蔡红兵,等.九香虫含药血清对人结肠癌细胞 SW480 凋亡相关因子 FADD·p53 表达作用的研究[J].安徽农业科学,2011, 39(13):7828-7831.

[36] 郭建,高福云,靳耀英,等.地龙活性蛋白对免疫造血功能的影响及其抗肿瘤作用[J].中华中医药杂志,2009,24(5):670-672.

[37] 李洪燕,刘悦,张福荣,等.蚯蚓纤溶酶的抗肿瘤作用[J].中国药理学通报,2004,20(8):908-910.

[38] 何道伟,周菲.蚯蚓提取物抗肿瘤作用的实验研究[J].长江大学学报:自然科学版,2005,2(9):225-230.

[39] 雷载权.中药学[M].上海:上海科学技术出版社,1995:207.